超カンタン！解剖生理

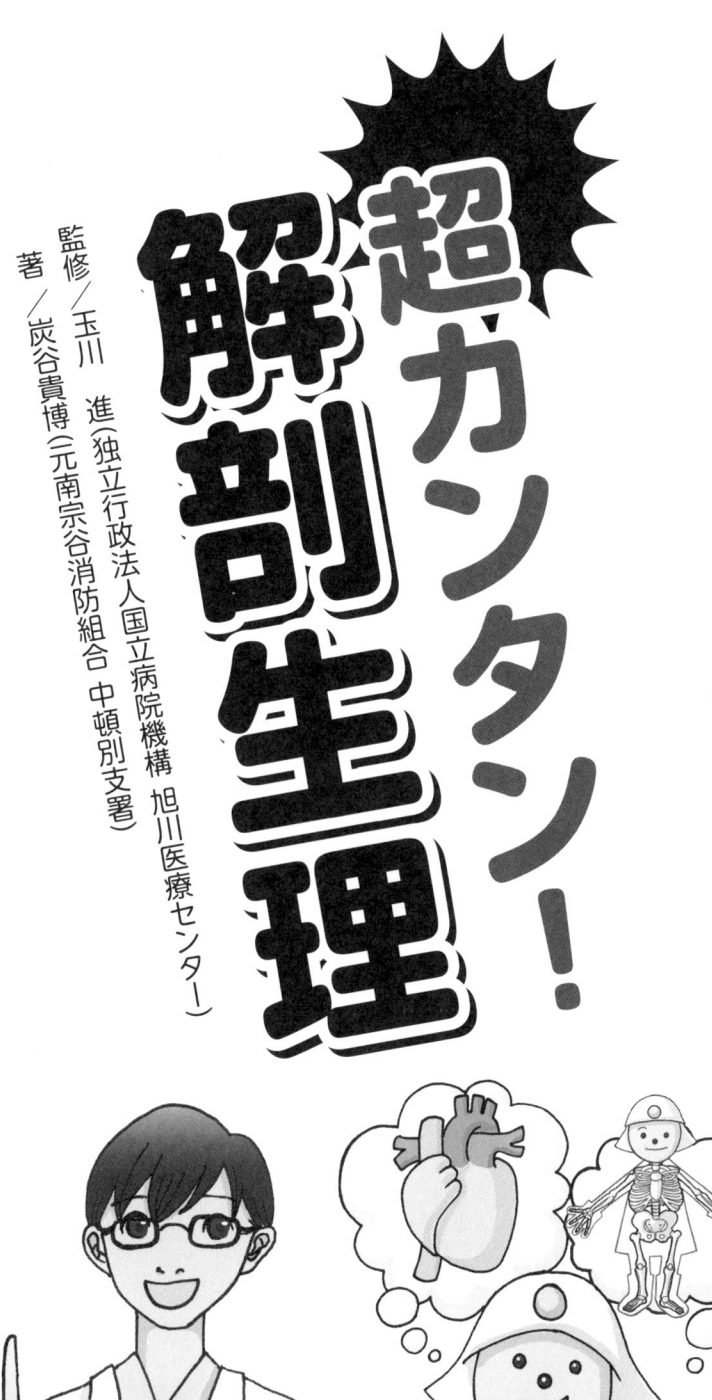

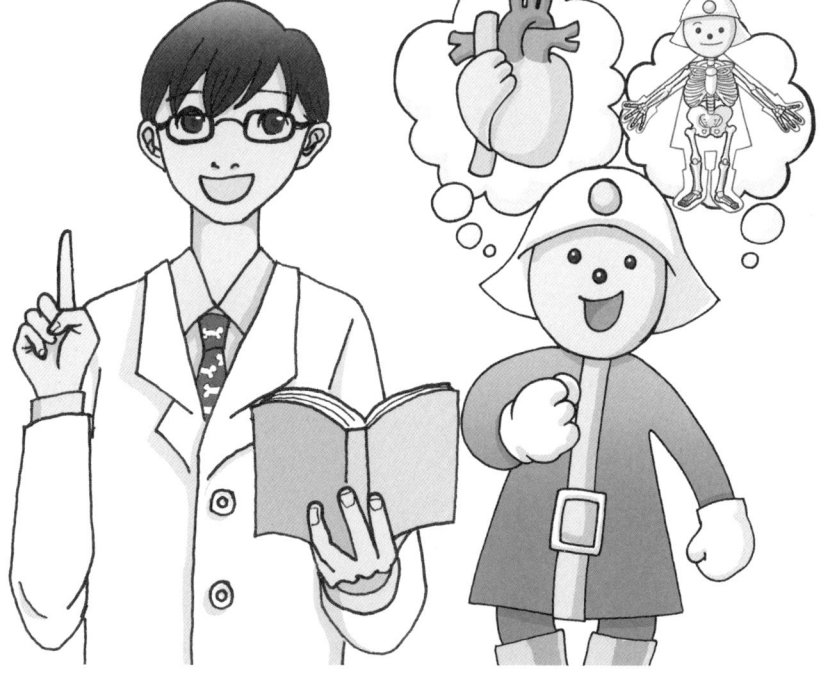

監修／玉川　進（独立行政法人国立病院機構　旭川医療センター）
著／炭谷貴博（元南宗谷消防組合　中頓別支署）

東京法令出版

はじめに

　医療に関して全くの素人であった私が約10年前、救急救命士の資格を取るために、医療の勉強をすることになりました。何から勉強を始めたらいいか迷っていた私に、先輩たちは「人の体のことを理解するには解剖生理が基本」と教えてくれました。「そうか。初めに解剖生理を覚えよう」と思い、本を開いたのですが、難しい漢字や言葉が多く、おまけに丸暗記する気にもならないくらいの分量がありました。これは時間がいくらあっても足りないなあと尻込みしたのですが、覚えなければ合格できません。試行錯誤して勉強を続けるうち、自分に合った勉強法を見つけました。それは人の体を「イメージ」することです。体のある部分のことを説明するのに、文章にすると結構な文字数になるのですが、図やイラストを使ってそのことをイメージできれば理解しやすく短時間で覚えられることが分かりました。

　そんな苦労話を、以前から救急隊員向け勉強会でお世話になっている旭川医療センターの玉川進先生に話していたら、「解剖生理をイメージできる本を作ってみよう」ということになり、以前からお世話になっている東京法令出版の浅野優香さんに伝えたところ、企画が通りました。早速執筆者を募り、第1回目の編集会議を開いて……と、ここまでは順調だったのですが、いざ書き始めると同じ内容の本が出版されていたり、企画の方向性を見失い路頭に迷ったりといろいろな困難にぶつかり、気付けば企画を立ち上げてから3年の月日が過ぎていました。その困難を乗り越え、ようやく出版できたのが本書です。

　本書は、全くの素人の方が医療の仕事を目指すために必要な解剖生理を楽しく学べるように「イラストは豊富に、文字は少なめに」を基本コンセプトに作成しました。医療の仕事には欠かせない解剖生理ですが、苦手意識を持っている方は少なくないと思います。少しでも苦手意識を解消して学習の一助としていただけると幸いです。

　本書の作成に当たり、監修を引き受けていただいた旭川医療センターの玉川進先生、企画を通していただいた東京法令出版の浅野優香さん、そして大量のイラストを書き上げていただいた旭川美術研究所の下里美鶴さんと平野瑠唯さんには、大変お世話になりました。また、企画にご協力いただいた沼田一成さん、加藤康史さん、有働裕妃さん、仲島勇二さんにもこの場をお借りして感謝を申し上げます。

平成25年7月

南宗谷消防組合中頓別支署　炭谷　貴博

目 次

第1章 人体の名称

Ⅰ 原 則 ………………………………… 2
Ⅱ 身体の名称 ………………………… 5
Ⅲ 空間の表現 ………………………… 19

第2章 細胞・組織・器官・系

Ⅰ 細 胞 ………………………………… 28
 A 仕組み …………………………… 28
  1 細胞膜 ………………………… 31
  2 核 ……………………………… 31
  3 ミトコンドリア ……………… 32
  4 粗面小胞体 …………………… 33
  5 滑面小胞体 …………………… 34
  6 ゴルジ装置 …………………… 34
  7 リソソーム …………………… 35
  8 中心体 ………………………… 35
 B 働 き …………………………… 36
  1 細胞分裂 ……………………… 36
  2 放出と吸収 …………………… 38
  3 信号伝達 ……………………… 38
Ⅱ 組 織 ………………………………… 39
 A 上皮組織 ………………………… 39
 B 支持組織 ………………………… 40
 C 筋組織 …………………………… 40
 D 神経組織 ………………………… 41
Ⅲ 器官・系 …………………………… 42

第3章 器 官

Ⅰ 呼吸器系 …………………………… 44
 A 仕組み …………………………… 44
  1 気 道 ………………………… 44
  2 鼻 腔 ………………………… 45
  3 口 腔 ………………………… 45
  4 咽 頭 ………………………… 46
  5 喉 頭 ………………………… 46
  6 気管・気管支 ………………… 47
  7 胸 郭 ………………………… 48
  8 肺 ……………………………… 49
 B 働 き …………………………… 50
  1 気 道 ………………………… 50
  2 呼吸運動 ……………………… 51
  3 ガス交換 ……………………… 52
 C 病 気 …………………………… 54
  1 気道閉塞（窒息） …………… 54
  2 喘 息 ………………………… 56
  3 気 胸 ………………………… 57
  4 肺塞栓 ………………………… 58
  5 慢性閉塞性肺疾患（COPD） … 58
Ⅱ 循環器系 …………………………… 61
 A 仕組み …………………………… 61
  1 血液の流れ …………………… 61
  2 心 臓 ………………………… 65
  3 脈 管 ………………………… 71
 B 働 き …………………………… 77
  1 心 臓 ………………………… 77
 C 病 気 …………………………… 86
  1 不整脈 ………………………… 86
  2 狭心症 ………………………… 87
  3 急性心筋梗塞 ………………… 89
  4 心タンポナーデ ……………… 92
  5 大動脈解離 …………………… 93
  6 心不全 ………………………… 95
  7 出 血 ………………………… 96

8　ショック ………………………… 97
　　9　心停止 …………………………… 102
Ⅲ　消化器系 …………………………… **104**
　A　仕組み …………………………… 106
　　1　口 ………………………………… 106
　　2　食道 ……………………………… 107
　　3　胃 ………………………………… 108
　　4　小腸 ……………………………… 110
　　5　大腸 ……………………………… 112
　　6　肝臓 ……………………………… 114
　　7　胆嚢 ……………………………… 114
　　8　膵臓 ……………………………… 114
　B　働き ……………………………… 116
　　1　消化 ……………………………… 116
　　2　吸収 ……………………………… 119
　　3　貯蔵 ……………………………… 121
　　4　解毒・排出 ……………………… 122
　　5　合成 ……………………………… 123
　C　病気 ……………………………… 124
　　1　肝硬変 …………………………… 124
　　2　食道静脈瘤 ……………………… 127
　　3　マロリー・ワイス症候群 ……… 130
　　4　消化管穿孔 ……………………… 130
　　5　虫垂炎 …………………………… 132
　　6　イレウス ………………………… 133
Ⅳ　神経系 ……………………………… **135**
　A　仕組み …………………………… 135
　　1　基本構造 ………………………… 135
　　2　脳 ………………………………… 137
　　3　脊髄 ……………………………… 143
　　4　末梢神経 ………………………… 145
　B　働き ……………………………… 148
　　1　細胞内での刺激伝達 …………… 148
　　2　細胞間での刺激伝達 …………… 150
　　3　脳との刺激伝達 ………………… 151
　　4　脳の循環と代謝 ………………… 152
　C　病気 ……………………………… 153

　　1　意識障害 ………………………… 153
　　2　脳血管障害（脳卒中）………… 156
　　3　髄膜炎 …………………………… 162
　　4　脊髄損傷 ………………………… 164
Ⅴ　感覚器系 …………………………… **165**
　A　仕組みと働き …………………… 165
　　1　目 ………………………………… 165
　　2　耳 ………………………………… 169
　　3　鼻 ………………………………… 170
　　4　舌 ………………………………… 171
　　5　皮膚 ……………………………… 172
　　6　深部感覚 ………………………… 172
　B　病気 ……………………………… 173
　　1　熱傷（やけど）………………… 173
Ⅵ　血液・体液 ………………………… **177**
　A　仕組み …………………………… 177
　　1　血液 ……………………………… 177
　　2　体液 ……………………………… 181
　　3　脾臓 ……………………………… 183
　B　働き ……………………………… 184
　　1　酸塩基平衡 ……………………… 184
　　2　浸透圧 …………………………… 185
　　3　免疫 ……………………………… 186
　C　病気 ……………………………… 188
　　1　アレルギー ……………………… 188
Ⅶ　骨・筋肉 …………………………… **191**
　A　仕組み …………………………… 191
　　1　骨 ………………………………… 191
　　2　筋肉 ……………………………… 193
　B　働き ……………………………… 194
　　1　骨 ………………………………… 194
　　2　筋肉 ……………………………… 195
　C　病気 ……………………………… 196
　　1　骨折 ……………………………… 196
　　2　アキレス腱断裂 ………………… 198
　　3　ねんざ …………………………… 199
Ⅷ　内分泌系 …………………………… **200**

2 ●目 次

A　仕組み ………………………200
　　B　働　き ………………………203
　　　1　ホルモン分泌 ……………203
　　　2　神経とホルモンの比較 ……204
　　　3　フィードバック機構 ………206
　　C　病　気 ………………………208
　　　1　糖尿病 ……………………208
　　　2　甲状腺機能亢進症・低下症 …210
Ⅸ　泌尿器系 …………………………212
　　A　仕組み ………………………214
　　　1　腎　臓 ……………………214
　　　2　尿　管 ……………………216
　　　3　膀　胱 ……………………216
　　　4　尿　道 ……………………216
　　B　働　き ………………………216
　　　1　尿を作る …………………216
　　　2　尿を排泄する ……………219
　　　3　その他 ……………………220
　　C　病　気 ………………………223
　　　1　腎不全 ……………………223
　　　2　尿管結石 …………………226
Ⅹ　生殖器系 …………………………229
　　A　仕組み ………………………229
　　　1　男　性 ……………………229
　　　2　女　性 ……………………232
　　B　働　き ………………………234
　　　1　精子形成 …………………234
　　　2　性周期と排卵 ……………235
　　　3　妊　娠 ……………………239
　　　4　遺　伝 ……………………240
　　C　病　気 ………………………245
　　　1　異所性妊娠（子宮外妊娠） …245
　　　2　流　産 ……………………245
　　　3　胞状奇胎 …………………245
　　　4　前置胎盤 …………………246
　　　5　常位胎盤早期剥離 ………247
　　　6　弛緩出血 …………………247

付　録〈読みにくい漢字〉………………249
　　　〈50音さくいん〉………………252
執筆者紹介

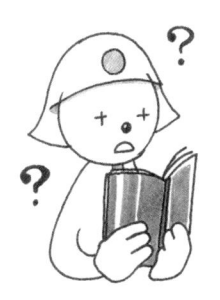

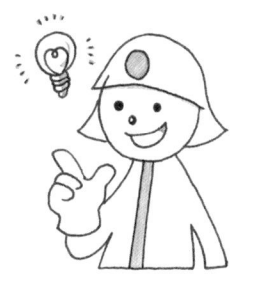

凡例

本書には参照ページのマークが随所に挿入されています。
参照先は、
　　▶隊p10）＝改訂第5版救急隊員標準テキスト（へるす出版）10ページ
　　▶救p10）＝改訂第10版救急救命士標準テキスト（へるす出版）10ページ
を示しています。

キャラクター紹介

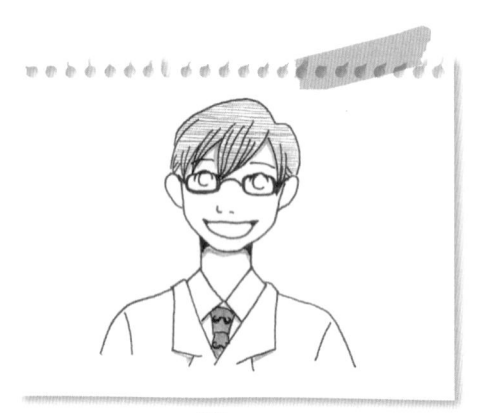

圭先生（けい）

医学博士。
ふだんは白衣で見えませんが、オシャレ。趣味はネクタイ集め。
気分と季節ごとにネクタイを変えている。

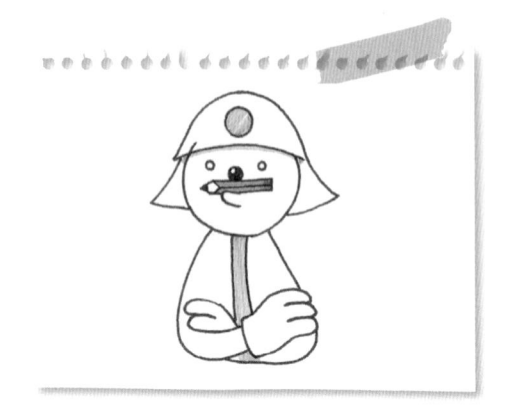

ショウくん

圭先生から人体のいろいろなことを学んで救急救命士になって、消防署に勤務することが夢。
看護師のミーちゃんが憧れの人。

第①章

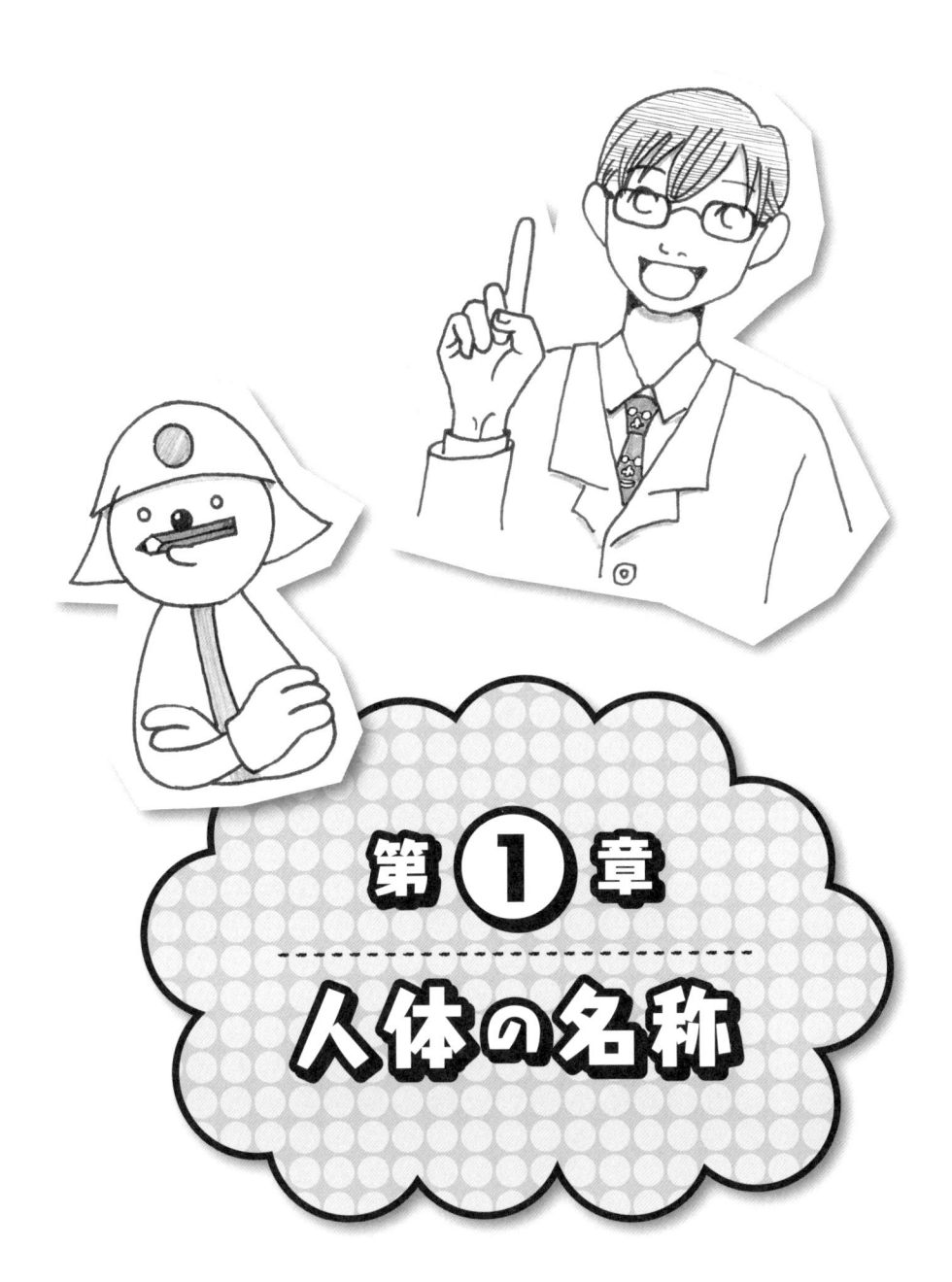

人体の名称

I 原則

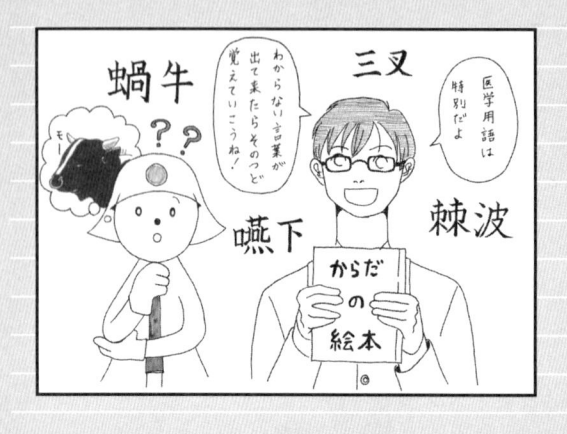

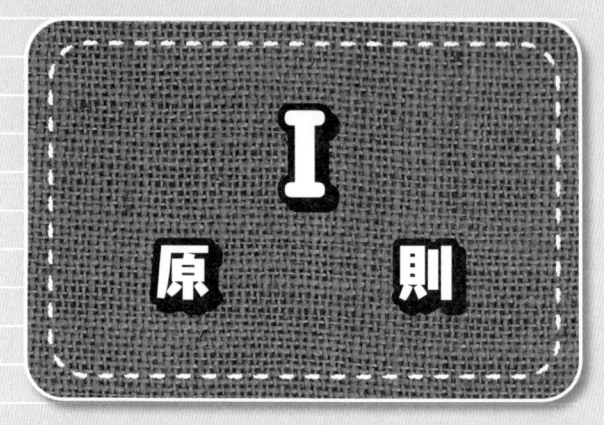

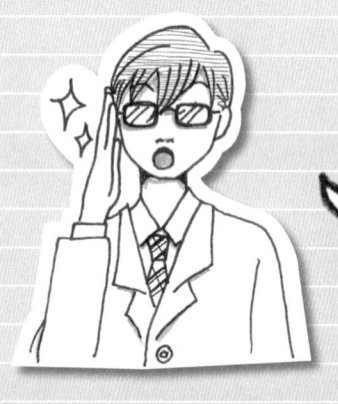

名称は伝えたり記録したりするときには欠かせません。正確に覚えましょう。

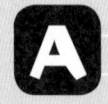

A 基本姿勢は直立・手のひらを開き前に向ける ▶隊p58 救p63

基本姿勢からどちらに動くかで方向を決めます（❶❷）。

B 位置は傷病者から見たもの ▶隊p58 救p64

「左右」は傷病者の左右、「前後」は傷病者の前後です。

C 固有名詞は音読み

　右側は「うそく」、左側は「さそく」と読みますが、左右で2つあるものの1つを指す場合は「みぎ」、「ひだり」と読みます（例外もあります。）。
　外側は「がいそく」、内側は「ないそく」と読みます。

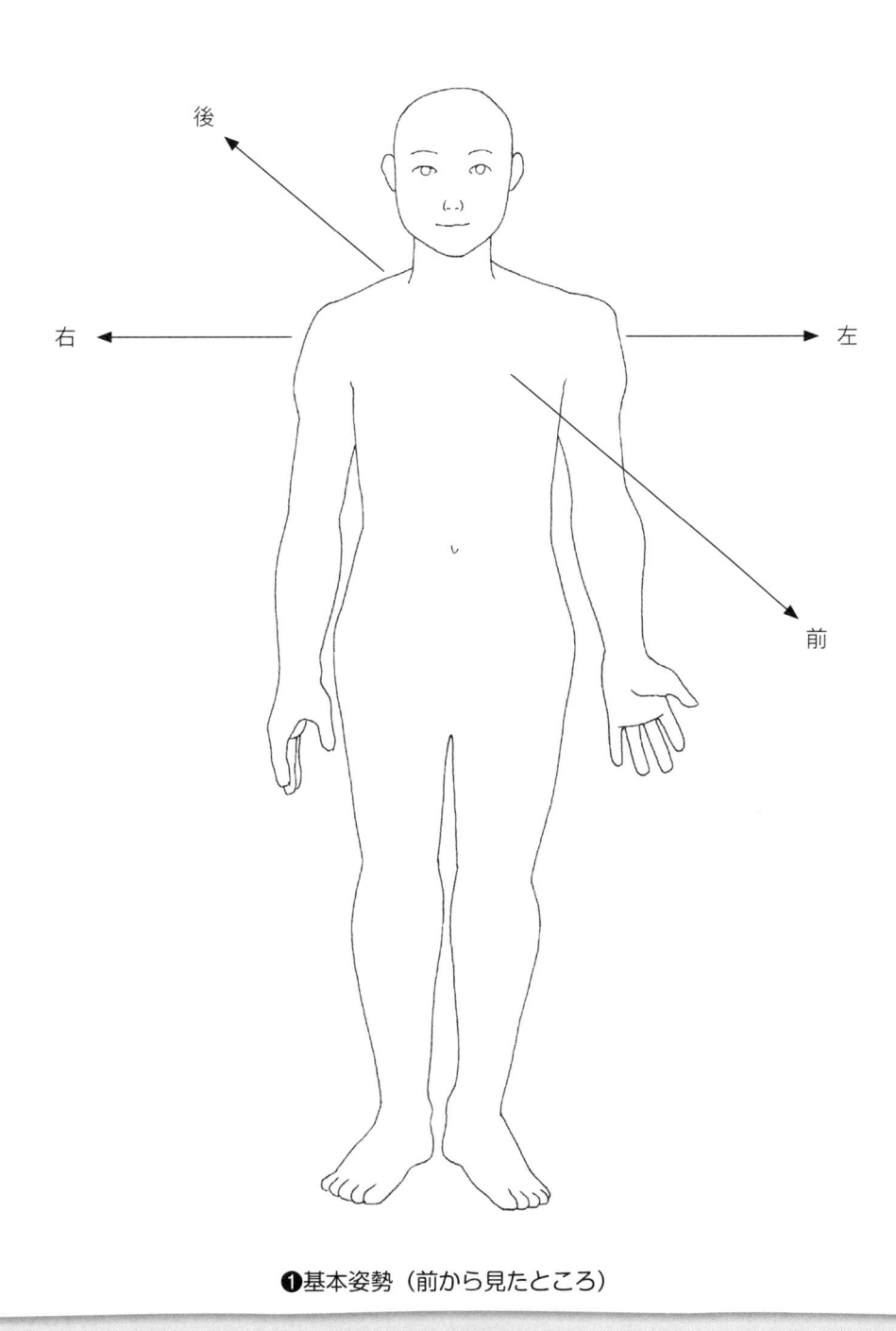

❶基本姿勢（前から見たところ）

I 原　則 ● 3

前

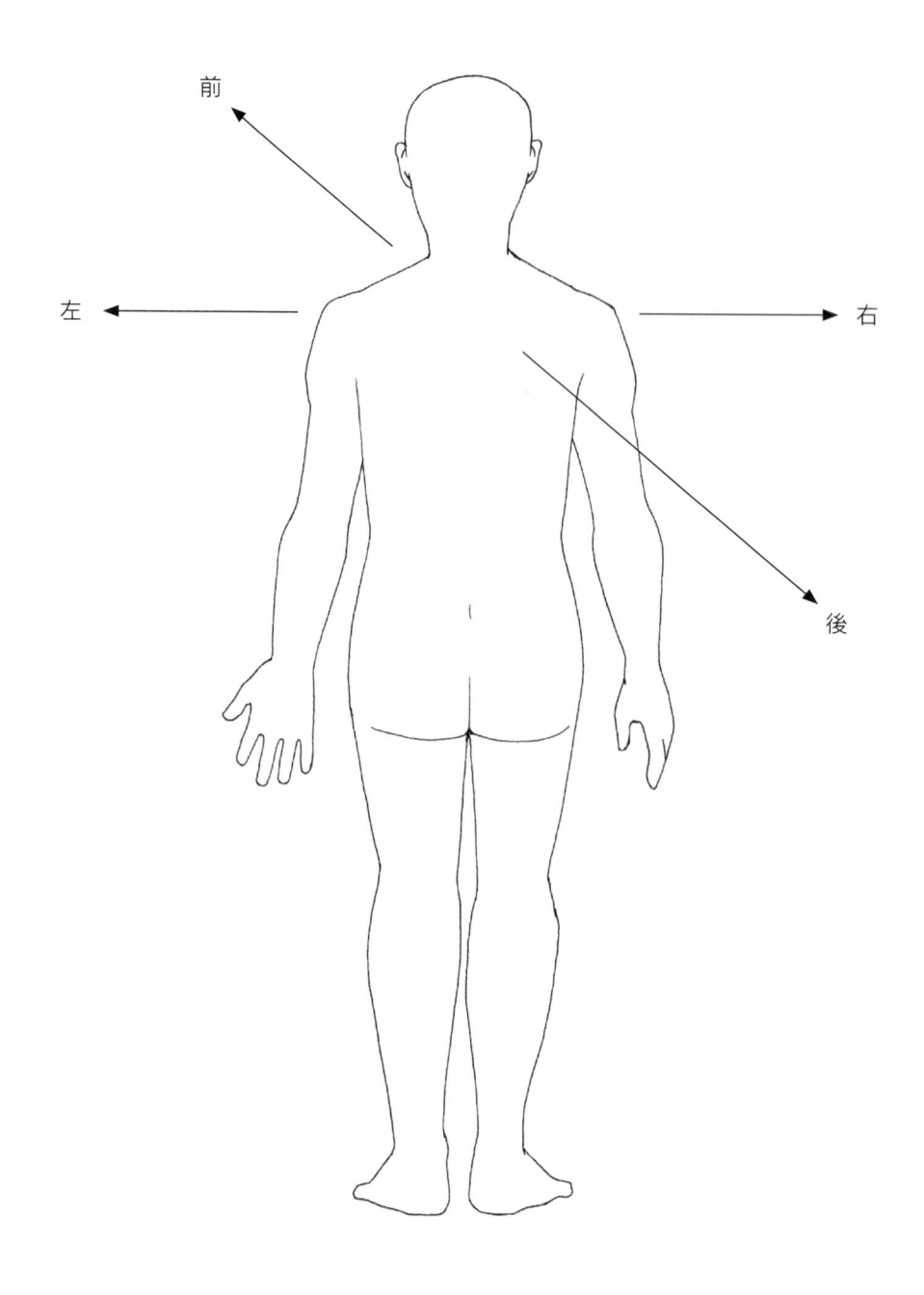

左　　　　　　　　　　　　　　　　　　　　右

後

❷基本姿勢（後ろから見たところ）

Ⅱ 身体の名称

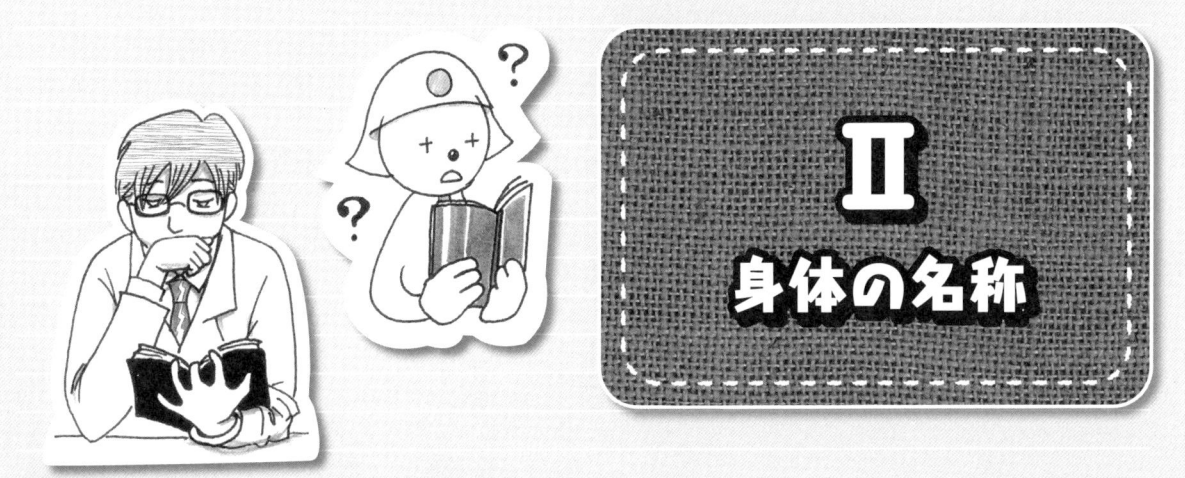

A 細胞・組織・器官・系・個体　▶隊p59 救p56

　人体の基本単位は細胞です。同じ機能を持つ細胞が集まったものを「**組織**」、組織が複数組み合わさりまとまった構造と機能を持ったものが「**器官**」、器官が集まったものが「**個体（身体）**」です（❸）。器官のうち胸や腹にあるものを「**臓器**」と呼ぶことがあります。

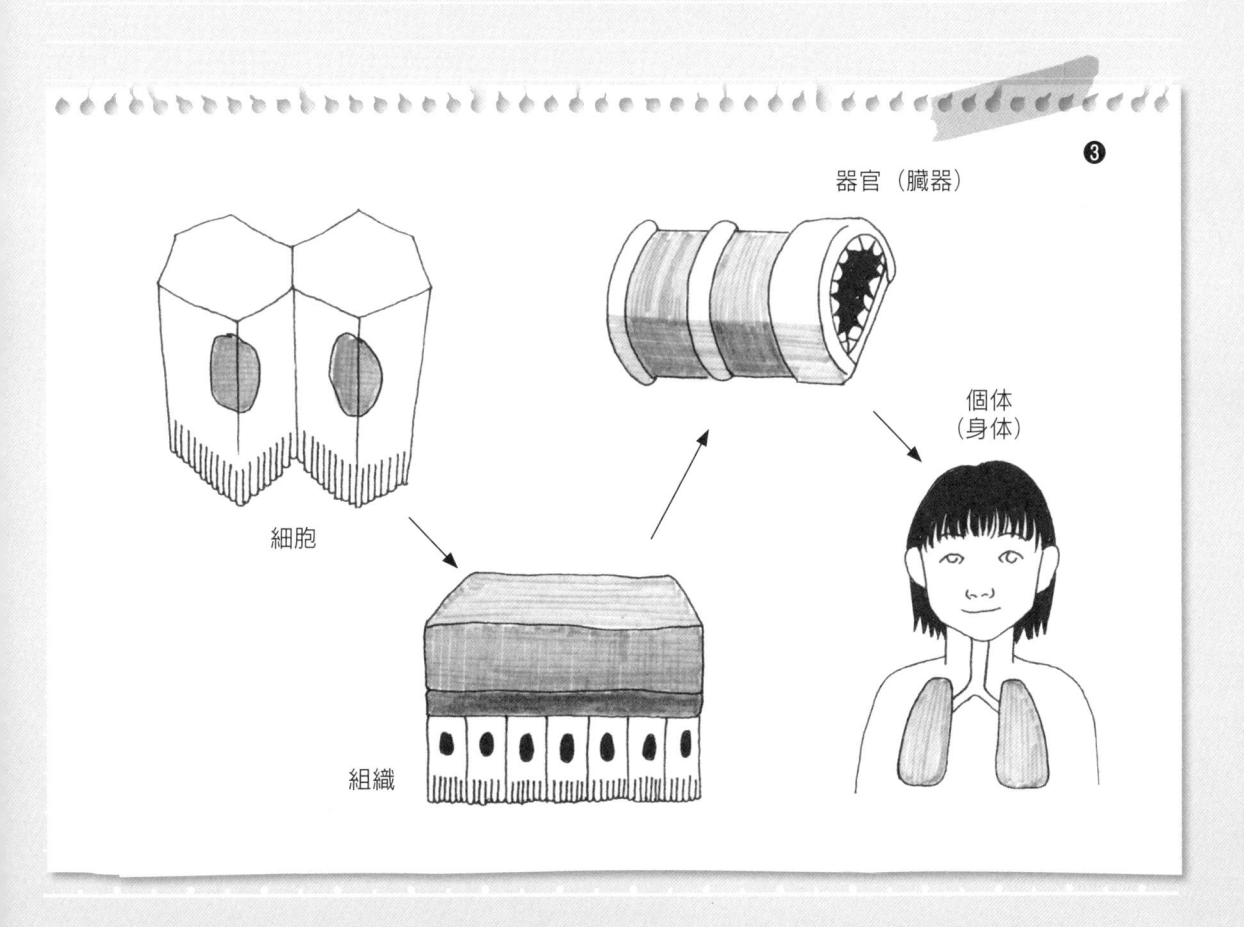

❸

器官（臓器）

個体（身体）

細胞

組織

B 体　表 ▶隊p58 救p66

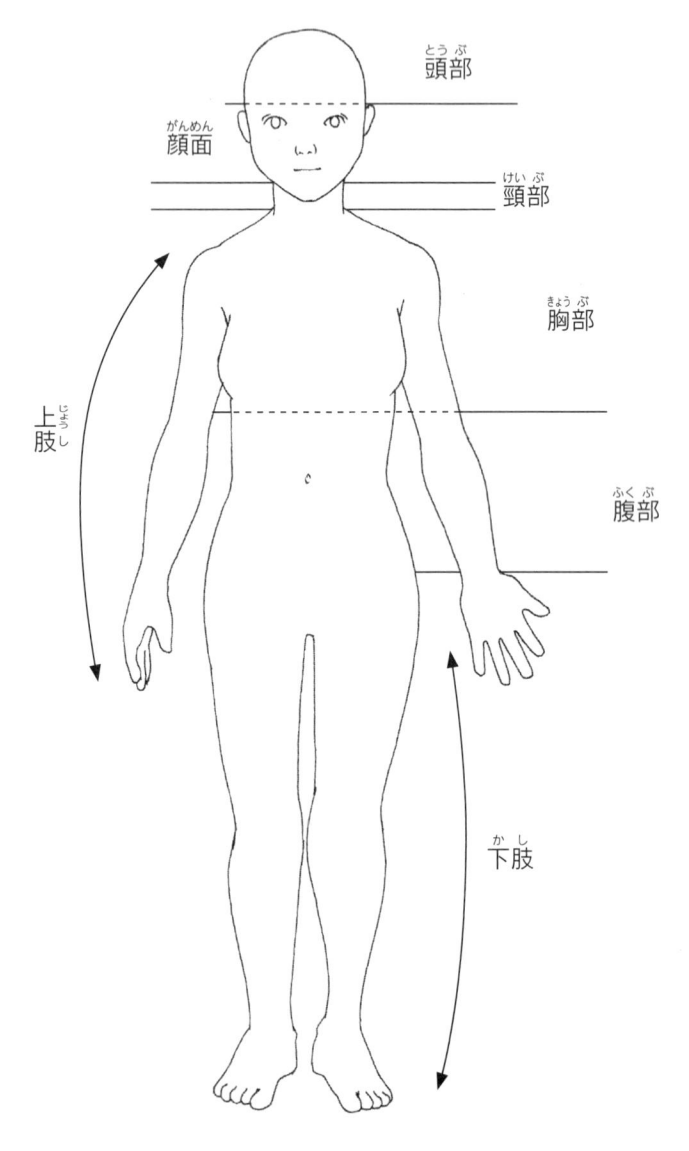

頭部（とうぶ）
顔面（がんめん）
頸部（けいぶ）
胸部（きょうぶ）
上肢（じょうし）
腹部（ふくぶ）
下肢（かし）

❹体の大まかな名称（前から見たところ）

第1章　人体の名称

人体の表面は皮膚で覆われています。表面積は1.5〜2㎡でおよそ畳1畳分あります（❹❺❻❼）。

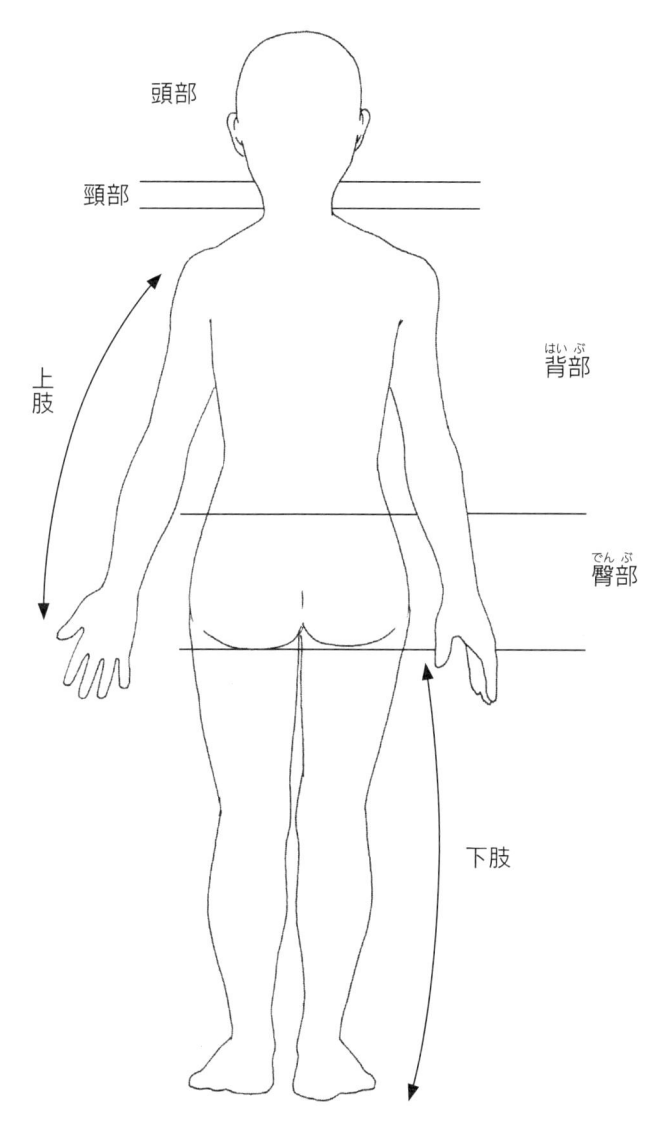

❺体の大まかな名称（後ろから見たところ）

Ⅱ　身体の名称　●　7

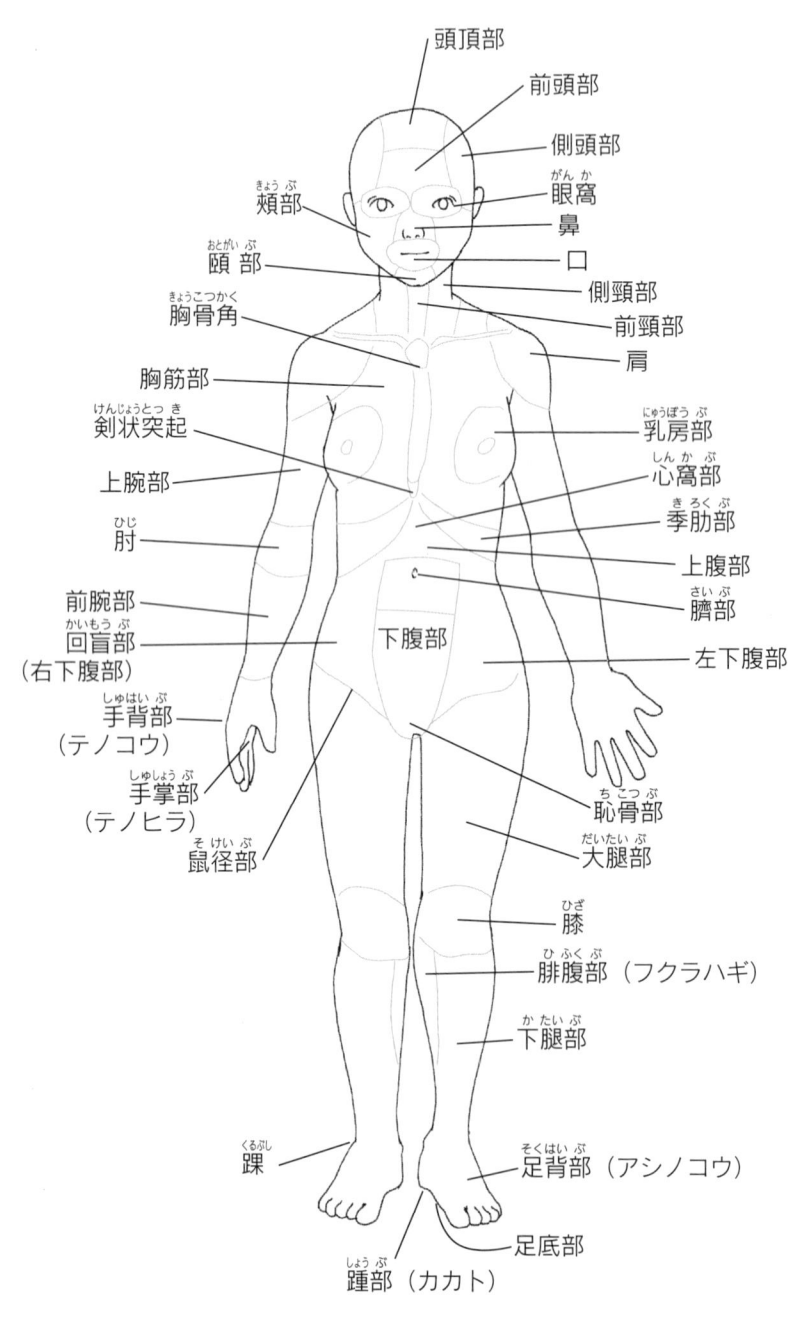

❻体のくわしい名称（前から見たところ）

- 頭頂部
- 前頭部
- 側頭部
- 眼窩（がんか）
- 鼻
- 口
- 側頸部
- 前頸部
- 肩
- 頬部（きょうぶ）
- 頤部（おとがいぶ）
- 胸骨角（きょうこつかく）
- 胸筋部
- 剣状突起（けんじょうとっき）
- 乳房部（にゅうぼうぶ）
- 上腕部
- 心窩部（しんかぶ）
- 肘（ひじ）
- 季肋部（きろくぶ）
- 前腕部
- 上腹部
- 回盲部（かいもうぶ）（右下腹部）
- 下腹部
- 臍部（さいぶ）
- 左下腹部
- 手背部（しゅはいぶ）（テノコウ）
- 手掌部（しゅしょうぶ）（テノヒラ）
- 恥骨部（ちこつぶ）
- 鼠径部（そけいぶ）
- 大腿部（だいたいぶ）
- 膝（ひざ）
- 腓腹部（ひふくぶ）（フクラハギ）
- 下腿部（かたいぶ）
- 踝（くるぶし）
- 足背部（そくはいぶ）（アシノコウ）
- 足底部
- 踵部（しょうぶ）（カカト）

第1章　人体の名称

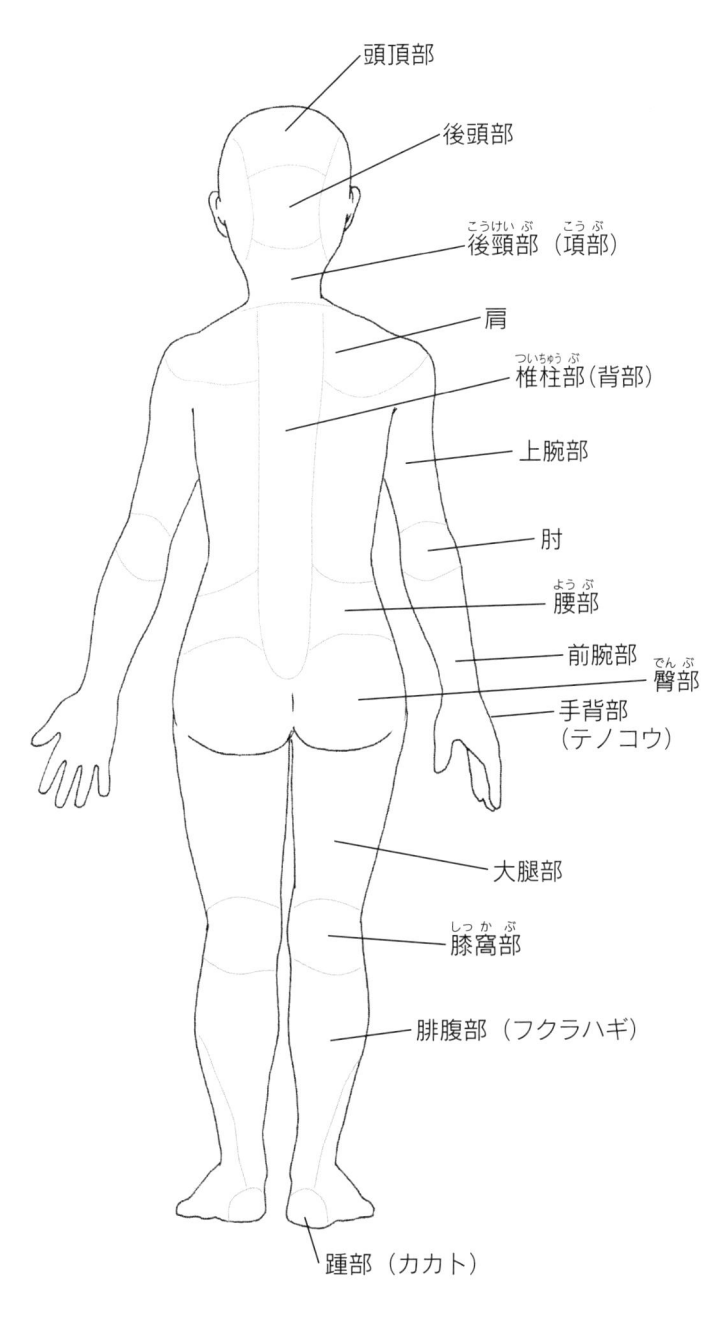

- 頭頂部
- 後頭部
- 後頸部（項部）
- 肩
- 椎柱部（背部）
- 上腕部
- 肘
- 腰部
- 前腕部
- 臀部
- 手背部（テノコウ）
- 大腿部
- 膝窩部
- 腓腹部（フクラハギ）
- 踵部（カカト）

❼体のくわしい名称（後ろから見たところ）

C 筋肉 ▶隊p71 救p68 p69 p72 p73

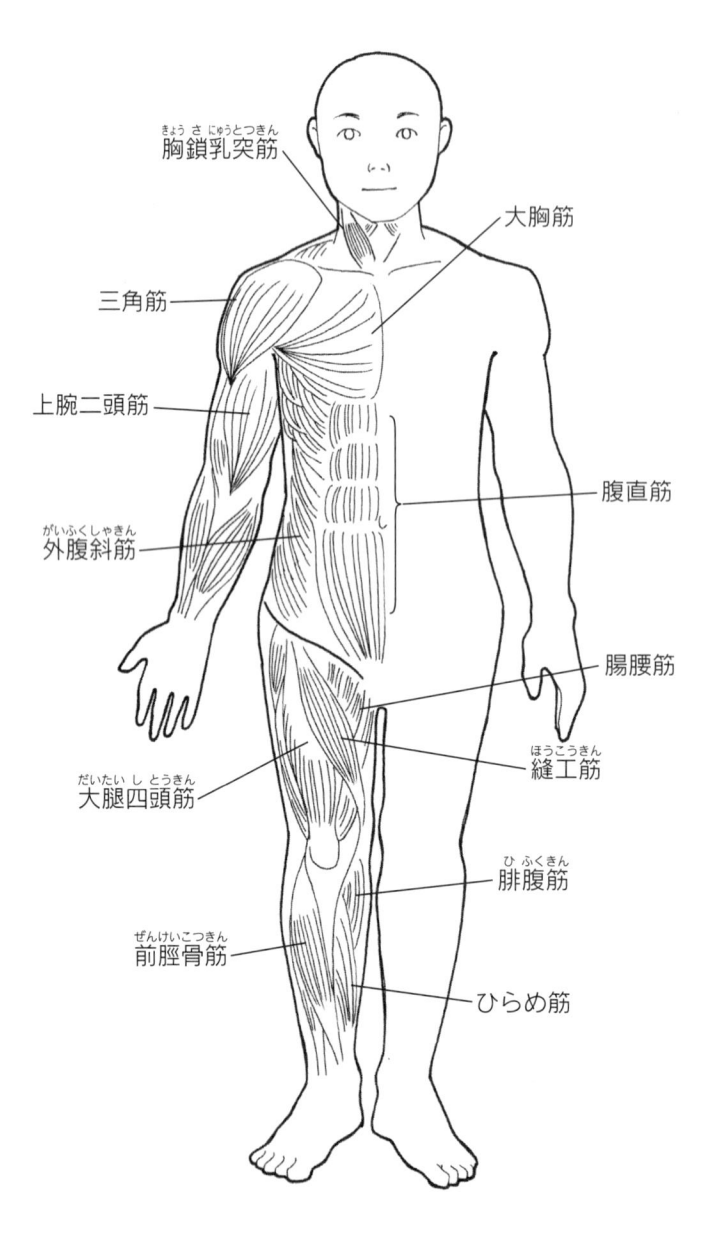

- 胸鎖乳突筋（きょうさにゅうとつきん）
- 大胸筋
- 三角筋
- 上腕二頭筋
- 外腹斜筋（がいふくしゃきん）
- 腹直筋
- 腸腰筋
- 縫工筋（ほうこうきん）
- 大腿四頭筋（だいたいしとうきん）
- 腓腹筋（ひふくきん）
- 前脛骨筋（ぜんけいこつきん）
- ひらめ筋

❽ 主な筋肉（前から見たところ）

皮膚の下には筋肉があります（❽❾）。骨と協力して体を動かします。心臓も心筋という筋肉でできていますし、胃や腸にも食べ物を奥に送るための平滑筋が付いています。筋肉は動くと熱を作るので、体温管理にも関係します。

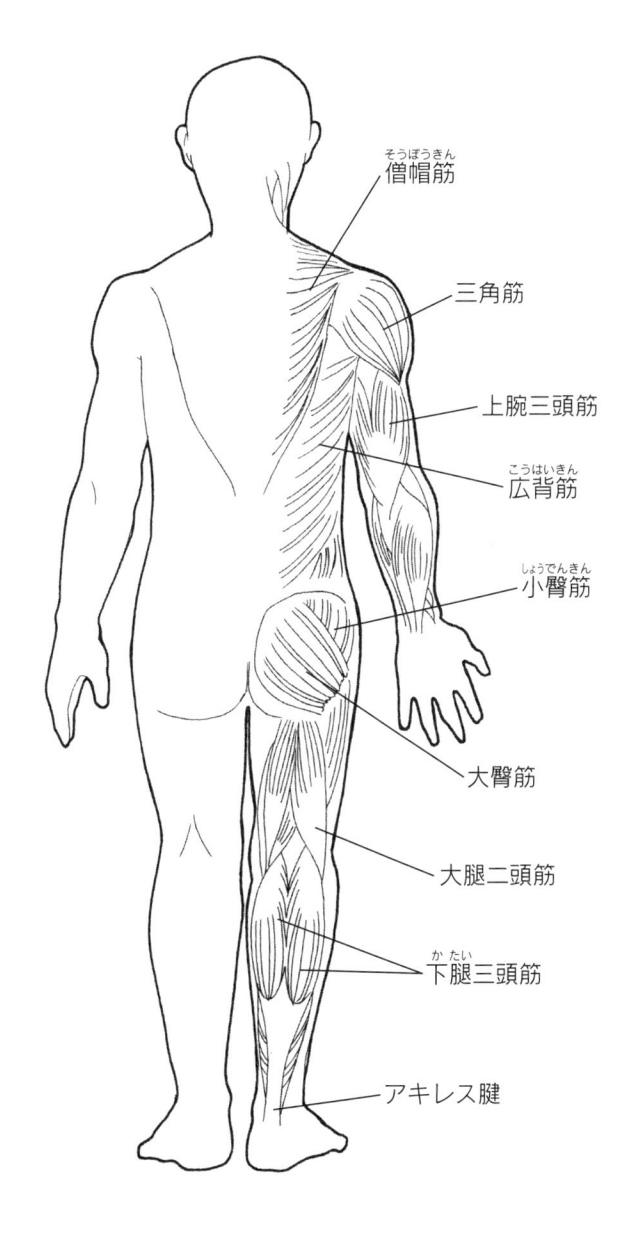

- 僧帽筋（そうぼうきん）
- 三角筋
- 上腕三頭筋
- 広背筋（こうはいきん）
- 小臀筋（しょうでんきん）
- 大臀筋
- 大腿二頭筋
- 下腿三頭筋（かたい）
- アキレス腱

❾主な筋肉（後ろから見たところ）

Ⅱ　身体の名称　●　11

D 骨

▶ 隊p69 救p66 p72 p73

- 頭蓋骨（ずがいこつ）
- 顔面骨（がんめんこつ）
- 頸椎（けいつい）
- 下顎骨（かがくこつ）
- 鎖骨（さこつ）
- 肩甲骨（けんこうこつ）
- 胸骨
- 上腕骨
- 胸郭（肋骨）（きょうかく・ろっこつ）
- 脊柱（せきちゅう）
- 橈骨（とうこつ）
- 尺骨（しゃっこつ）
- 寛骨（かんこつ）
- 上前腸骨棘（じょうぜんちょうこつきょく）
- 仙骨（せんこつ）
- 大転子（だいてんし）
- 手（指）骨（しゅこつ）
- 恥骨（ちこつ）
- 尾骨（びこつ）
- 大腿骨
- 膝蓋骨（しつがいこつ）
- 脛骨（けいこつ）
- 腓骨（ひこつ）
- 足（趾）骨（そくしこつ）

❿主な骨（前から見たところ）

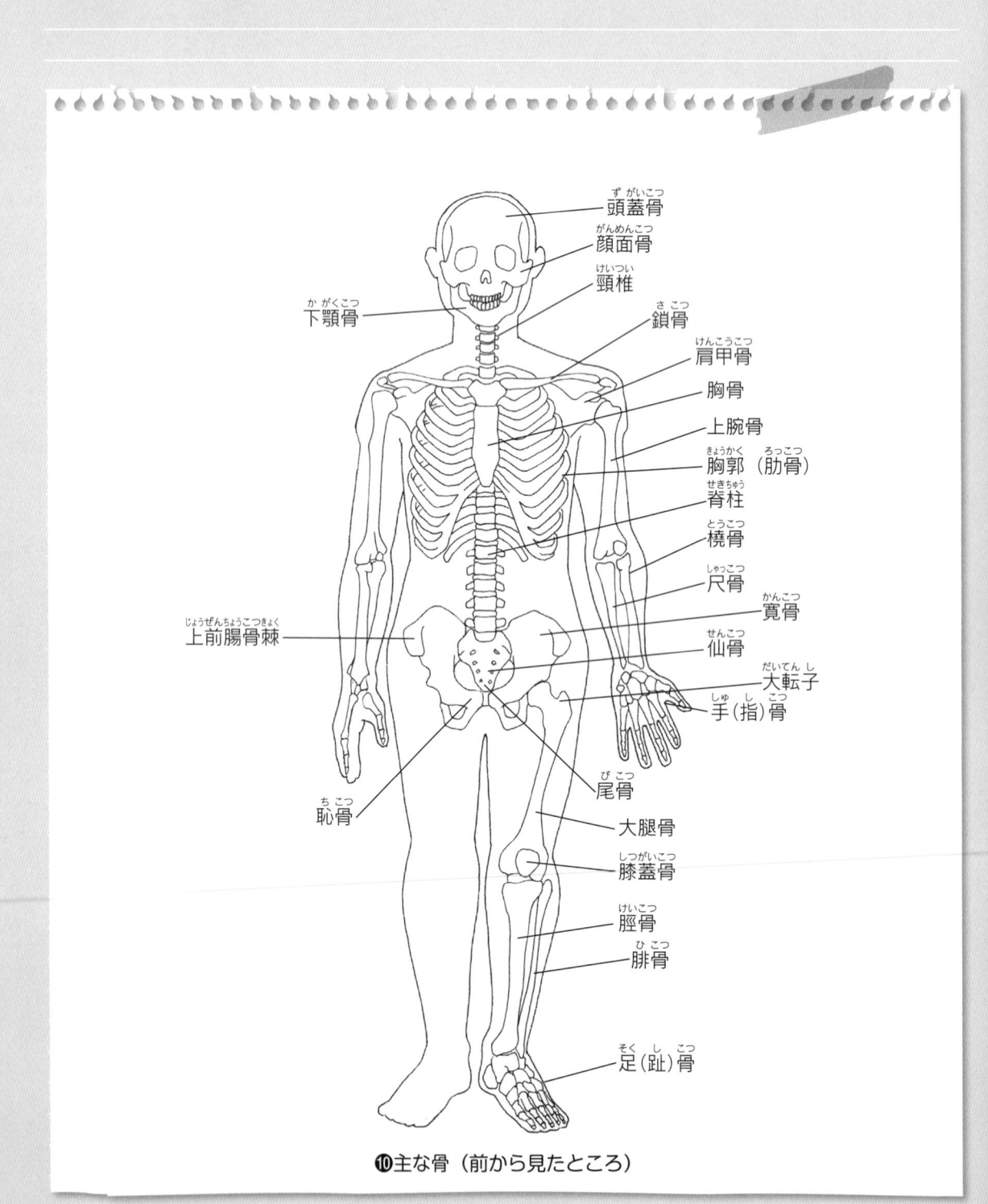

12 ● 第1章 人体の名称

人体を形づくり、筋肉と協力して体を動かすほか、カルシウムやリンを貯蔵したり、血液を作る役割も持っています（❿⓫）。

　頭蓋骨、顔面骨、手指骨、足趾骨は、幾つもの骨が集まっている総称です。

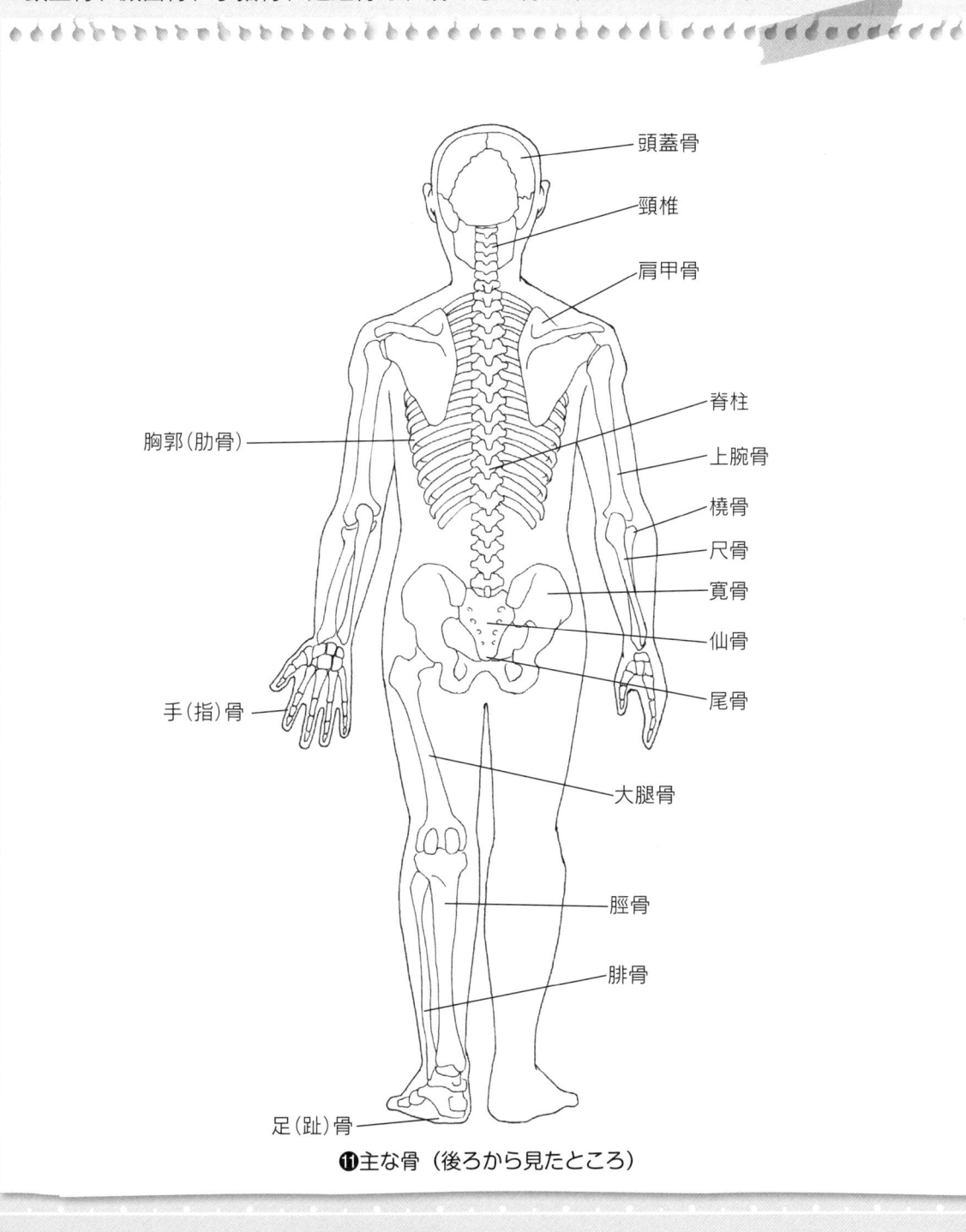

⓫主な骨（後ろから見たところ）

- 頭蓋骨
- 頸椎
- 肩甲骨
- 胸郭（肋骨）
- 脊柱
- 上腕骨
- 橈骨
- 尺骨
- 寛骨
- 仙骨
- 尾骨
- 手（指）骨
- 大腿骨
- 脛骨
- 腓骨
- 足（趾）骨

E 腔と縦隔　▶隊p56 救p75

　腔とは**袋に囲まれた空間**のことです。体には３つの大きな袋があり、それぞれ器官を入れています（⓬）。
　腹腔のうち、骨盤に囲まれた部分を特に「**骨盤腔**」といいます。
　腹腔の背中側を「**後腹膜腔**」といいます。ここには袋はありませんが場所を示すときに便利なので腔として扱われます。
　左右の胸腔の間の空間を「**縦隔**」といいます（⓭）。ここにも袋がありません。

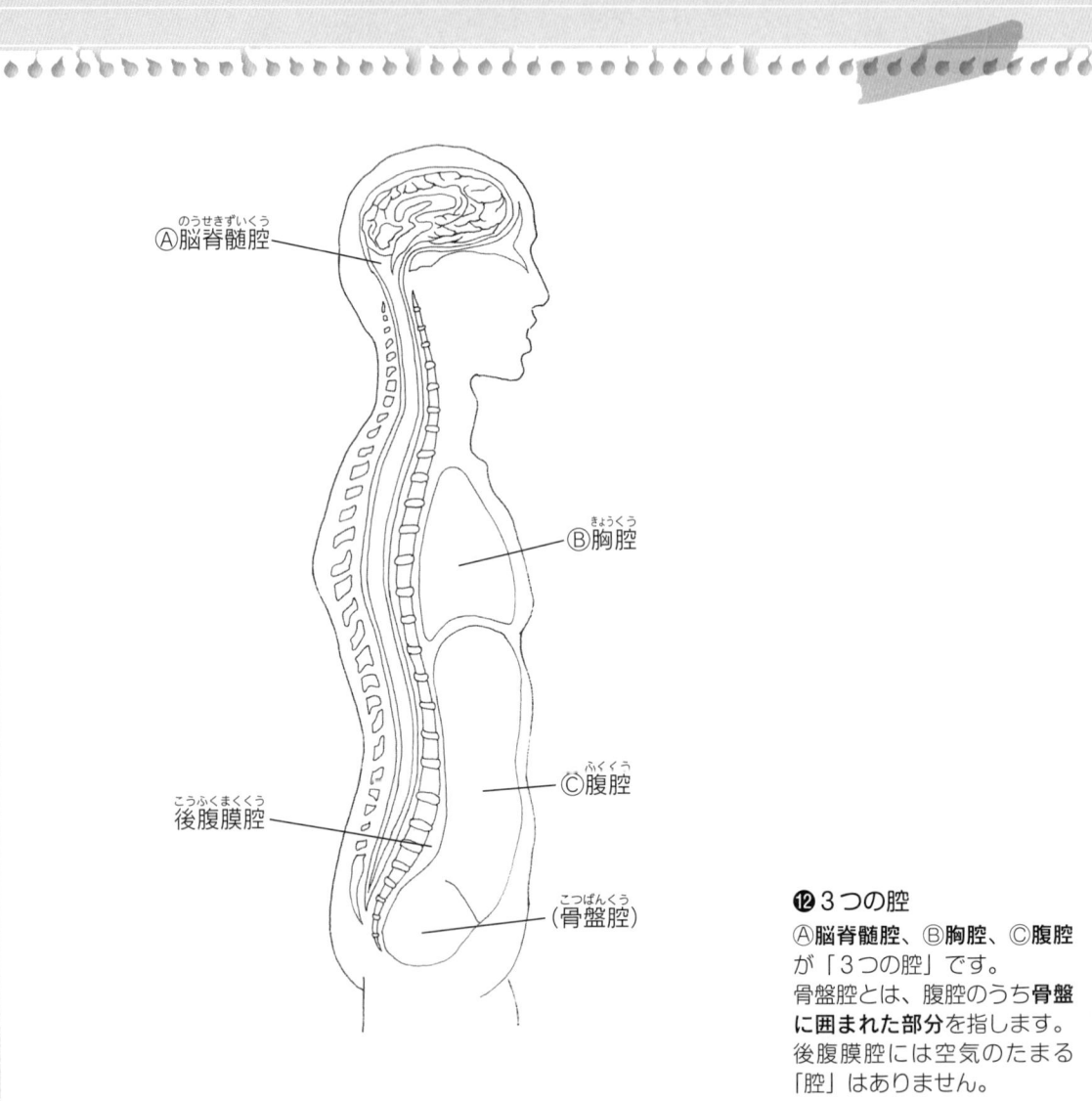

Ⓐ脳脊髄腔
Ⓑ胸腔
Ⓒ腹腔
後腹膜腔
（骨盤腔）

⓬ ３つの腔
Ⓐ**脳脊髄腔**、Ⓑ**胸腔**、Ⓒ**腹腔**が「３つの腔」です。
骨盤腔とは、腹腔のうち**骨盤に囲まれた部分**を指します。
後腹膜腔には空気のたまる「腔」はありません。

第１章　人体の名称

名　　　称	入っているもの
脳脊髄腔	脳、脊髄、脳脊髄液
胸腔	肺
腹腔（骨盤腔を除く）	胃、小腸、大腸、肝臓、胆嚢、脾臓
骨盤腔	小腸の一部、大腸の一部、卵巣（膀胱と子宮を含めることあり）
後腹膜腔	十二指腸、膵臓、副腎、腎臓
縦隔	心臓、胸部大動脈、上大静脈、気管、食道

❸縦隔
ここにも「腔」はありません。

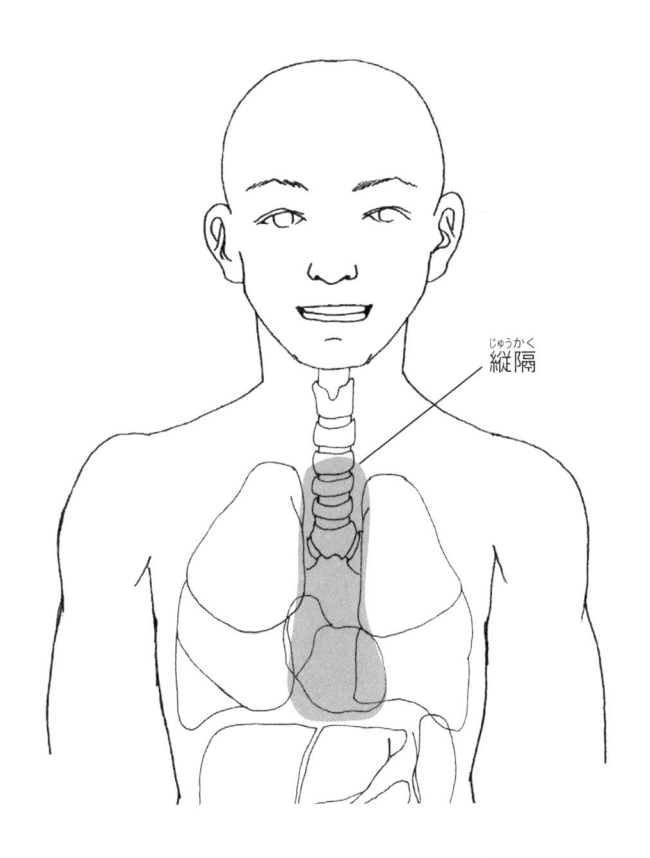

F 器官 ▶隊p61 p64 救p58 p69〜71

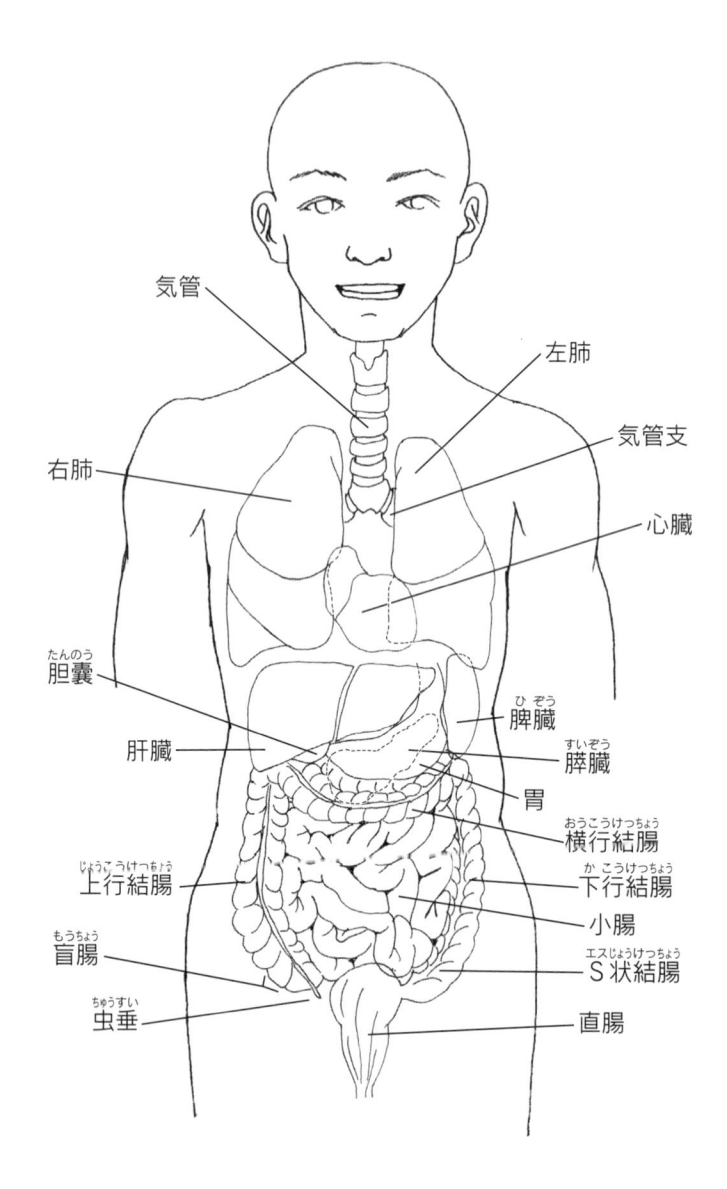

⓮臓器（前から見たところ）

ラベル：
- 気管
- 左肺
- 右肺
- 気管支
- 心臓
- 胆嚢（たんのう）
- 肝臓
- 脾臓（ひぞう）
- 膵臓（すいぞう）
- 胃
- 横行結腸（おうこうけっちょう）
- 上行結腸（じょうこうけっちょう）
- 下行結腸（かこうけっちょう）
- 小腸
- 盲腸（もうちょう）
- S状結腸（エスじょうけっちょう）
- 虫垂（ちゅうすい）
- 直腸

心臓や肺などが**器官**に当たります（⓮⓯⓰）。

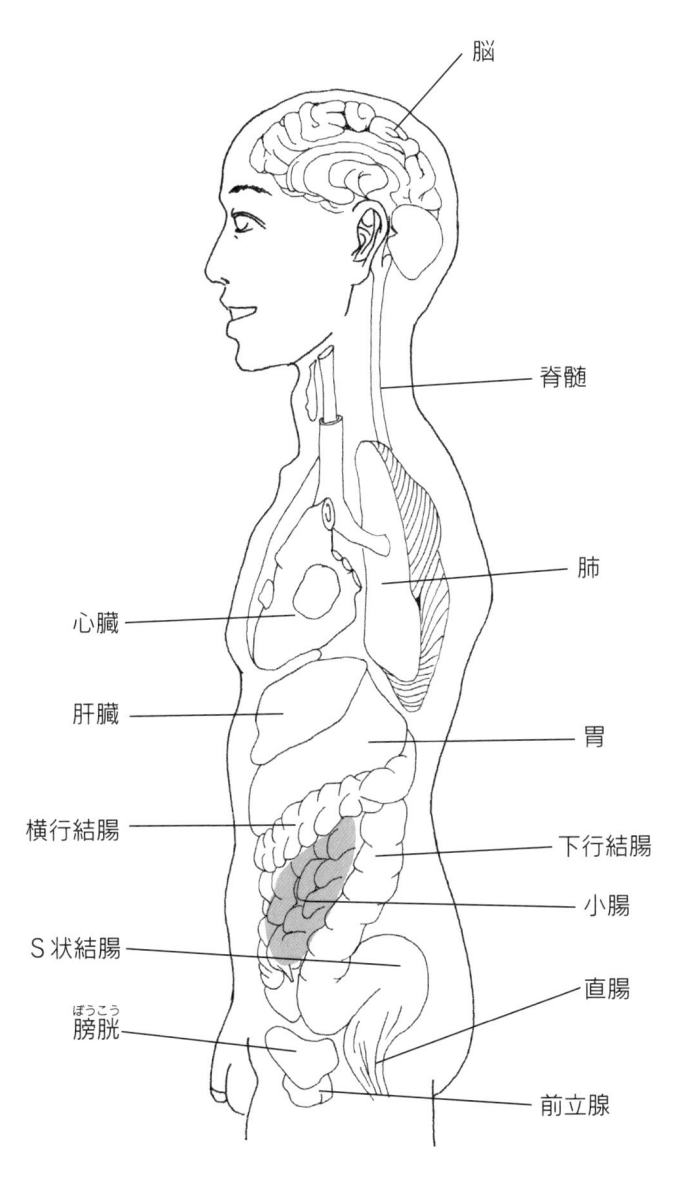

❺臓器（横から見たところ）

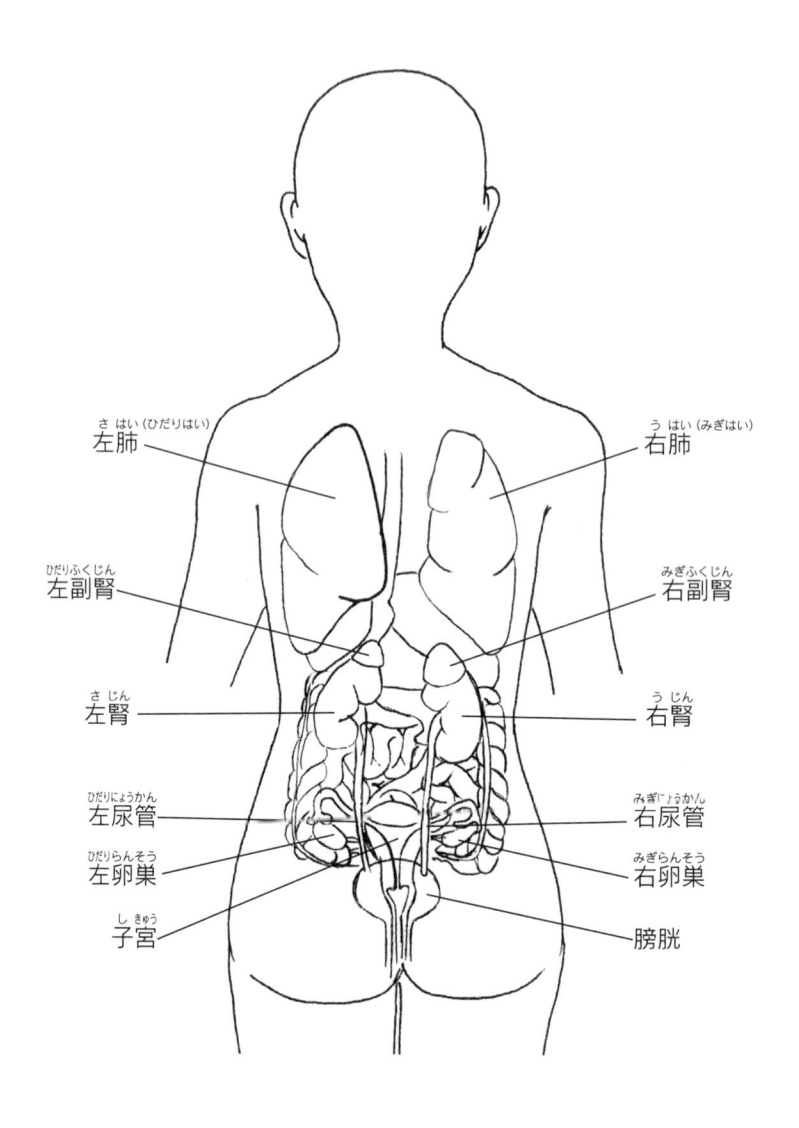

左肺（さはい（ひだりはい））　右肺（うはい（みぎはい））
左副腎（ひだりふくじん）　右副腎（みぎふくじん）
左腎（さじん）　右腎（うじん）
左尿管（ひだりにょうかん）　右尿管（みぎにょうかん）
左卵巣（ひだりらんそう）　右卵巣（みぎらんそう）
子宮（しきゅう）　膀胱

⓰臓器（後ろから見たところ）

第1章　人体の名称

Ⅲ 空間の表現

A 軸と面 ▶隊p58 救p63

　3次元ですので軸は3つあります。「縦（上下・垂直）軸」・「横（左右）軸」・「矢状（前後）軸」です（⓱）。

　面も3つあります。人体を前後に分ける「前頭（前額）面」（⓲）、左右に分ける「矢状面」（⓳）、上下に分ける「水平面（ＣＴ面）」です（⓴）。

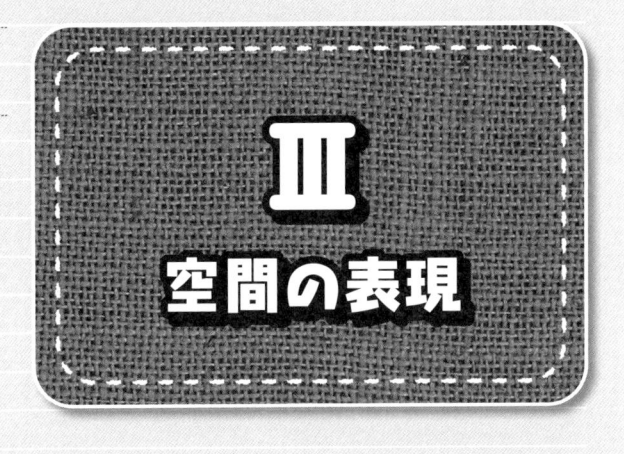

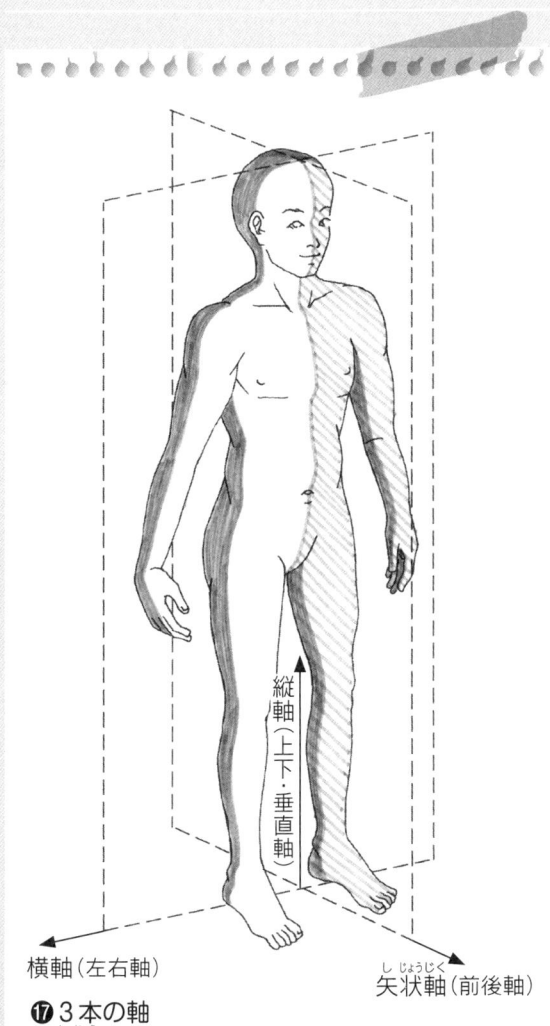

横軸（左右軸）　　　矢状軸（前後軸）
縦軸（上下・垂直軸）

⓱ 3本の軸
「矢状」とは「矢を放ったような」という意味で前後のことです。

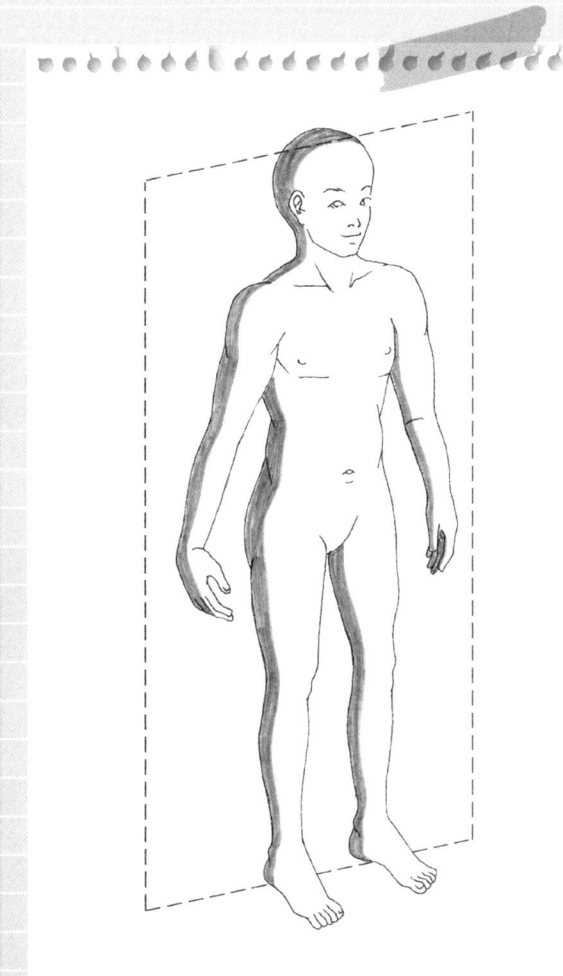

⓲ 前頭（額）面
「顔（額）に水平」という意味です。冠をつける面という意味で「冠状面」ということもあります。

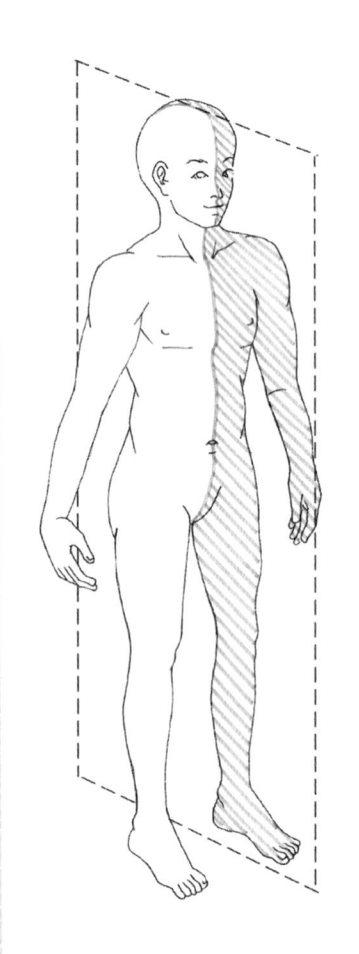

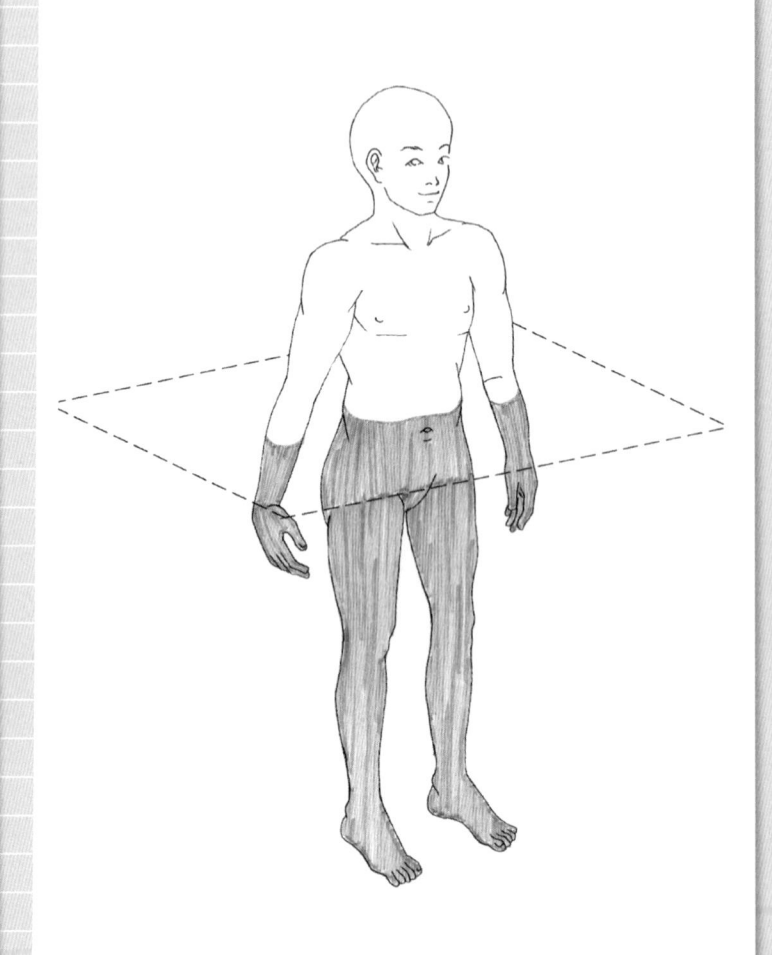

⓳矢状面
矢が飛ぶ面です。

⓴水平面（ＣＴ面）
ＣＴ（コンピューター断層）で見る写真がこの面です。
「横断面」ということもあります。

B 位置と方向 ▶隊p58 救p64

　頭から足まで1本の線（中心線）があるとして、中心線に近い方を「**内側**」、遠い方を「**外側**」といいます。
　中心線に近い方にあるものを「**近位（中枢側）**」、遠い方にあるものを「**遠位（末梢側）**」といいます（㉑）。

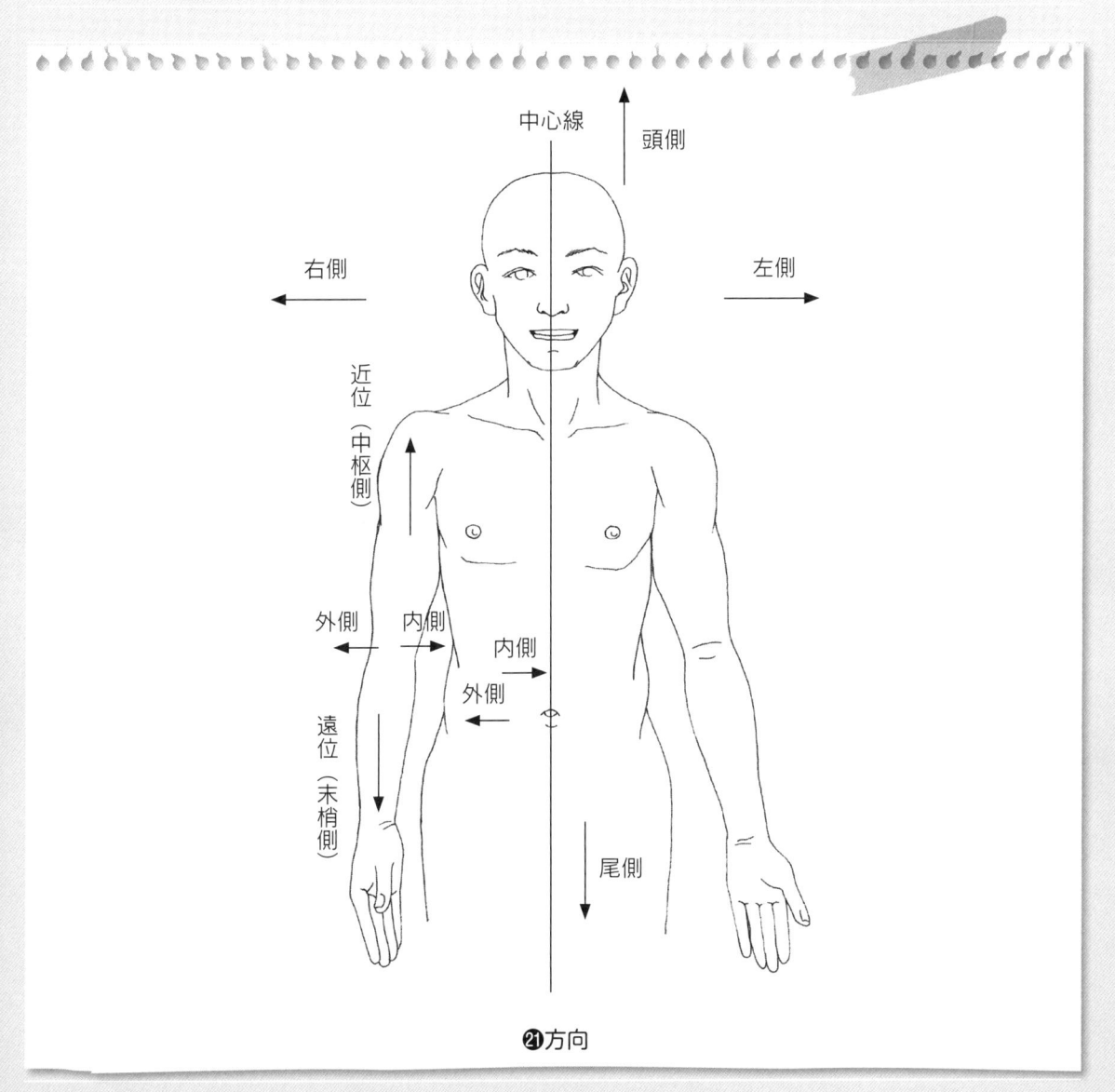

㉑方向

どちらが体の中心に近いのか分からないときは「**頭側**」「**上方**」、「**尾側**」「**下方**」、「**腹側**」「**前方**」、「**背側**」「**後方**」という誰でも分かる言葉を使います（㉒）。

↑ 頭側（上方）

← 背側（後方）　　　腹側（前方） →

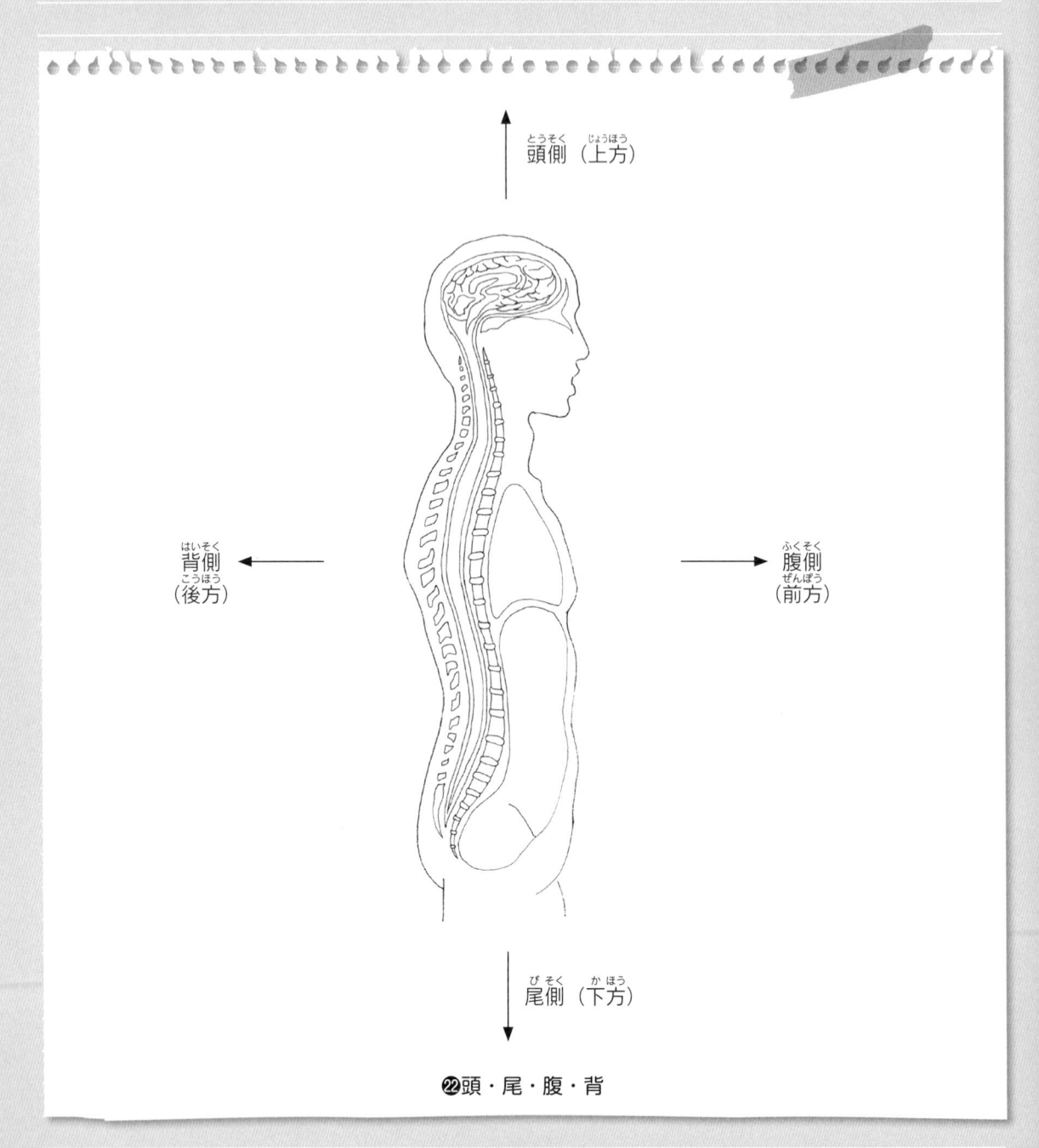

↓ 尾側（下方）

㉒頭・尾・腹・背

C 運動 ▶隊p59 救p65

関節を曲げることを「**屈曲**」、伸ばすことを「**伸展**」といいます（㉓）。

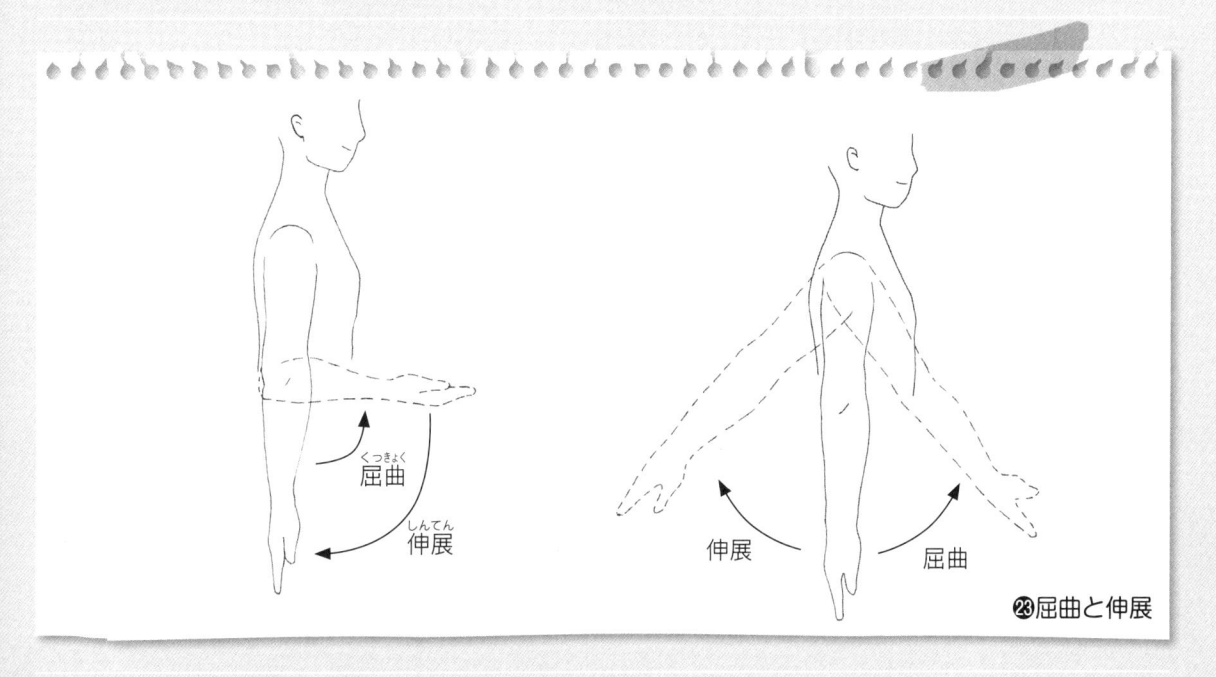

㉓屈曲と伸展

体から離すことを「**外転**」、近づけることを「**内転**」といいます（㉔）。

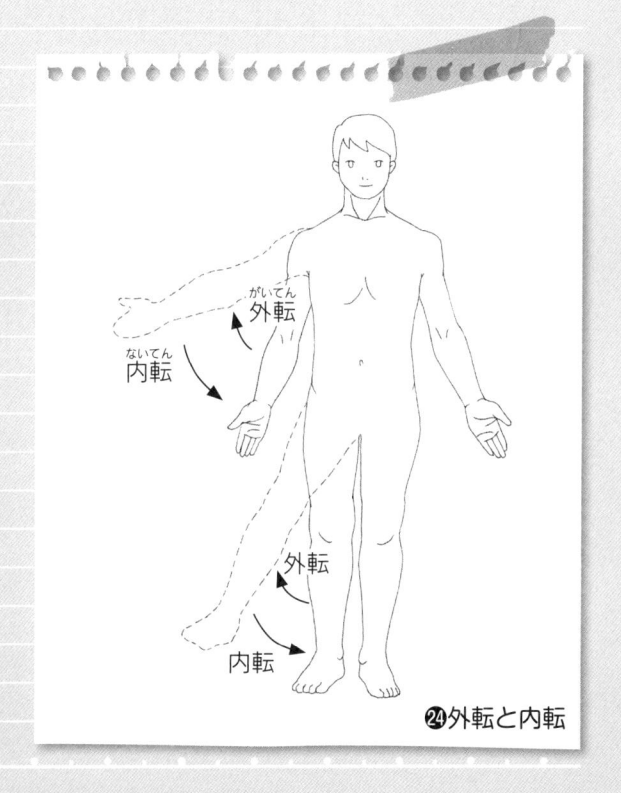

㉔外転と内転

Ⅲ　空間の表現

ねじって体の中心に近づけることを「**内旋**」、遠ざけることを「**外旋**」といいます（㉕）。

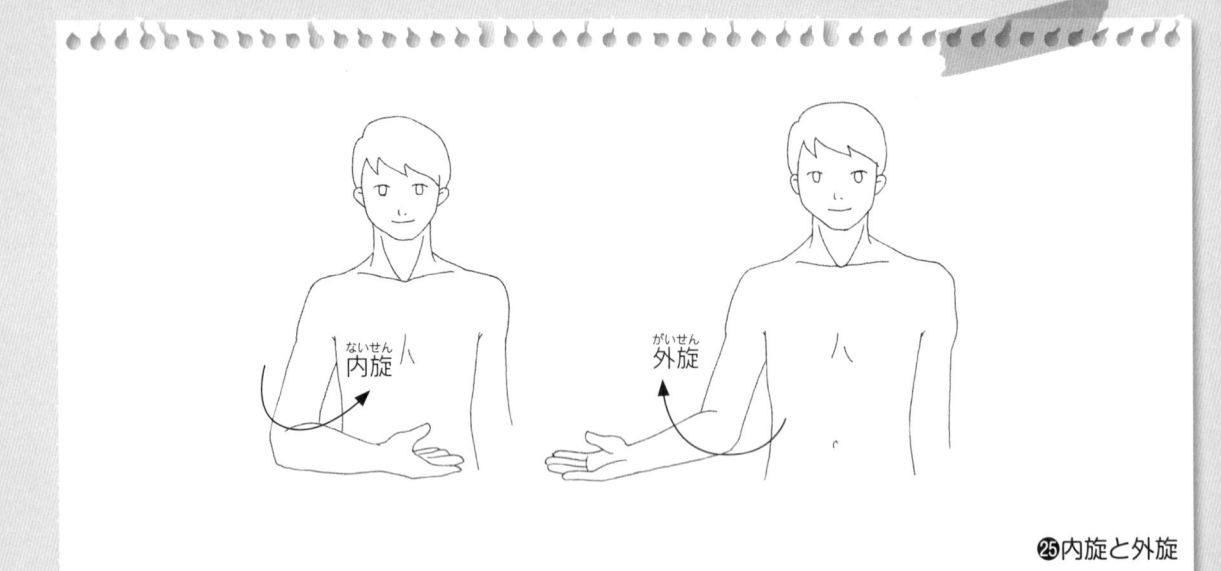

㉕内旋と外旋

上に向けた手のひらから親指を体の中心に回すことを「**回内**」、下に向けた手のひらから親指を体から遠ざけることを「**回外**」といいます（㉖）。

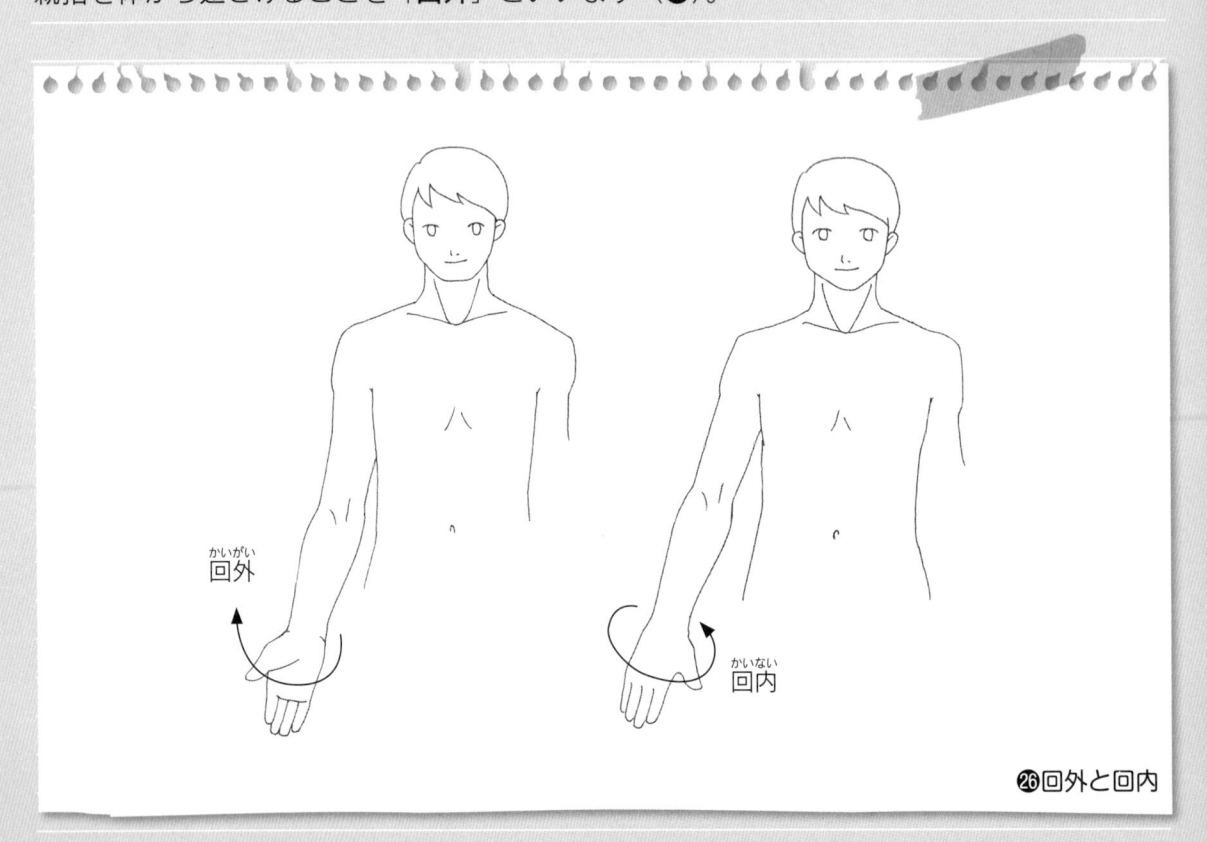

㉖回外と回内

指・足首はほかにない動きをします（㉗㉘）。

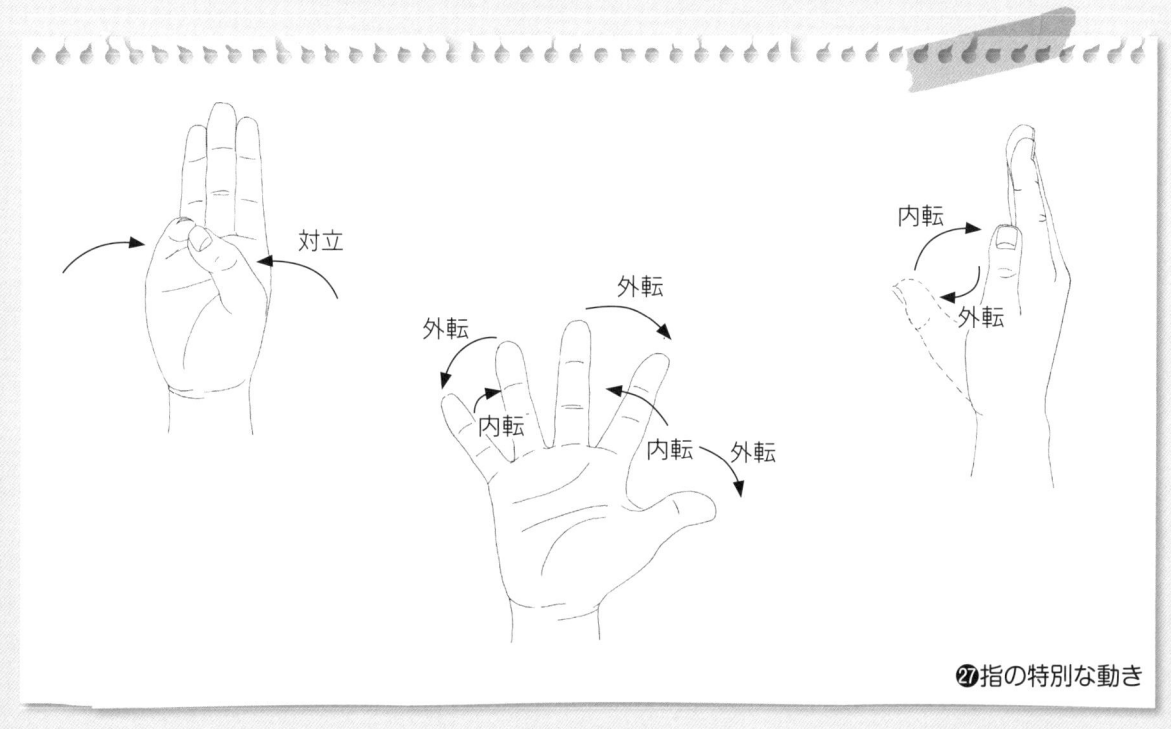

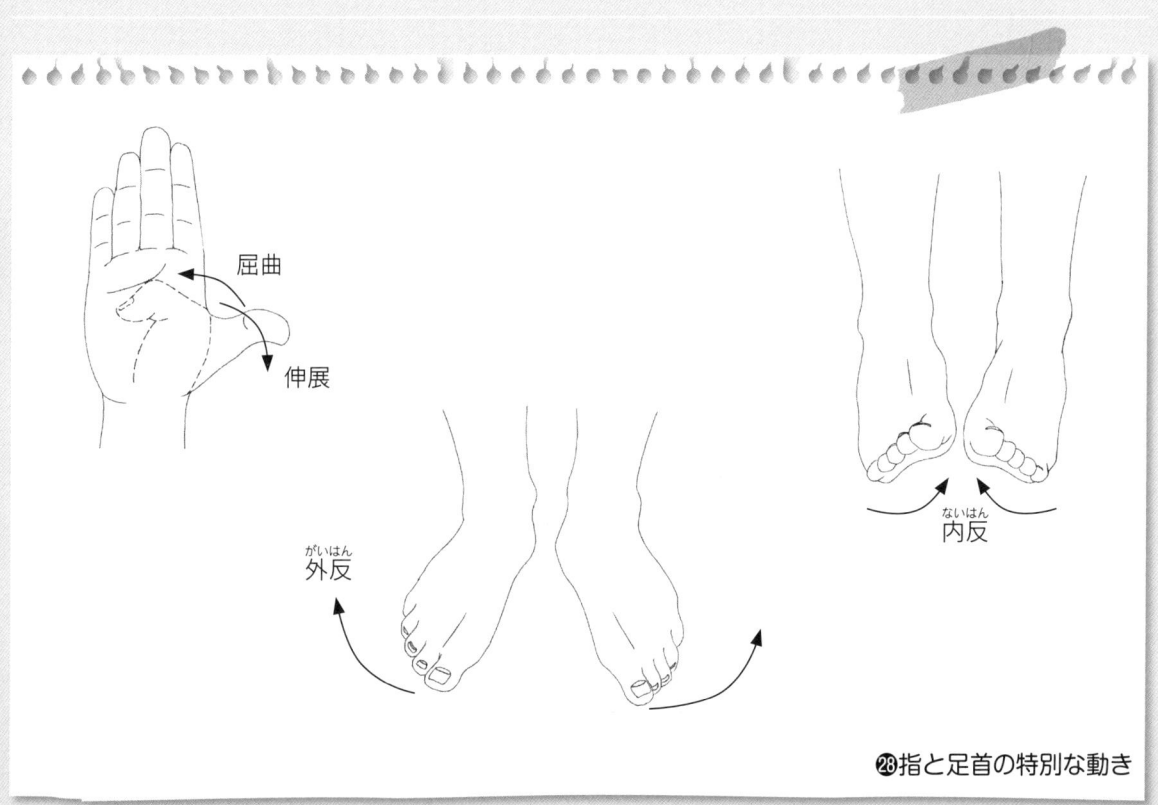

㉗指の特別な動き

㉘指と足首の特別な動き

第2章

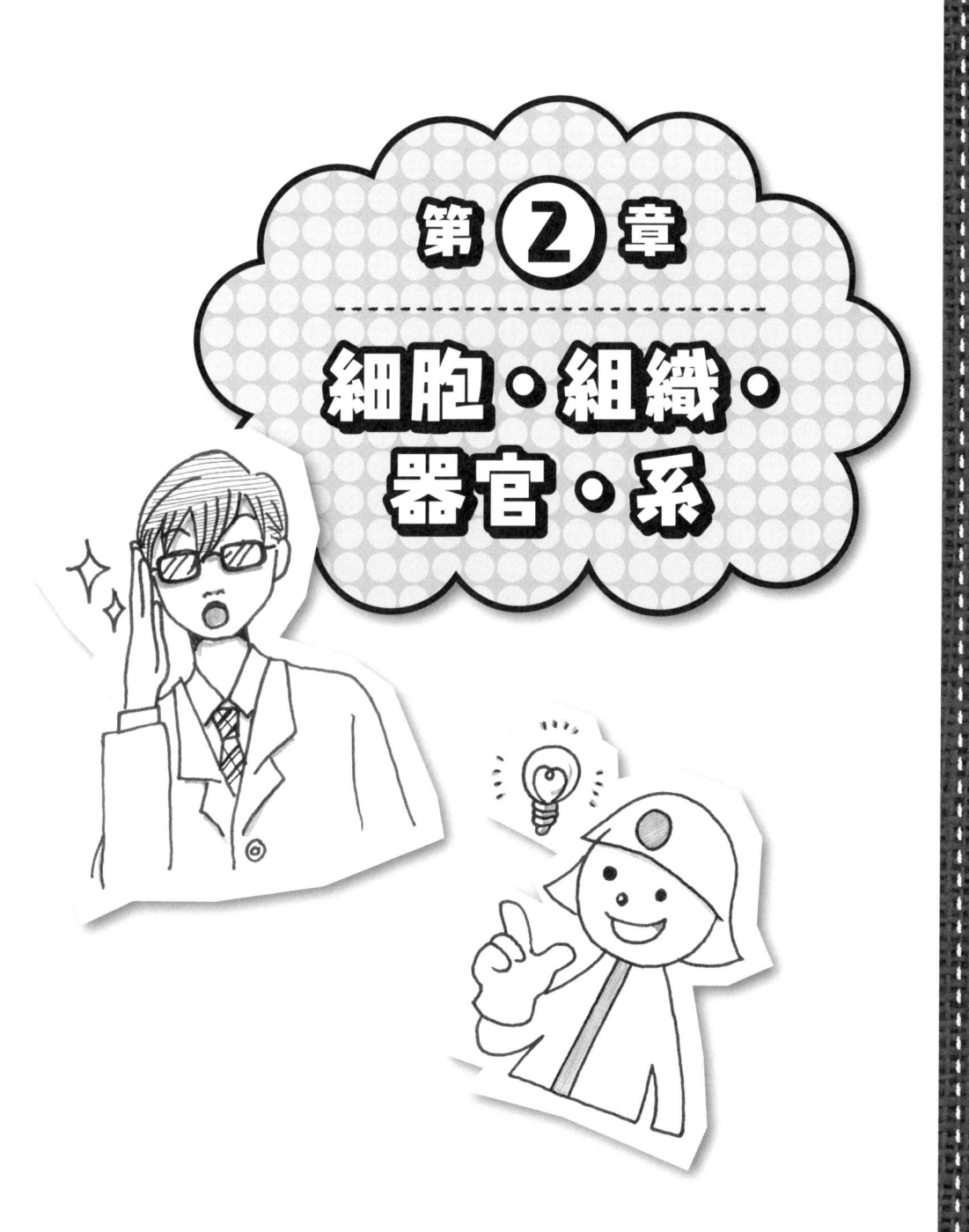

細胞・組織・器官・系

I 細 胞

▶ 隊p59 救p56

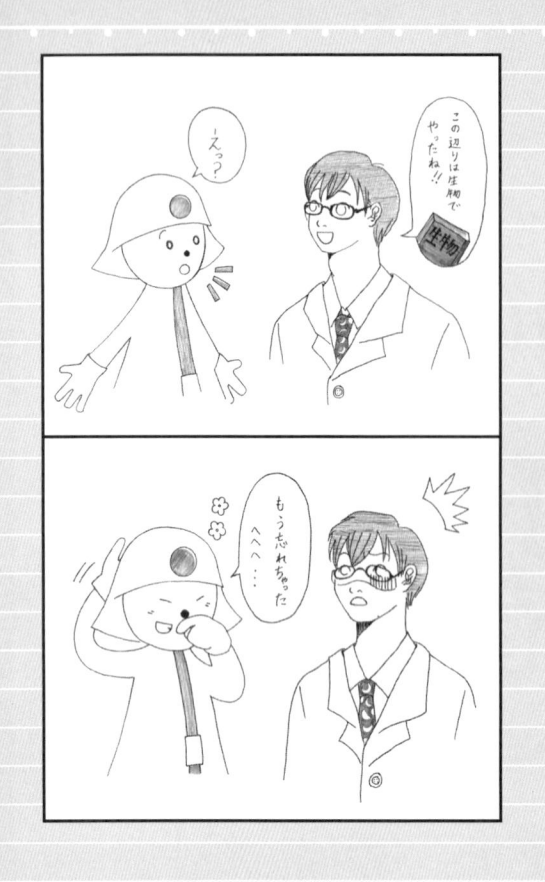

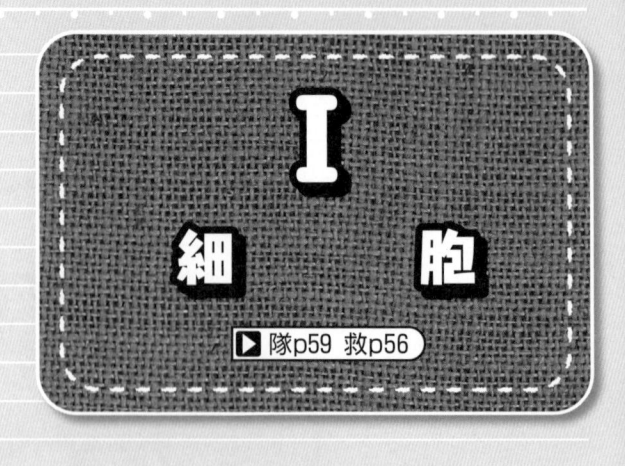

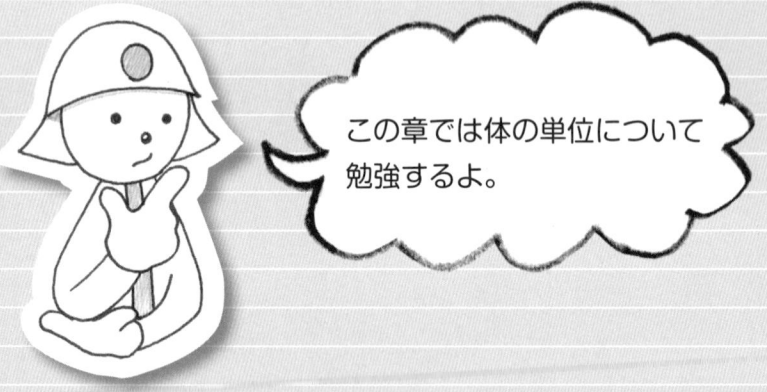

この章では体の単位について勉強するよ。

A 仕組み

細胞は体の基本単位です。細胞膜で包まれた空間に核と細胞質が入っています（❶）。例外として、赤血球と血小板は核を持ちません（❷）。細胞質にはいろいろな構造物が入っており、協力して生命を維持しています。

大きさは10μm（マイクロメートル）程度です。人体で最も大きい細胞は卵子の細胞（卵細胞）で約200μm、最長の細胞は下肢を走る神経軸索で約１ｍです（❸）。

3. ミトコンドリア
4. 粗面小胞体（そめんしょうほうたい）
7. リソソーム
8. 中心体
2. 核
1. 細胞膜
核小体
5. 滑面小胞体（かつめん）
6. ゴルジ装置

❶細胞

※番号はp31からの解説に対応しています。

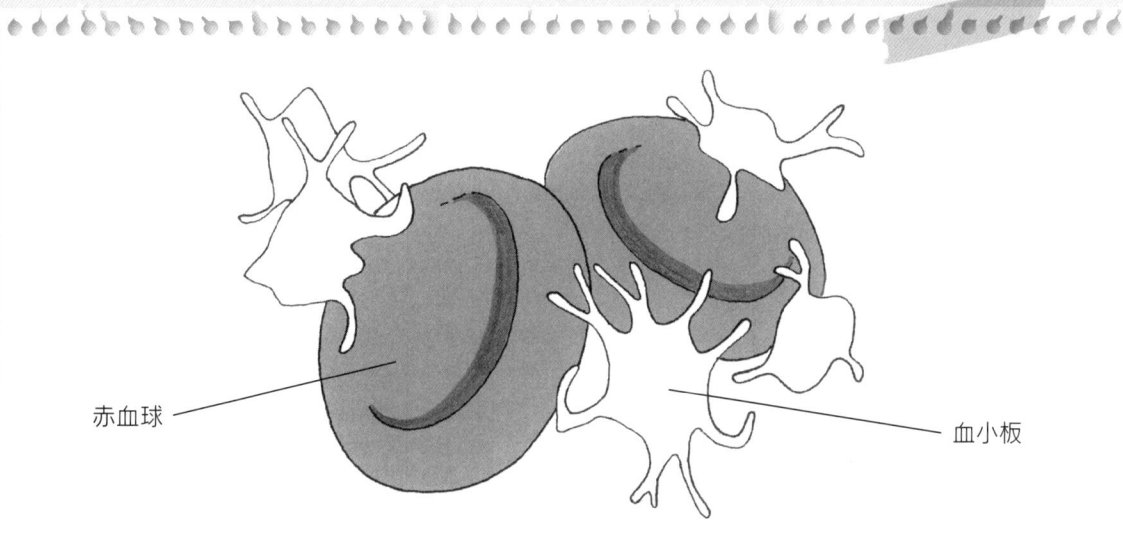

赤血球

血小板

❷赤血球と血小板
核を持ちません。

I 細胞 29

下肢の神経
約1m

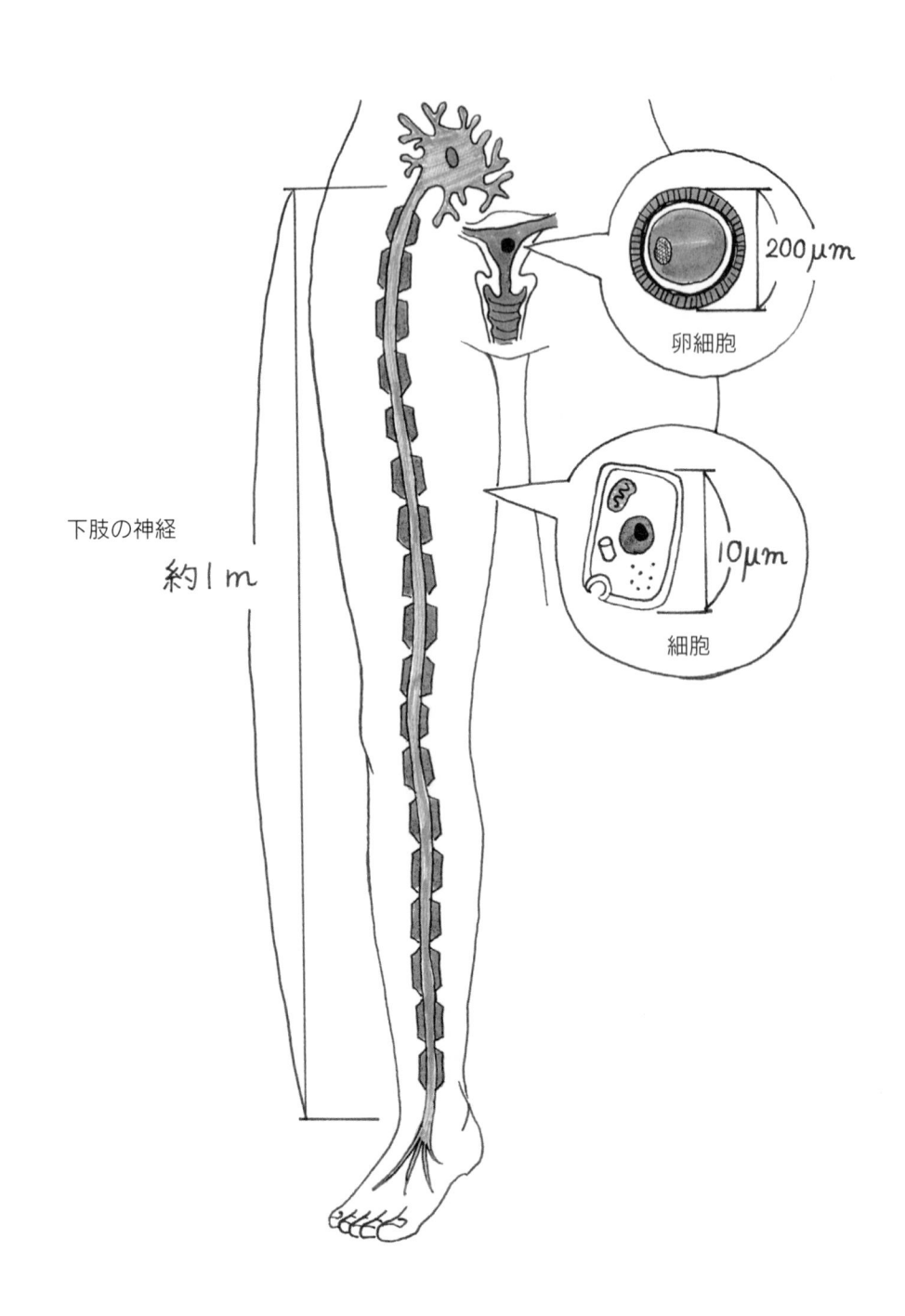

200μm
卵細胞

10μm
細胞

❸細胞の大きさ（最大と最長）

1　細胞膜

細胞を守る関所です。主に**脂質**と**たんぱく質**でできています。水や二酸化炭素は自由に細胞膜を通り抜けますが、ブドウ糖やナトリウムイオン、カリウムイオンは通れません。細胞膜を通れないものは、細胞膜にある専用トンネルをくぐって出入りします（❹）。

2　核

デオキシリボ核酸（Deoxyribo Nucleic Acid, DNA）を入れる部屋です。DNAには遺伝情報（設計図）が書かれています（❺）。

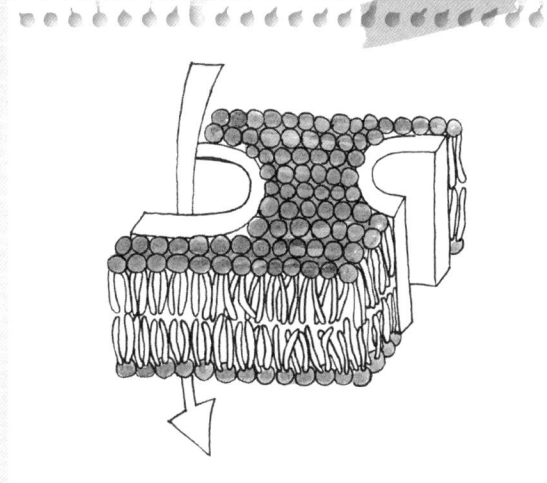

❹細胞膜のトンネル
「チャンネル」といわれます。

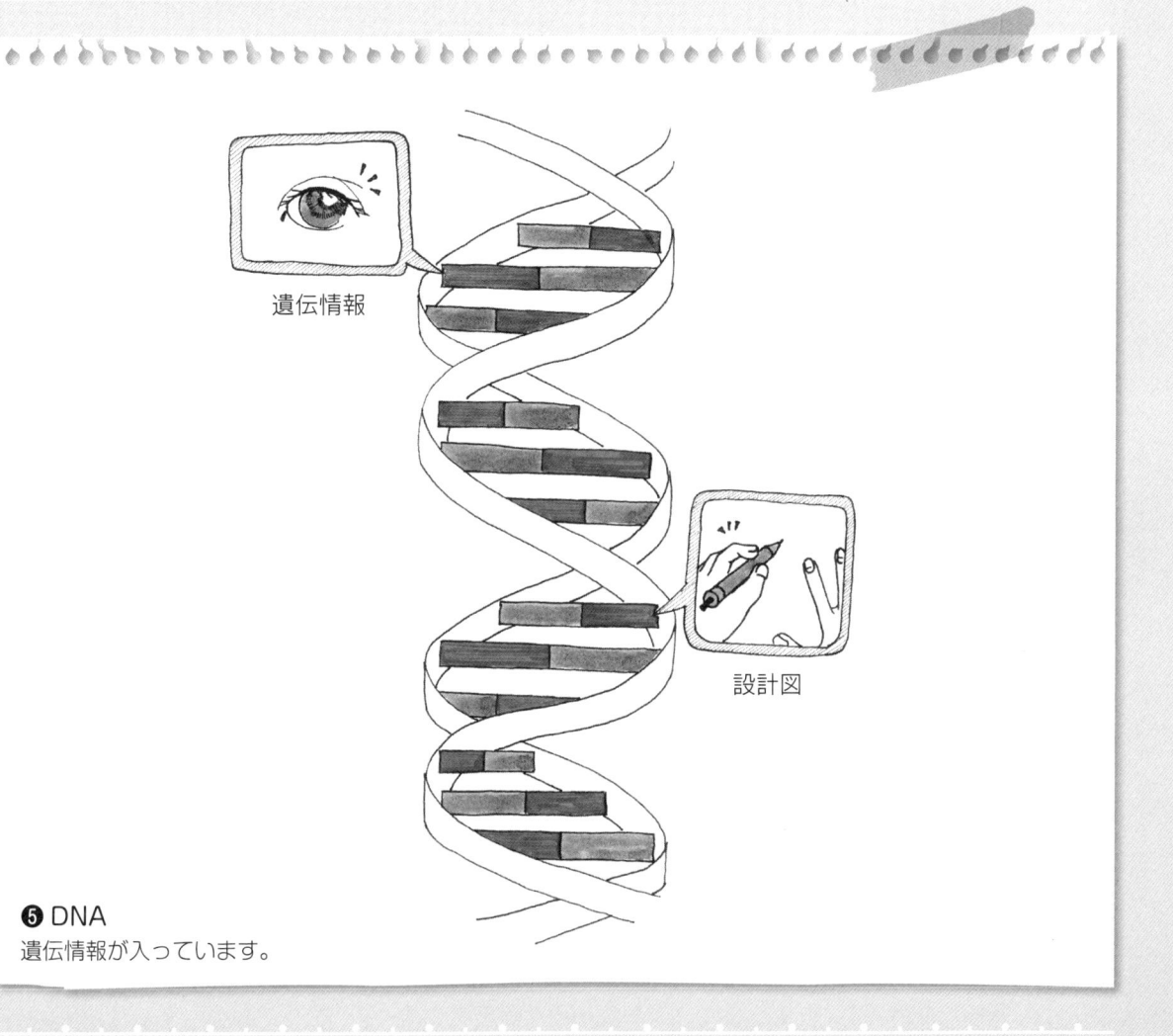

遺伝情報

設計図

❺ DNA
遺伝情報が入っています。

3 ミトコンドリア

細胞の発電所です。糖を分解して生命活動に必要なエネルギー源の**アデノシン三リン酸**（Adenosine TriPhosphate, ATP）を作ります（❻）。

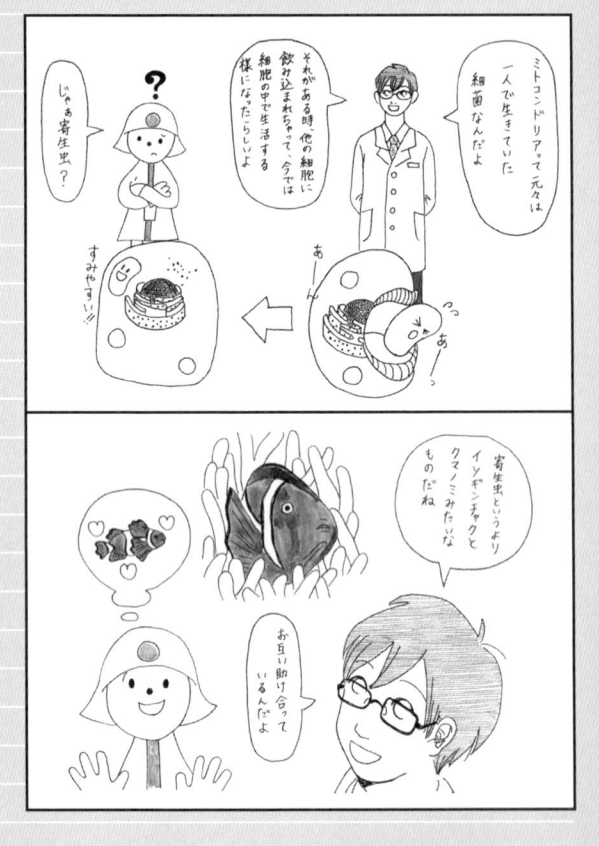

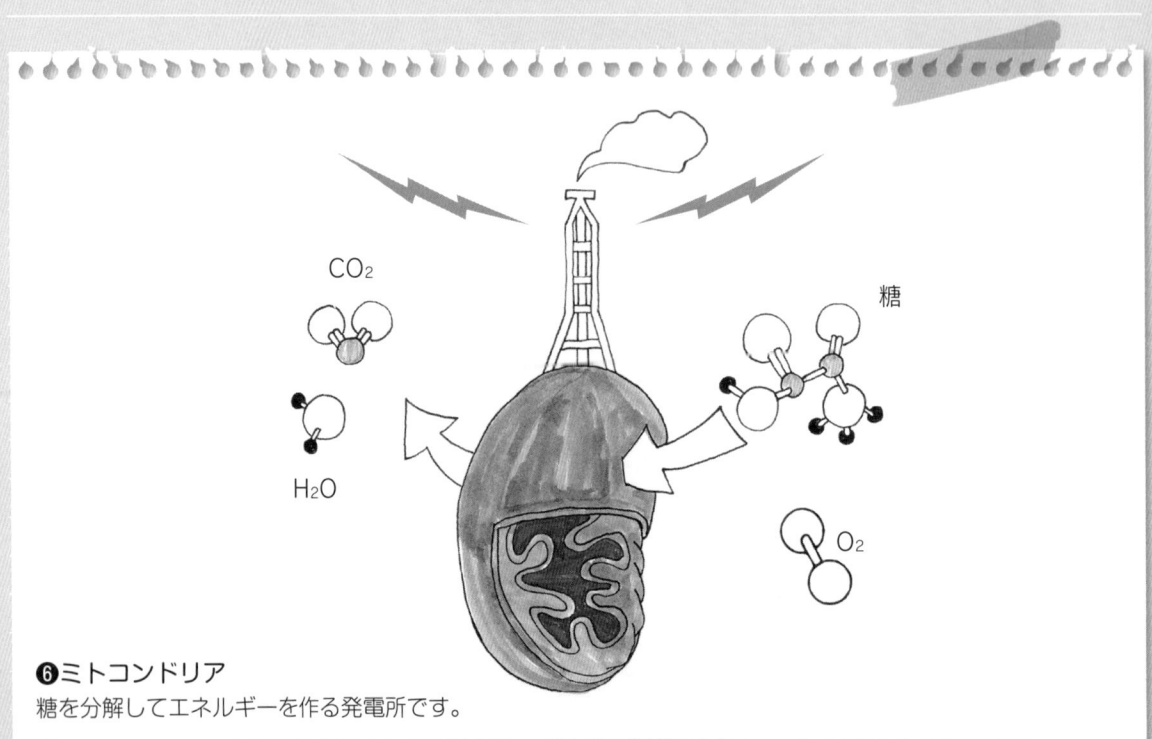

❻ミトコンドリア
糖を分解してエネルギーを作る発電所です。

4　粗面小胞体

たんぱく質の工場です。小胞体表面に**リボソーム**が付着してたんぱく質を合成します。リボソームが付着して表面が凸凹しているため、「粗面」と呼ばれます（❼）。

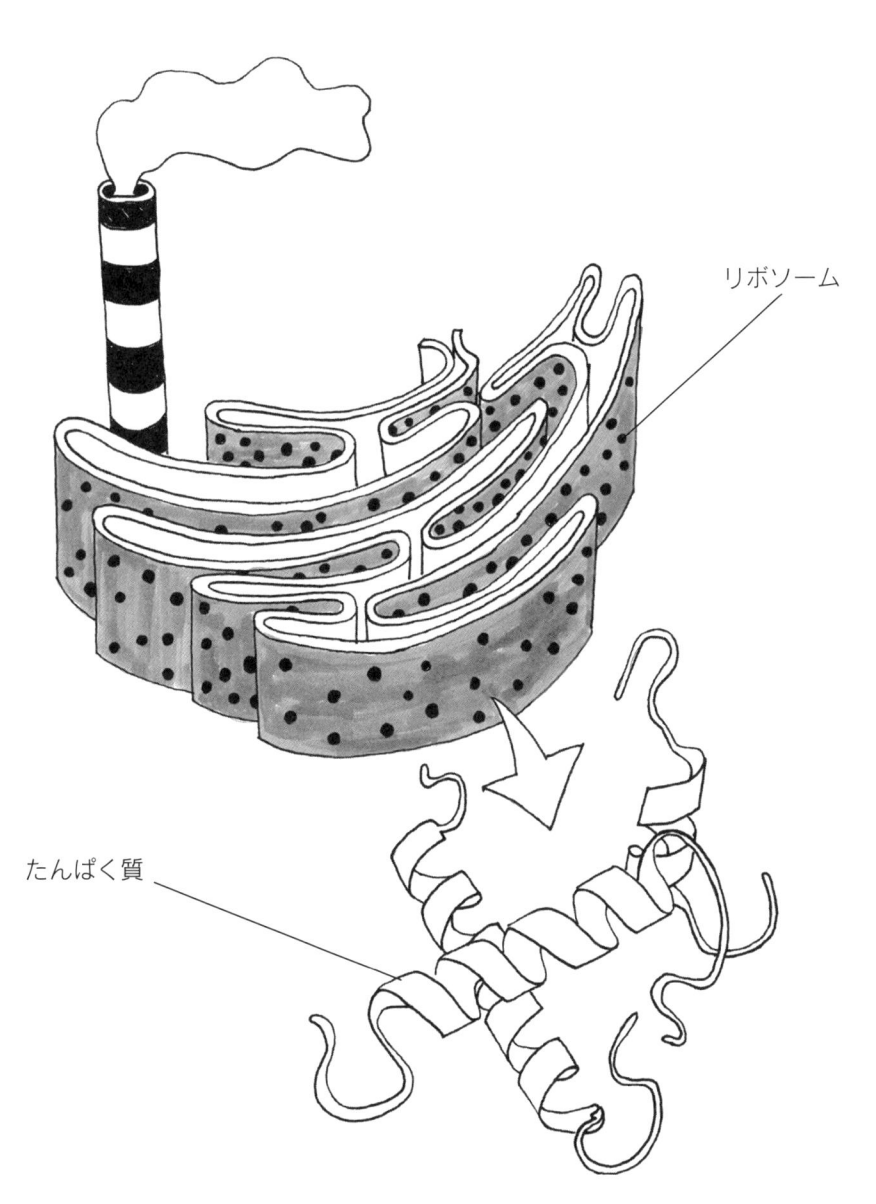

リボソーム

たんぱく質

❼粗面小胞体
たんぱく質の工場です。

5　滑面小胞体

粗面小胞体とつながる、リボソームがなく滑らかな小胞体で、脂質合成、解毒をします（❽）。

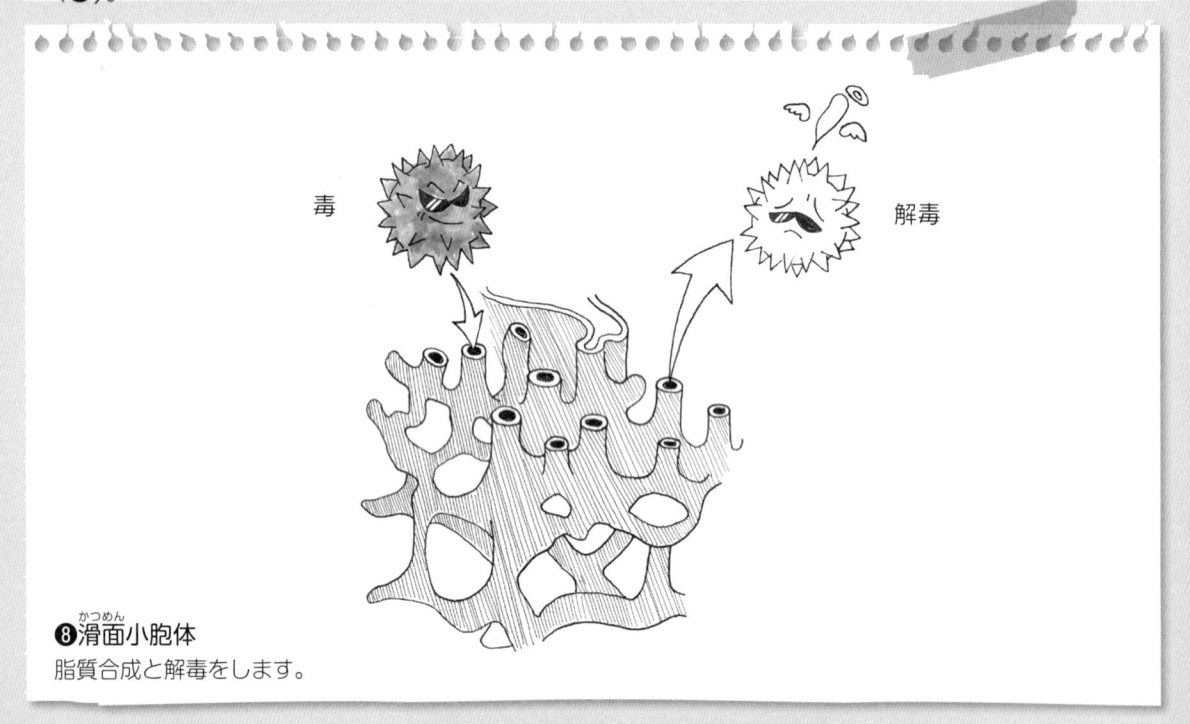

❽滑面小胞体
脂質合成と解毒をします。

6　ゴルジ装置

小胞体の産生物を加工して細胞内外に送り出す倉庫的な役割をします（❾）。

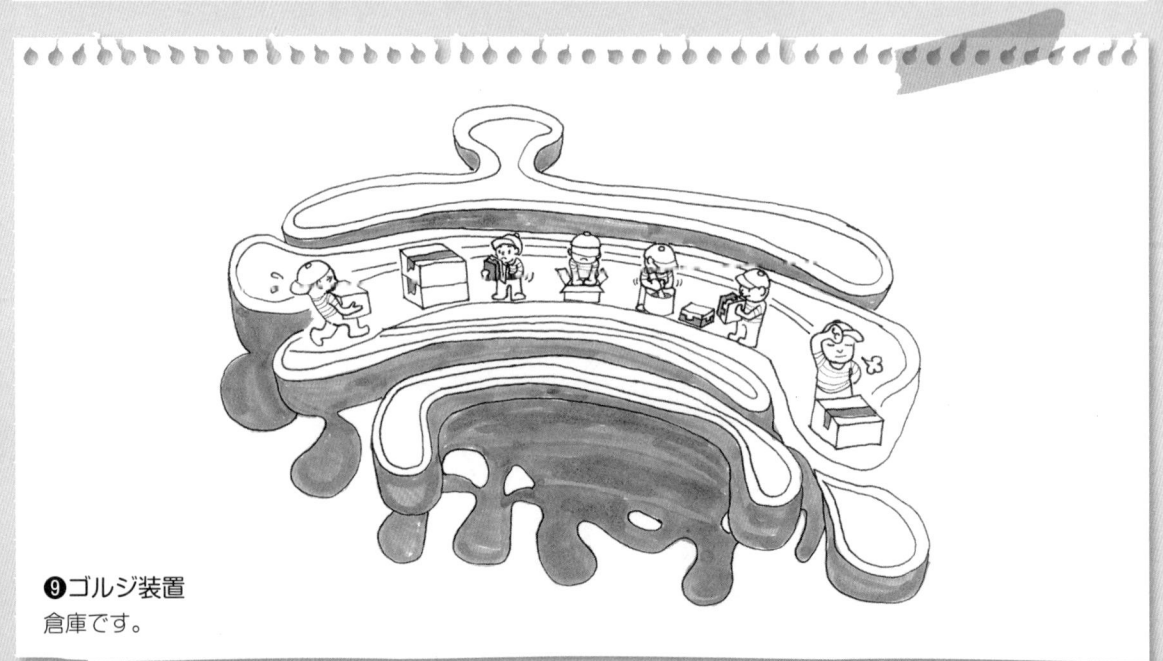

❾ゴルジ装置
倉庫です。

34　●　第2章　細胞・組織・器官・系

7　リソソーム

　細胞のゴミ処理場です。細胞内に送りこまれた異物や不要物を分解、消化をする処理装置の役割をします（❿）。

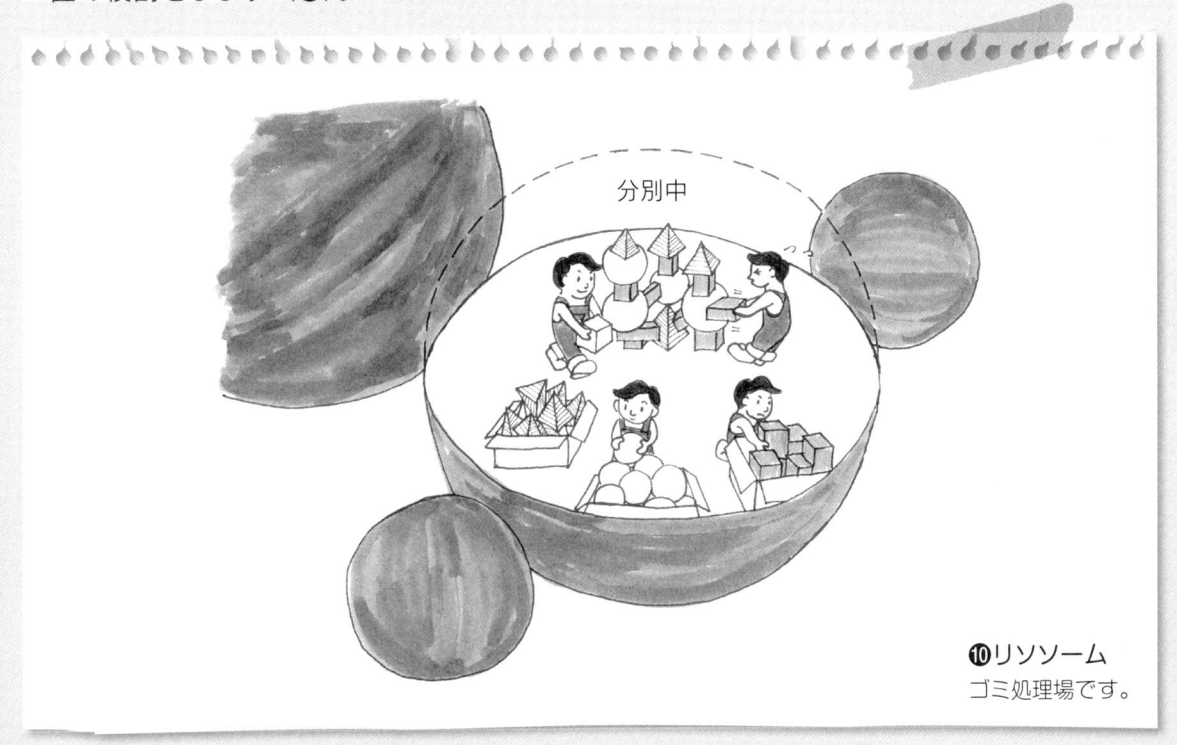

❿リソソーム
ゴミ処理場です。

8　中心体

　細胞分裂のときに染色体を引っ張る杭です。ひとつひとつを「**中心小体**」といい、小体2つで「**中心体**」といいます。細胞分裂の黒子役です（⓫）。

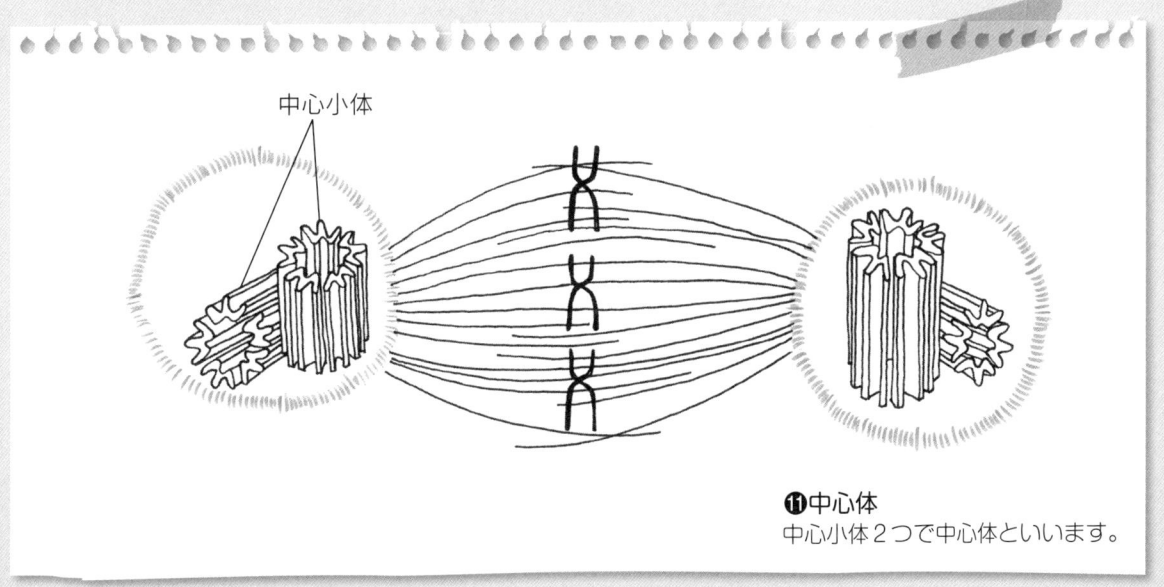

⓫中心体
中心小体2つで中心体といいます。

I　細　胞　35

B 働き

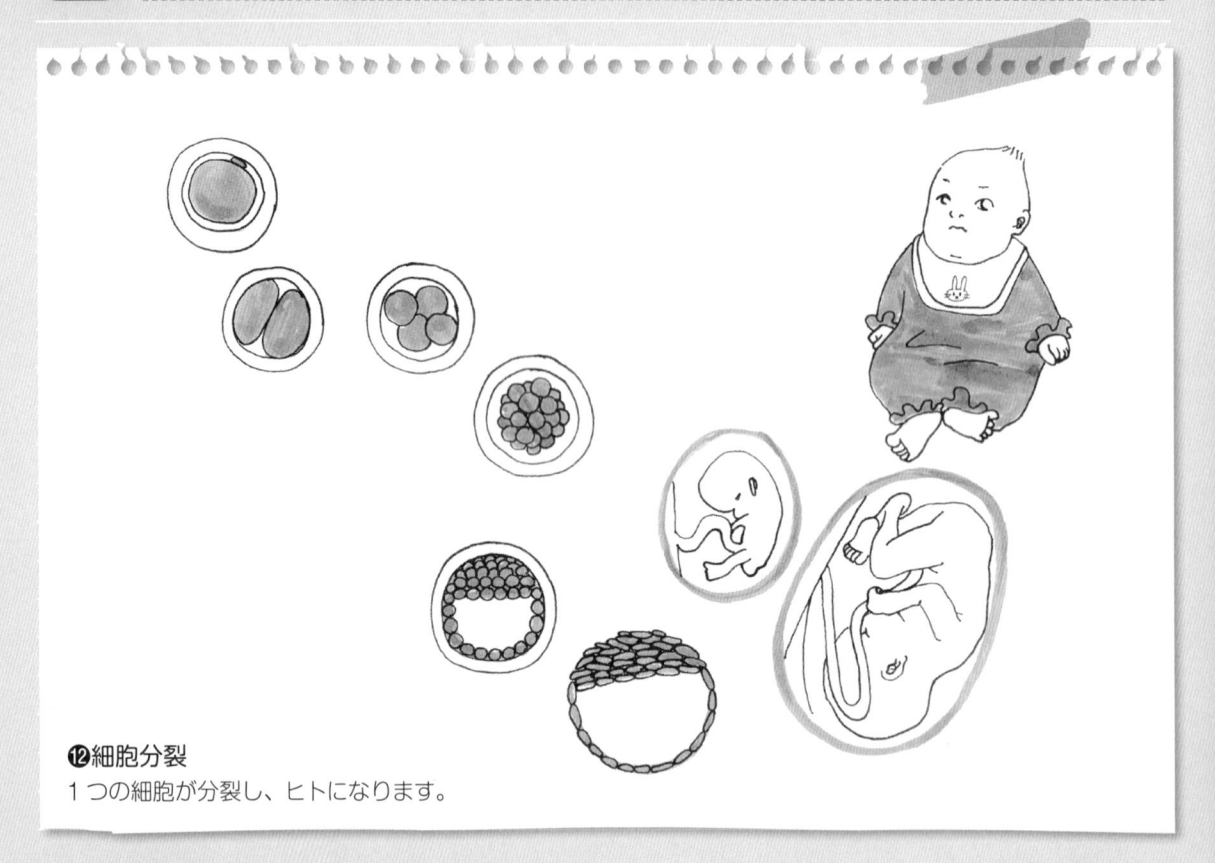

⓬細胞分裂
1つの細胞が分裂し、ヒトになります。

1 細胞分裂

1つの細胞が分裂して、2つの細胞に分かれることをいいます。人間の体は、1つの**受精卵**が**分裂**を繰り返して大きくなったものです（⓬）。

分裂するときに大切なのは、遺伝子情報（DNA）を間違いなくコピーすることです。そのため、金型と同じ方法でコピーされます。DNAはオス型とメス型からなります。これにプラスチックを流し込み固め、型から外すと全く同じオス型とメス型のペアが出来上がります（⓭）。DNAが2つできたら、細胞質が真ん中からくびれて細胞が分裂します（⓮）。

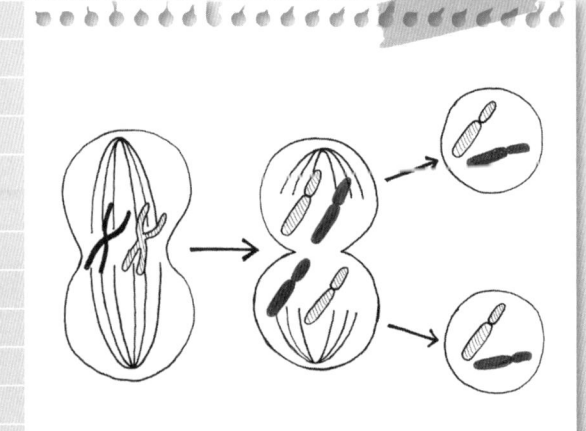

⓮細胞の分裂
DNAを2つに分けたあと、細胞質がくびれて分裂します。

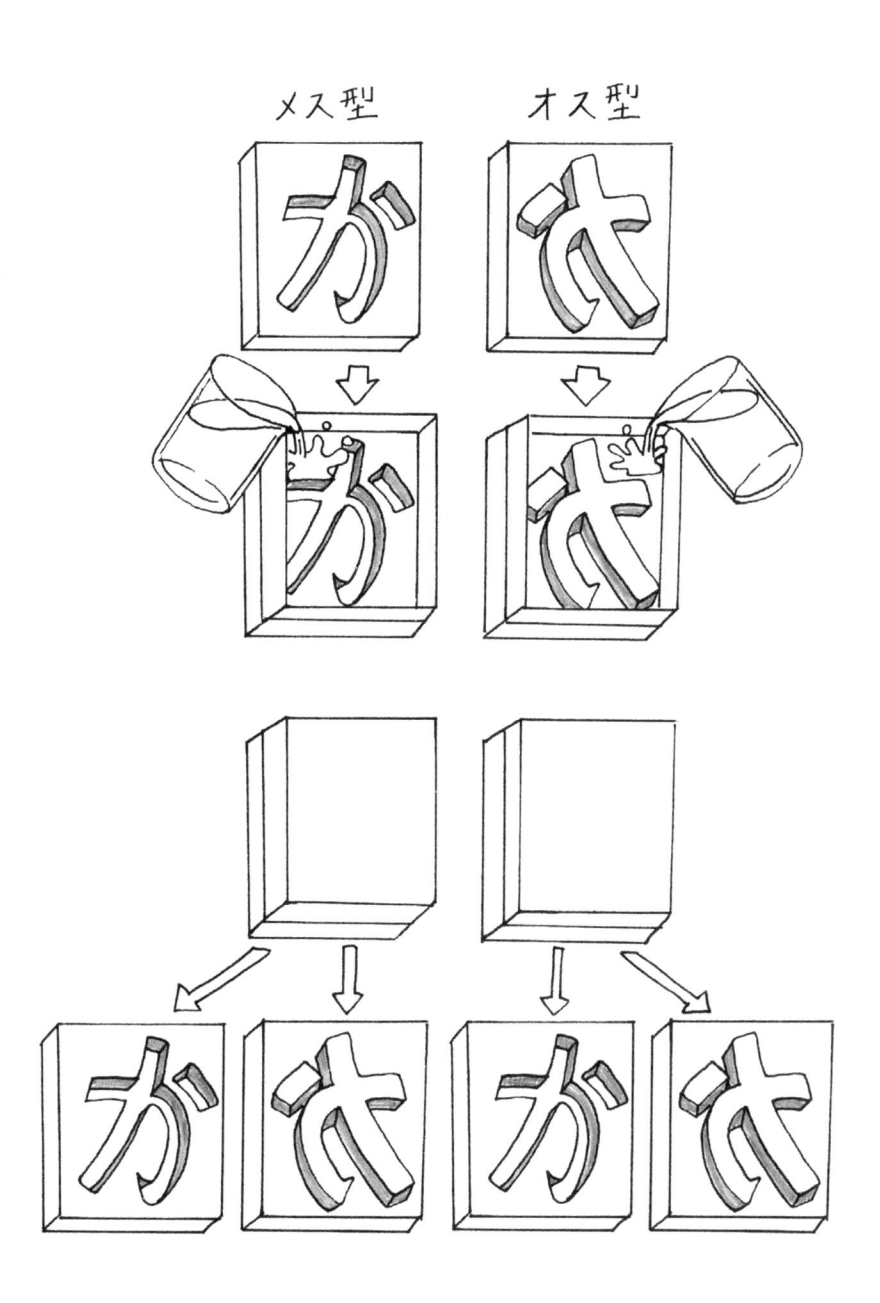

⓭遺伝情報のコピー
金型と同じ方法でコピーされます。

2 放出と吸収

ナトリウムやカリウムなど細胞に必要な物質の多くは、その物質だけを通すトンネルを通って移動します。

ホルモンなどを外に出す場合にはトンネルを使う、細胞膜に包んで風船のように飛ばす、細胞膜からにじみ出る、細胞自体が壊れて中身が出る、の方法があります（⓯）。

トンネルを使う　風船のように飛ばす　にじみ出る　細胞自体が壊れる

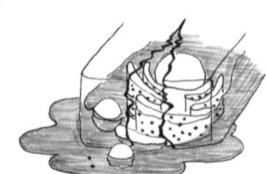

⓯放出
4つの方法があります。

3 信号伝達

神経細胞では、**電気**を使って細胞の端から端へ信号を伝えます（⓰）。

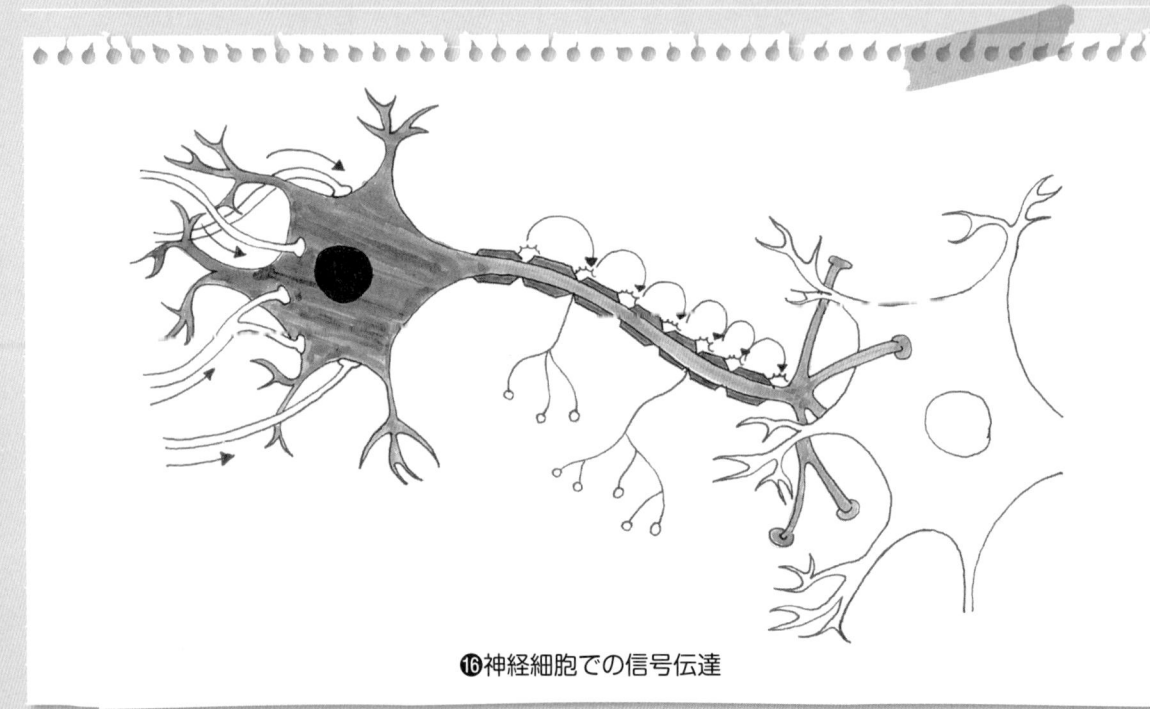

⓰神経細胞での信号伝達

同じ機能をもつ細胞が集まったものを「組織」といいます。以下の4つに分かれます。

Ⅱ 組織

▶ 隊p60 救p57

A 上皮組織

体の外側や内側の**表面を覆う組織**です。細胞の形や配列で名前が付いています。形により、扁平、立方、円柱、腺、線毛など。配列により、単層、重層、多列などがあります（⓱）。

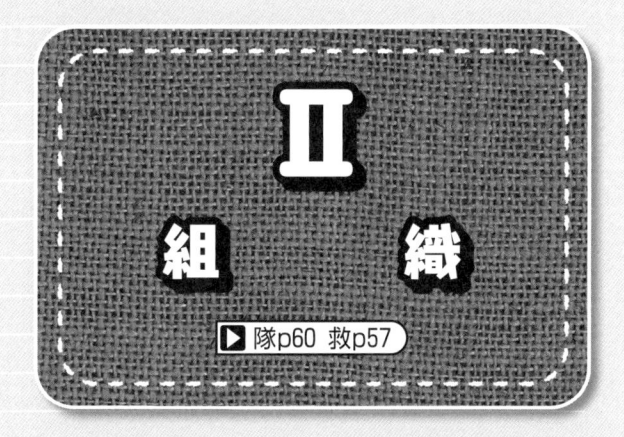

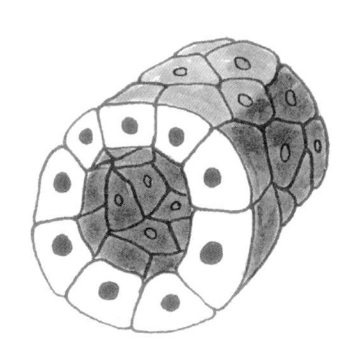

腺上皮

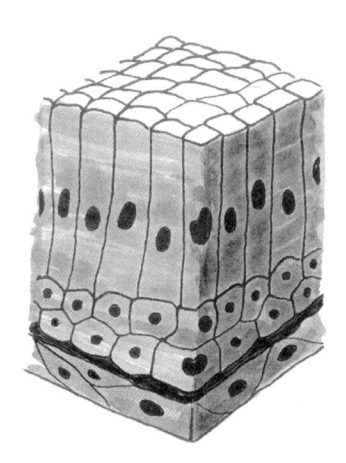

円柱上皮

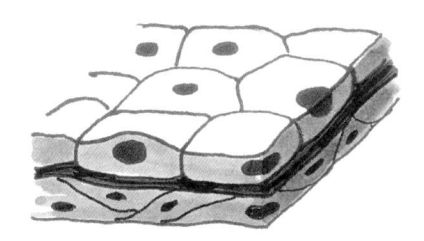

立方上皮

⓱上皮組織

B 支持組織

　組織や器官の隙間にあり、**体を支える**役割をしています。骨や軟骨、靭帯、腱などの比較的硬いものから、脂肪組織、皮下組織、血液や細胞外の間質などの比較的軟らかいものもあります。骨、軟骨を除いたものは「**結合組織**」と呼ばれます（⓲）。

C 筋組織

　筋細胞が集まってできており、体重の50％を占める最大の組織です。体を動かす「**骨格筋**」、心臓を動かす「**心筋**」、内臓や血管を動かす「**平滑筋**」の3種類があります（⓳）。

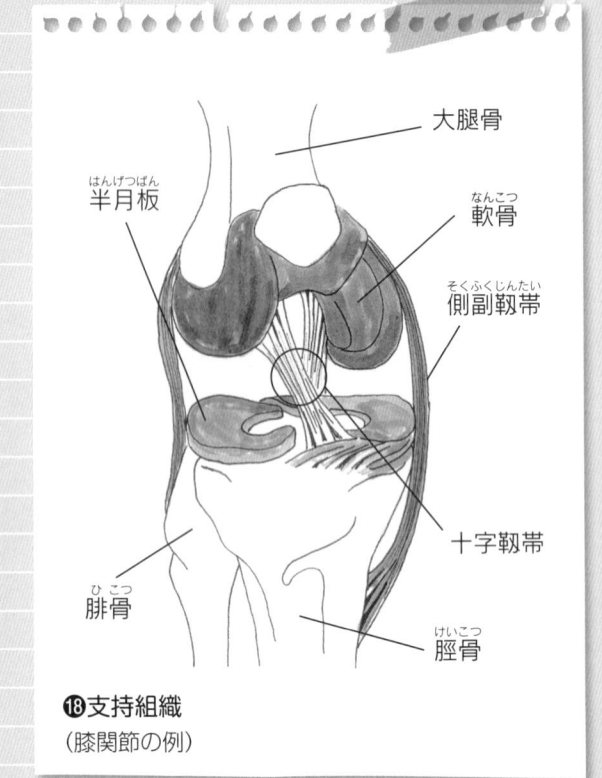

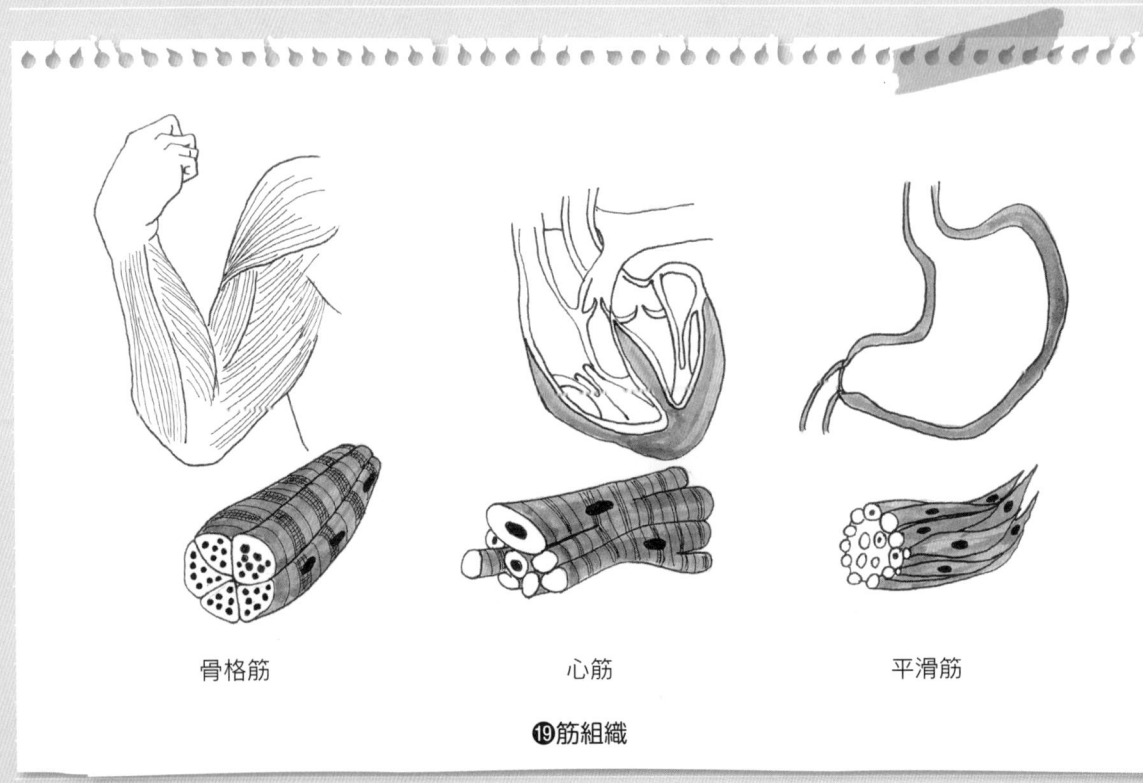

⓲支持組織
（膝関節の例）

大腿骨／軟骨／側副靭帯／十字靭帯／脛骨／腓骨／半月板

骨格筋　　心筋　　平滑筋

⓳筋組織

D 神経組織

　神経細胞と支持細胞からなり、電気を流すことにより情報を伝える通り道となっています。神経組織は、脳と脊髄からなる「**中枢神経**」と、中枢神経から体全体へ情報を伝える「**末梢神経**」で構成されています（⑳）。

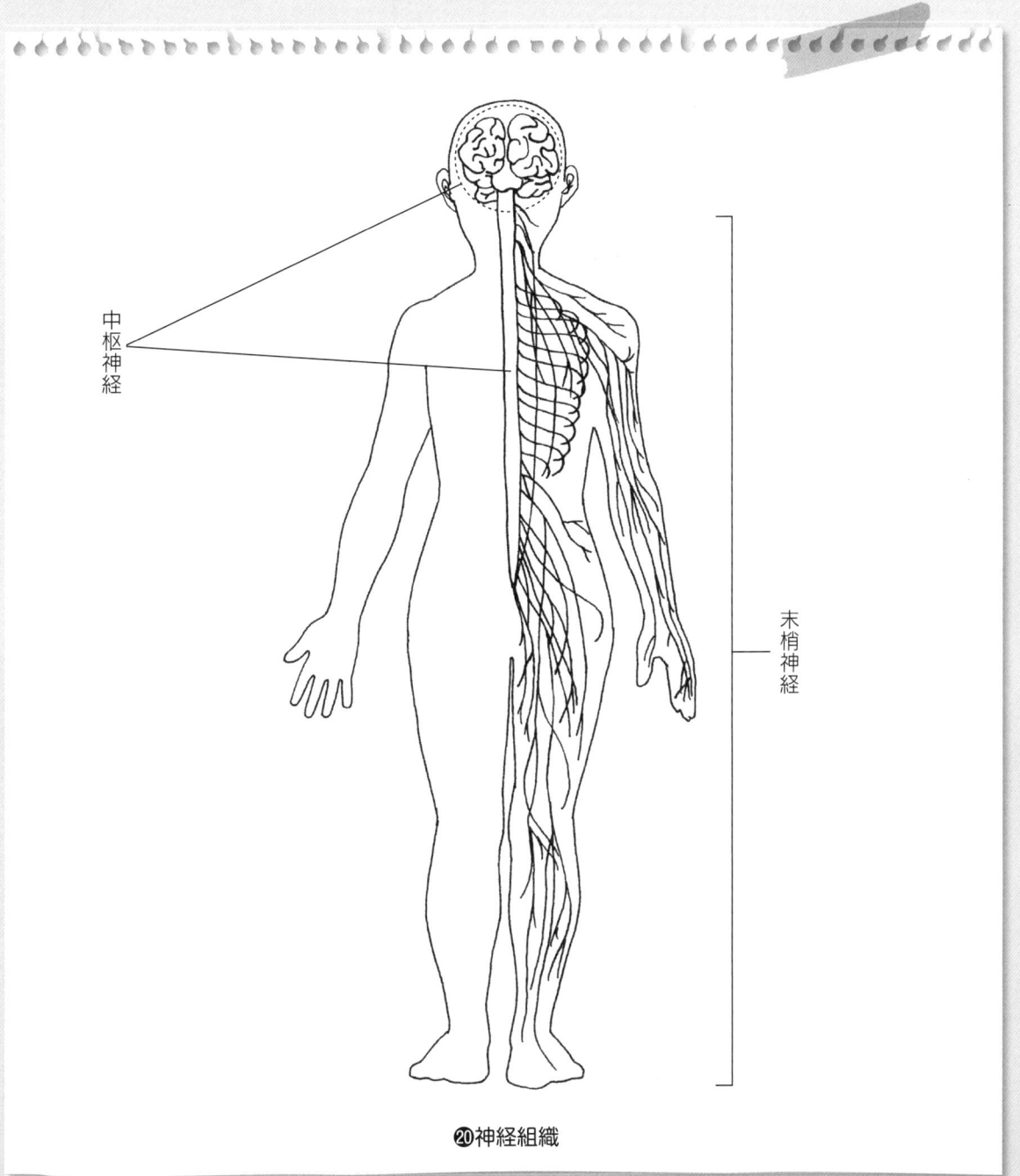

⑳神経組織

Ⅲ 器官・系

▶隊p60 救p58

　器官を同一の機能で集めたものを「系」と呼びます。循環器系、消化器系、呼吸器系などがあります（㉑）。

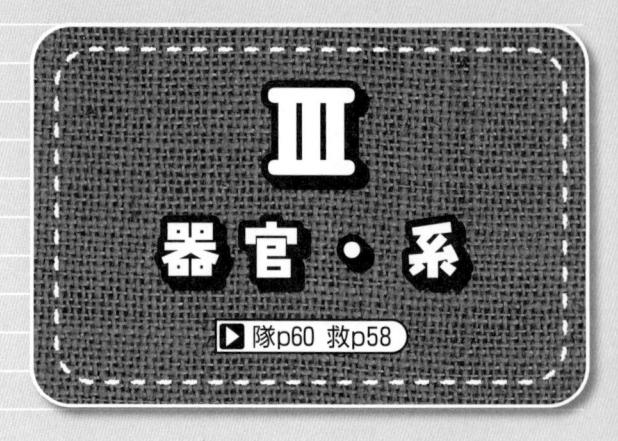

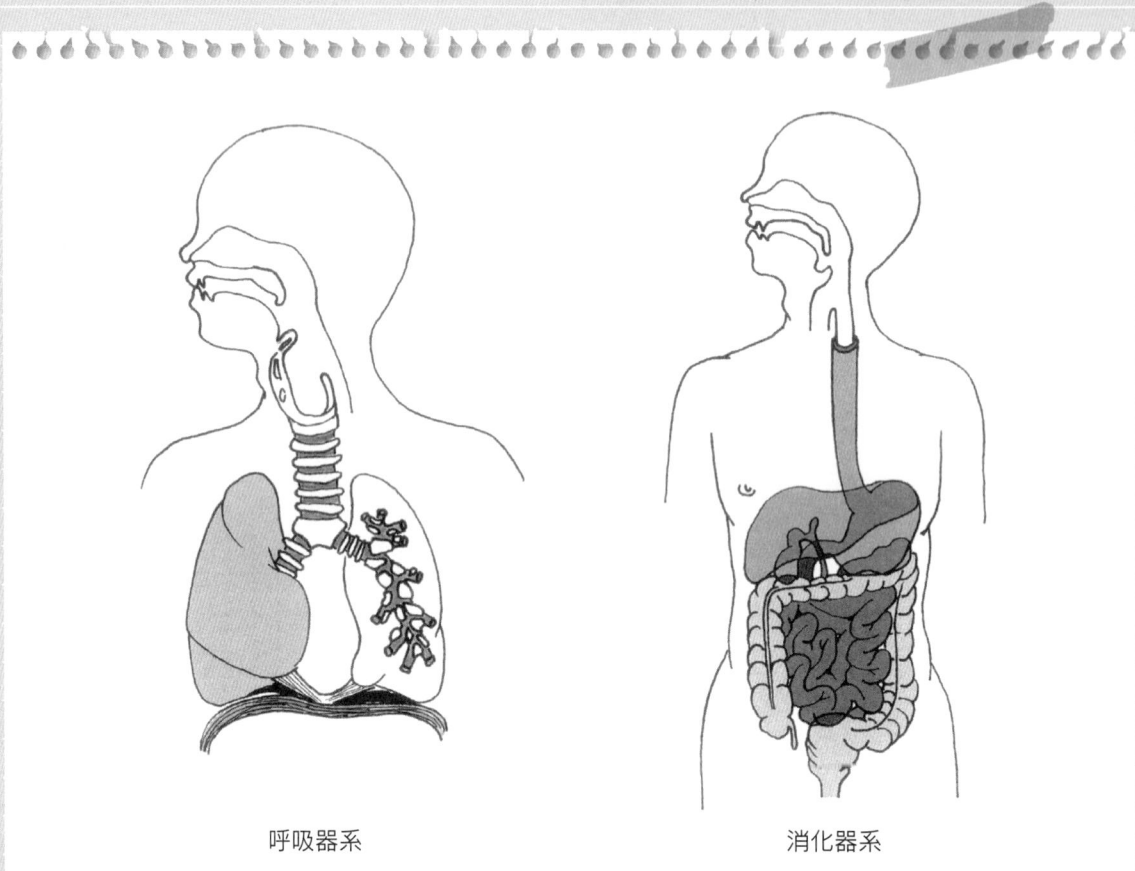

呼吸器系　　　　　　　消化器系

㉑系

第3章
器官

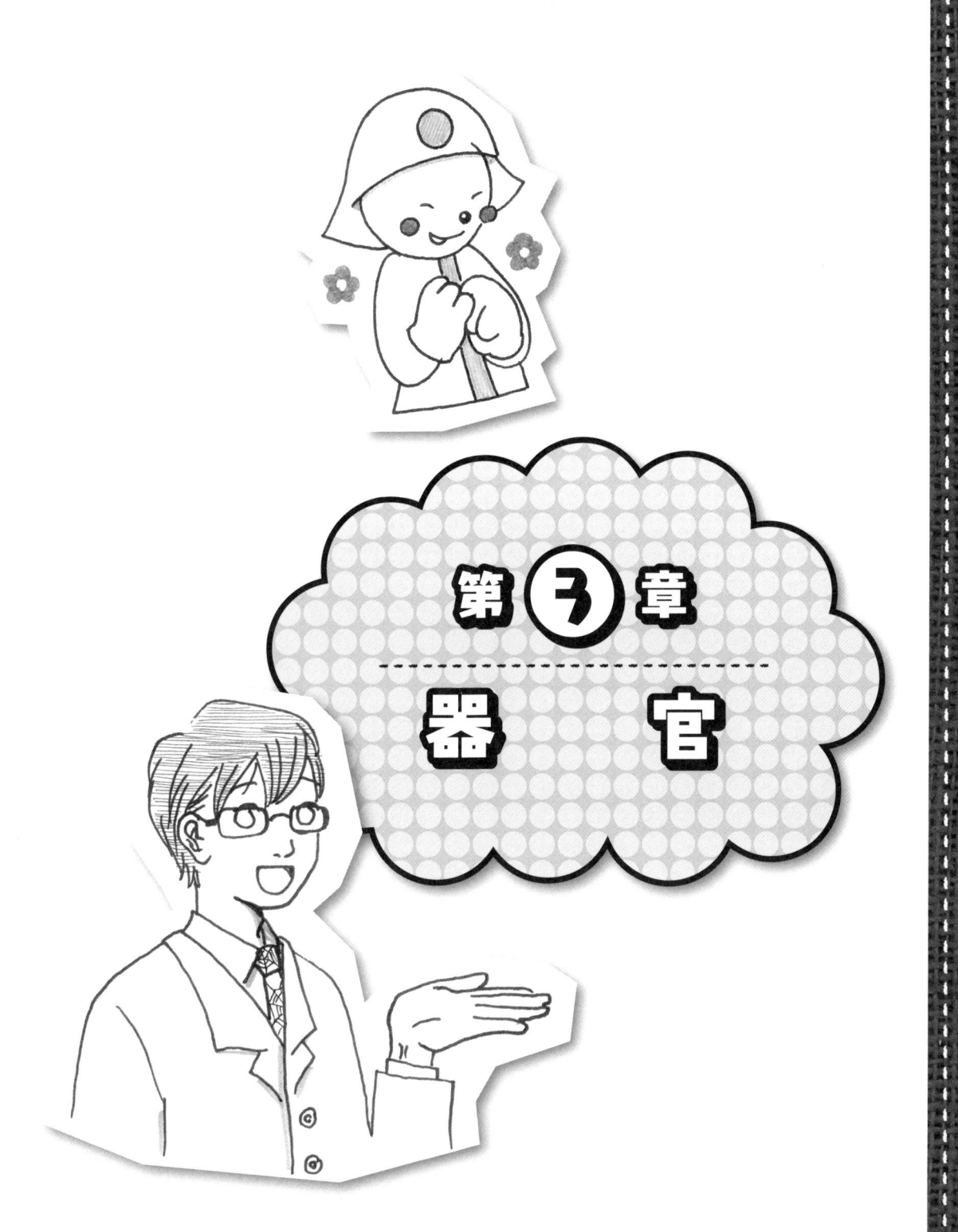

I 呼吸器系

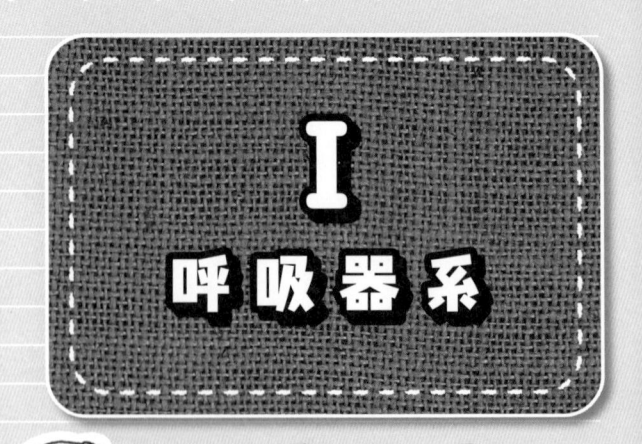

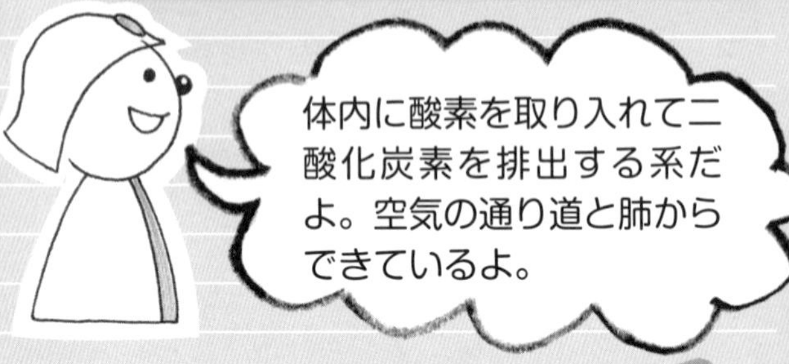

体内に酸素を取り入れて二酸化炭素を排出する系だよ。空気の通り道と肺からできているよ。

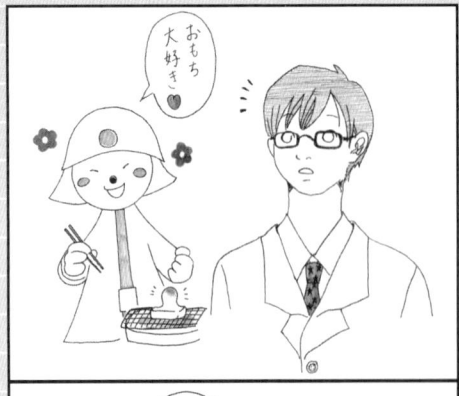

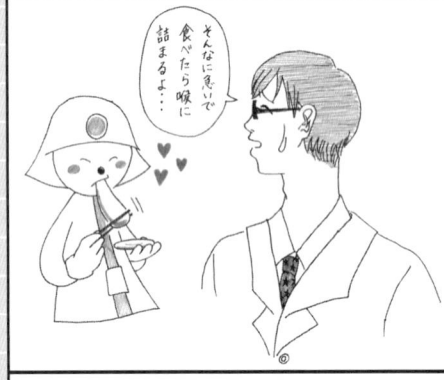

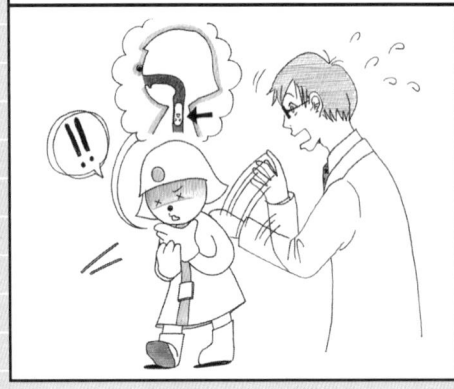

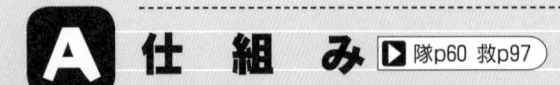

❶気道

A 仕組み ▶隊p60 救p97

1 気道

空気の通り道を「気道」といいます。
鼻（鼻腔）、口（口腔）、咽頭、喉頭までを「上気道」、気管から肺胞までを「下気道」と呼びます（❶）。

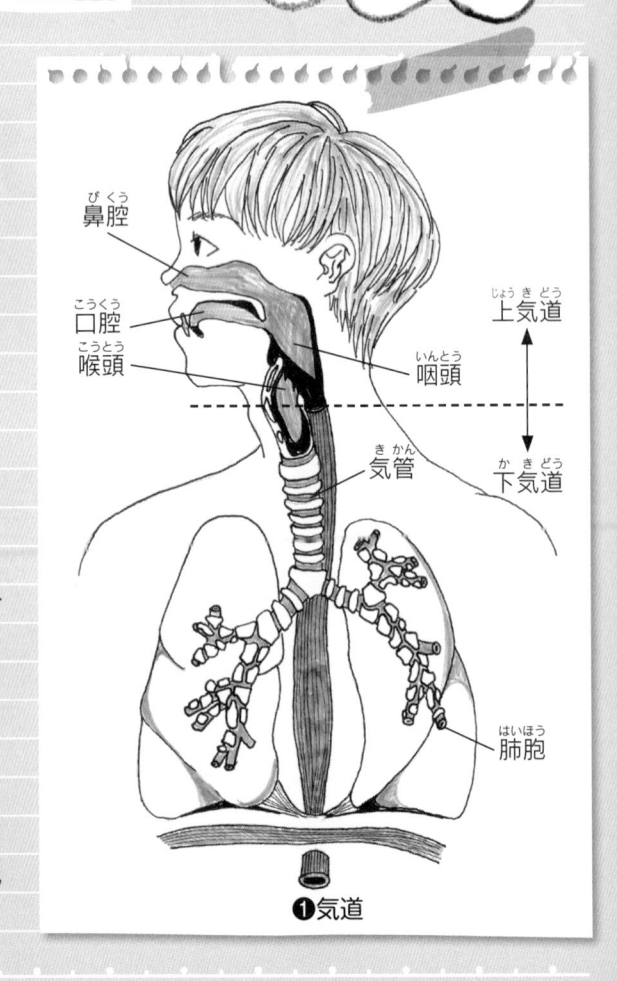

2 鼻腔

鼻の穴から口蓋垂（のどちんこ）の付け根までをいいます。吸入する空気の加温、加湿する機能のほか、鼻腔粘膜が異物の侵入を防いでいます。鼻腔の頭側には**嗅神経**があり、ここで匂いを感じます（❷）。

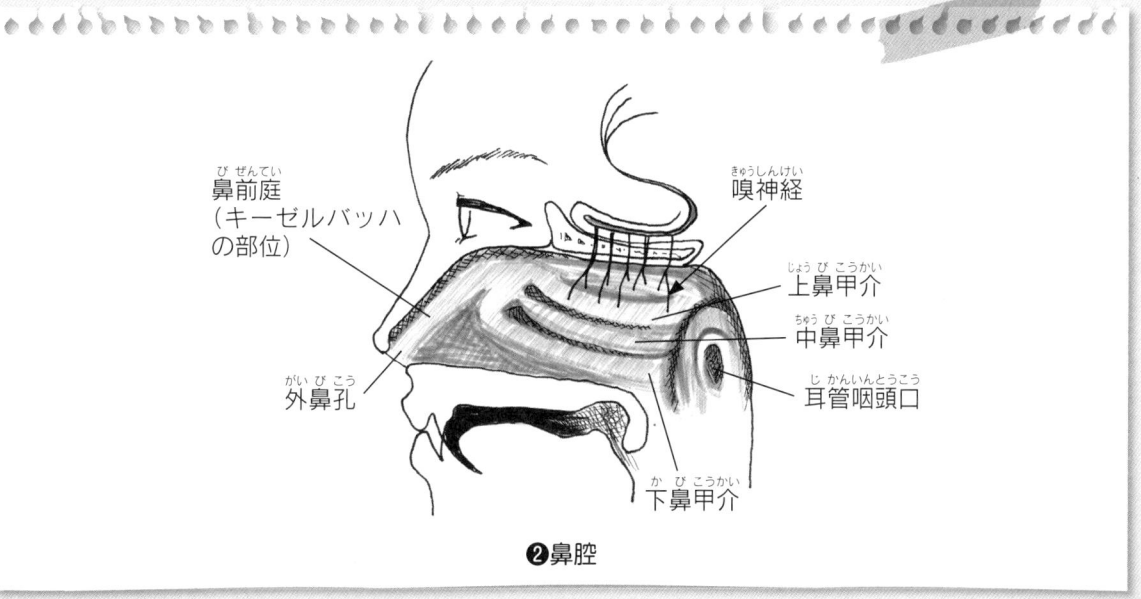

❷鼻腔

3 口腔

唇、歯、舌などからなります。気道としての役割のほかに、食べ物をかみ砕き（**咀嚼**）、かみ砕いた食べ物を飲み込む（**嚥下**）、声を出す（**発声**）ことに関与しています（❸）。

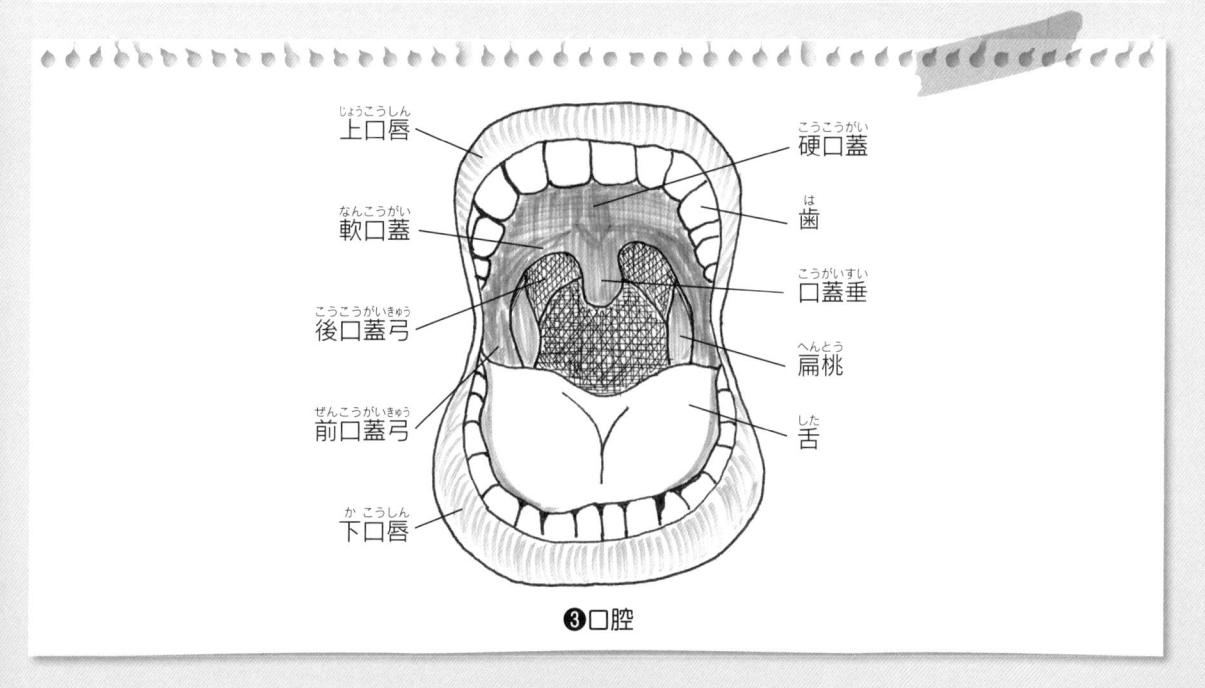

❸口腔

4 咽頭

口を開けたとき見える舌の奥から突き当たりの壁の前の空間をいいます。口腔と同様に食物と空気の通り道です。口を開けたときに見える部分を「中咽頭」といい、その上を「上咽頭」、その下で喉頭までを「下咽頭」といいます（❹）。

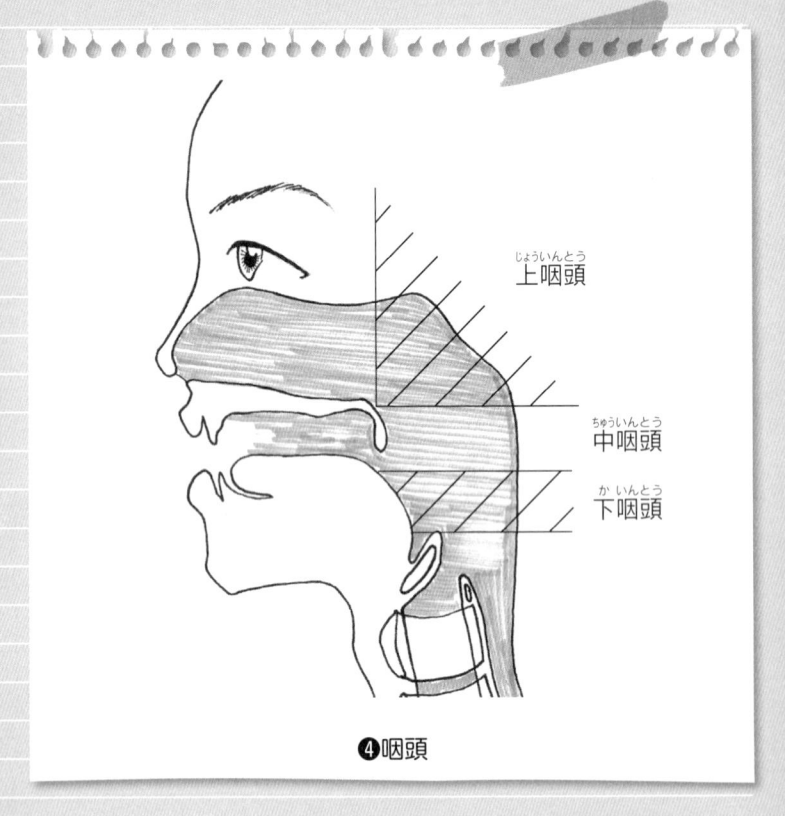

❹咽頭

5 喉頭

喉頭蓋から輪状軟骨までの空間をいいます。喉仏とほぼ一致します。喉頭鏡で見ると、喉頭蓋が上にあり、声帯が白く見え、その奥に薄暗く気管が見えます（❺）。喉頭蓋は、物を飲み込む際に気管に食べ物が入らないように喉頭に蓋をします。

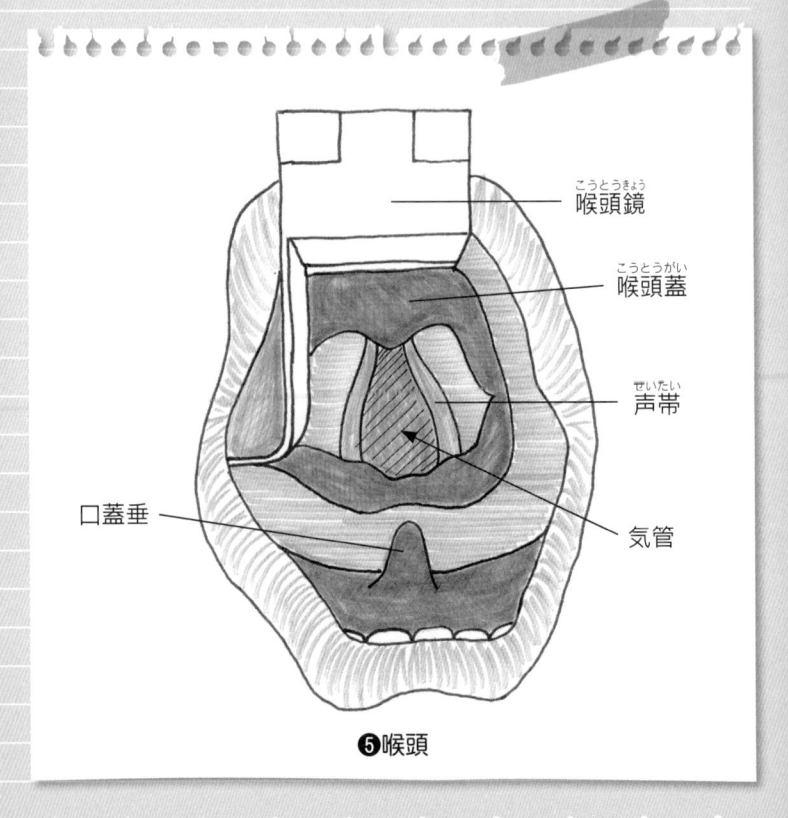

❺喉頭

6 気管・気管支

気管は、U型の**軟骨**が連なったもので、背中側はただの膜となっています（❻）。

気管は、食道の前側を通り第4～6胸椎の高さで左右の気管支に分かれます。右主気管支は、左主気管支に比べて太く短く垂直に近いため、間違って気管に物が入った場合、**右主気管支に入ります**（❼）。

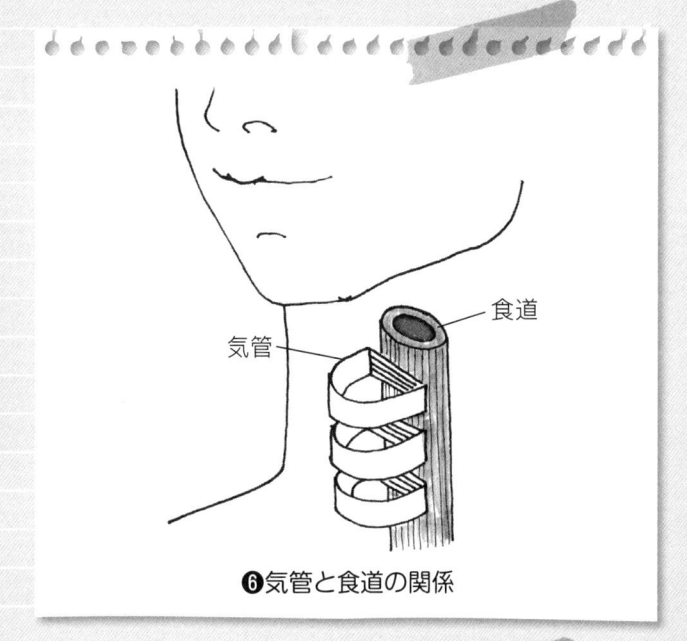

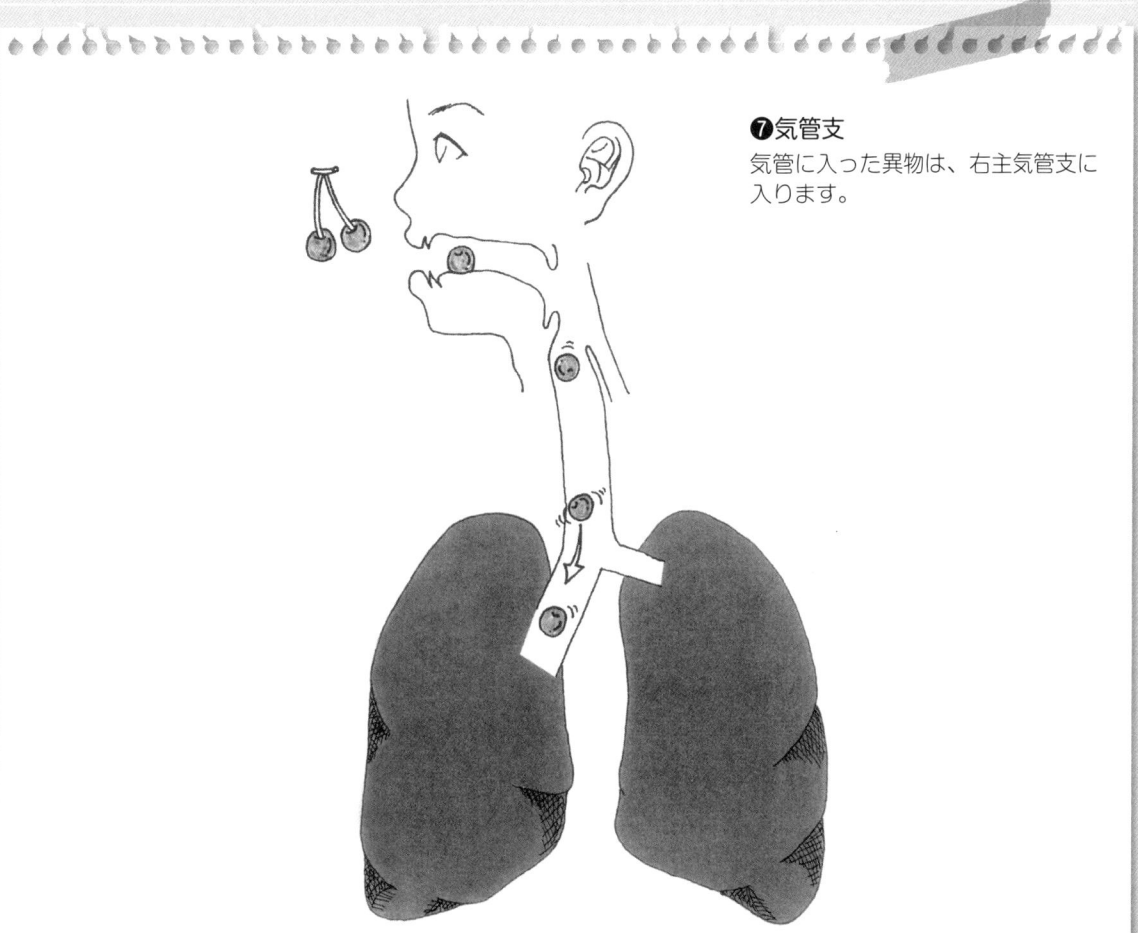

❻気管と食道の関係

❼気管支
気管に入った異物は、右主気管支に入ります。

7 胸郭

脊柱、肋骨、胸骨、横隔膜で囲まれた空間で（❽）、呼吸筋（横隔膜と**肋間筋**）により**呼吸運動**を行います。肋間筋は胸髄からの肋間神経、横隔膜は頸髄からの横隔神経が制御しています。胸腔内圧は、吸気時－4～－8cmH$_2$O、呼気時－2～－4cmH$_2$Oと常に**陰圧**に保たれています。このことにより、胸郭が広がると肺も広がり、胸郭が狭くなると肺も縮みます（❾）。

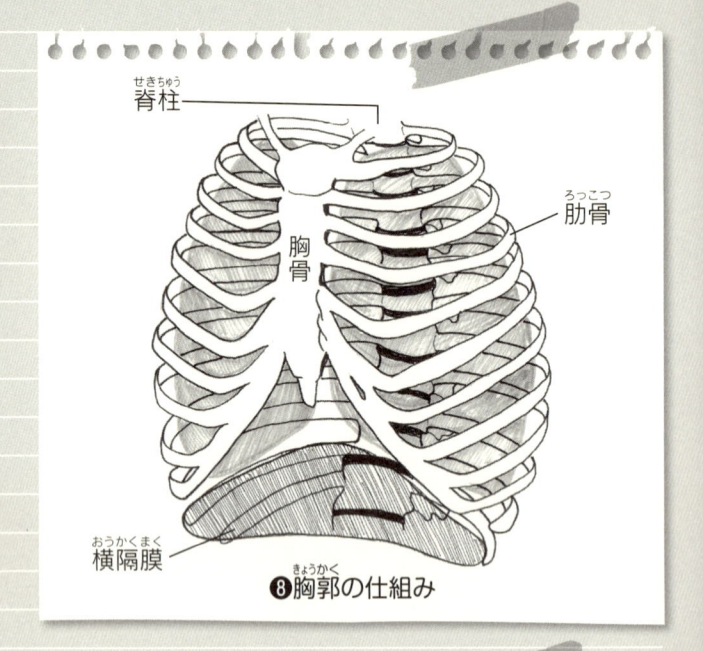

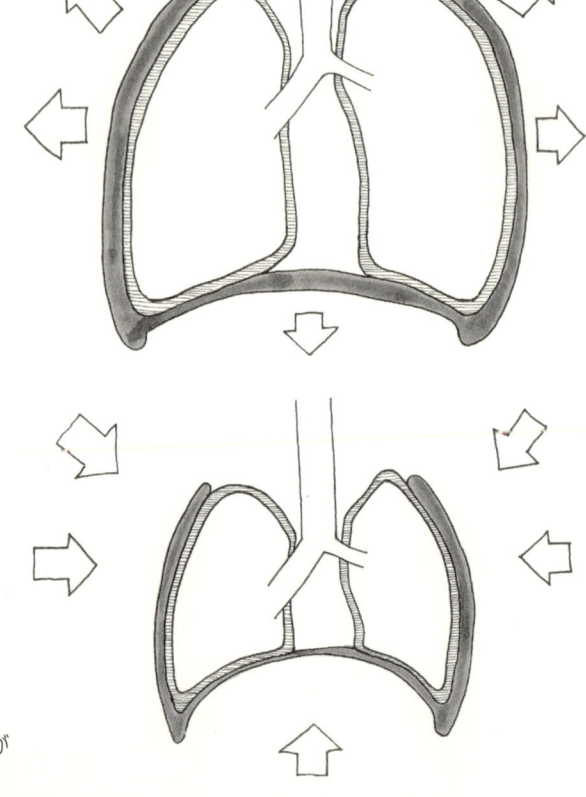

❽ 胸郭の仕組み
脊柱／肋骨／胸骨／横隔膜

❾ 呼吸運動
胸郭の伸縮によって肺が伸び縮みします。

8 肺

呼吸運動により吸入した空気中に含まれる**酸素**と、体で発生した**二酸化炭素**を**交換**する場所です。正常の肺はフワフワでピンクのスポンジのようです。肺は自分で伸び縮みすることはなく、胸郭（きょうかく）の動きによって膨らんだり縮んだりします（▶ p48 7 胸郭）。

気管支はどんどん二股に分かれていき、最後は肺の中に空気をためる小さな部屋になります。これを「肺胞（はいほう）」といいます（❿）。

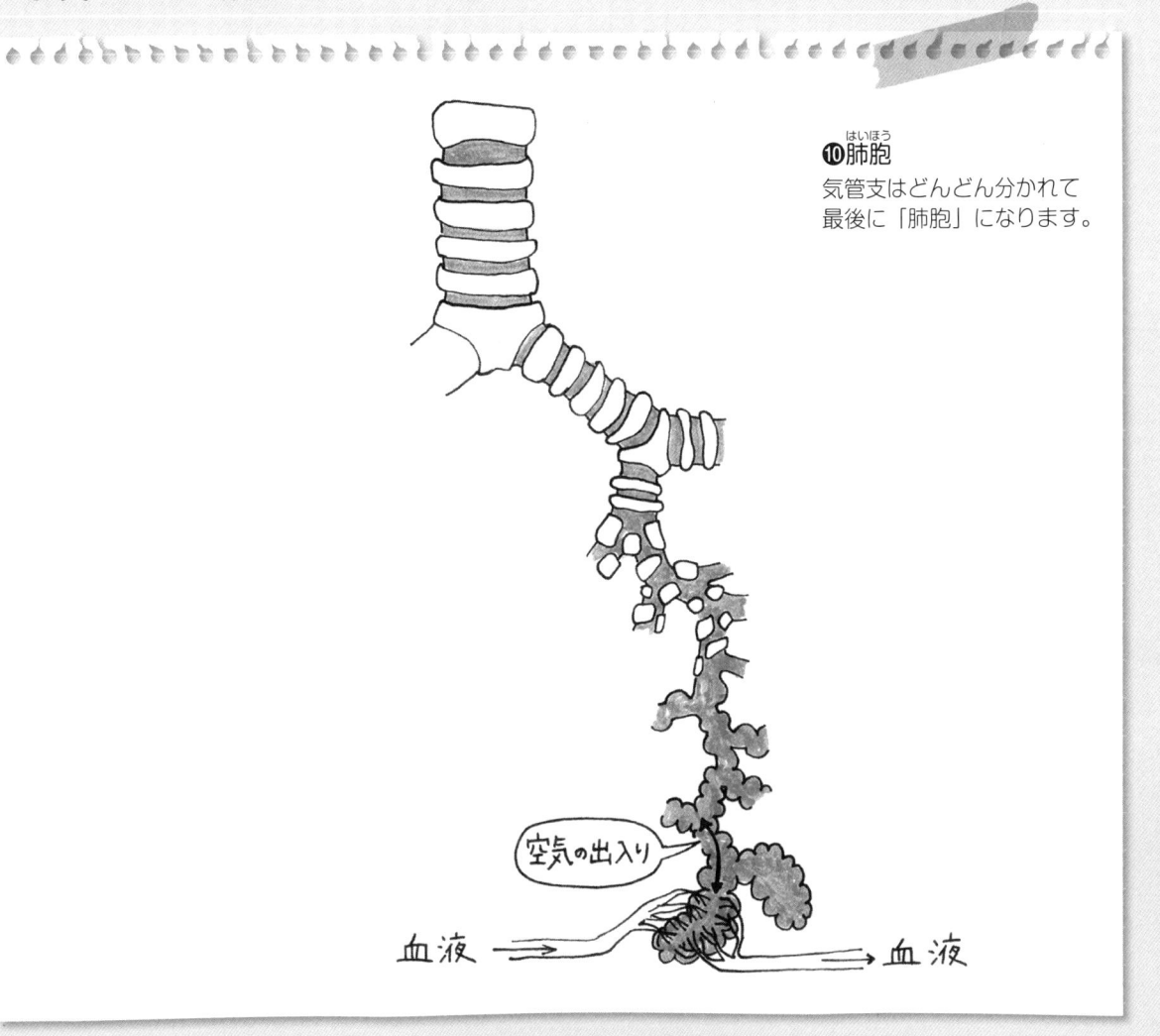

❿肺胞（はいほう）
気管支はどんどん分かれて最後に「肺胞」になります。

空気の出入り

血液 → → 血液

Ⅰ 呼吸器系 49

B 働き ▶隊p60 救p98

1 気　道

大きく3つの働きがあります（⓫）。

(1)　息を吸ったときに入ってくる有害物質をシャットアウトする**フィルター機能**を持ちます。大きいものは鼻毛で、小さいものは気管・気管支壁の粘液で捕らえられます。さらに小さいものは白血球などにより捕らえられます。

(2)　吸入された空気を**加湿**する機能を持ちます。

(3)　吸入された空気を**加温**する機能を持ちます。

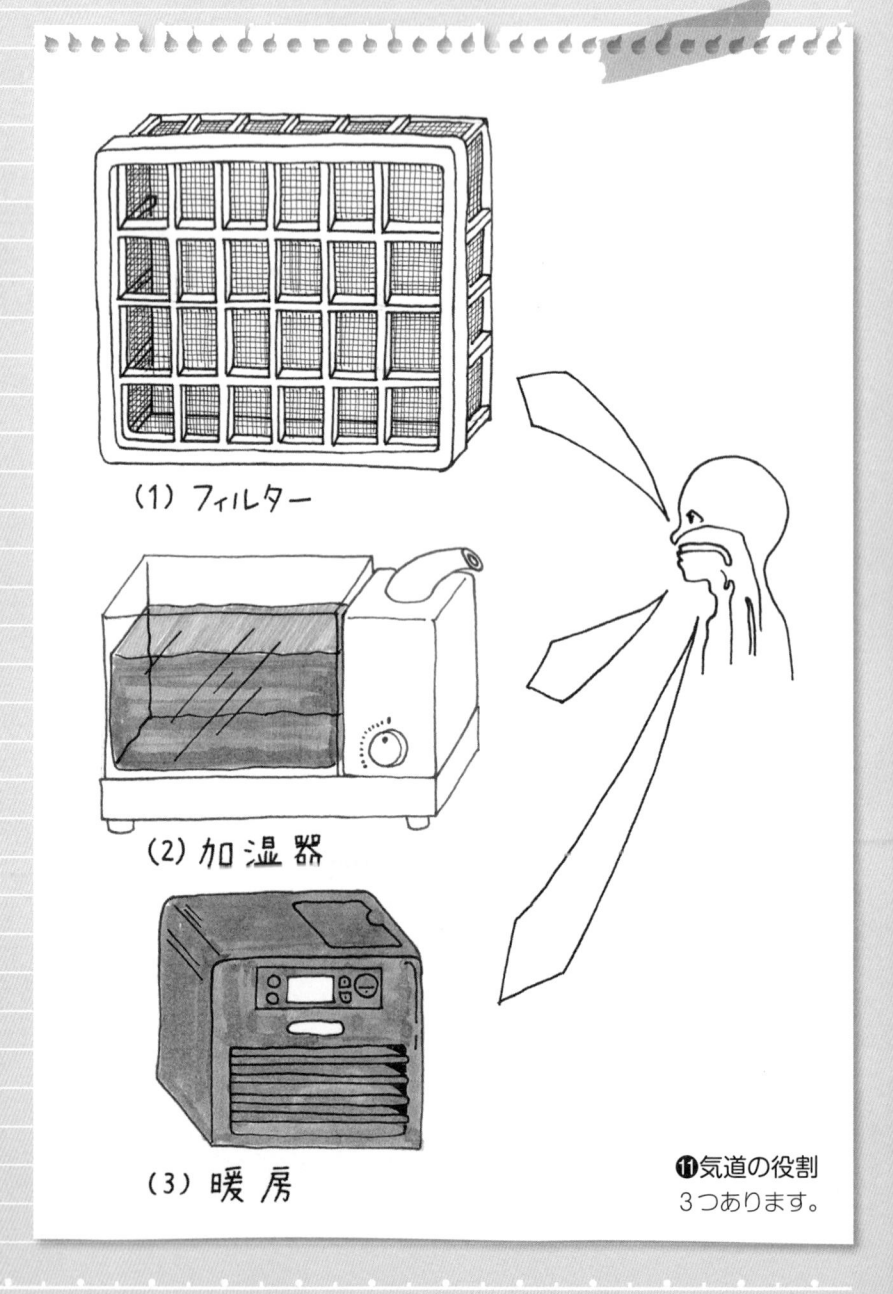

（1）フィルター

（2）加湿器

（3）暖房

⓫気道の役割
3つあります。

2 呼吸運動

呼吸運動は、延髄にある呼吸中枢に、動脈血二酸化炭素の量（分圧）や酸素の量（分圧）の変化、血圧の変化などの情報が集められ、調節されています（⓬）。呼吸数や1回に吸う空気の量は年齢、体位、外気温、体温によって変化します。

呼吸の正常値（1分間当たりの回数）

新生児	40～50（回）
乳児	30～40
幼児	20～35
学童	20～25
成人	16～20

※ 呼吸数は環境や精神状態によって大きく変化します（⓭）。

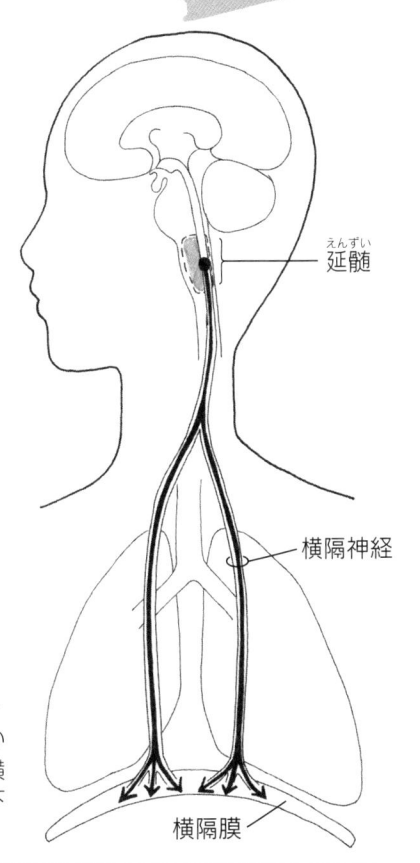

⓬呼吸運動の仕組み
延髄にある呼吸中枢から横隔神経を通って横隔膜へ運動の命令が下ります。

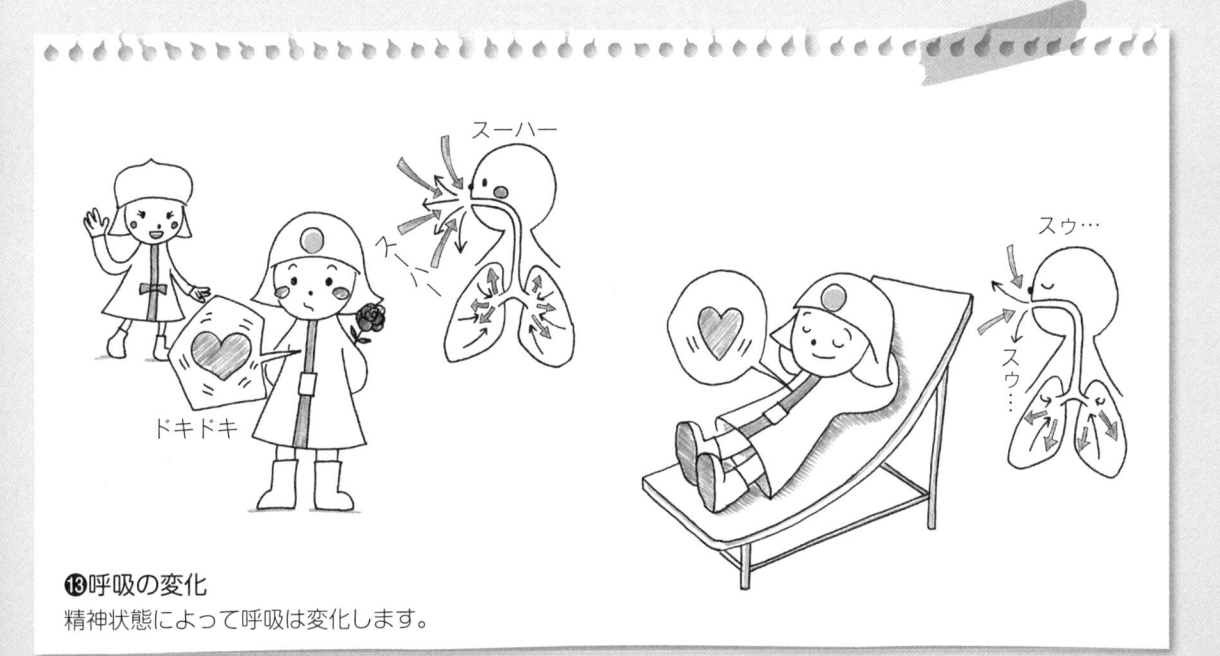

⓭呼吸の変化
精神状態によって呼吸は変化します。

Ⅰ　呼吸器系　51

成人の1回換気量は約500mLです。**肺活量**は、その人が吐き出せる息の最大量ですが、全て吐き出したあとも肺には空気が残っています。これを「**残気量**」といいます（⓮）。

　肺胞の全表面積は、50〜100㎡です。

　肺胞内は湿度が高く、その水分の表面張力により肺胞が潰れてしまうところですが、肺胞内にある界面活性物質（石けんのこと。「**サーファクタント**」と呼ばれます）が表面張力を少なくして肺が潰れるのを防いでいます。

⓮残気量
目一杯息を吐き出しても、肺には空気が残っています。

3　ガス交換

　人間の体は酸素（O_2）を取り込み、体で酸素を消費し二酸化炭素（CO_2）と水（H_2O）を排泄しています。この行程を「呼吸」と呼びます。呼吸は2か所で行われます（⓯）。

(1)　外（肺）呼吸

　肺での呼吸です。毛細血管が肺胞から酸素を取り込み、代わりに二酸化炭素を肺胞に追い出すことです。肺胞と毛細血管は、薄い膜で隔てられていて、そこを酸素と二酸化炭素が移動します。

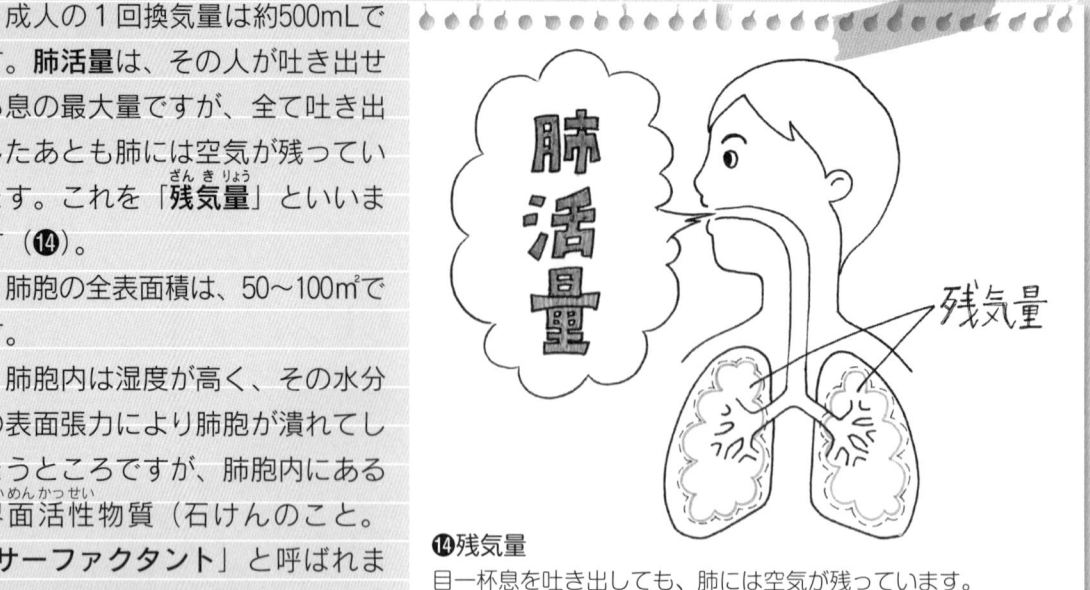

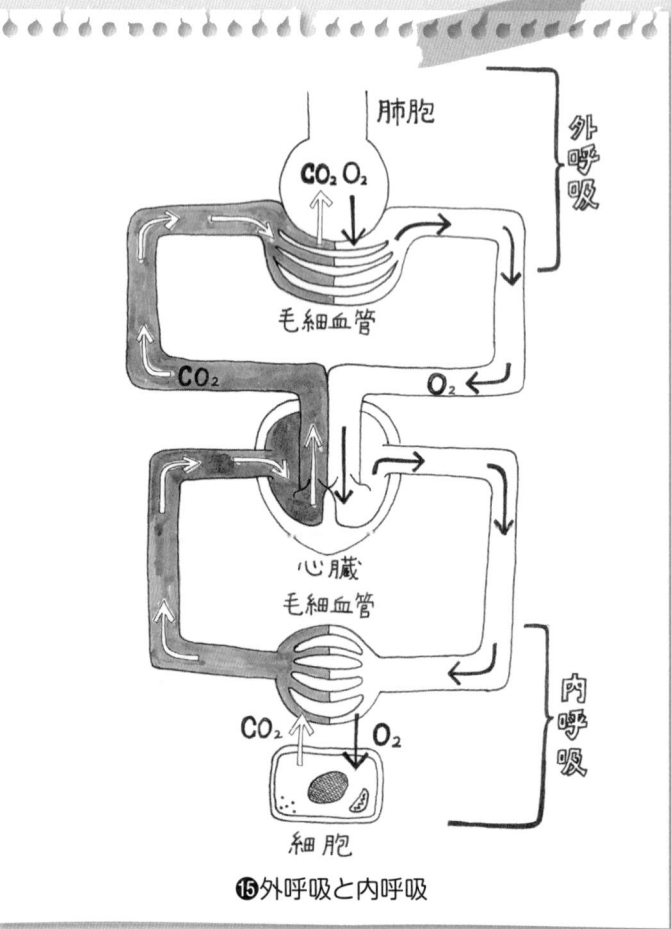

⓯外呼吸と内呼吸

(2) 内（組織）呼吸

酸素は**赤血球**にくっついて全身に回ります（❻）。酸素を必要としている場所に来ると赤血球は酸素を手離し、ほかの細胞が酸素を受け取ります（❽）。**二酸化炭素**は、単純に**血液に溶け込ん**で肺に流れていきます（❼）。

❻酸素分圧

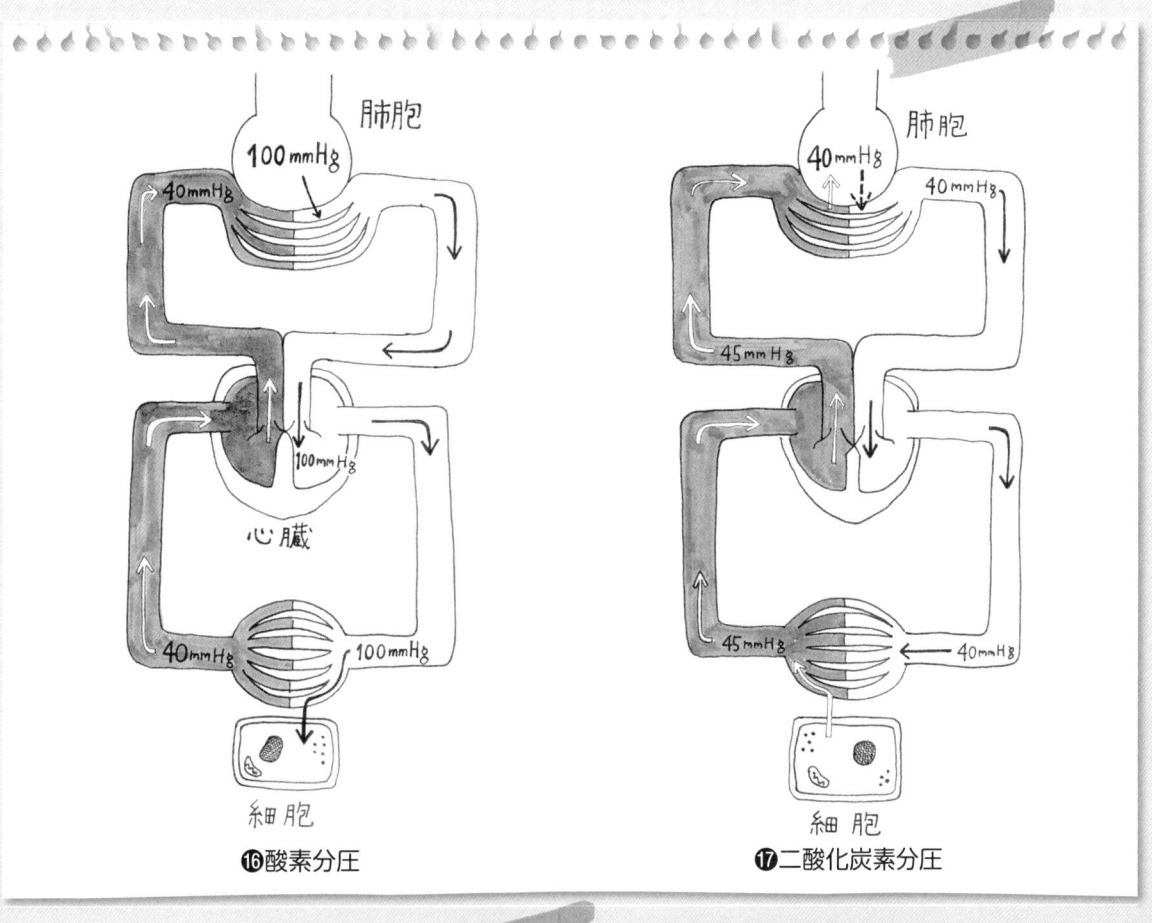

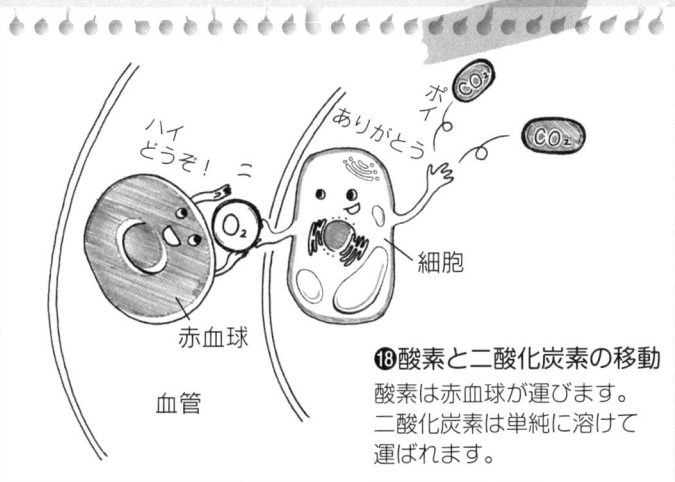

❼二酸化炭素分圧

❽酸素と二酸化炭素の移動
酸素は赤血球が運びます。
二酸化炭素は単純に溶けて運ばれます。

I 呼吸器系

C 病　　気

1　気道閉塞（窒息）

▶ 隊p144〜145 p179〜186 救p101 p248 p305 p344

　空気の通り道である気道が塞がった状態です。当然のことながら呼吸はできません。一刻も早く気道が通るようにしましょう。原因は**舌根沈下**、**異物**、**炎症・腫瘍**があります（⑲）。

(1)　舌根沈下

　舌は筋肉の塊です。意識がなくなると舌の筋肉の力が抜けてだらりとなってしまい、特に舌の根元が咽頭の後ろまで垂れ下がって気道を塞いでしまいます。下顎挙上を行うか、エアウエイを入れます（⑳）。

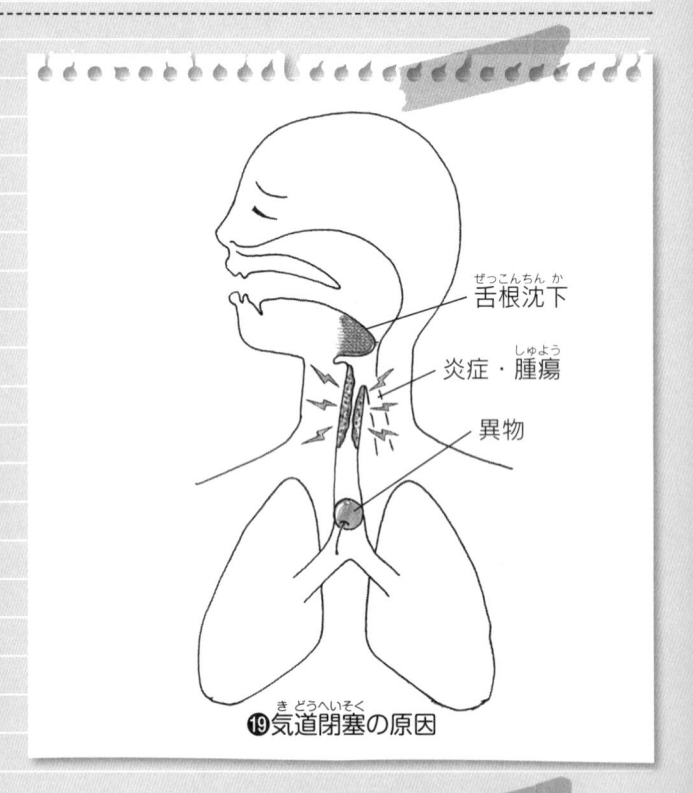

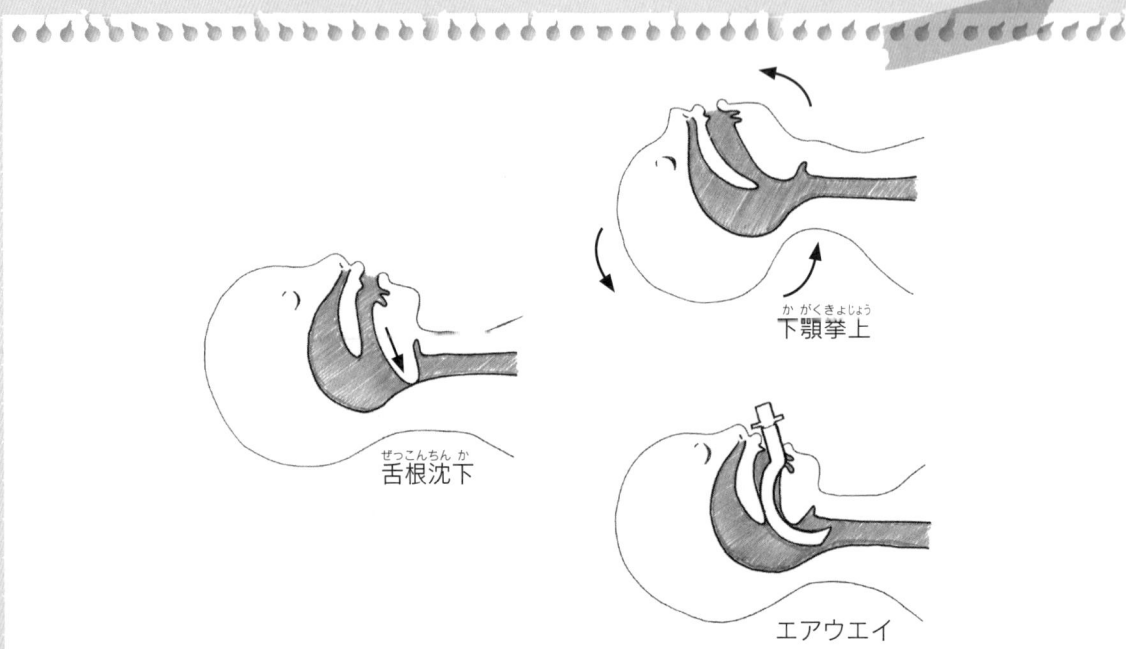

⑲気道閉塞の原因

⑳舌根沈下の対処法

(2) 気道異物

最も詰まりやすい場所は**喉頭の入口、声帯の上**です。話すことができなくなり、手をバタバタさせます。次第に顔が青紫色（チアノーゼ）になり、そのままだと意識がなくなります。教科書では「チョークサイン」といって喉を押さえる仕草が描かれていますが、実際にチョークサインをすることは少なく、多くは胸をたたいたり、喉の辺りをかきむしったり、口に指を入れたりします（㉑）。

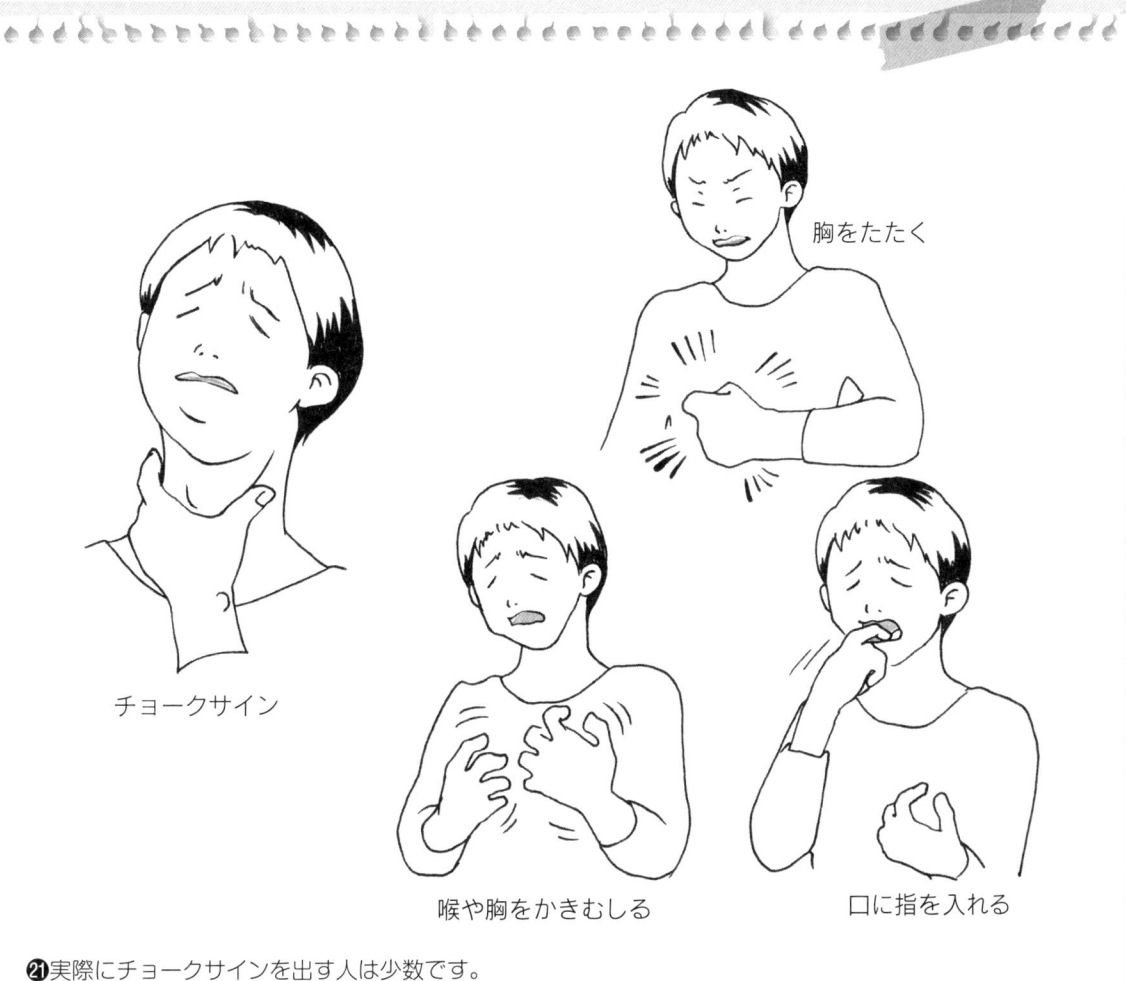

チョークサイン　　胸をたたく　　喉や胸をかきむしる　　口に指を入れる

㉑実際にチョークサインを出す人は少数です。

(3) 炎症・腫瘍

アナフィラキシーで気管内部がぶよぶよになったり、熱い空気を吸って喉がやけどを負って腫れ上がる（**気道熱傷**）と息ができなくなります。

2　喘息　▶隊p75 救p306 p454 p558 p561

　気道の**炎症**による**腫れ**と気道内に分泌される**粘液**により、気道が狭くなり換気がスムーズにできなくなった状態です。アレルギーを起こす物や刺激性ガス、冷たい空気、汚染された空気などが入ることで突然気管が狭くなり発症します（㉒）。症状として、ヒューヒューという呼吸（喘鳴）、咳、呼吸困難などがあります。

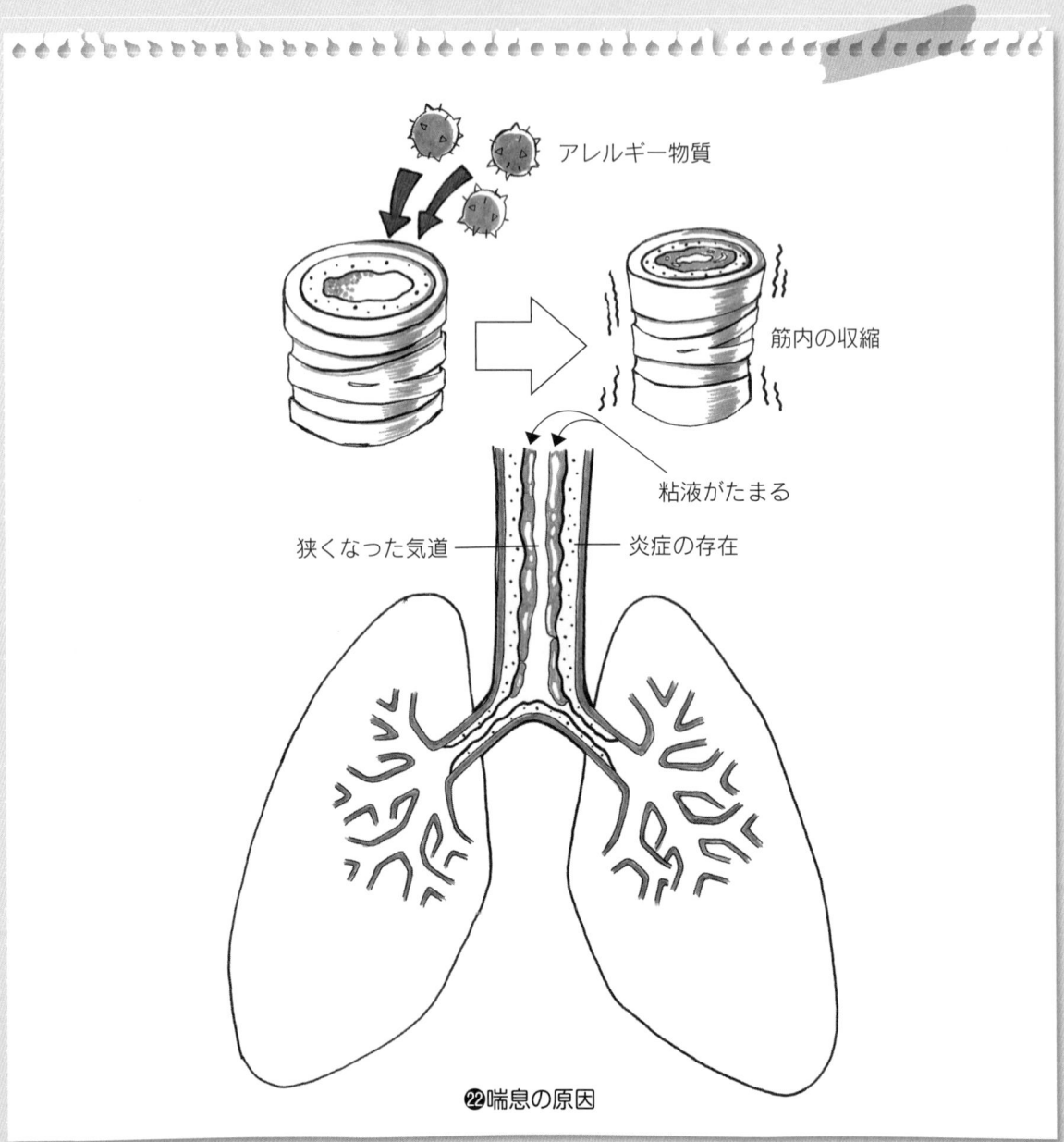

アレルギー物質

筋肉の収縮

粘液がたまる

狭くなった気道　　炎症の存在

㉒喘息の原因

3 気胸 ▶隊p107 救p564 p735

　肺に穴が開き、肺の外側に空気が漏れ、胸郭が広がっても肺が膨らまない状態です（㉓）。肺の一部が風船のように膨らみ、それが割れるものは「自然気胸」と呼ばれ、激しい咳やスポーツなどで発症します。けがで発症するものは「外傷性気胸」と呼ばれます。胸が痛い、息が苦しいと訴え、ひどいときには皮膚が青紫色（チアノーゼ）になります。

　肺から胸腔内へ一方向へ漏れる一方向弁（チェックバルブ）となると、呼吸をするたびに空気が胸腔にたまっていき、肺だけでなく**心臓も圧迫**して血圧が下がってしまいます。これを「**緊張性気胸**」といいます（㉔）。

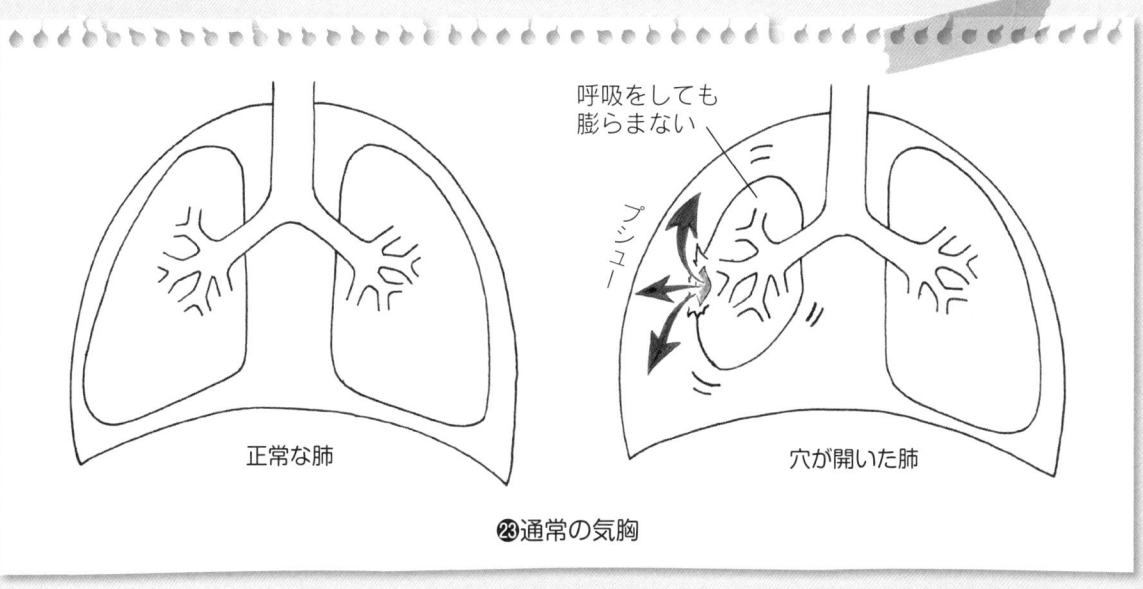

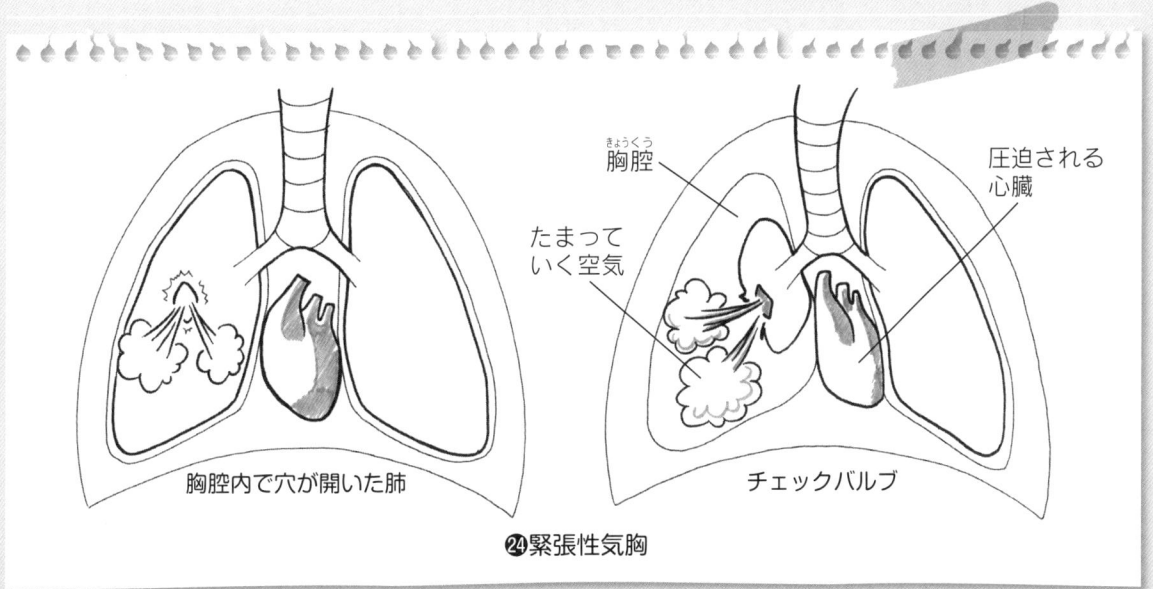

㉓通常の気胸

㉔緊張性気胸

4 肺塞栓 ▶隊p106 救p468 p584

　足（下肢）の深いところや骨盤にある静脈の**血栓が剝がれ**、それが流れていって**肺動脈に詰まる**ことをいいます（㉕）。旅客機内で長時間にわたり座っていると、この病気になるため「エコノミークラス（ロングフライト）症候群」といわれます。その他、長期寝たきり、高齢者、外傷、心臓疾患でも発症しやすくなります。肺に血液が行かなくなるため、息はできても赤血球が酸素を取り込むことができず、チアノーゼとなり、ひどいときは即死します。肺塞栓の特徴的な症状はないため、症状が出始めるに至った経緯が判断のポイントとなります。

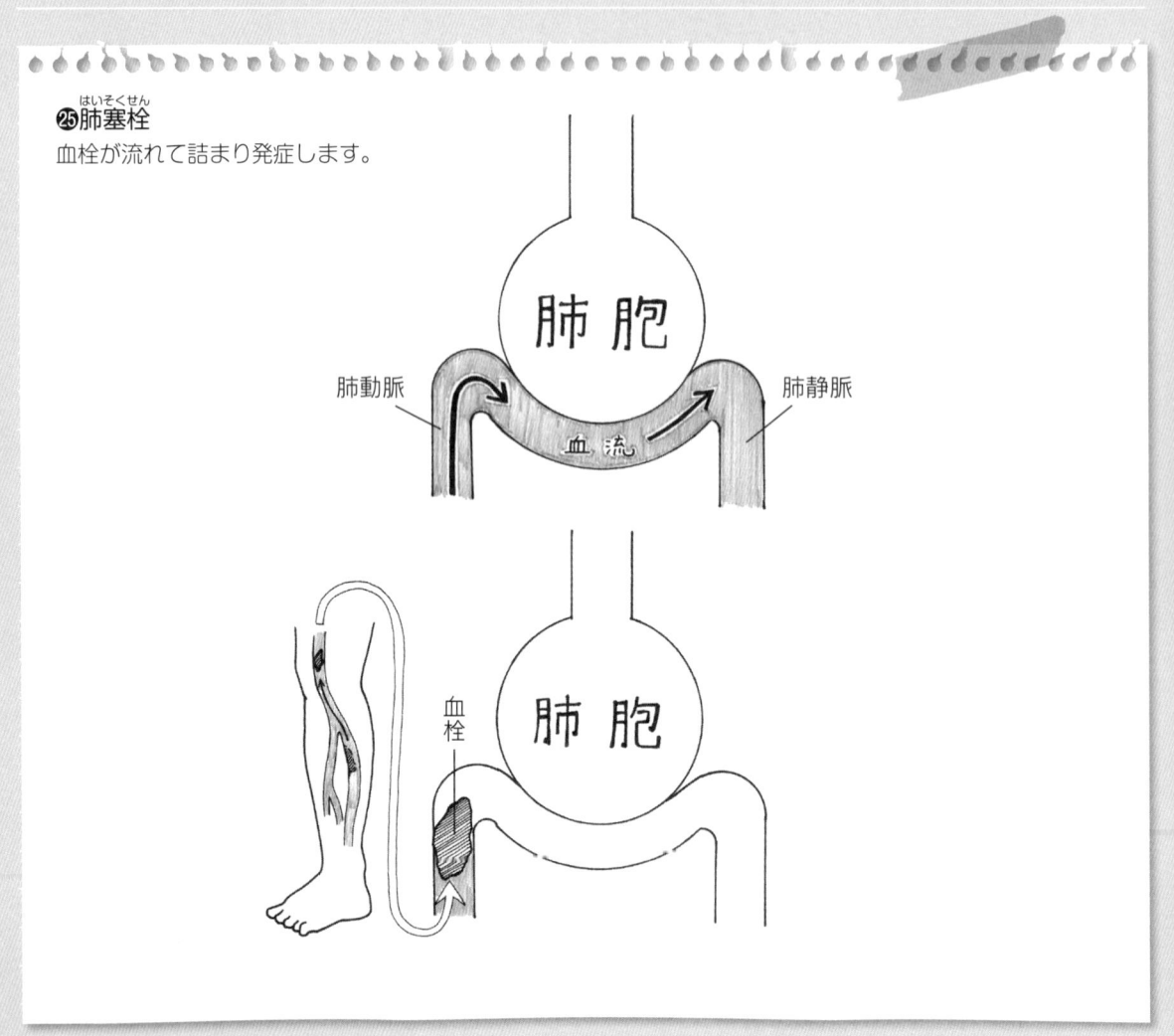

㉕肺塞栓
血栓が流れて詰まり発症します。

5 慢性閉塞性肺疾患（COPD） ▶隊p196 救p455 p562

　慢性的に気管支が炎症を起こして気道が細くなり、空気の通りが悪くなる**慢性気管支炎**や、肺胞が炎症で壊れて結果的に大きくなり硬くなる**肺気腫**などが、「**慢性閉塞性肺疾患**」（Chronic（慢性の） Obstructive（塞がった） Pulmonary（肺の） Disease（病気），COPD）

と呼ばれます。原因のほとんどは**喫煙**によるものです。症状として、湿った咳（**湿性咳嗽**）、体を動かしたときの呼吸困難、喘息のようなヒューヒューという呼吸（**喘鳴**）、**口すぼめ呼吸**などが現れ、悪化すると座った状態で呼吸をする（**起坐呼吸**）、皮膚が青紫色になる（**チアノーゼ**）があります。

病態は、

(1) 肺胞が炎症により厚くなる（❷❻）
(2) 気管支が炎症により細くなる（❷❼）

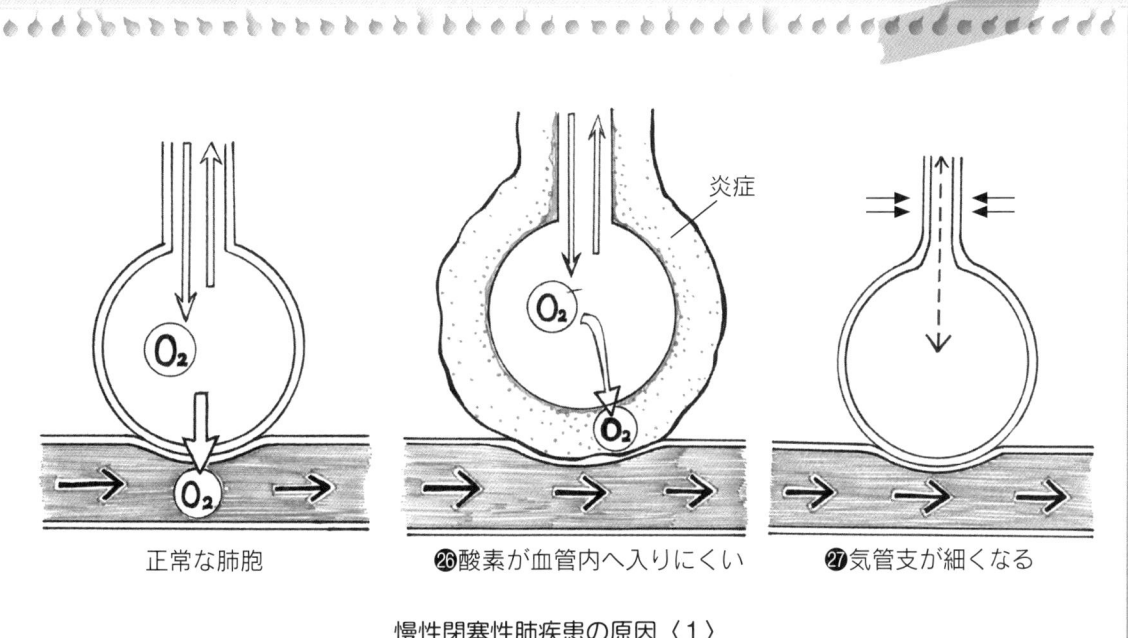

正常な肺胞　　❷❻酸素が血管内へ入りにくい　　❷❼気管支が細くなる

慢性閉塞性肺疾患の原因〈1〉

(3) 肺胞が減る（❷❽）

があります。酸素を取り込めないのと同時に、二酸化炭素も肺から外へ出せなくなります。この状態が長く続くと、高い二酸化炭素濃度により体の呼吸センサーが麻痺し（二酸化炭素には麻酔作用があります）、酸素センサーだけで呼吸を調整するようになります。この状態で急に高い酸素を吸わせると酸素センサーは「もう呼吸しなくていいや」と呼吸を止めてしまいます。これが**CO₂ナルコーシス**です（❷❾）。

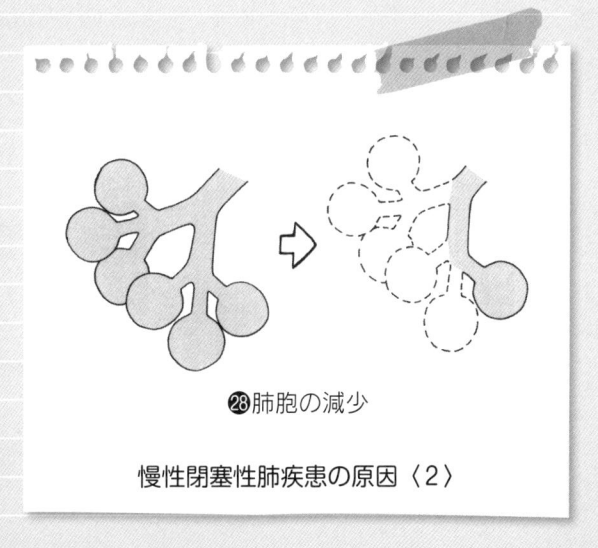

❷❽肺胞の減少

慢性閉塞性肺疾患の原因〈2〉

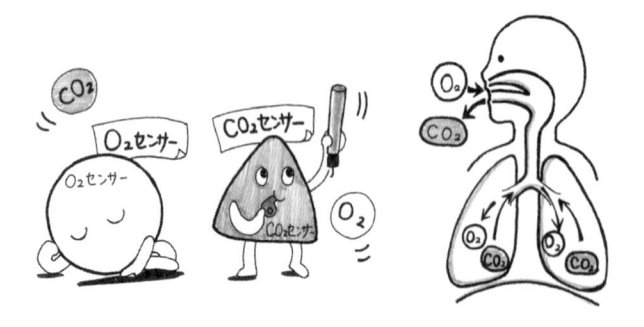

・正常時はCO₂センサーが働く。

⬇ CO₂が高いと…

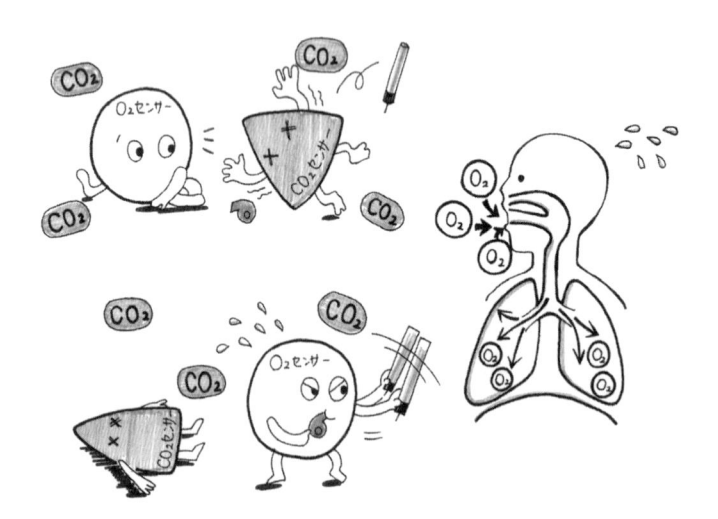

・COPDではCO₂センサーが麻痺してしまう。

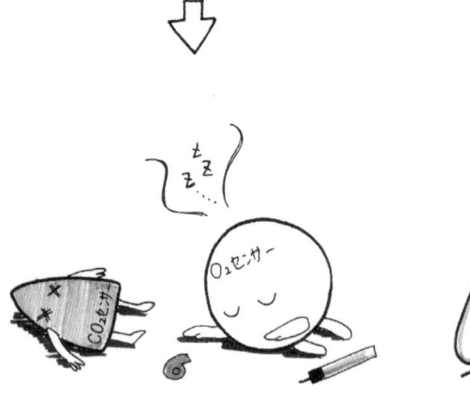

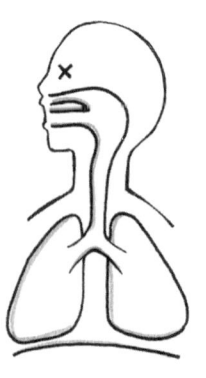

・代わりにO₂センサーが働くが…

・O₂濃度が上がるとO₂センサーも寝てしまう。

㉙CO₂ナルコーシス

第3章 器官

II 循環器系

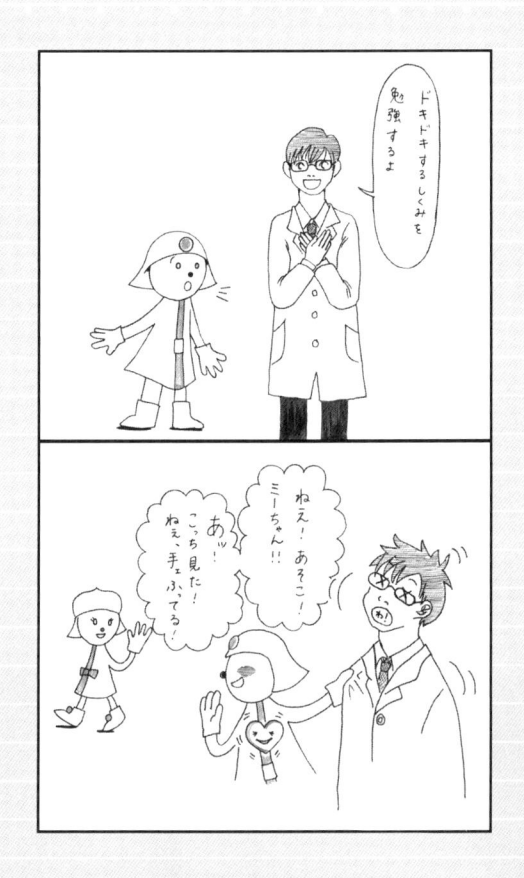

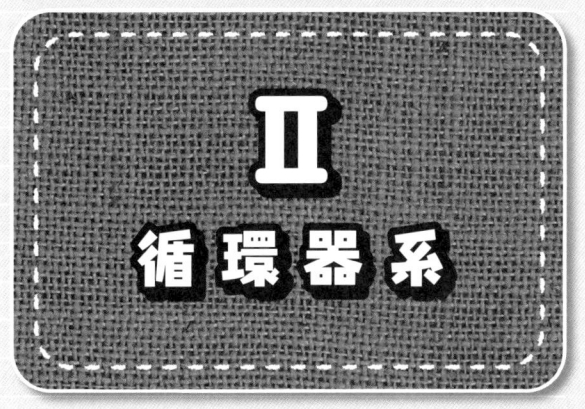

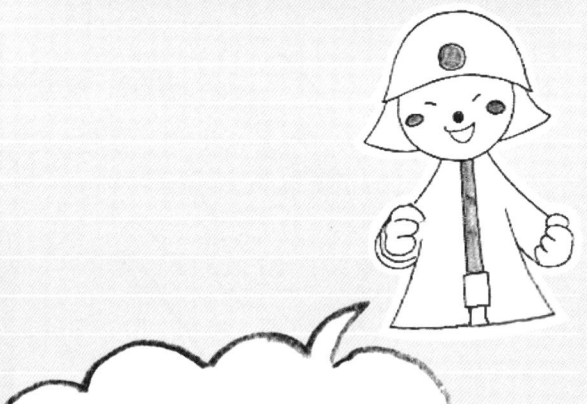

体全体に酸素や養分を行き渡らせる系だよ。心臓、血管（動脈・毛細血管・静脈）、リンパ管からなっているよ。

A 仕組み

1 血液の流れ（❶）　▶隊p62 救p108

血液が心臓から出て心臓に戻るには2通りの道があります。

(1) 体循環（大循環）

心臓の左心室→動脈→毛細血管→各組織→静脈→右心房の順に流れる道です（❷）。各組織へ酸素や養分を渡し、老廃物を受け取ります。消化管を出た血液だけは門脈を通ってもう一度組織（肝臓）に入るので、特別に「**門脈系**」（❸）といわれます。

(2) 肺循環（小循環）

右心室→肺動脈→肺→肺静脈→左心房の順に流れる道のことです（❹）。肺で酸素をもらい二酸化炭素を捨てます。

❶血液の流れ

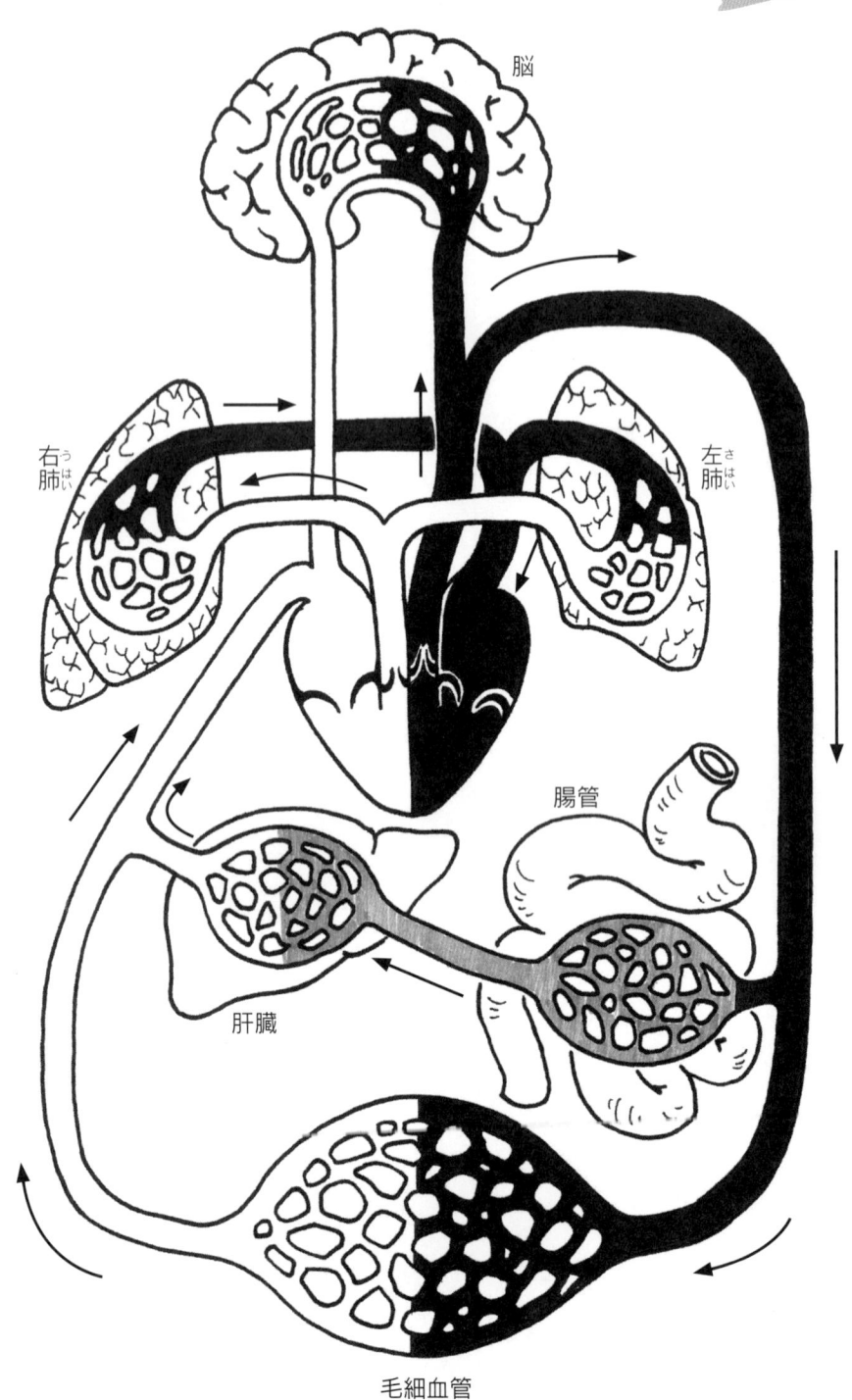

62 ● 第3章 器 官

❷体循環（大循環）

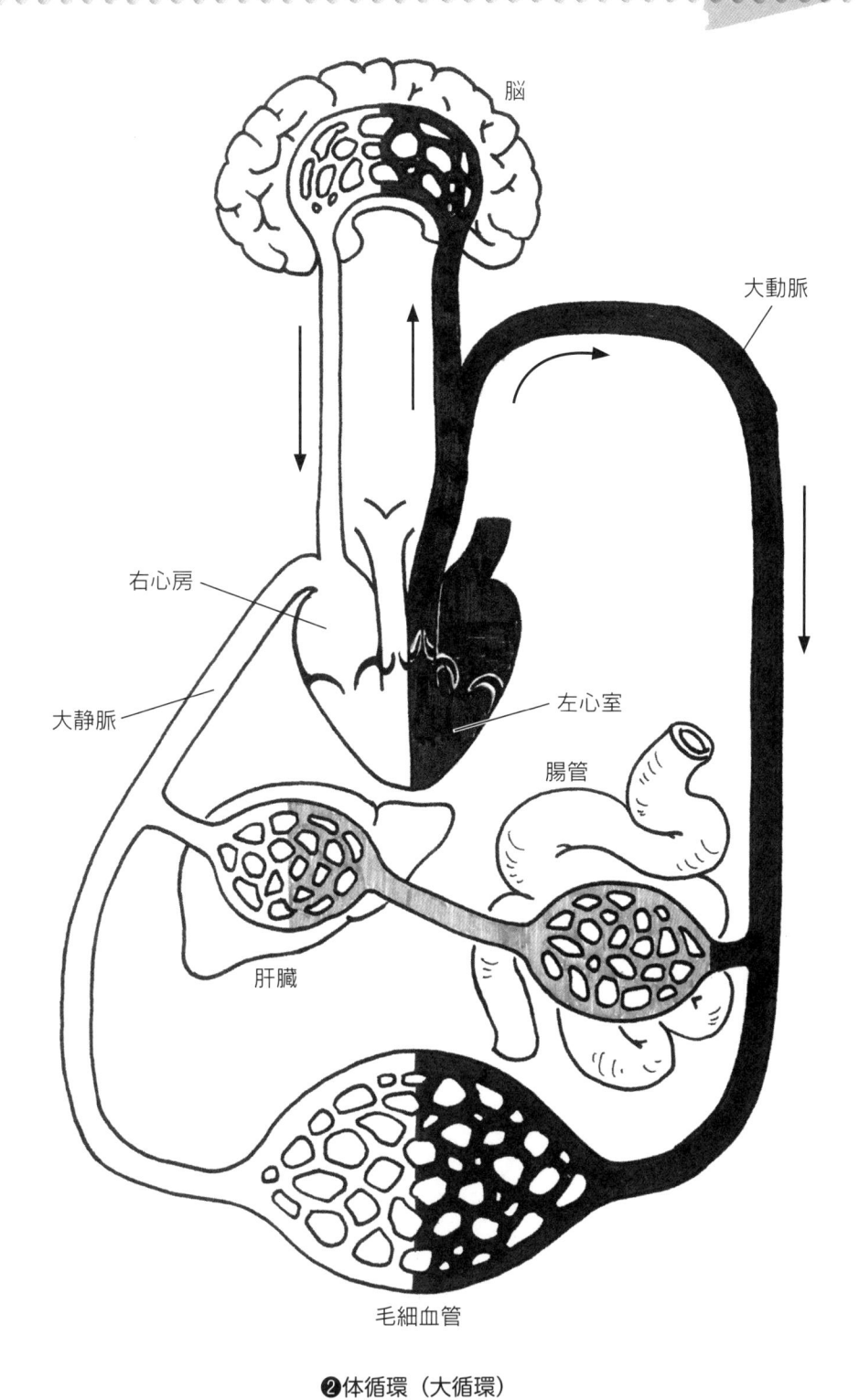

❸門脈系

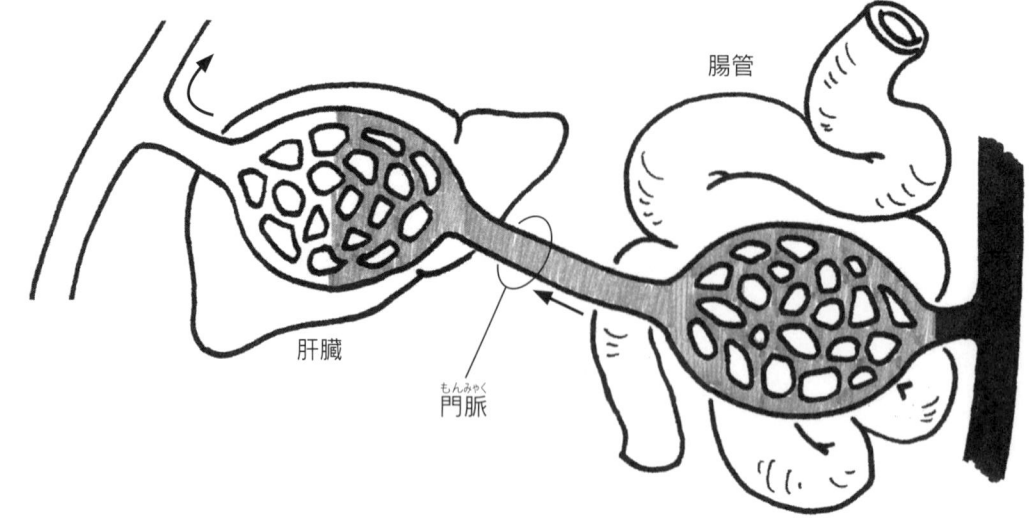

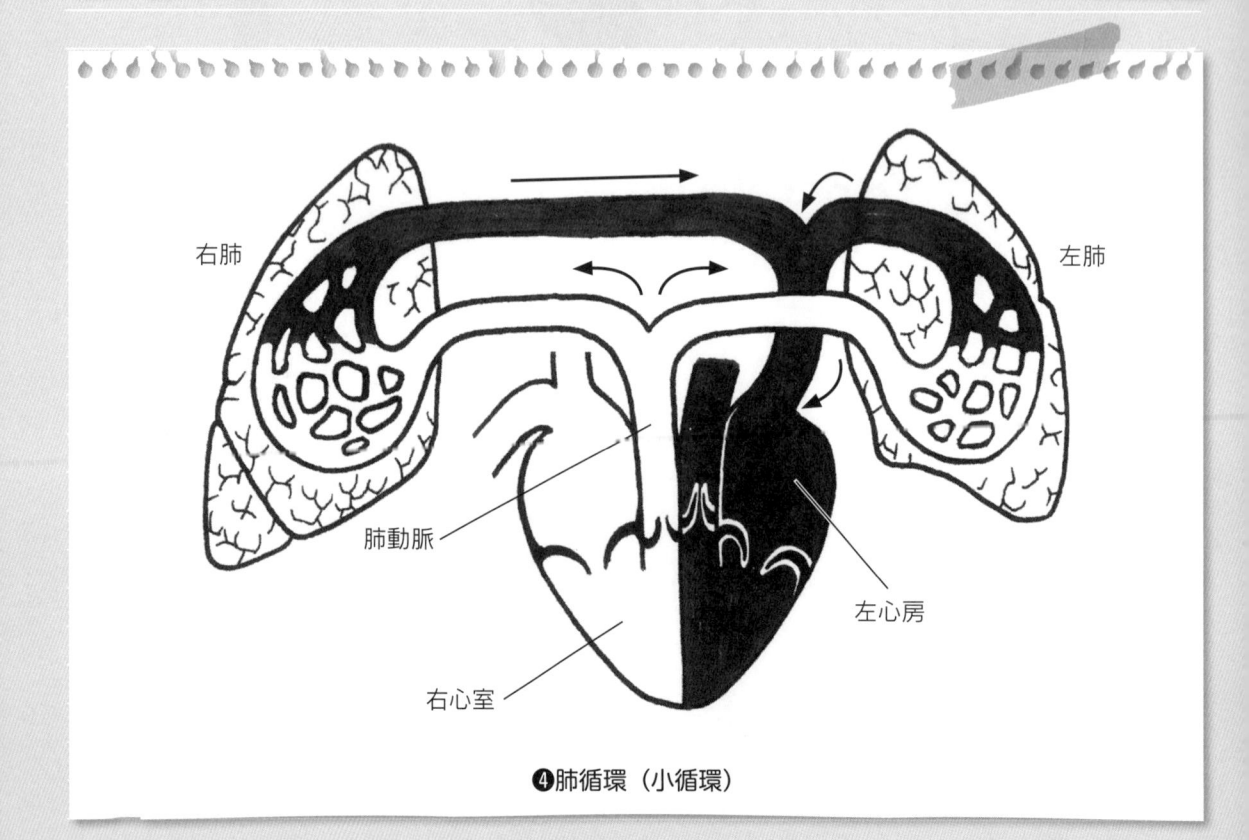

❹肺循環（小循環）

64 ● 第3章 器　官

2　心　臓　▶隊p61 救p110

　血液を送り出すポンプです。**自分の拳**くらいの筋肉の塊で、成人男子では重さは約250ｇです（❺）。

　心臓には左右の**心房**と左右の**心室**の**4つの部屋**があり、心房と心室、心室とその先の血管（大動脈・肺動脈）の間にはそれぞれ逆流を防ぐ**弁**があります（❻）。心臓壁は、**心膜**（外層）、**心筋**（中層）、**心内膜**（内層）の３層構造となっています（❼）。心臓の栄養血管は**冠動脈**（冠状動脈）で、この血管から栄養をもらって動いています。

❺心臓は自分の拳くらいの大きさ

❻心臓
4つの部屋からできています。

肺動脈弁
右心房
三尖弁
左心房
大動脈弁
僧帽弁
左心室
右心室

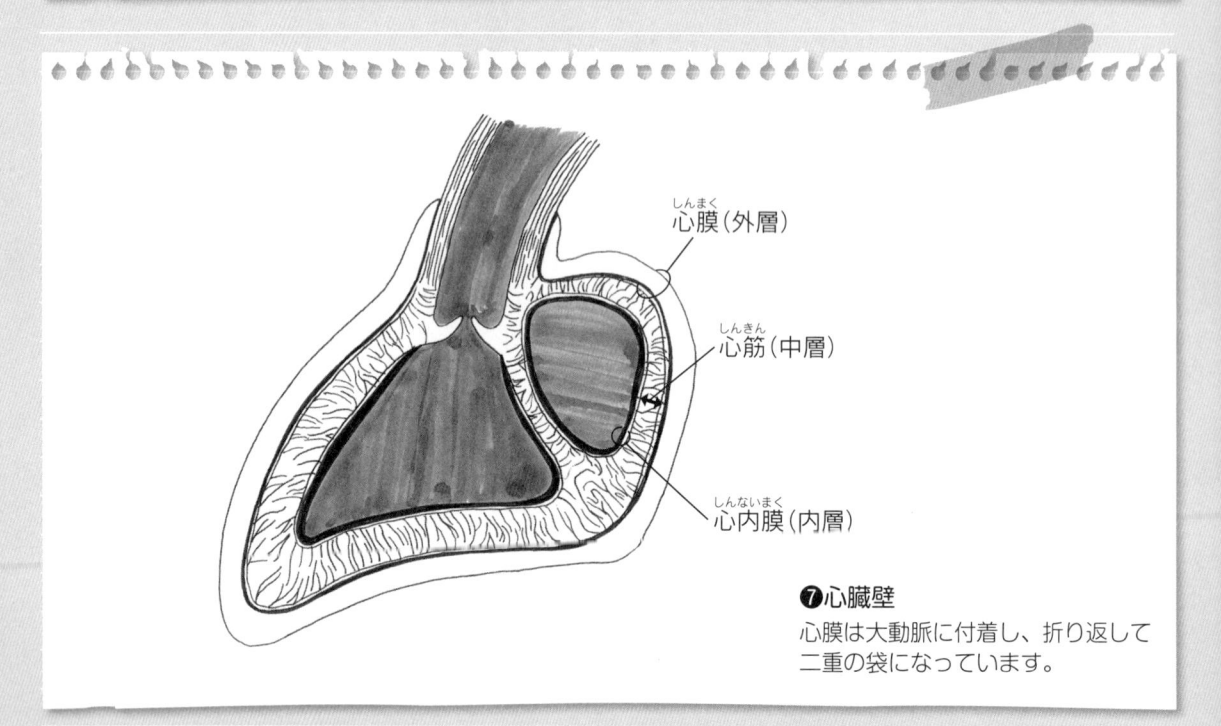

心膜(外層)
心筋(中層)
心内膜(内層)

❼心臓壁
心膜は大動脈に付着し、折り返して二重の袋になっています。

(1) 心　房
　　心房は、心室へ血液を送り出す前室で、一時的に血液を蓄えて心室へ血液がスムーズに流れるように手助けしています。**右心房**は上下の**大静脈**と**冠静脈**、**左心房**は肺静脈につながっています。

(2) 心室

右心室は静脈血を**肺へ**送り出し、左心室は動脈血を**全身へ**送り出しています。肺に血を回すには短い距離でいいのですが、全身にくまなく血を回すには長い血管に強い圧力をかける必要があります。そのため、右心室に比べ左心室は6～7倍の力が必要となります。右心室の心筋は3～4mmなのに対し、左心室の心筋は8～12mmと右心室の約3倍の厚さになっています（❽）。

左右の心室は**心室中隔**で分けられています。

(3) 心囊（しんのう）

心臓を包む厚くて強い袋です（❾）。心膜（外層）は漿液性心膜臓側板、漿液性心膜壁側板、線維性心膜の3つからなります。このうち漿液性心膜壁側板と線維性心膜はくっついており、これを「**心囊**」といいます。心囊は頭側で上行大動脈にぴったりくっついています。2つの漿液性心膜の間の空間を「**心膜腔**」といい、ここには液体（**心囊液**）が少しだけ入っています。心囊液は、心臓が滑らかに動くための潤滑油の働きをします（❿）。

❽ 心筋の厚さ
左心室は右心室の3倍の厚さです。

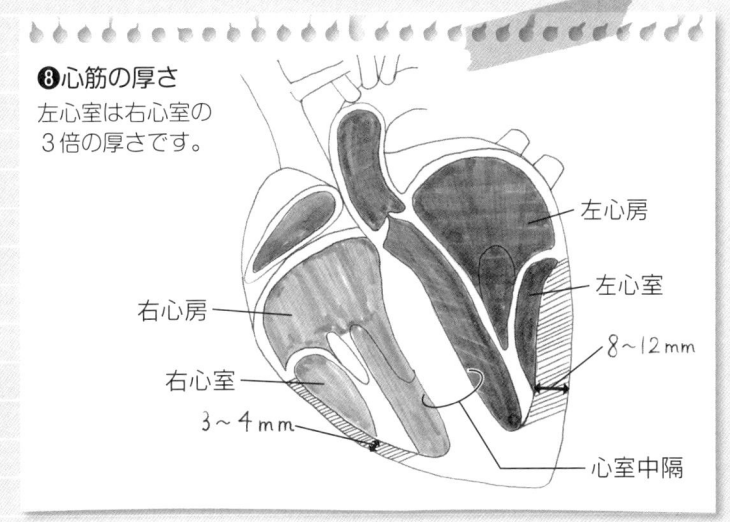

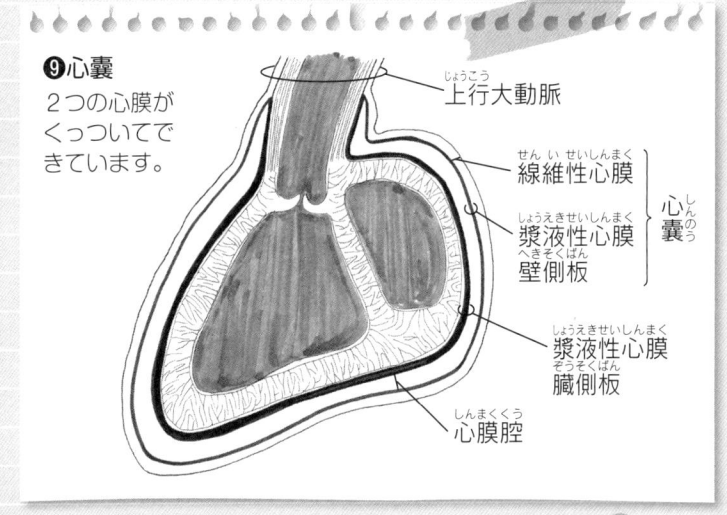

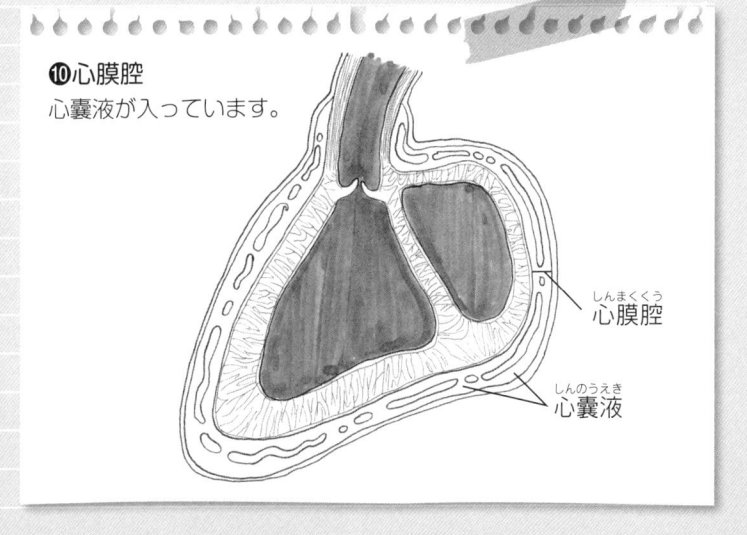

- 左心房
- 左心室
- 8～12mm
- 右心房
- 右心室
- 3～4mm
- 心室中隔

❾ 心囊
2つの心膜がくっついてできています。

- 上行大動脈
- 線維性心膜
- 漿液性心膜壁側板
- 心囊
- 漿液性心膜臓側板
- 心膜腔

❿ 心膜腔
心囊液が入っています。

- 心膜腔
- 心囊液

Ⅱ 循環器系

(4) 弁

心臓には逆流を防ぐ弁があります。心房と心室の間にある**房室弁（三尖弁、僧帽弁）**はぺろんとした白いフイルムのようで、ひも（**腱索**）を介して筋肉（**乳頭筋**）が心室側に付着し、弁がめくれ上がるのを防いでいます（❶）。

心室の出口にある**半月弁**（肺動脈弁、大動脈弁）は、ボールを半分に切ったもの（半月形）が3つ並んだような形で、切り口は出口に開いています（❷）。ひもや筋肉は付いていません。ボールが、戻ろうとする血液を受けとめて膨らむことによって逆流を防ぎます。

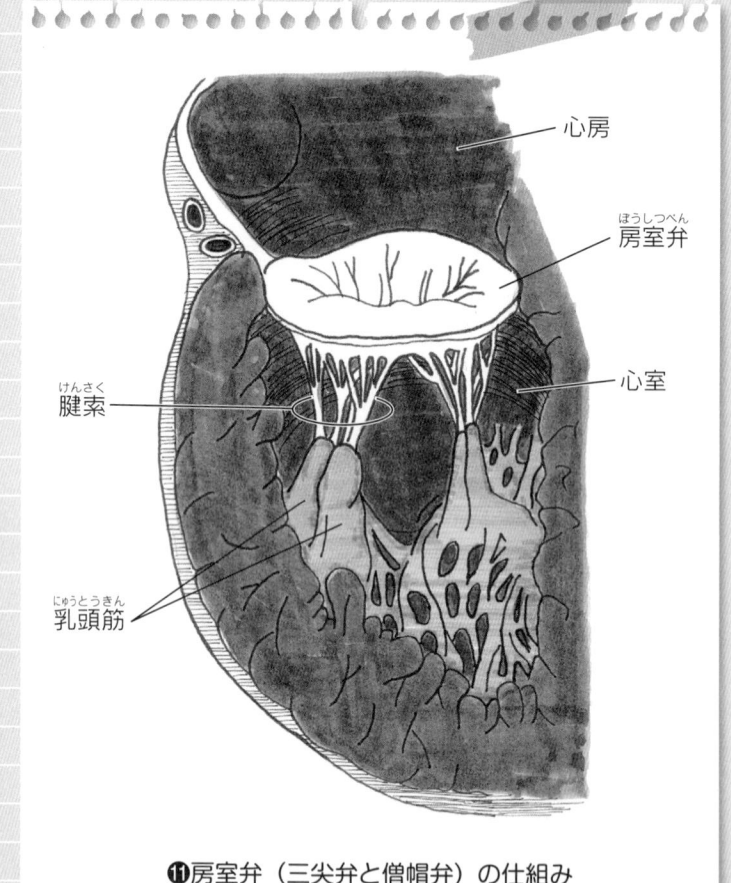

❶房室弁（三尖弁と僧帽弁）の仕組み

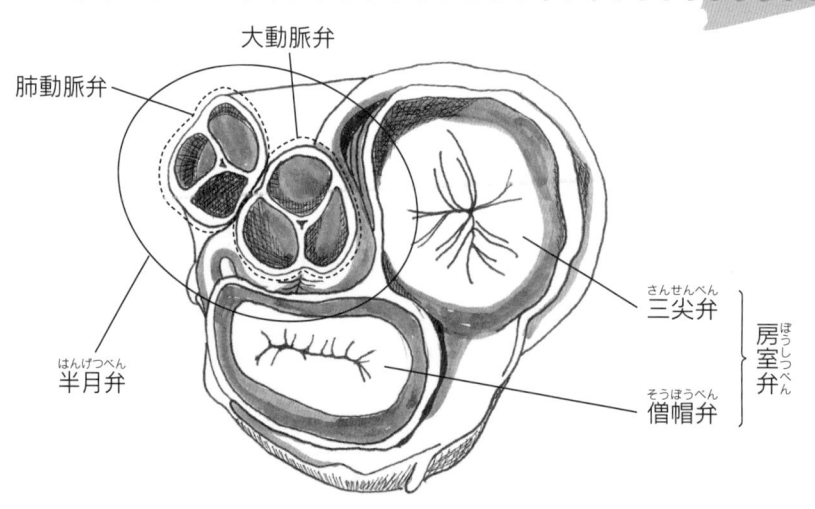

❷半月弁（大動脈弁と肺動脈弁）の仕組み

68 ● 第3章 器官

(5) 冠動脈

心臓の栄養血管です。心臓をカチューシャのように取り巻くので「冠」といいます（⓭）。右心室を栄養する**右冠動脈**と、左心室を栄養する**左冠動脈**があり、左冠動脈はさらに**前下行枝**と**回旋枝**に分かれます（⓮）。冠動脈は心臓の拡張期に血液が多く流れ、収縮期には血液はほとんど流れません（⓯）。冠動脈は、木の枝状の血管（**終動脈**）で迂回（バイパス）する血管がないため、詰まって閉塞すると、その先に血液が流れなくなって細胞が死んでしまいます（⓰）。これを「**心筋梗塞**」といいます。木の幹に当たる太い血管が詰まると即死することもあります（⓱）。

⓭冠動脈
心臓を冠（カチューシャ）のように取り巻いているのでこう呼ばれます。

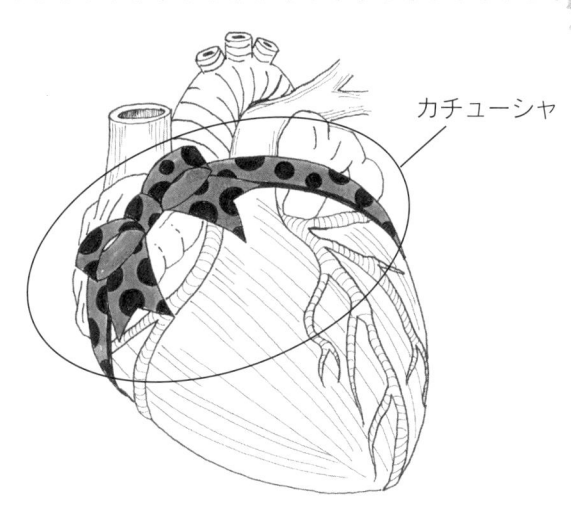

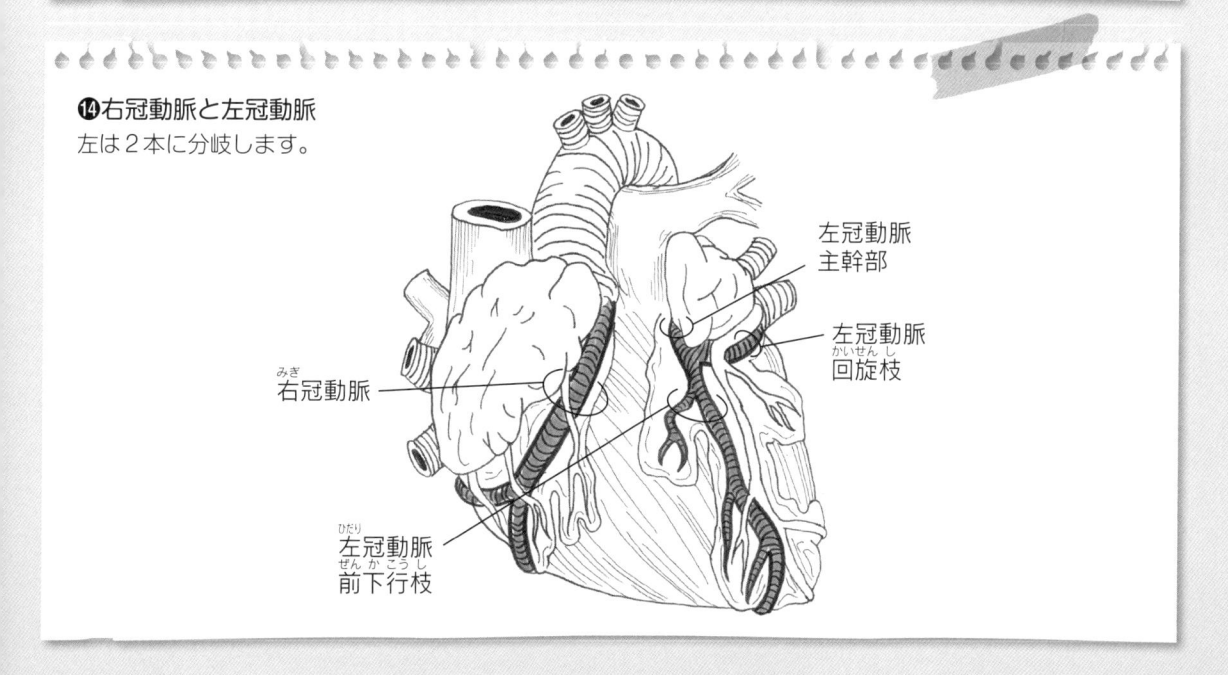

カチューシャ

⓮右冠動脈と左冠動脈
左は2本に分岐します。

左冠動脈主幹部
左冠動脈回旋枝
右冠動脈
左冠動脈前下行枝

収縮期 　　　　　　　拡張期

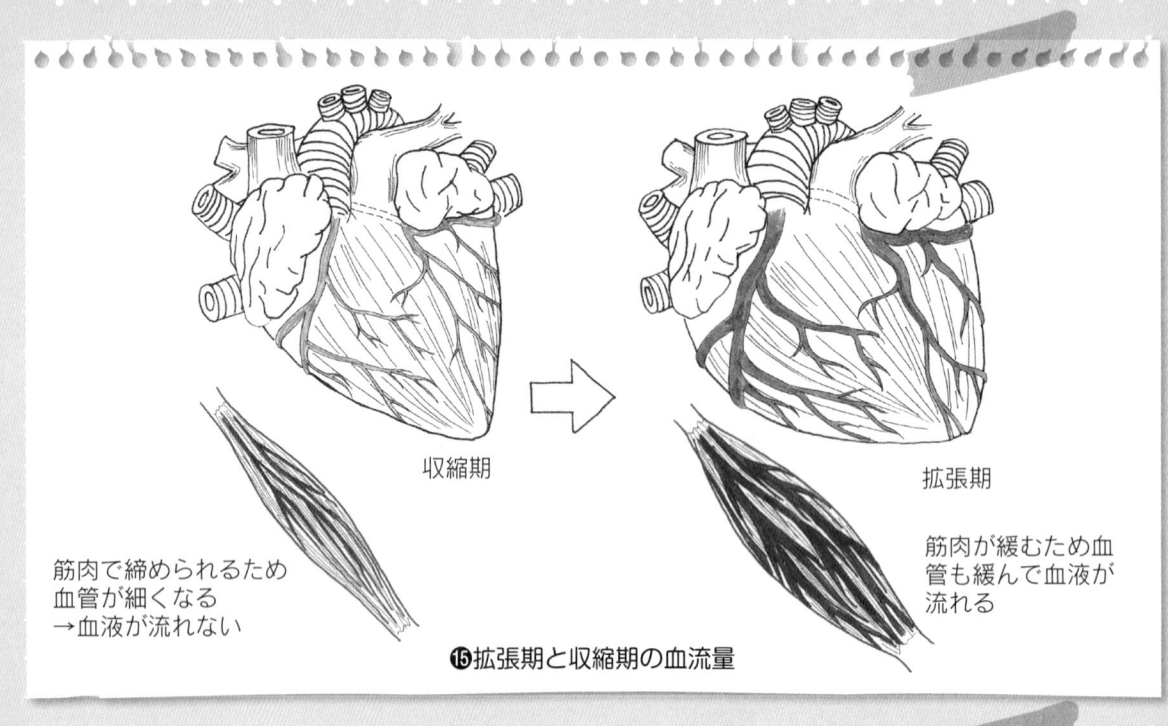

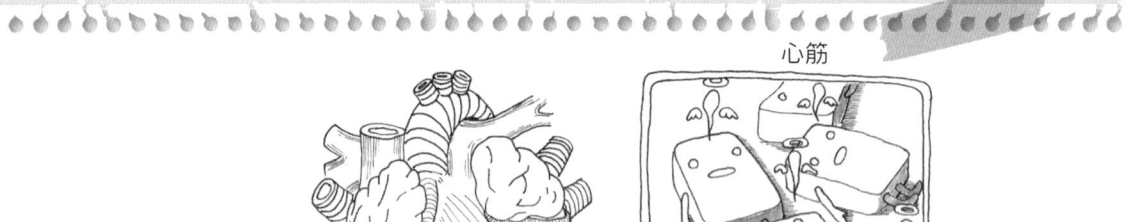

筋肉で締められるため
血管が細くなる
→血液が流れない

筋肉が緩むため血
管も緩んで血液が
流れる

⓯拡張期と収縮期の血流量

心筋

⓰心筋梗塞
血管が詰まるとその下流
に血液がいかず、心筋が
死にます。

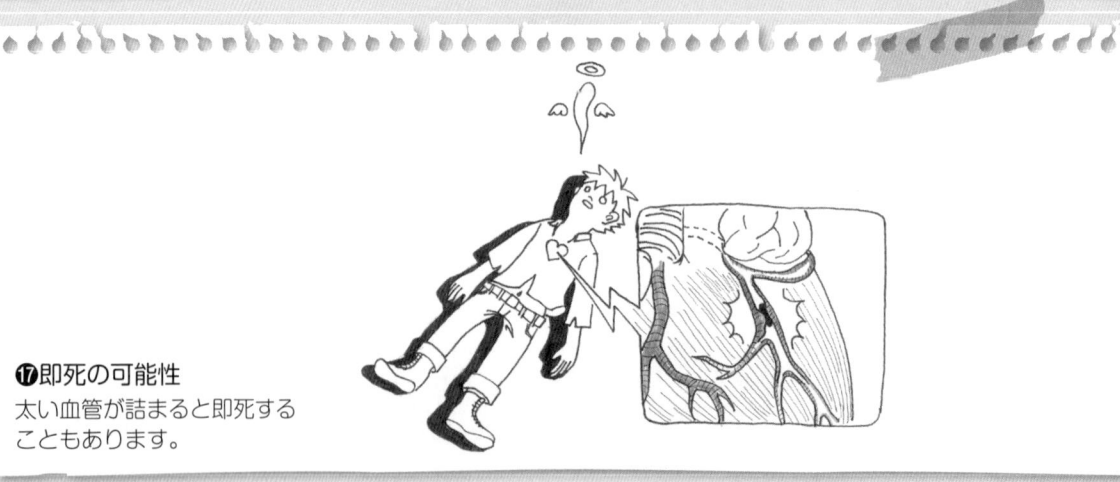

⓱即死の可能性
太い血管が詰まると即死する
こともあります。

3 脈管　▶隊p67 救p115

脈管は、血管（**動脈**、**静脈**、**毛細血管**）と**リンパ管**からなります（❽❾）。組織へ栄養を運び、老廃物を運び出す役割があります。

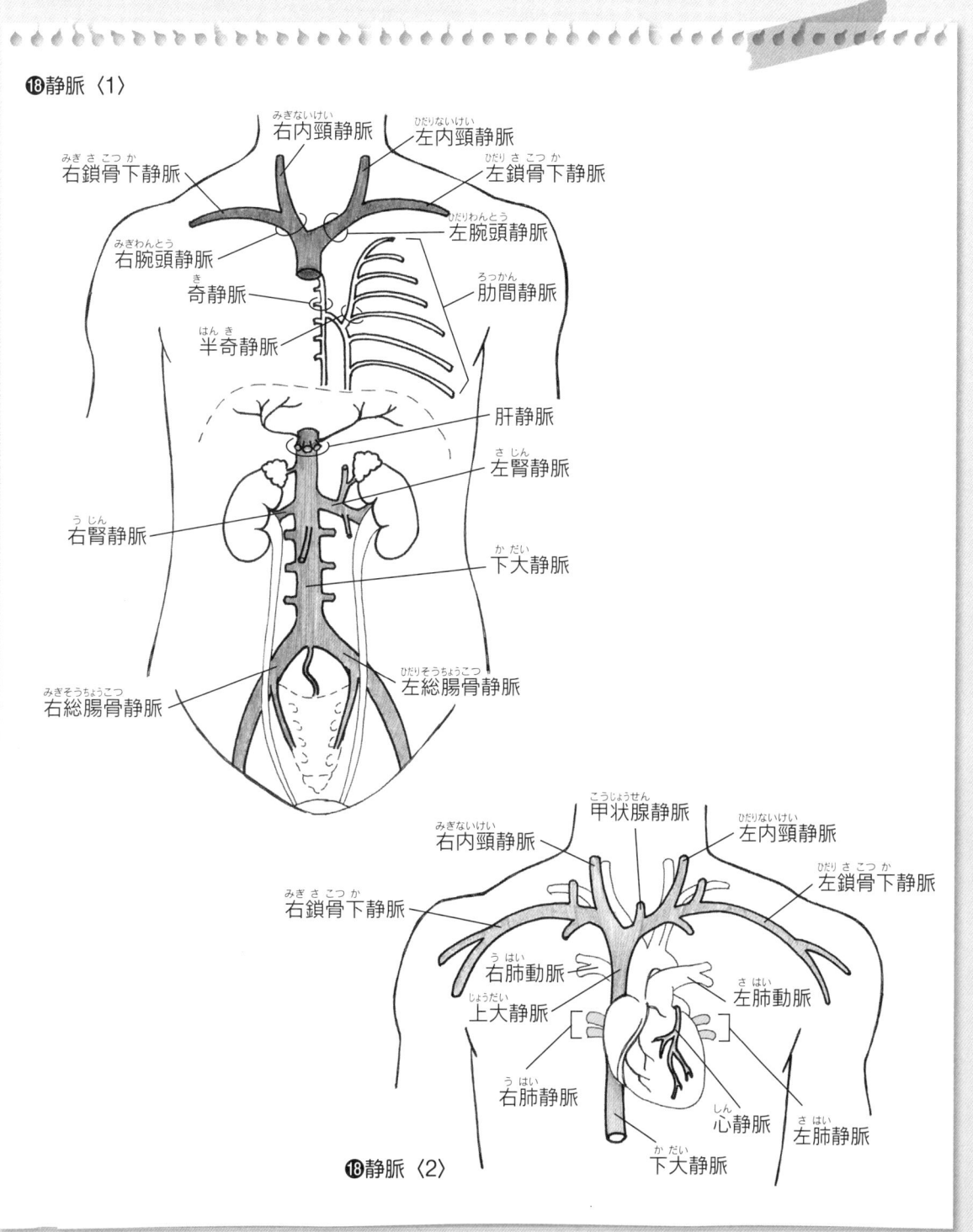

❽静脈〈1〉

- 右内頸静脈
- 左内頸静脈
- 右鎖骨下静脈
- 左鎖骨下静脈
- 左腕頭静脈
- 右腕頭静脈
- 奇静脈
- 肋間静脈
- 半奇静脈
- 肝静脈
- 左腎静脈
- 右腎静脈
- 下大静脈
- 左総腸骨静脈
- 右総腸骨静脈

❽静脈〈2〉

- 甲状腺静脈
- 右内頸静脈
- 左内頸静脈
- 左鎖骨下静脈
- 右鎖骨下静脈
- 右肺動脈
- 左肺動脈
- 上大静脈
- 右肺静脈
- 心静脈
- 左肺静脈
- 下大静脈

Ⅱ 循環器系　71

⓳動脈

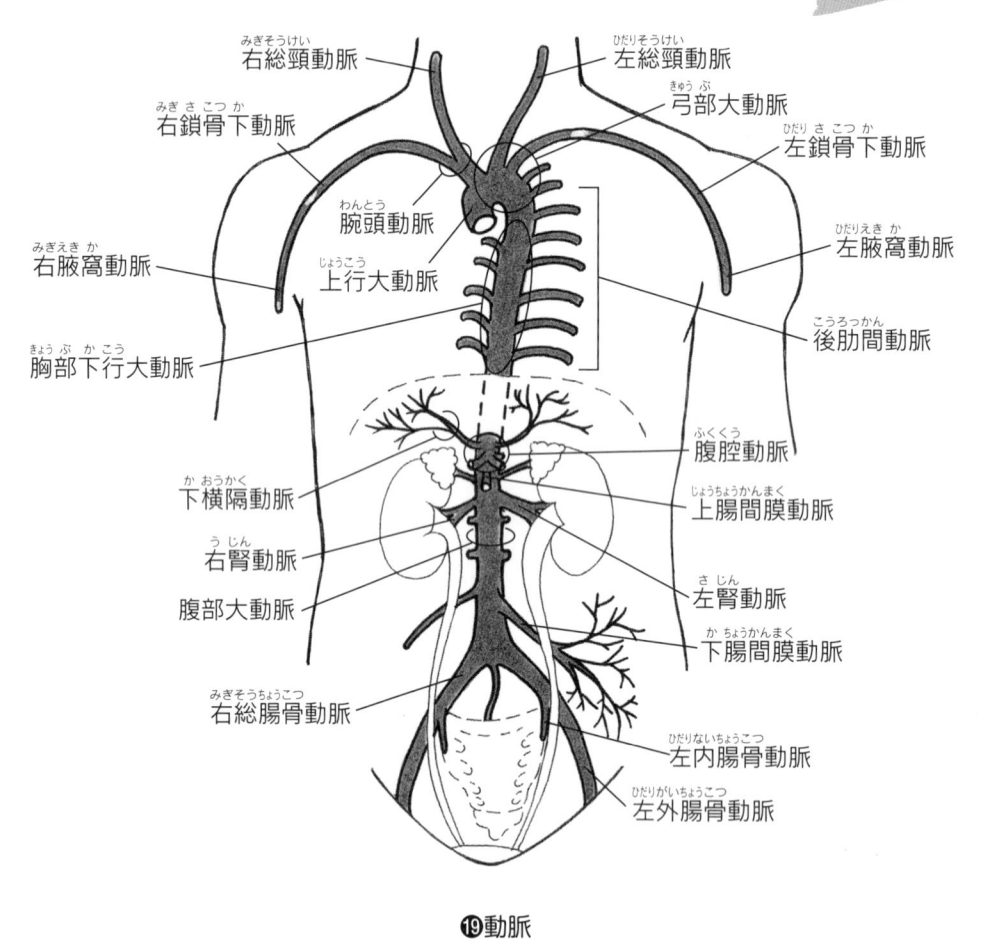

図中ラベル：
- 右総頸動脈（みぎそうけい）
- 左総頸動脈（ひだりそうけい）
- 右鎖骨下動脈（みぎさこつか）
- 弓部大動脈（きゅうぶ）
- 左鎖骨下動脈（ひだりさこつか）
- 腕頭動脈（わんとう）
- 右腋窩動脈（みぎえきか）
- 左腋窩動脈（ひだりえきか）
- 上行大動脈（じょうこう）
- 後肋間動脈（こうろっかん）
- 胸部下行大動脈（きょうぶかこう）
- 腹腔動脈（ふくくう）
- 下横隔動脈（かおうかく）
- 上腸間膜動脈（じょうちょうかんまく）
- 右腎動脈（うじん）
- 左腎動脈（さじん）
- 腹部大動脈
- 下腸間膜動脈（かちょうかんまく）
- 右総腸骨動脈（みぎそうちょうこつ）
- 左内腸骨動脈（ひだりないちょうこつ）
- 左外腸骨動脈（ひだりがいちょうこつ）

（1）動　脈

　大動脈から分岐を繰り返して細動脈となります。血管壁は、高い圧力に耐えるために**内膜、中膜、外膜**の３層構造で頑丈に作られています（⓴）。

　体表から触れやすい血管（㉑）は、脈を取ったり血圧を測ったりするのに使われます。

⓴動脈の構造
３層からなっています。
血管内皮は、内膜の表面を覆う１層の膜です。

図中ラベル：外膜／中膜／内膜／血管内皮（ないひ）

㉑体表から触れやすい血管

- 側頭動脈（そくとう）
- 総頸動脈（そうけい）
- 腋窩動脈（えきか）
- 腹部大動脈
- 上腕動脈（じょうわん）
- 橈骨動脈（とうこつ）
- 鼠径動脈（そけい）
- 尺骨動脈（しゃっこつ）
- 膝窩動脈（しっか）
- 足背動脈（そくはい）

(2) 静脈

動脈よりも血管壁が薄く伸展しやすいため、血液をためることができます。**全血液量の約70%が静脈にある**ので、「**容量血管**」とも呼ばれます。太い静脈には**弁**があり、逆流を防いでいます（㉒）。

骨格筋、特に足の筋肉を動かすと筋肉の周囲の静脈がしごかれて血液を心臓側に移動させます（㉓）。これを「**筋ポンプ**」と呼びます。

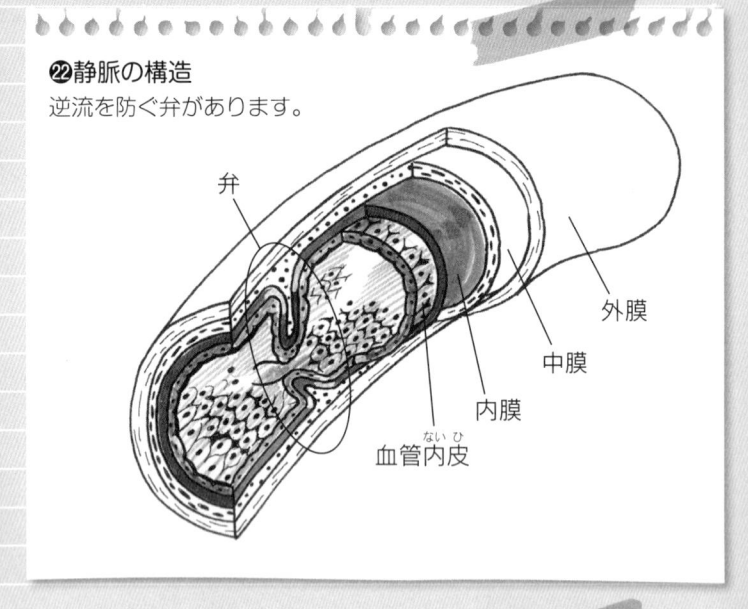

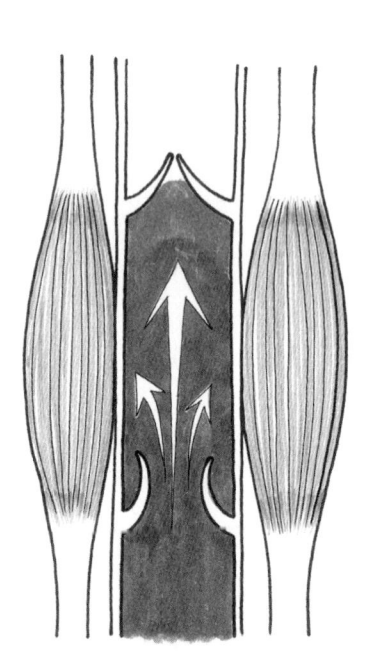

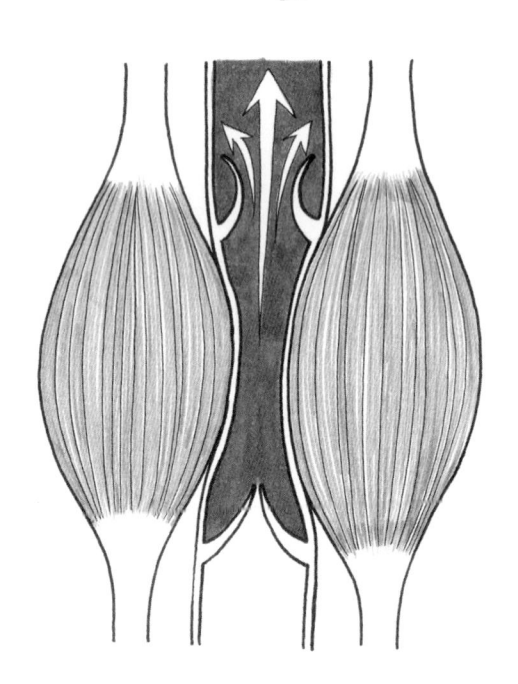

㉒静脈の構造
逆流を防ぐ弁があります。

弁／外膜／中膜／内膜／血管内皮

㉓筋ポンプ
歩くことによって足の血液が心臓に戻りやすくなります。

(3) 毛細血管

　　細動脈から分岐し、組織内に分布する細い血管のことです。組織との**物質交換**、**ガス交換**（❷）が行われる場所です。

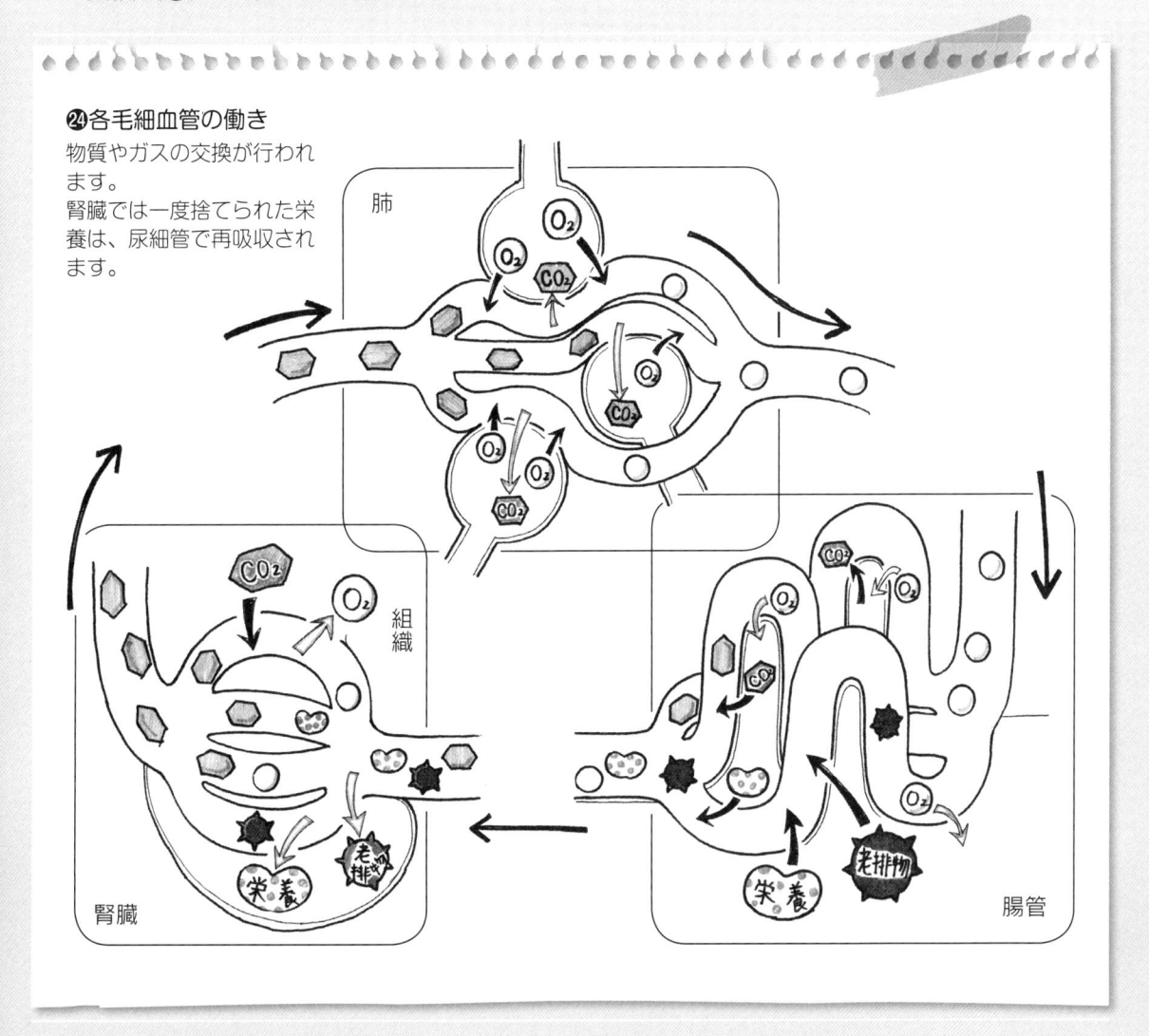

---

❷各毛細血管の働き
物質やガスの交換が行われます。
腎臓では一度捨てられた栄養は、尿細管で再吸収されます。

肺　　組織　　腎臓　　腸管

---

(4) リンパ管

　　リンパ液を流す管です。組織中の毛細リンパ管に始まり、集合リンパ管、主管リンパ管、リンパ本管となって半奇静脈、奇静脈に接続し、最後は大静脈とつながってリンパ液を血管に返します。

　　リンパ管には幾つもの**リンパ節**がぶら下がっています（❷❷）。リンパ節には細菌や異物などを処理する生体防御の役割があります。

リンパ管
リンパ節

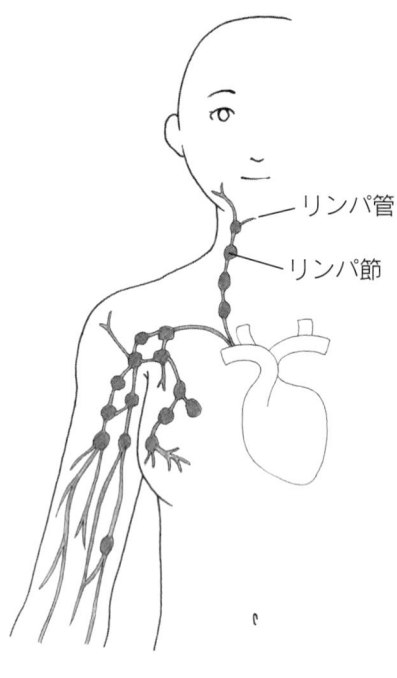

㉕リンパ管とリンパ節（上半身）

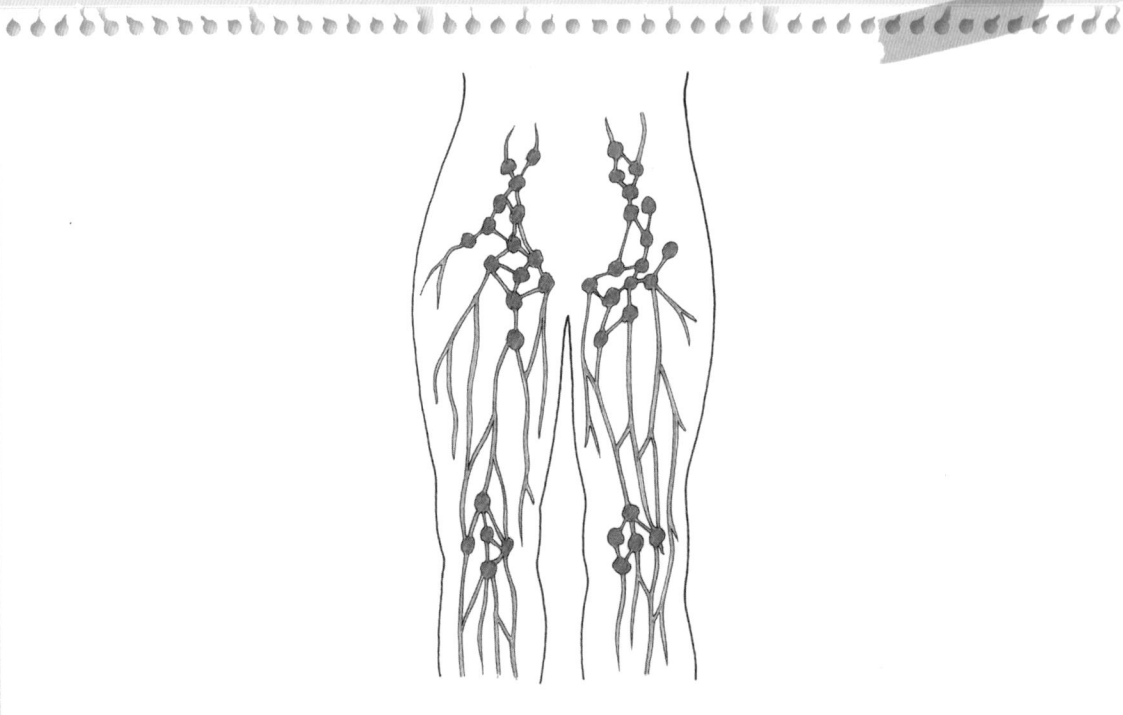

㉖リンパ管とリンパ節（下半身）

76 ● 第3章 器　官

B 働　　き

1 心　臓　▶隊p61 p80 救p113

(1) 心周期

心臓の収縮・拡張の一行程を「**心周期**」と呼びます。心周期と心音、心電図、心房・心室圧、心室容量の関係は（㉗）のとおりです。

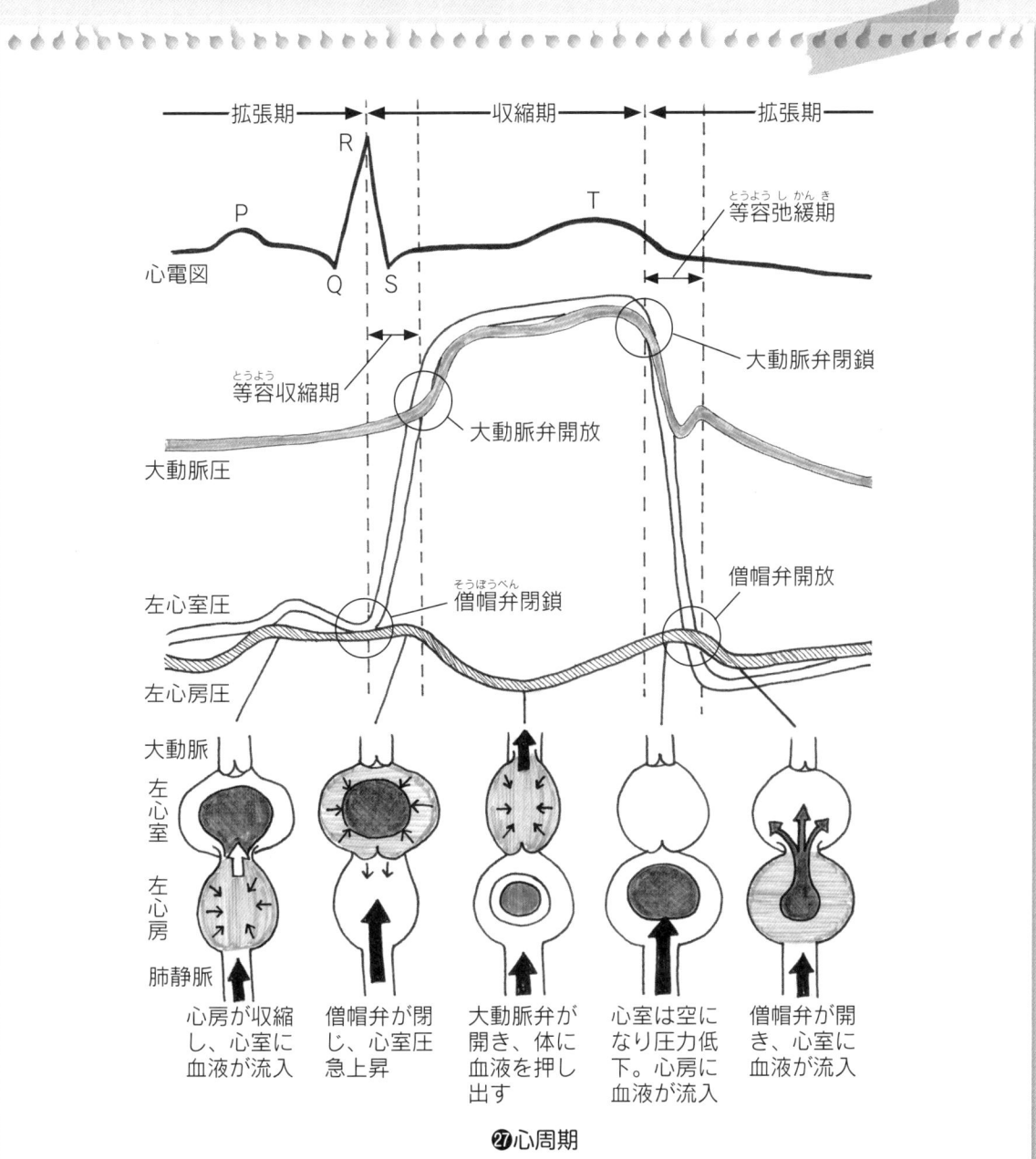

㉗心周期

(2) 刺激伝導系

心臓は筋肉でできています。これを規則正しく動かすために、心臓の細胞（心筋）一つひとつに電気を流す仕組みが**刺激伝導系**です（㉘）。

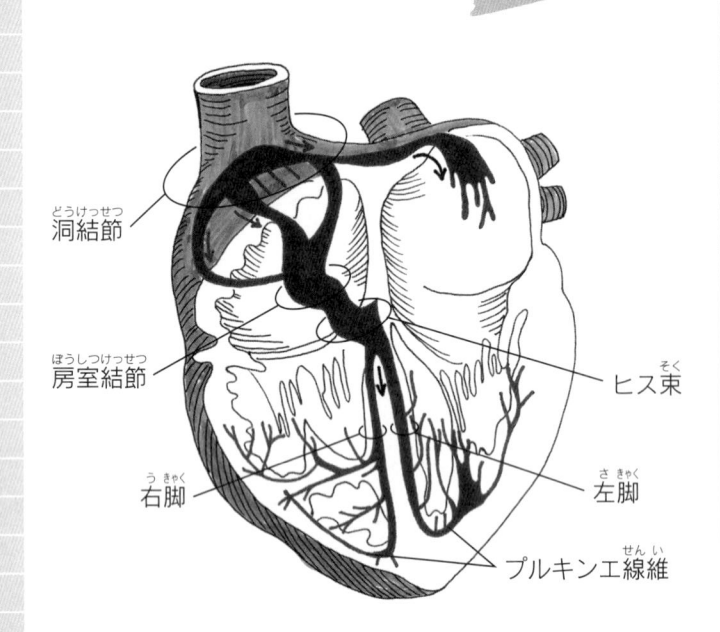

電気信号は洞（房）結節で作られます。その信号は房室結節に伝わるとともに途中の心房の筋肉を収縮させます。**房室結節**からは、信号は筋肉を収縮させることなく高速で**ヒス束→右脚・左脚→プルキンエ線維**と伝わり、最後に心室の筋肉に達して心室を一斉に収縮させます。駅伝でタスキが渡されていくイメージです（㉙）。

㉘刺激伝導系
信号は洞結節で作られて下流へ送られます。

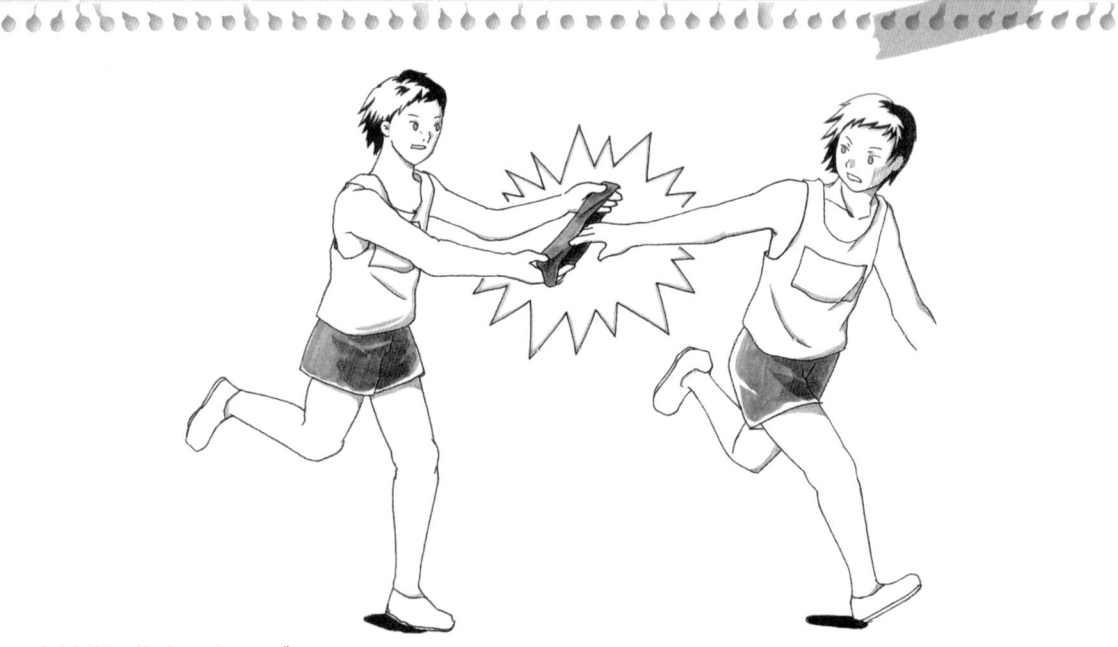

㉙刺激伝導系のイメージ
たすき（信号）を次々と渡していきます。

78 ● 第3章 器官

全ての心筋細胞は、**自分で信号を作る能力**があります。これにより信号がどこかで止まっても、その下流で信号を作り心臓を動かすことができます。駅伝ランナーが転倒棄権したとき、次のランナーが足切りスタートするのと同じです（㉚）。

　信号がどこかで止まった場合**心拍は遅くなります**。これは、足切りスタートが決まるまでたすきを待つためです。例えば、洞結節からの正常スタートでは毎分60回心臓が収縮しますが、心室からのスタートでは待ち時間が入るため毎分40回しか収縮しません（㉛）。

㉚足切りスタート
どこかで信号が止まると下流で足切りスタートが行われます。

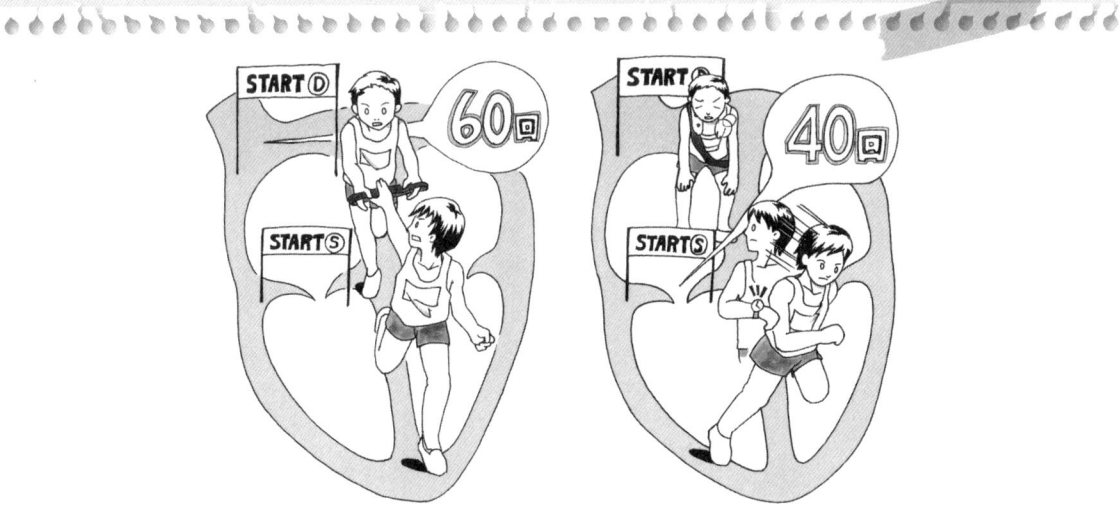

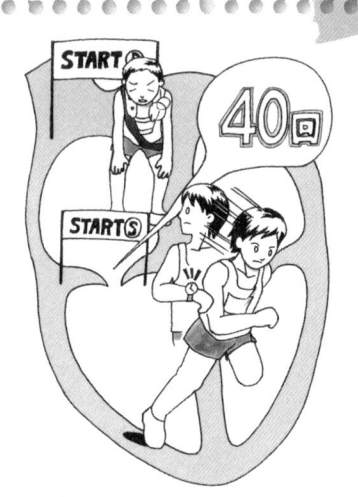

普通の伝導　　　㉛信号がどこかで止まった場合の伝導
　　　　　　　　待ち時間が入るためスタートが遅くなり、
　　　　　　　　結果として心拍数が減ります。

Ⅱ　循環器系　●　79

(3) 前負荷と後負荷

心室の筋肉は、バネに例えられます。バネをたくさん伸ばすと、戻る力も強くなり、逆に伸ばす量を少なくすると、戻る力が弱くなります（㉜）。

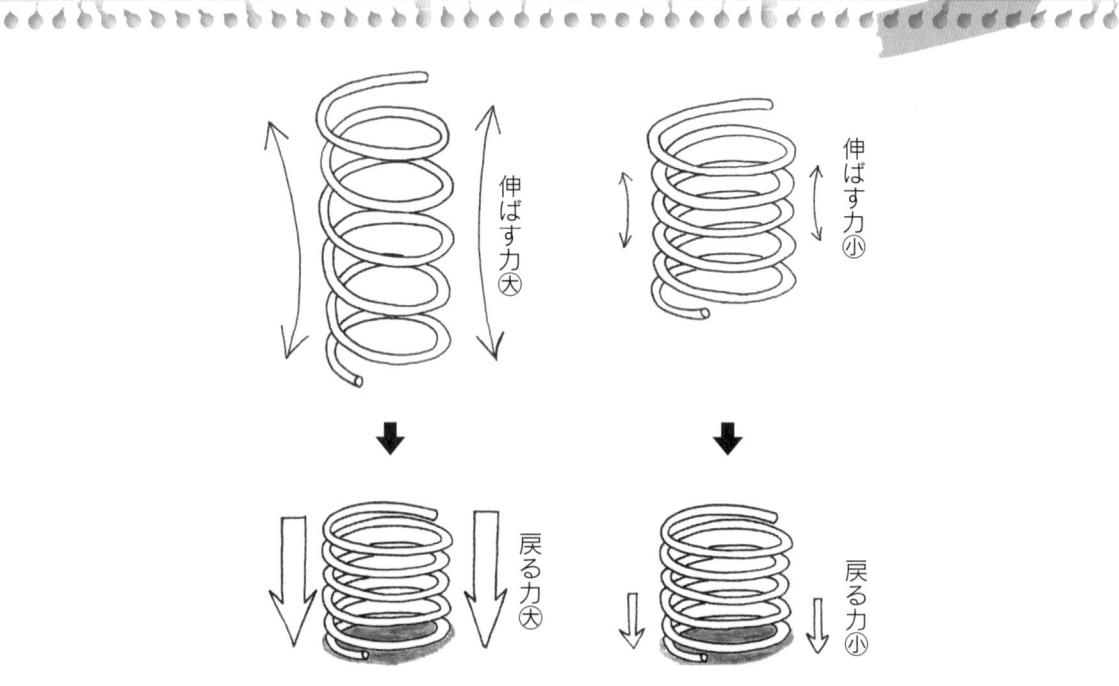

㉜伸ばす力と戻る力（心室の筋肉）
強く伸ばすほど強く縮みます。

　前負荷とは、心臓が収縮する前に心室にある**血液量**のことです。前負荷が多いと心室が膨らむため縮む力も強くなり、大量の血液を力強く押し出します。これにより血液がたくさん必要なときに必要なだけ血液を回すことができます（㉝）。
　後負荷とは、心臓が収縮して血液が出ていくときに受ける**抵抗**のことです。抵抗が少ない方が、血液が流れる量が増えます（㉞）。

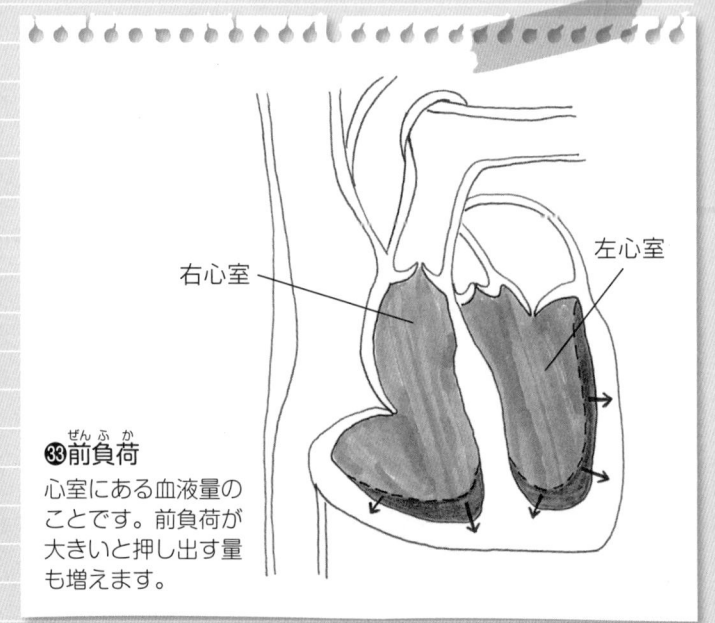

㉝前負荷
心室にある血液量のことです。前負荷が大きいと押し出す量も増えます。

後負荷

大

狭窄症
(大動脈弁が広がらない)

小

正常時

㉞後負荷
血液が出ていくときの抵抗のことです。

㉟

血液は1分で全身を1周します。

(4) 心拍出量

心臓が1分間に送り出す血液の量を「**心拍出量**」といいます。心臓が1回収縮することによって押し出される血液量(**1回拍出量**)は、成人の安静時で約70mLです。心拍出量は1回拍出量×心拍数ですので、体重60kgの成人では心拍出量は約5Lとなります。すなわち、1分間で全身の血液が1周する計算になります(㉟)。

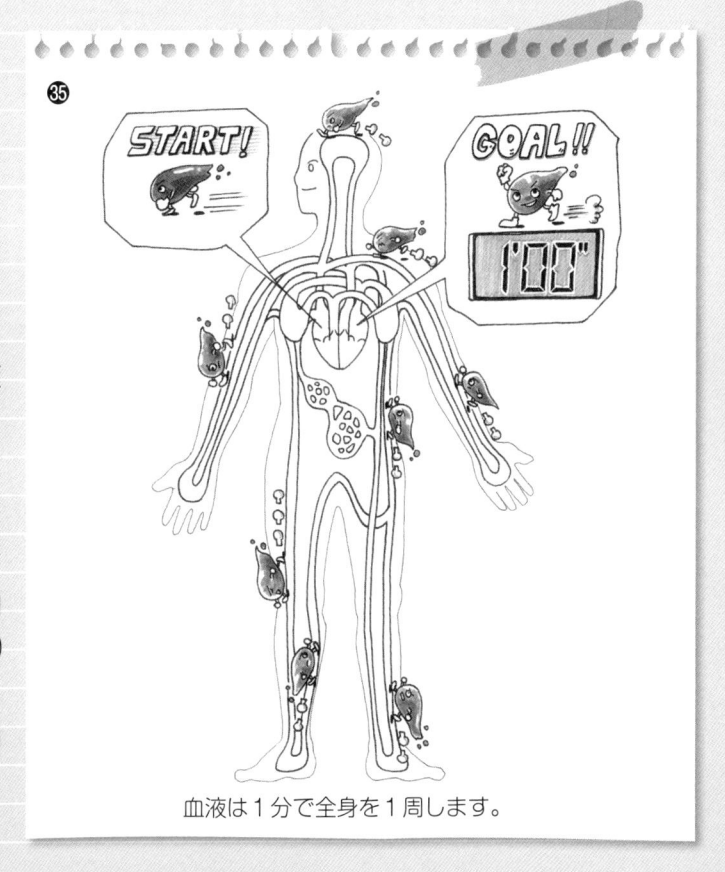

Ⅱ 循環器系 ● 81

(5) 心拍数の調整

自律神経と**ホルモン**により調整されます（→神経系を参照）。

心臓移植で移植された心臓では、自律神経は全て切られているので心拍数の上下はホルモン単独で行われます。ホルモンは、分泌されてから心臓に届くまで時間が掛かりますから（→内分泌系を参照）、運動を始めてしばらくして鼓動が速くなり、運動をやめた後もしばらくドキドキし続けます（㊱）。

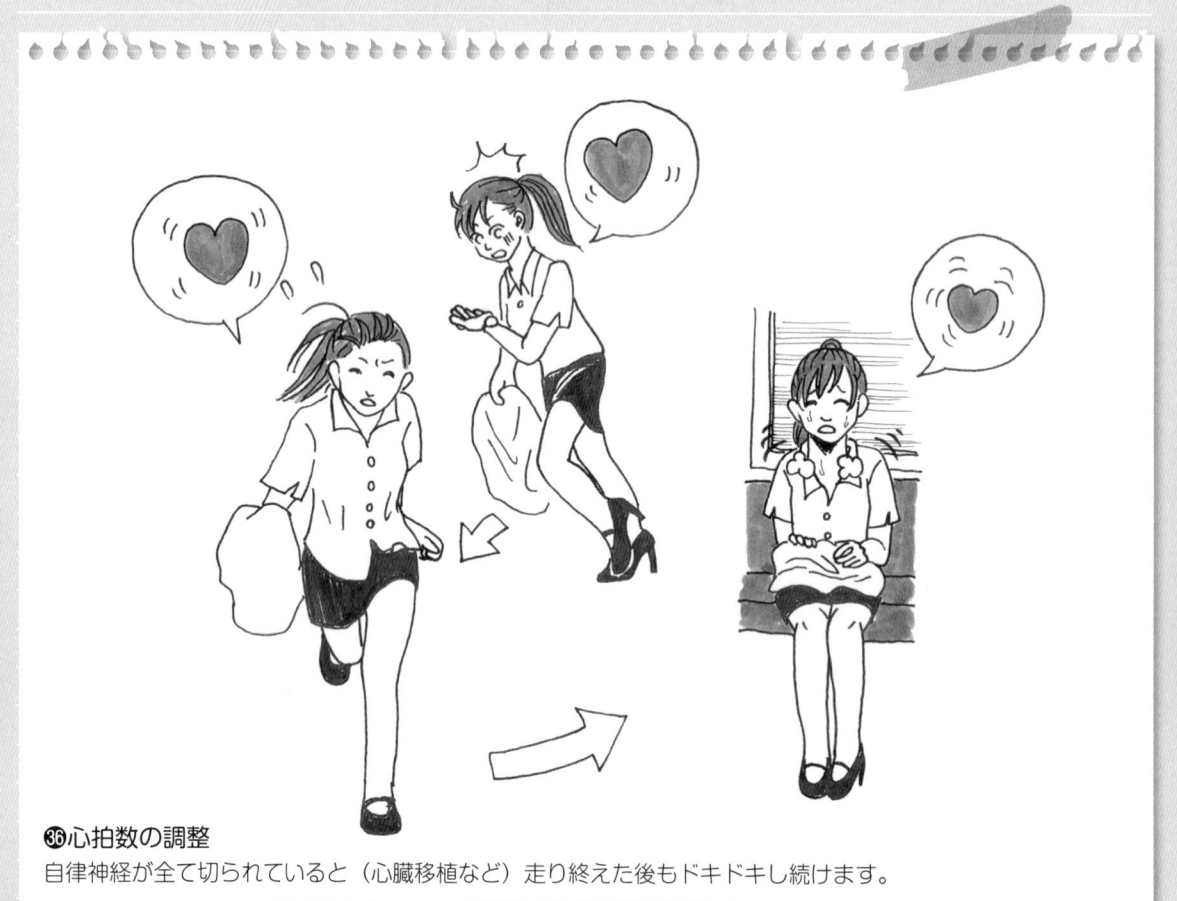

㊱心拍数の調整
自律神経が全て切られていると（心臓移植など）走り終えた後もドキドキし続けます。

(6) 血　　圧　▶隊p77 p80 救p110 p309

動脈の圧力を「血圧」と呼びます。血圧は、心臓が血液を送り出しているときの血圧（**収縮期血圧**、最高血圧、俗にいう「上の血圧」）と、心臓に血液を取り込んでいるときの血圧（**拡張期血圧**、最低血圧、俗にいう「下の血圧」）があります。収縮期血圧と拡張期血圧の差を「**脈圧**」と呼びます。

平均血圧も使われます。これは脈圧を三角形に見立てたときの重心のことで、

　　　平均血圧＝拡張期血圧＋（収縮期血圧－拡張期血圧）／3

で求められます。

収縮期血圧、拡張期血圧、平均血圧の関係は㊲のとおりです。

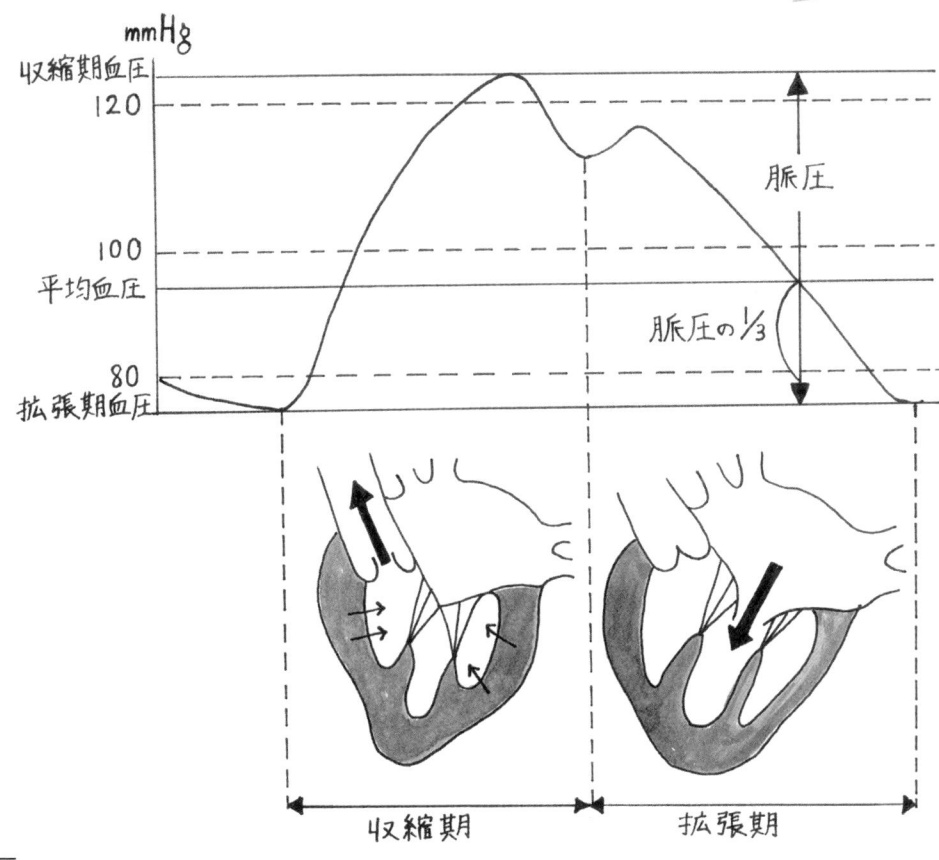

㊲血圧
収縮期血圧、拡張期血圧、平均血圧、脈圧があります。

(7) 心電図 ▶隊p80 救p337 p574

心電図は、心臓の電気活動をグラフに表す装置です。心臓を挟むようにプラスとマイナスの電極を貼り付けて測定します。表示されるグラフは、**プラス電極側に向かってくる電気を上側**に表し、遠ざかる電気を下側に表します（㊳）。電極を付ける位置によって、心電を見る位置を変えることができます（㊴）。この心電を見る位置のことを「**誘導**」といいます。心電図を連続して表示する場合は、通常はⅡ**誘導**が使われます。

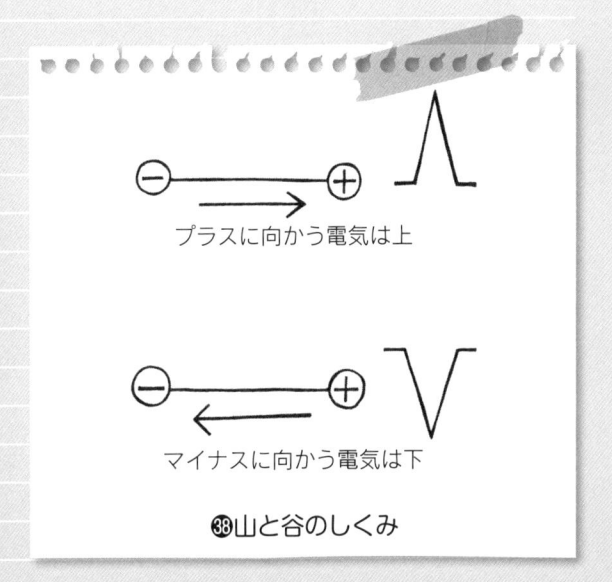

プラスに向かう電気は上

マイナスに向かう電気は下

㊳山と谷のしくみ

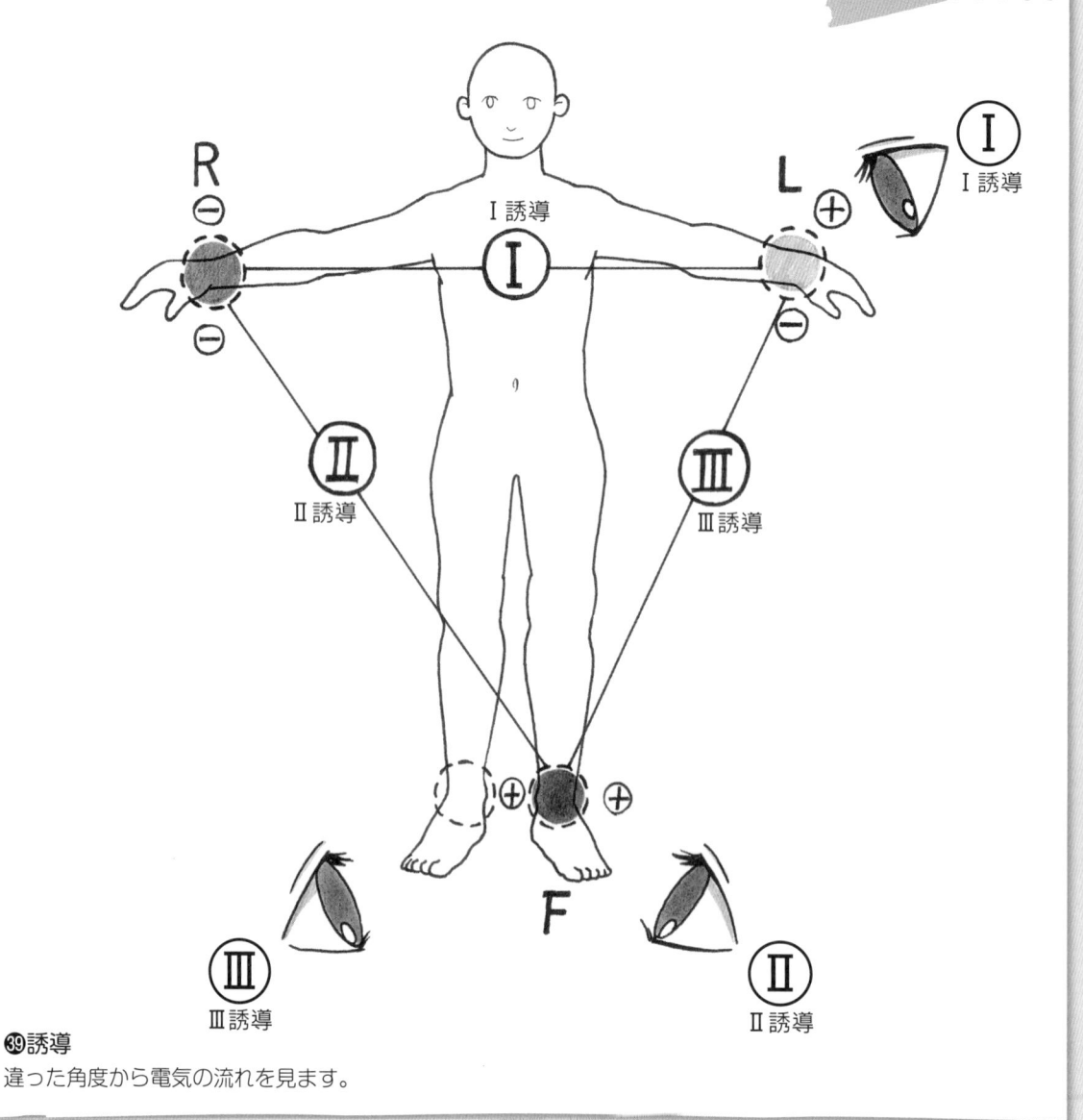

㊴誘導
違った角度から電気の流れを見ます。

　心電図の波形と刺激伝導系の関係は、(㊵)のとおりです。心電図は心臓の電気的な動きを見ているだけなので、**きちんと動いているかの判断はできません**。きちんと動いているかどうかを判断する方法の一つに、心臓の音を聴診器で聞く方法があります。心臓の「ドックン」と聞こえる音は、心室が収縮し始めるときに心房と心室の間にある弁（房室弁：三尖弁と僧帽弁）が閉じる音がⅠ音で「ドックン」の「ドッ」に相当します。心室が収縮し終わり、血液を流した後に次の血液を心房から受け取る際に大動脈弁が閉じますが、この音がⅡ音で「ドックン」の「クン」に相当します。心音と心電図の関係は、(㊶)のとおりです。

㊵心電図波形と刺激伝導系
Pは心房の収縮を
QRSは心室の収縮を
Tは心室の緩み（広がり）を示します。

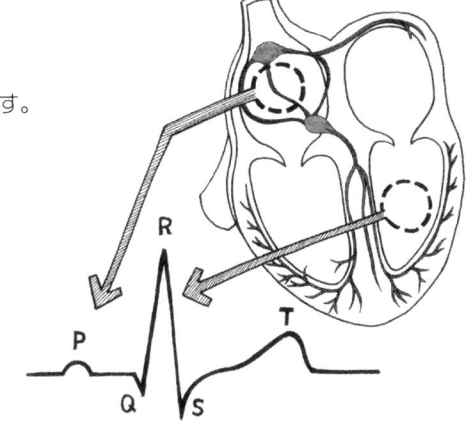

心電図波形

Ⅰ音　『ドッ』
Ⅱ音　『クン』

心音

心臓の動き

房室弁が閉じる。　　大動脈弁が閉じる。

㊶心音と心電図の波形

Ⅱ　循環器系　●　85

C 病気

1 不整脈 ▶隊p81 p87〜89 救p308 p526 p576〜581

　心拍のリズムが崩れた状態です（㊷）。刺激伝導系の異常や電気興奮の異常発生などにより発生します。症状は動悸、血圧低下、意識消失（㊸）などです。動悸のみを訴える場合は軽症ですが、意識障害を伴う場合は重症です。

㊷

正常リズム
- 正常洞調律

不整脈のいろいろ
- 期外収縮
- 心房細動
- 上室性頻拍
- 心室頻拍
- 心室細動
- 房室ブロック

動悸　　　　　意識消失　　　　　　　血圧低下

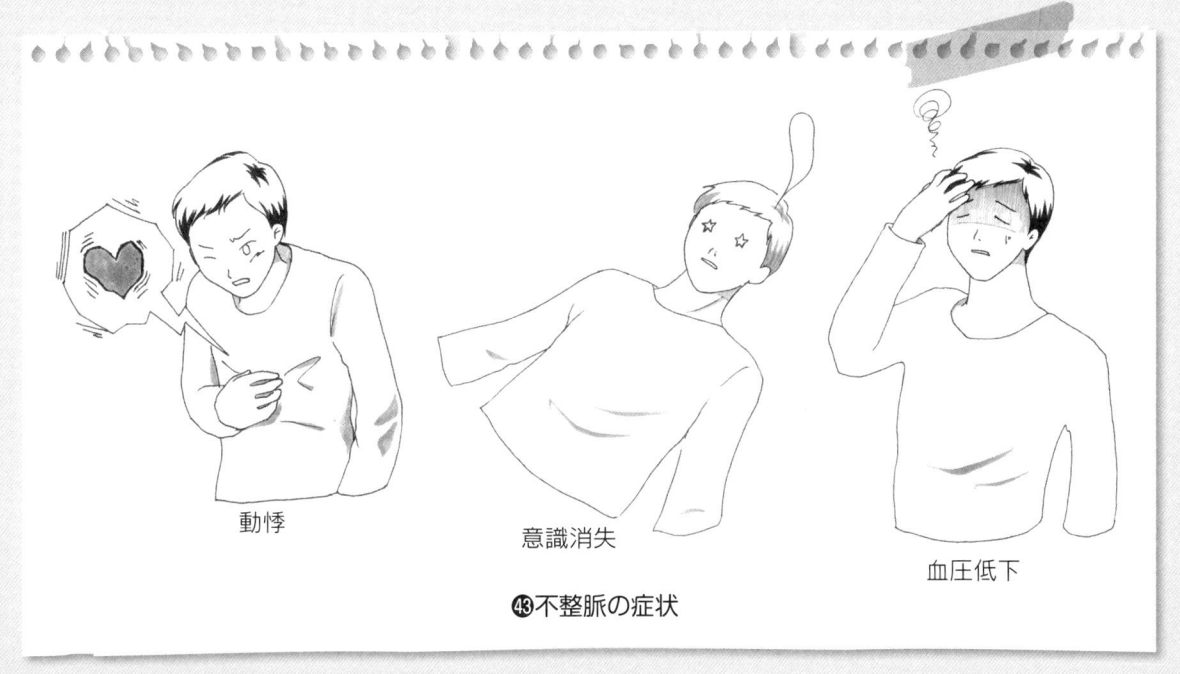

㊸不整脈の症状

2　狭心症　▶隊p106　救p115 p522 p579

　心臓の栄養血管である**冠動脈が細くなっている**ため、心臓の筋肉に満足に血液を届けられなくなって胸が痛くなる（㊹）疾患です。症状は15分未満、多くは**3分未満**で消失します。原因は大きく3つあります（㊺）。

(1) 動脈硬化で血管が**詰まりかけ**ているので、走って脈が速くなったときに下流の筋肉に血液が足りなくなる（器質的狭心症）

(2) 血管が**痙攣**して細くなり、血液が足りなくなる（冠攣縮性狭心症）

(3) 血の塊が血管に**詰まる**（血栓性狭心症）

　(1)では立ち止まれば、(2)では痙攣が治まれば、(3)では詰まったものがなくなれば症状は消失します。

　痛くなる頻度が増し、1回の痛みの時間が長くなっていくのを「**不安定狭心症**」といいます。心筋梗塞の前兆として重要です（㊻）。

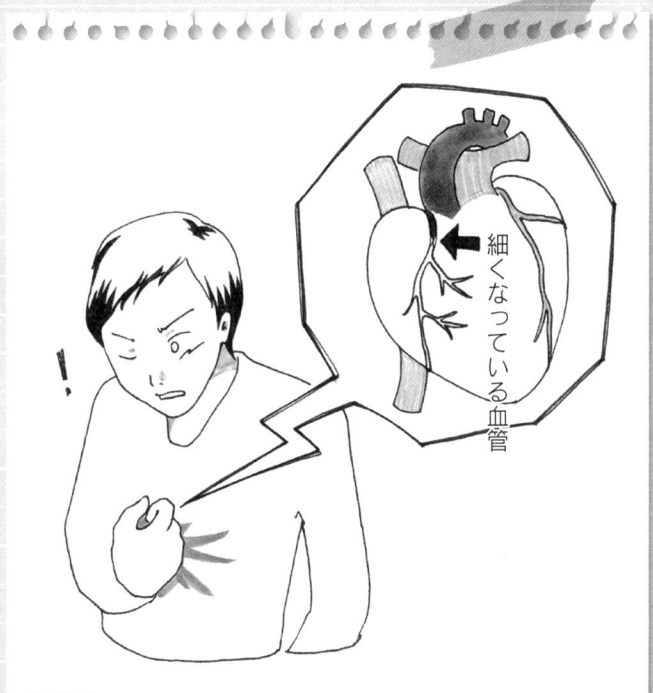

㊹胸痛
狭心症は、心筋に血液が足りないときに起こります。

細くなっている血管

正常

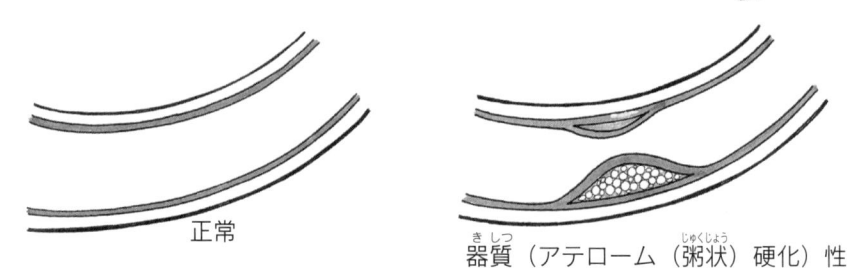

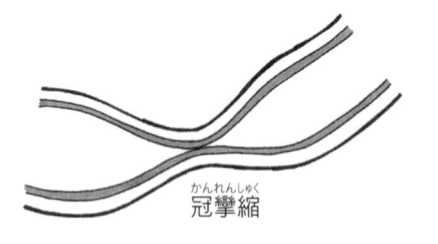

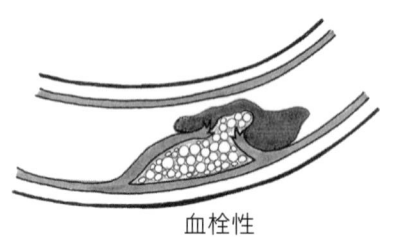

器質（アテローム（粥状）硬化）性

冠攣縮

血栓性

㊽血管が細くなる要因

㊻不安定狭心症（心筋梗塞の前触れ）
体を動かさなくても痛くなり、痛む時間も長くなっていきます。

3　急性心筋梗塞

▶隊p106 救p458 p567 p569

　冠動脈が、動脈硬化や血液の中のゴミ（血栓）で完全に詰まったために、**下流の心臓の筋肉が死んでしまう状態**です（㊼）。詰まる血管が太いほど筋肉が死ぬ範囲も広範囲になります。

　痛みは30分以上続く「押される感じ」「締め付けられる感じ」で、左肩まで痛くなります（㊽）。さらに呼吸困難、嘔吐、失神、動悸、不整脈、ショック、意識障害など、筋肉の死にかけている範囲に応じて症状が出ます（㊾）。

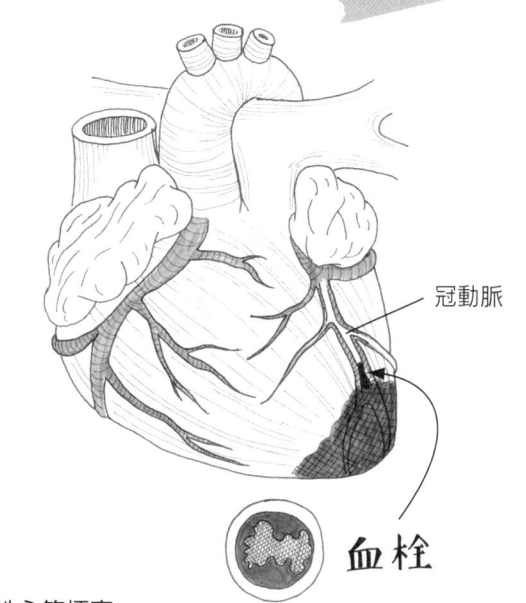

㊼急性心筋梗塞
血管が詰まった場所から下流の心筋が死にます。

㊽心筋梗塞で痛みが出る場所
心臓だけではないことに注意しましょう。

下顎（かがく）
咽頭部（いんとうぶ）
左肩
前胸部
左腕内部（さわん）
心窩部（しんか）

Ⅱ　循環器系　89

呼吸困難　　　　　　　　　嘔気(おうき)

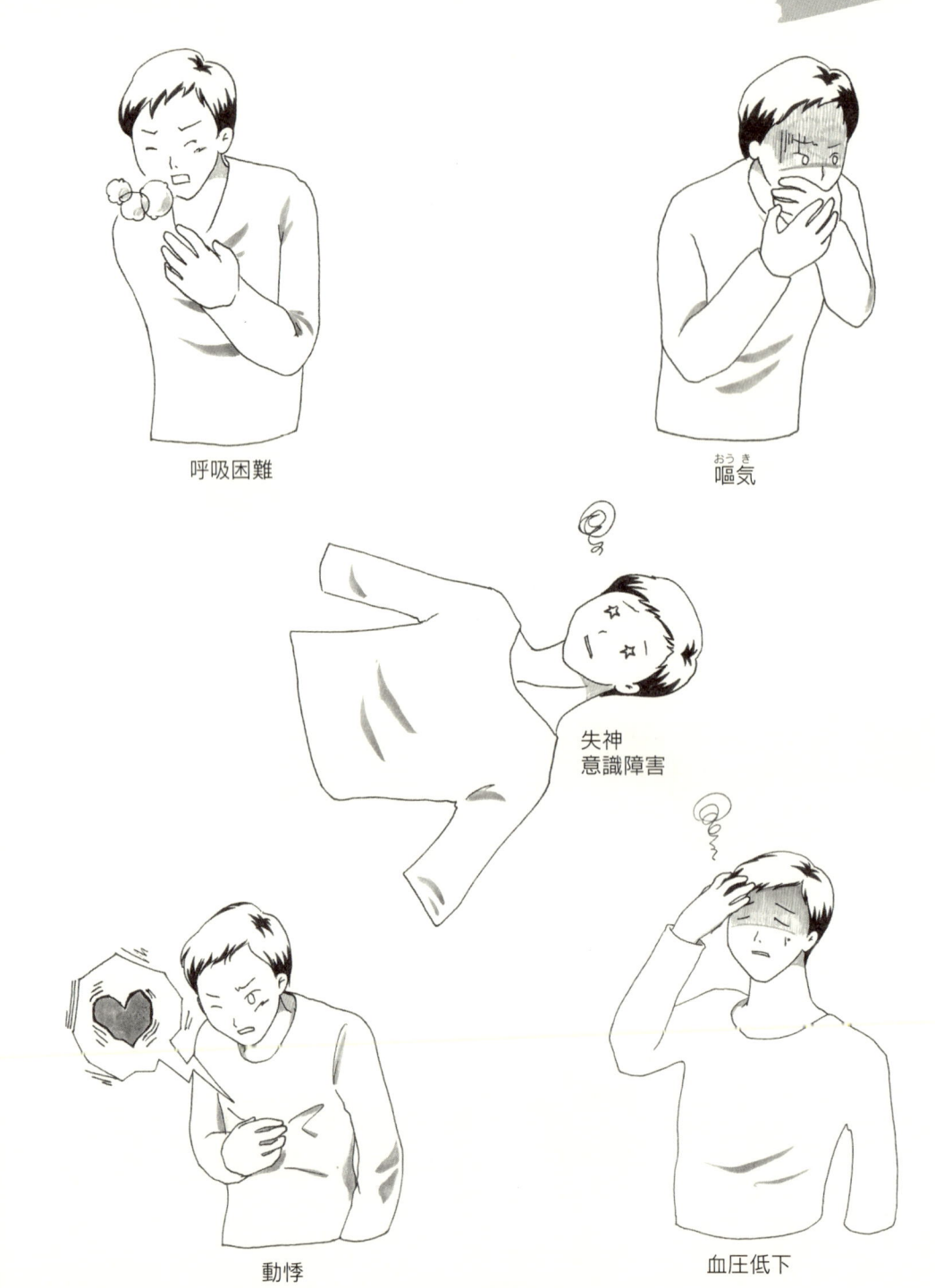

失神
意識障害

動悸　　　　　　　　　　　血圧低下

㊾急性心筋梗塞の症状

90 ● 第3章　器　官

死因で多いのが**不整脈**です。筋肉に血液が渡らないために刺激伝導系を含めて働けなくなり、これにより周囲の筋肉の統制が失われます。心臓の筋肉は元々自分で動く能力がありますので、重しが外れた心筋が勝手に動き出し（(50)）、これが**心室細動**となります。

心電図では**ST上昇**が見られます。狭心症との差を理解しましょう（(51)）。

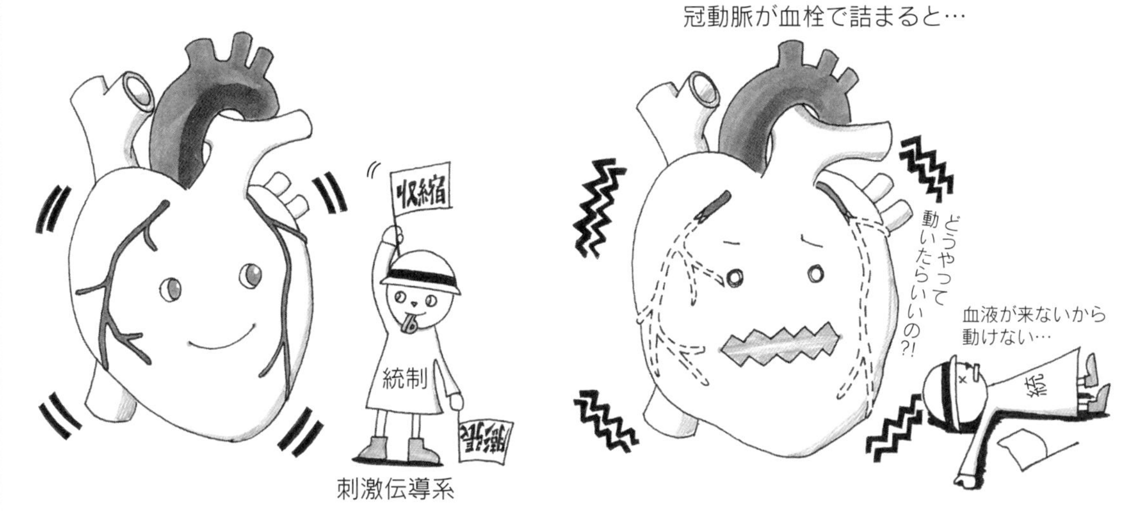
冠動脈が血栓で詰まると…
収縮
統制
刺激伝導系
どうやって動いたらいいの?!
血液が来ないから動けない…
統

(50)急性心筋梗塞から起こる心室細動

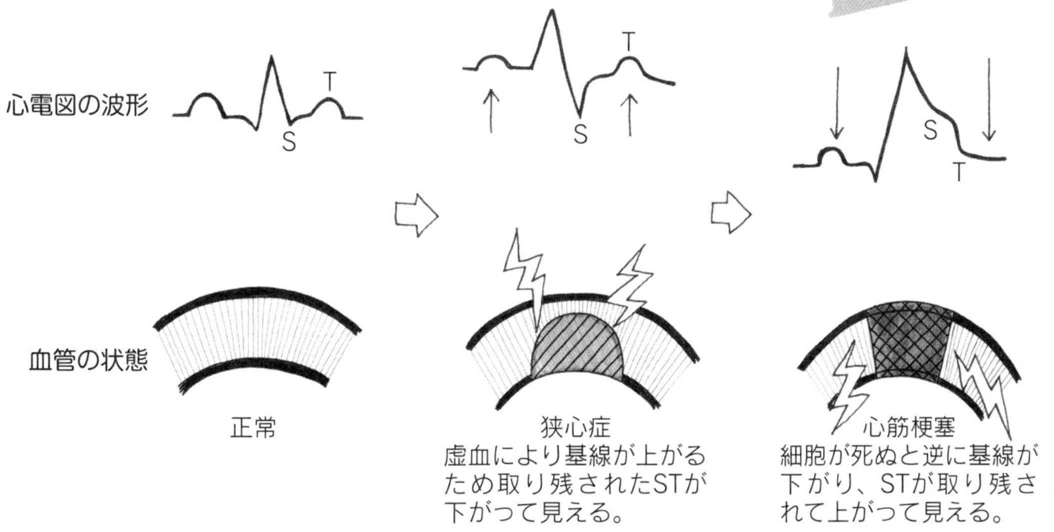
心電図の波形
T
S
T
S
S
T
血管の状態
正常
狭心症
虚血により基線が上がるため取り残されたSTが下がって見える。
心筋梗塞
細胞が死ぬと逆に基線が下がり、STが取り残されて上がって見える。

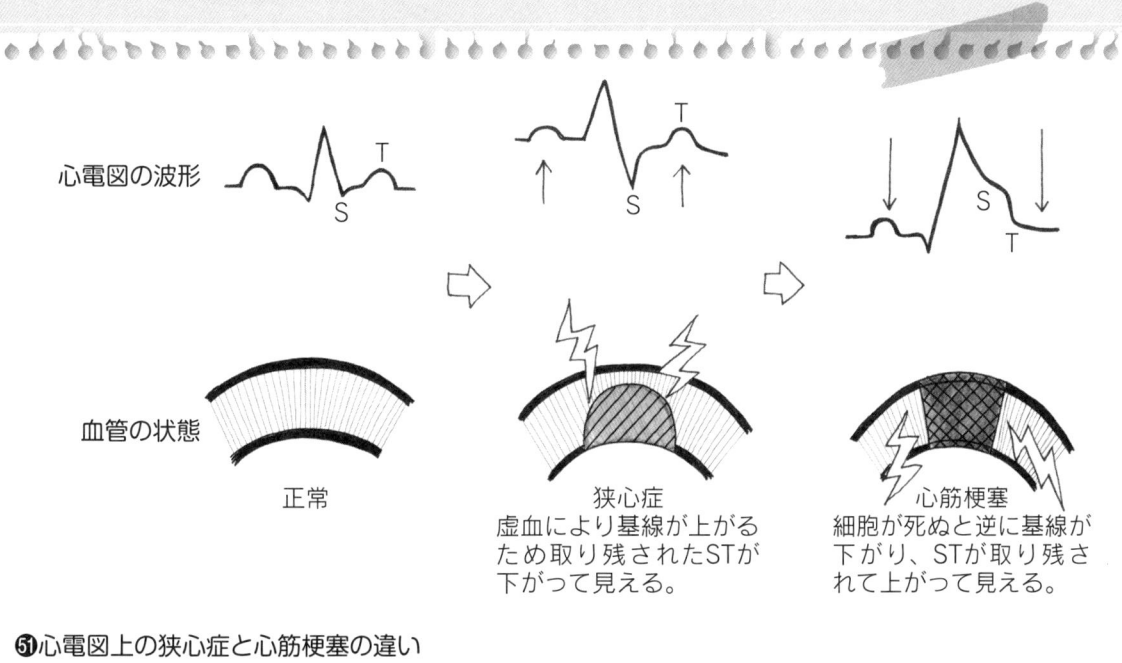

(51)心電図上の狭心症と心筋梗塞の違い

狭心症のＳＴ降下、心筋梗塞のＳＴ上昇は、基線が上下する結果です。

4 心タンポナーデ ▶隊p128 救p468 p572 p734

心嚢の中に**液体**が多量に入ってパンパンとなった状態です（㊷）。心嚢の中には普段から潤滑液が少しだけ入っているのですが、出血、炎症、腫瘍によって液体がたまることがあります。心嚢は丈夫な袋ですし、心臓は膨らんだり縮んだりしますから、液体がたまるほど**心臓は膨らめなく**なります。胸を強く打った後では急激に血液がたまり、心臓が全く膨らまずに死亡することがあります（㊸）。

症状は心不全と同じです。首の横の血管（外頸静脈）が強く膨れる（頸静脈怒張）のが特徴です（㊹）。

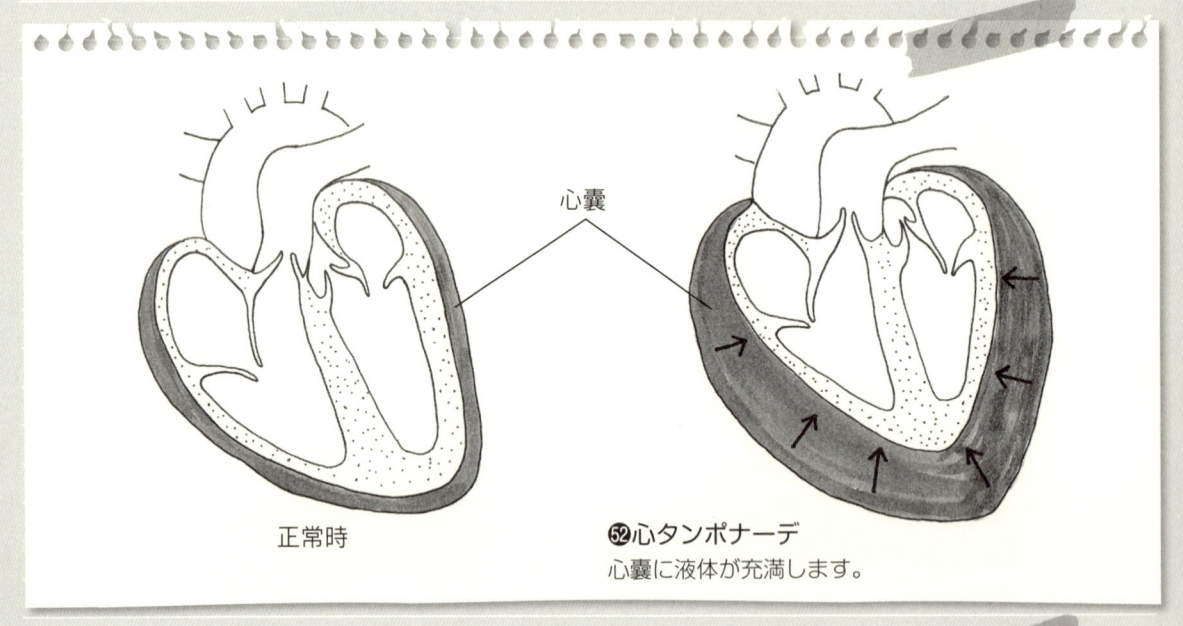

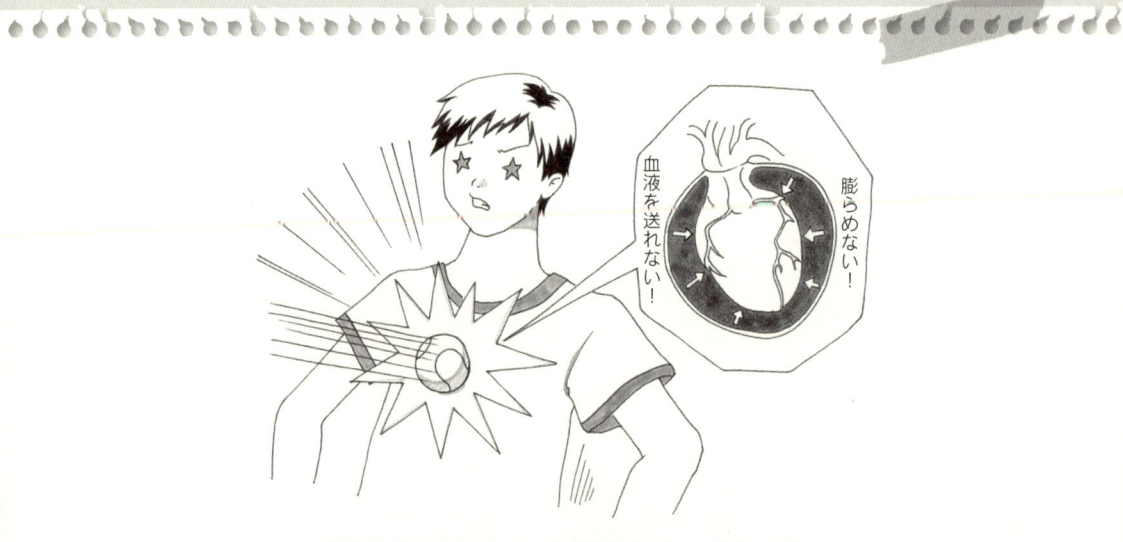

㊷心タンポナーデ
心嚢に液体が充満します。

㊸胸を強く打つと…（外傷性心タンポナーデ）

92 ● 第3章 器官

外頸静脈の怒張

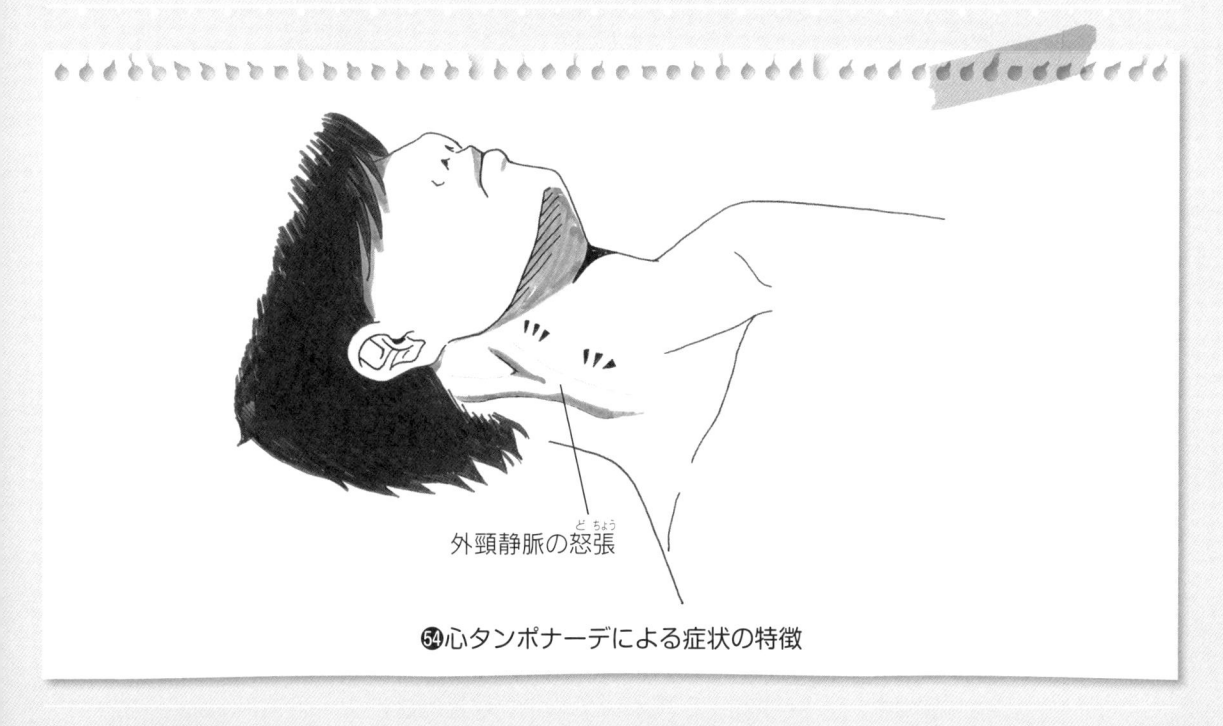

❺心タンポナーデによる症状の特徴

5 大動脈解離 ▶隊p111 救p582

　動脈硬化によって内膜に石灰化（貝殻のかけらと同じ石灰でできた破片がたまること）が起きたり、コレステロールがたまったりする（❺）と、動脈の圧に耐えきれずに内膜が裂けることがあります。内膜の裂け目が中膜に達すると、中膜は割り箸を割るように**上下に大きく裂けていきます**（❺）。これが大動脈解離で、血管が縦に裂ける時に同じところで激痛を感じます（❺）。膨らんだ部分は「**動脈瘤**」といいます。

　元々、内膜、中膜、外膜の3層があった大動脈が、中膜の半分と外膜だけになりますので、残りの壁全部が破裂する可能性も高くなります（**大動脈瘤破裂**といい、ほとんどの傷病者は即死します。）。また、動脈瘤は元々の構造を破壊して作られるため、冠動脈を巻き込むと心筋梗塞になり、頸動脈を巻き込むと脳梗塞になります（❺）。

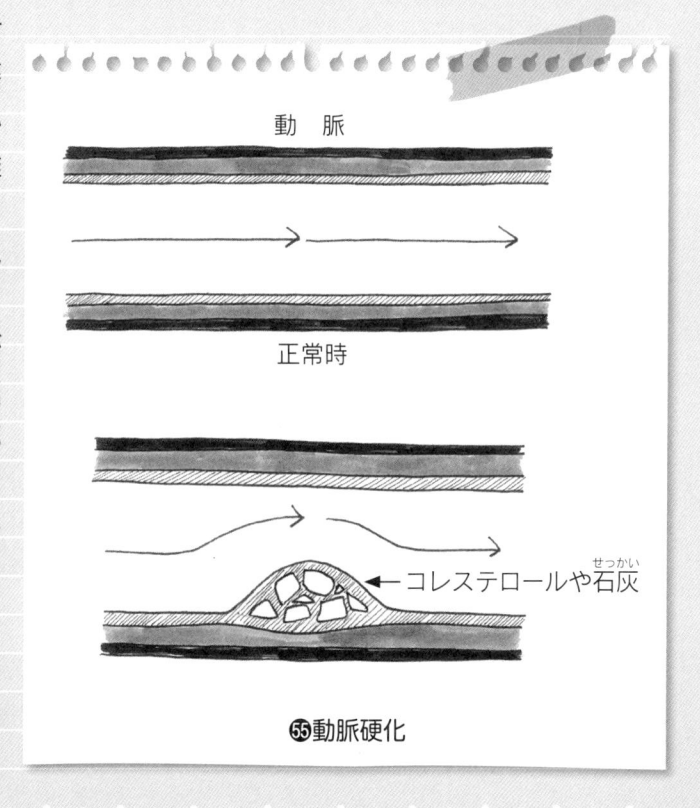

動　脈

正常時

←コレステロールや石灰

❺動脈硬化

Ⅱ　循環器系　●　93

㊺大動脈解離

正常時 / 解離の発生
外膜・中膜・内膜・血液
中膜組織が破壊される
丈夫な外膜
血液（真腔 しんくう）
解離腔（かいりくう）（偽腔 ぎくう）
内膜の破綻部分（解離のエントリー）

㊼解離に一致した部分が痛くなる

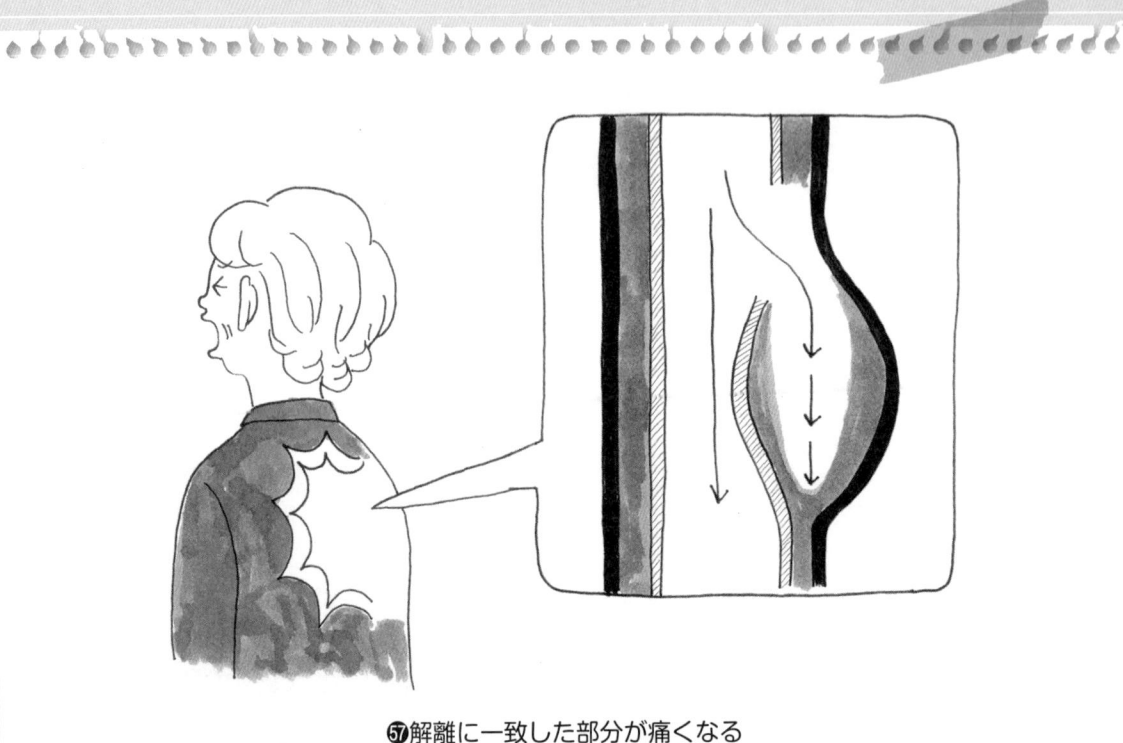

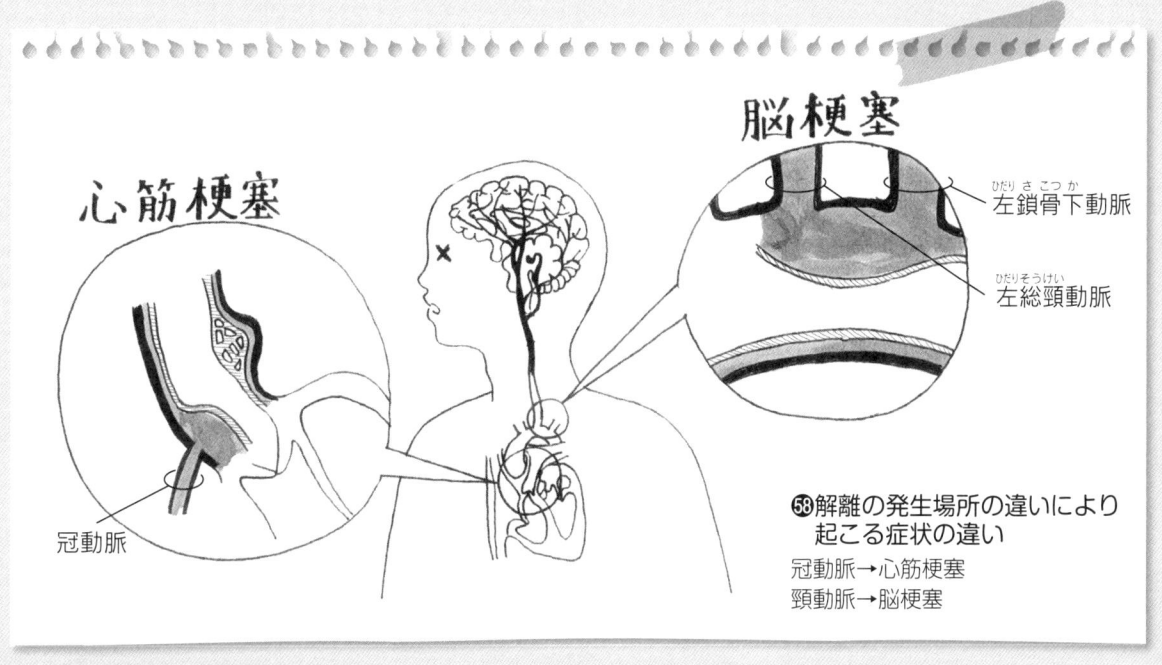

❺❽解離の発生場所の違いにより
　起こる症状の違い
冠動脈→心筋梗塞
頸動脈→脳梗塞

6　心不全　▶隊p92　救p458

　心臓の筋肉の収縮力が弱くなることによってポンプとしての働きが弱くなった状態です。血液を送り出す量が減るために疲れやすく、体を動かせなくなります。血液を吸い込む量が減るため全身に水がたまってむくみます（浮腫）し、肺に血液がたまって喘息のような症状（呼吸困難や起坐呼吸）が起きます（❺❾）。

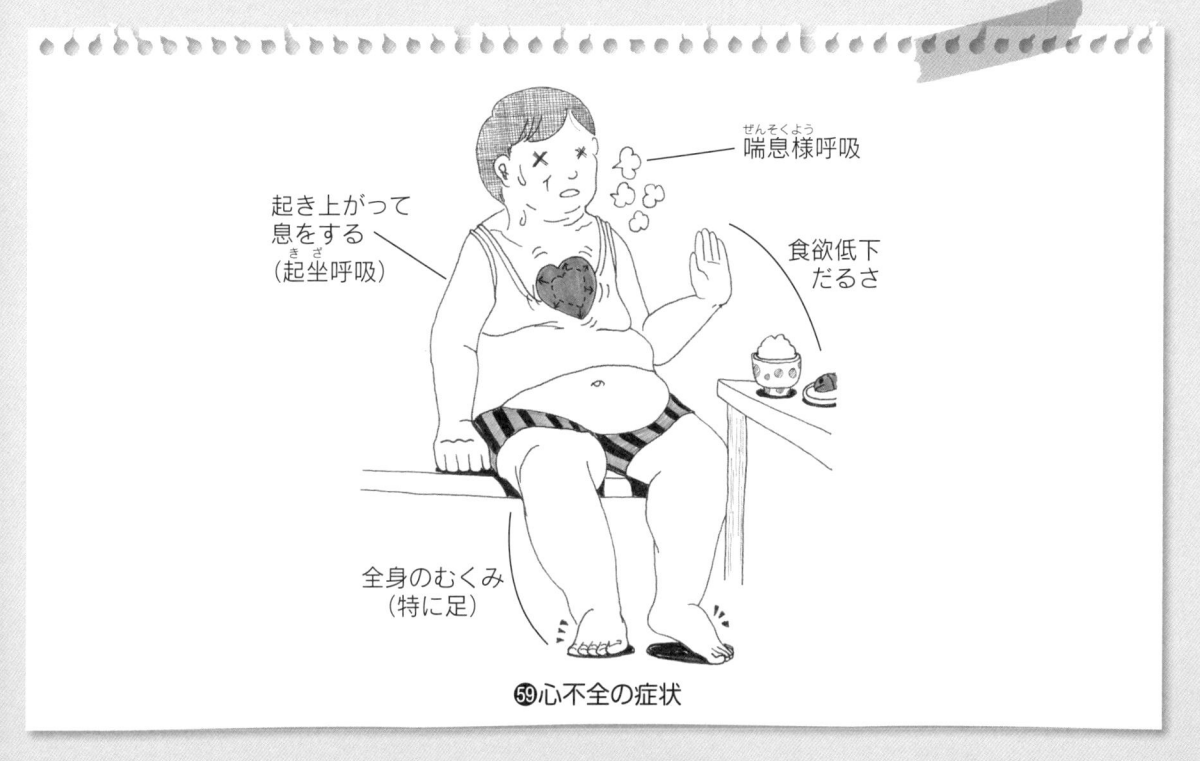

❺❾心不全の症状

Ⅱ　循環器系　● 95

7　出　血　▶隊p196 救p183

血液が血管の外に出ることです。幾つかの分類があります。

出血する場所

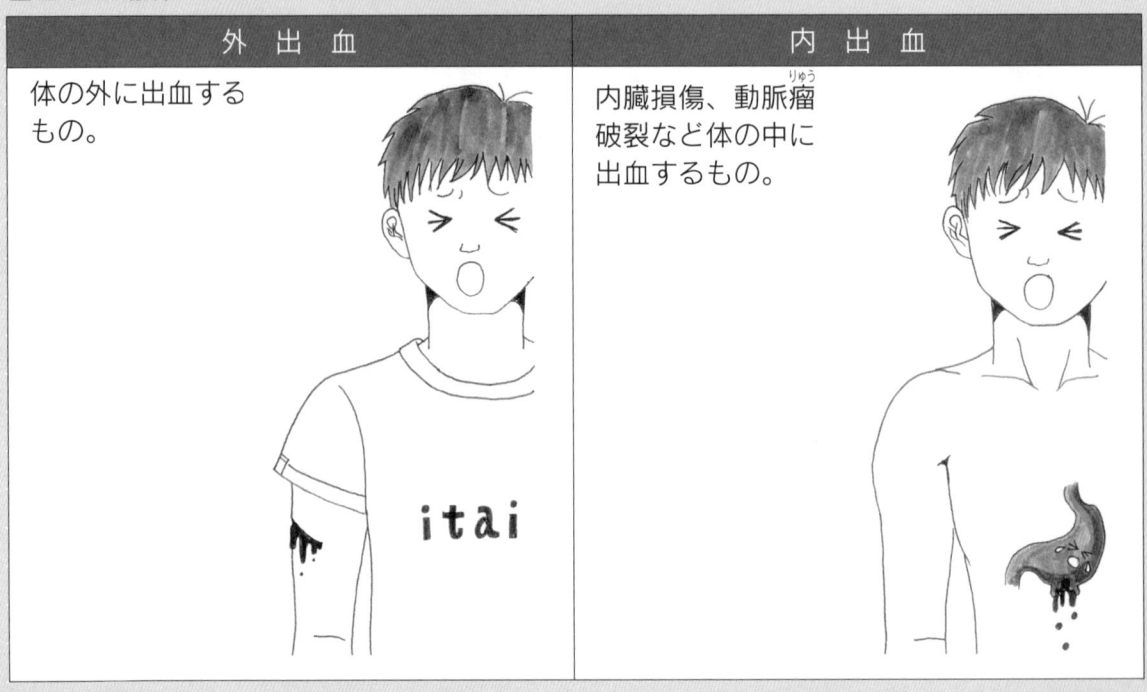

外　出　血	内　出　血
体の外に出血するもの。	内臓損傷、動脈瘤_{りゅう}破裂など体の中に出血するもの。

切れた血管

動脈性出血	静脈性出血	毛細血管性出血
動脈が切れて出血したもので、心臓の鼓動と連動してドクドクと出血し、鮮やかな赤色（鮮紅色）である。	静脈が切れて出血したもので、ダラダラと出血し、黒っぽい色（暗赤色）である。	出血量は少なく、にじみ出るように出血。

血液量は、成人で体重１kg当たり**約80mL**、小児で約120mLです。出血により体の血液量が減ると、心臓に戻ってくる量が減り、心臓が１回に拍出する量も減ります。血圧を一定に保つために、体は**心拍数を増やし**、血管を細くして**抵抗を増やし**対応します（(60)）。出血量がさらに増えて心拍数も抵抗も限界に達すると、出血量に応じて血圧が低下し、**ショック状態**となります（(68)）。

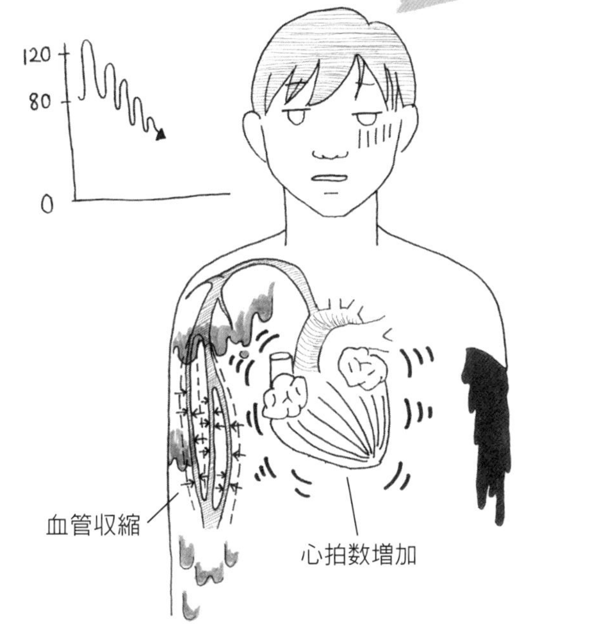

(60)ショックを起こさないための働き
心拍数が増え、血管が収縮します。

8　ショック

隊p91～94 救p463

「うわー、ショック！」など一般的には心理的に衝撃を受けたときに使われている言葉ですが、医学的には血のめぐりが悪くなり体に支障を来す状態です。

(1)　定　　義

ショックとは「主要臓器への**血液量が急激に減少**したため、臓器や細胞のエネルギー代謝が障害され、正常な**機能を維持できなくなった**状態」のことです。

(2)　ショックの分類

４つのカテゴリーに分かれます（表）。ショックのイメージを消防車を使った放水訓練に例えて解説します。心臓が消防車のポンプ、血管がホース、水が血液とします（(61)）。

名　　称	病　　態	疾　　病
循環血液量減少性ショック	血液体液の減少	大出血、熱傷
心原性（しんげんせい）ショック	心臓自体の機能低下	心筋梗塞、心筋炎
心外閉塞（しんがいへいそく）・拘束性（こうそくせい）ショック	心臓は正常だが送り出せない	肺梗塞、心タンポナーデ、緊張性気胸
血液分布異常性ショック	血液、体液が偏る	敗血症（はいけつしょう）、アナフィラキシー、脊髄（せきずい）損傷

❻①ショックのイメージ（正常時）

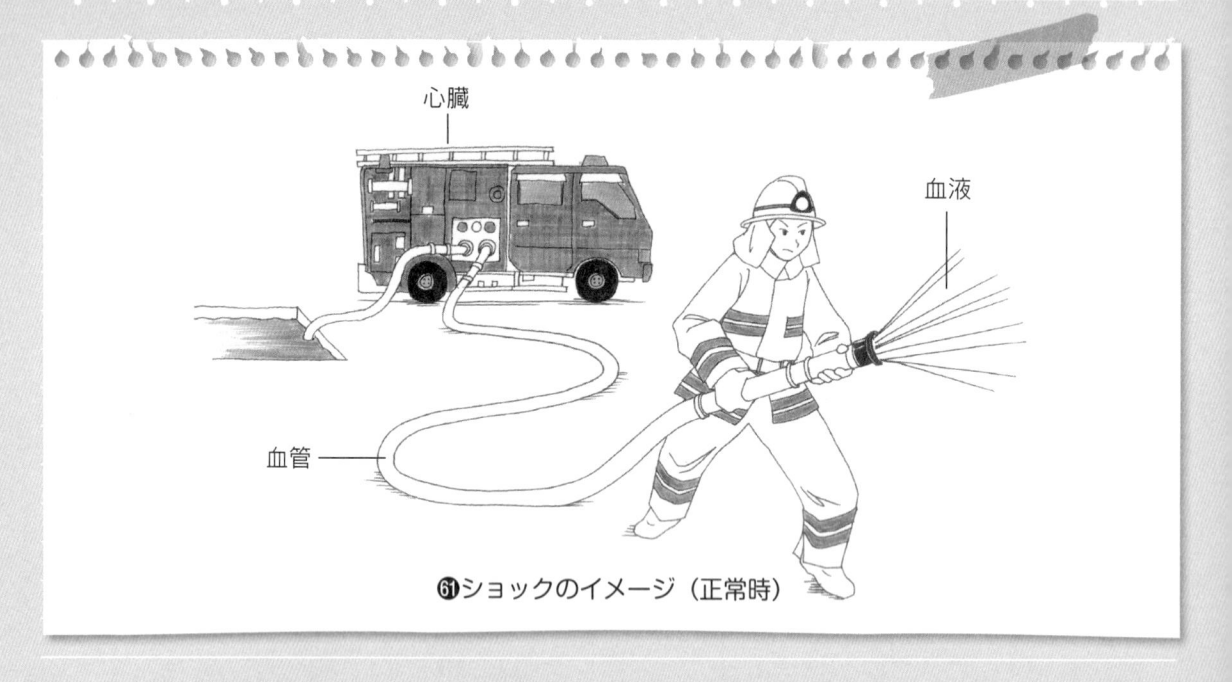

1) 循環血液量減少性ショック　▶隊p92　救p464

　体内にある血液が、出血などによって血管外に出た状態です。主な原因として、出血、熱傷（やけど）、脱水などがあります。イメージとしては、貯水槽の水がなくなった状態です（❻②）。

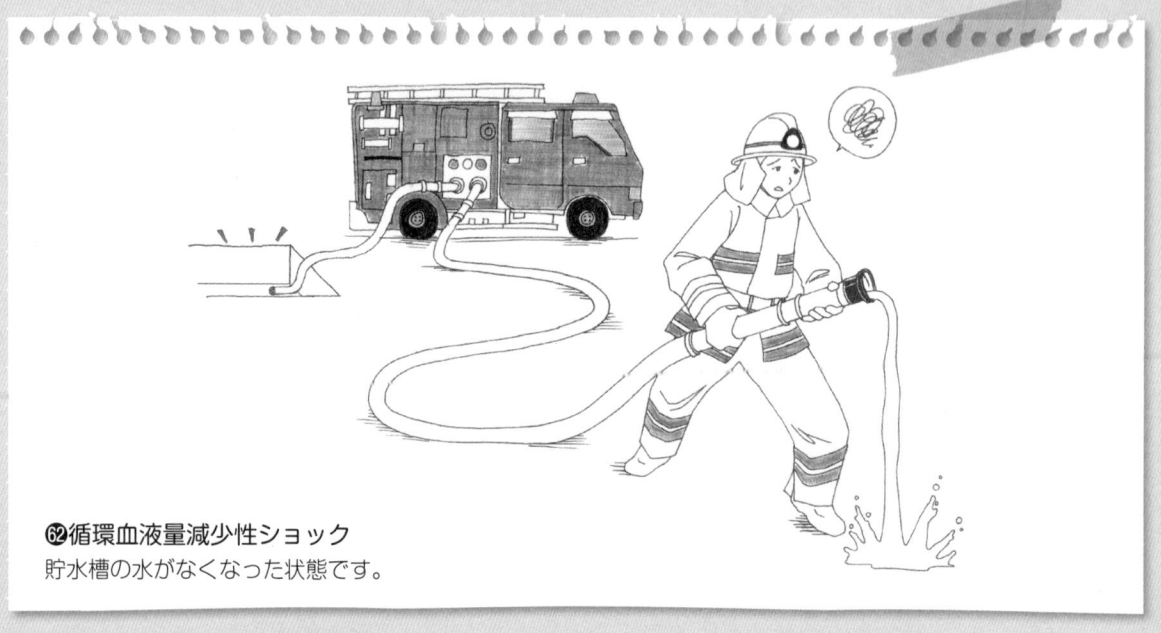

❻②循環血液量減少性ショック
貯水槽の水がなくなった状態です。

2) 心原性ショック　▶隊p92　救p467

　心臓のポンプ機能が低下し、血のめぐりが悪くなった状態です。主な原因として、

心筋梗塞、心筋炎があります。イメージとしては、消防車のポンプの調子が悪く、回転数が上がらないため放水が弱くなった状態です（㊳）。

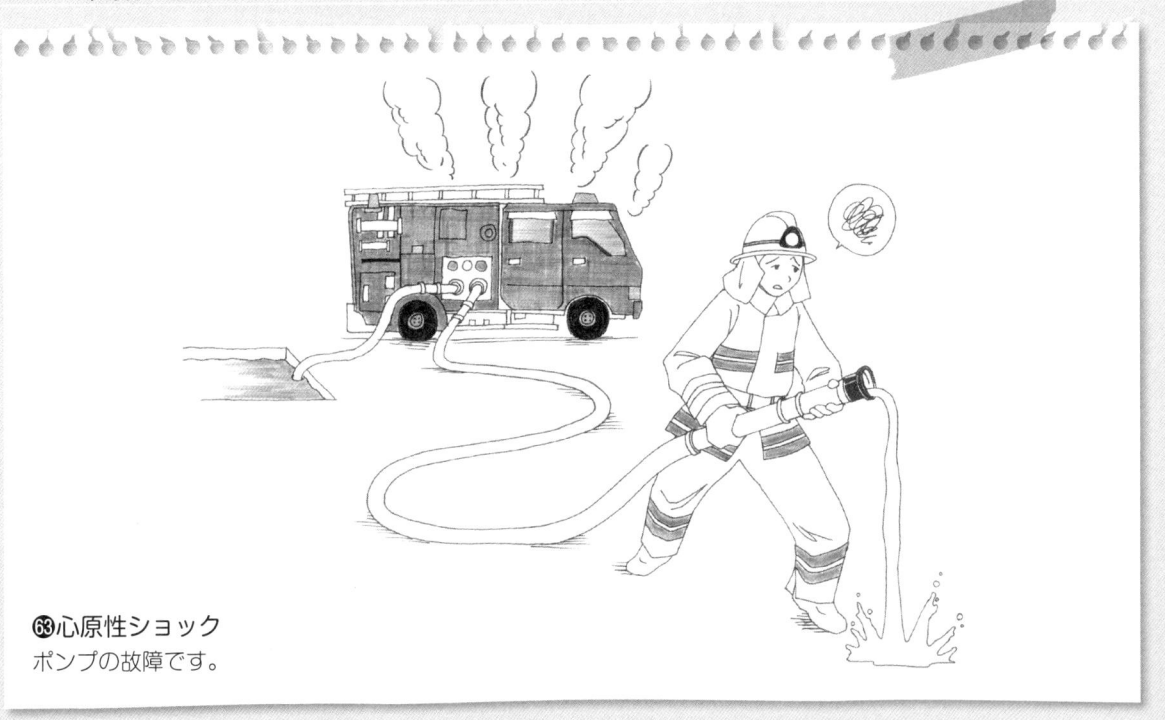

㊳心原性ショック
ポンプの故障です。

3) 心外閉塞・拘束性ショック　▶隊p93 救p468

　心外閉塞性ショックは、大きな血管が詰まったため、その下流に血液が行かない状態です。主な原因として、肺塞栓症があります。イメージとしては、ホースの途中に土砂が詰まってしまった状態です（㊹）。

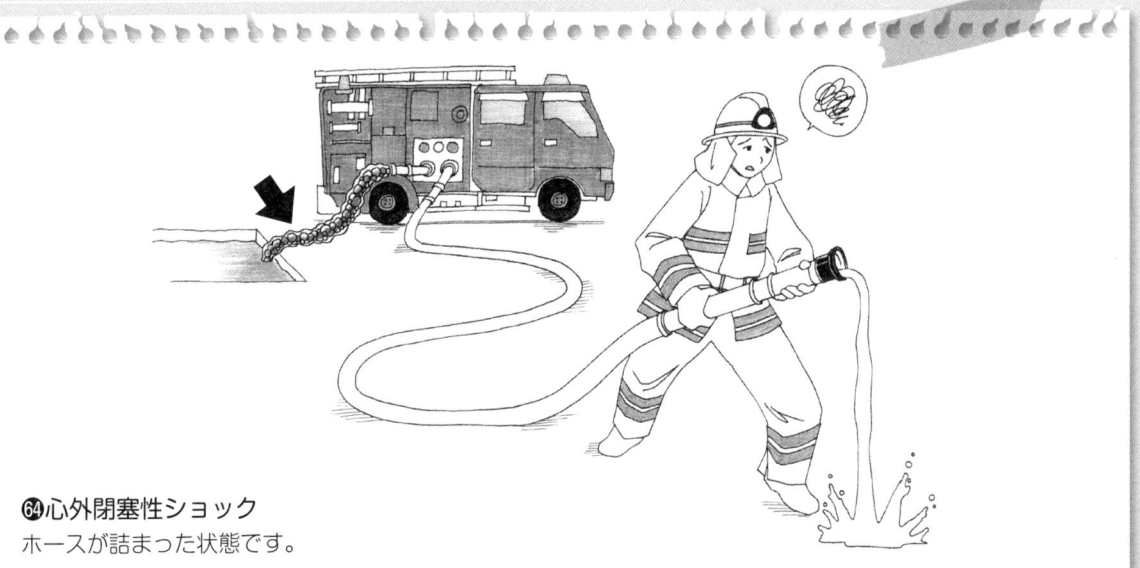

㊹心外閉塞性ショック
ホースが詰まった状態です。

Ⅱ　循環器系　● 99

拘束性ショックは、心臓が広がることができず血液が吸えないため、送り出す量が少なくなった状態です。心原性ショックと異なるのは、エンジンに問題はないので心臓が広がることができればショックは解消することです。主な原因として、心タンポナーデ、緊張性気胸があります。イメージとしては、消防車のポンプのガソリン切れで満足に動かなくなった状態です（(65)）。

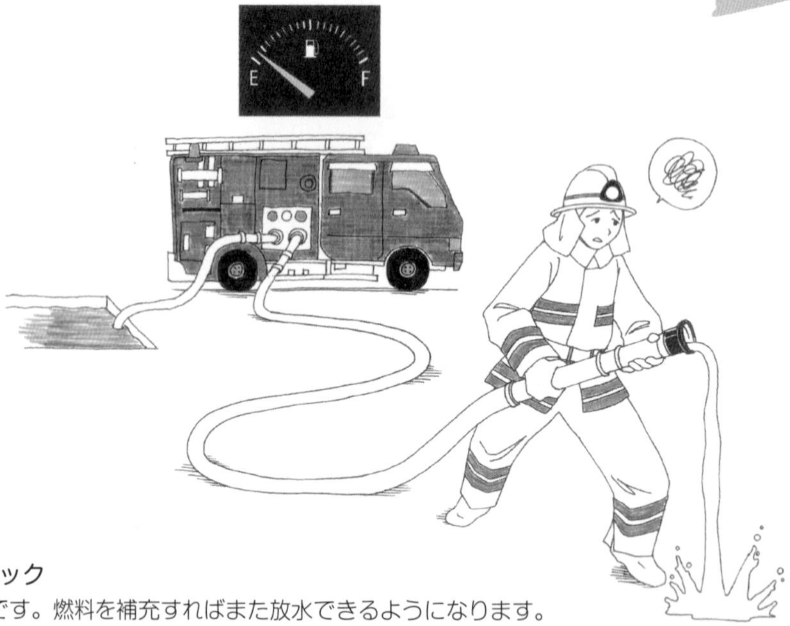

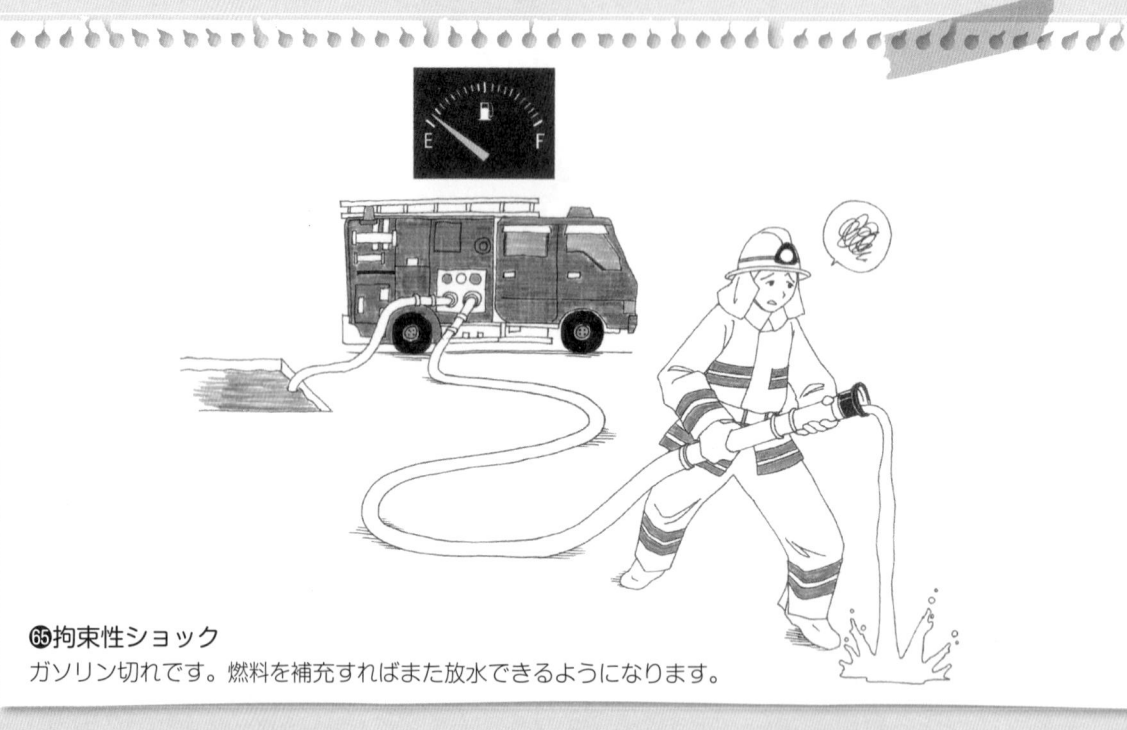

(65)拘束性ショック
ガソリン切れです。燃料を補充すればまた放水できるようになります。

4) 血液分布異常性ショック ▶隊p93 救p469

心臓も血管も異常がないのに血液が偏るために血圧が下がる状態です。動脈、静脈が両方とも広がることに加え、血管から水分がにじみ出てしまうので、体で動く血液が少なくなります（(66)）。

a 敗血症性ショック

血液に菌が入り、その菌が原因で血管が異常に広がって水たまりのような状態になってしまうものです。原因として、重傷感染症があります。イメージとしては、放水する水の中にホースを溶かすような物質が入ってホースが膨らんでしまい、放水が弱くなる状態です。

b アナフィラキシーショック

アレルギー反応では、アレルギー物質が侵入した際に免疫機能が働きますが、免疫機能が働き過ぎて血管が異常に広がり、さらに血管の透過性が増して血液がだだ漏れになることによりショックとなる状態です。主な原因として、蜂刺され、食物アレルギーなどがあります。イメージは、敗血症性ショックと同じです。

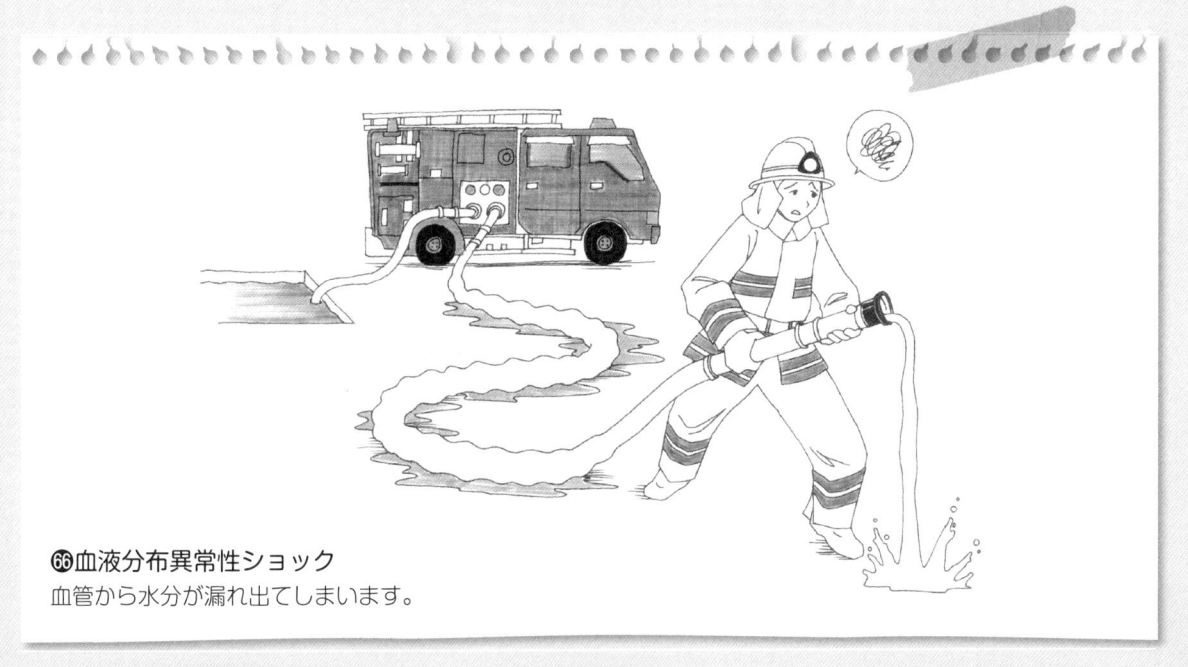

❻❻血液分布異常性ショック
血管から水分が漏れ出てしまいます。

c 神経原性ショック

　血管を縮ませる役割がある交感神経系の作用が低下し、副交感神経系の作用が強くなった状態で、その結果血管が広がり、心臓の心拍数の低下も相まってショックになります。脊髄損傷がその原因です。イメージは、放水している人が消防車を操作している人に無線で放水圧を上げてくれと伝えているのですが、無線が壊れていてその情報が伝わらず、消防車を操作する人がポンプの回転を上げずに放水が弱いままになっている状態です（❻❼）。

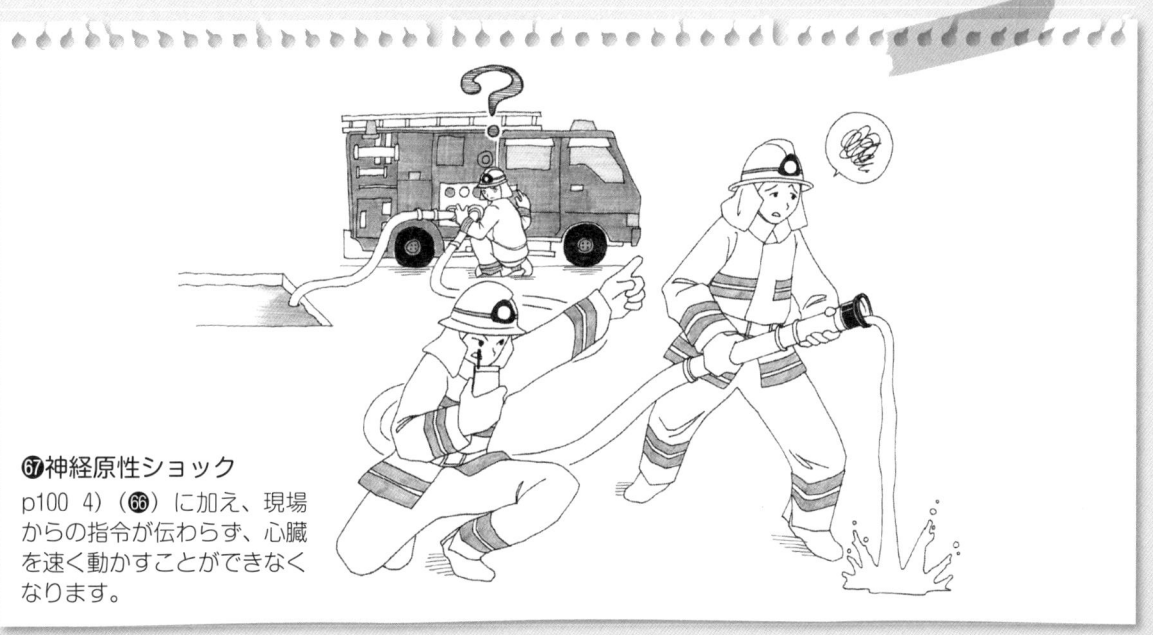

❻❼神経原性ショック
p100 4）（❻❻）に加え、現場からの指令が伝わらず、心臓を速く動かすことができなくなります。

Ⅱ　循環器系　●　101

(3) ショックの症状

体の各器官に必要な血液が行きわたらないと次の症状が出ます（㊳）。「それきみこ」と覚えましょう。

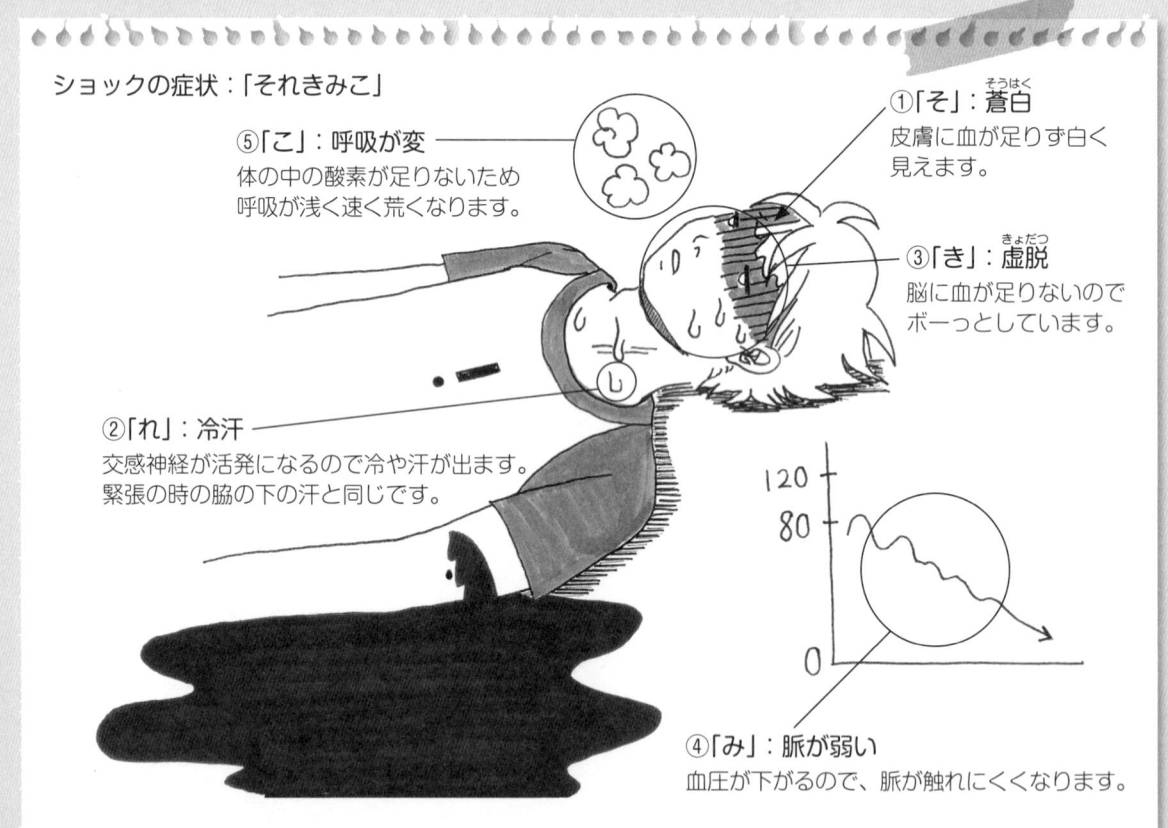

ショックの症状：「それきみこ」

①「そ」：蒼白
皮膚に血が足りず白く見えます。

⑤「こ」：呼吸が変
体の中の酸素が足りないため呼吸が浅く速く荒くなります。

③「き」：虚脱
脳に血が足りないのでボーっとしています。

②「れ」：冷汗
交感神経が活発になるので冷や汗が出ます。緊張の時の脇の下の汗と同じです。

④「み」：脈が弱い
血圧が下がるので、脈が触れにくくなります。

㊳出血による血圧低下
心拍数、血管収縮とも限界に達すると出血量に応じて血圧が低下します。（ショック）

9　心停止　▶隊p87 救p477

心臓のポンプ機能が停止した状態を「心停止」といいます。心電図で波形が出ていても、心臓が**血液を送り出せないのなら心停止**とします。心停止には心電図上の心室細動（Ventricular Fibriration, **VF**）、無脈性心室頻拍（Pulseless Ventricular Tachycardia, pulseless **VT**）、無脈性電気活動（Pulseless Electrical Activitiy, **PEA**）（㊴）も含まれます。心室細動と無脈性心室頻拍は、**除細動**で治療します（㊵）。

これに対して心電図で波形も出なくなった状態が「心静止」です。前述の心電図であっても放置すると心静止に移行します（㊶）。

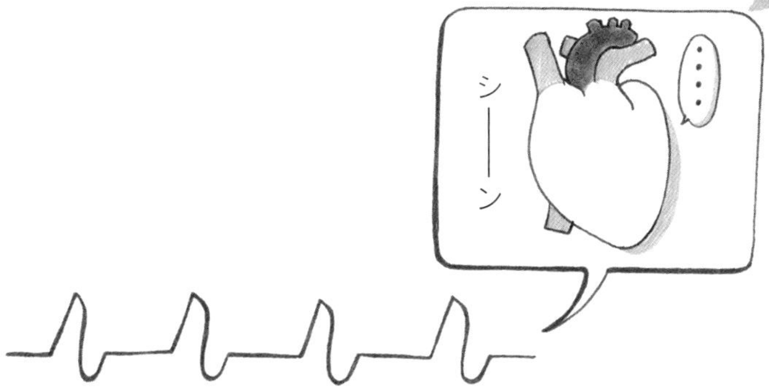

㊾波形が出ていてもポンプ機能が停止していれば「心停止」

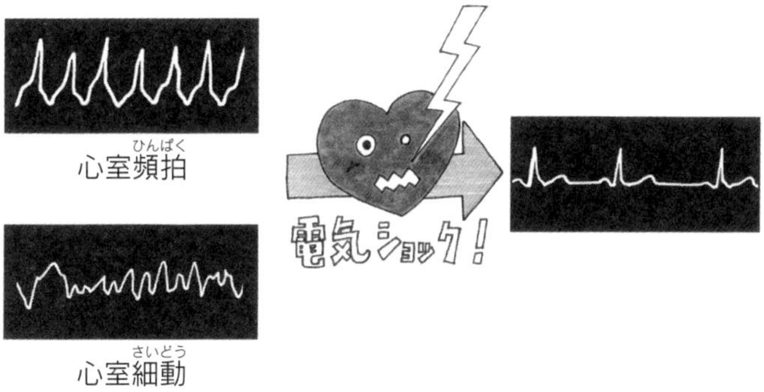

⑰除細動による治療
心室頻拍と心室細動が治療対象です。

心室頻拍

心室細動

電気ショック！

㋖

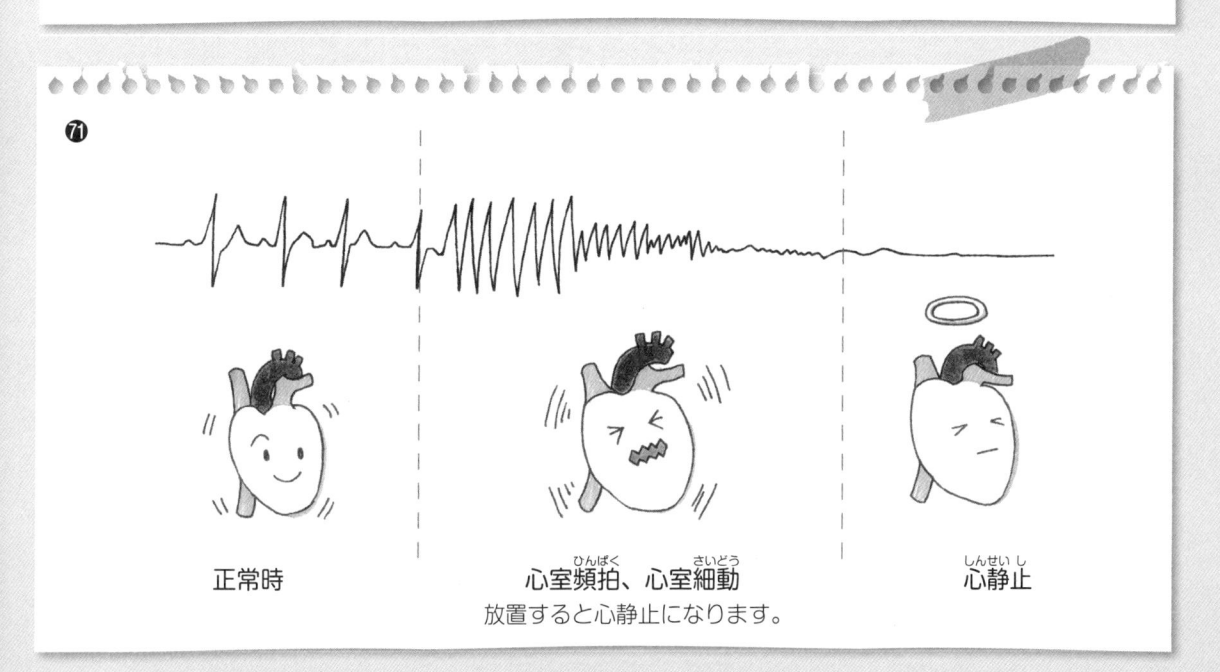

正常時　　　心室頻拍、心室細動　　　心静止
　　　　放置すると心静止になります。

Ⅱ　循環器系

Ⅲ 消化器系

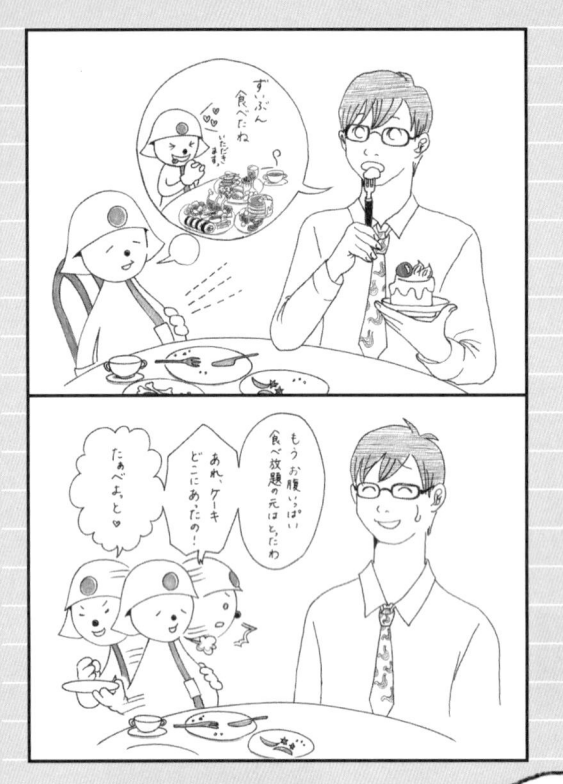

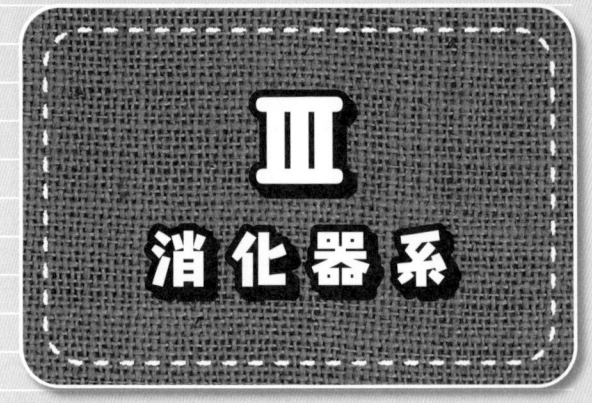

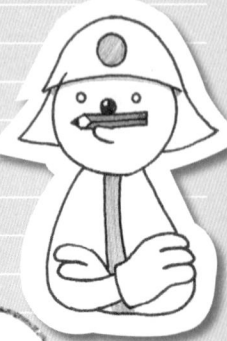

食物を食べて消化、吸収することに関する器官を「消化器系」と呼ぶんだよ。

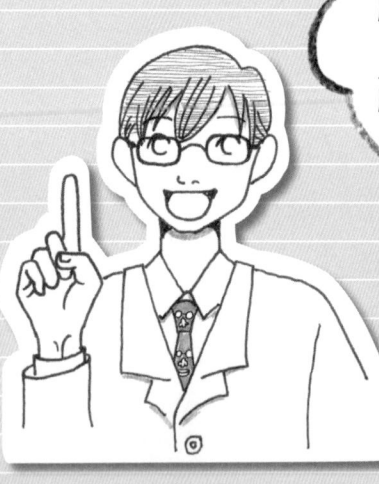

消化器系は、食べ物が直接通る「管腔器官」(口腔、咽頭、食道、胃、小腸、大腸、肛門)と消化液などを出す「実質器官」(唾液腺、肝臓、胆嚢、膵臓)に分けられるんだ(❶)。

❶消化器系

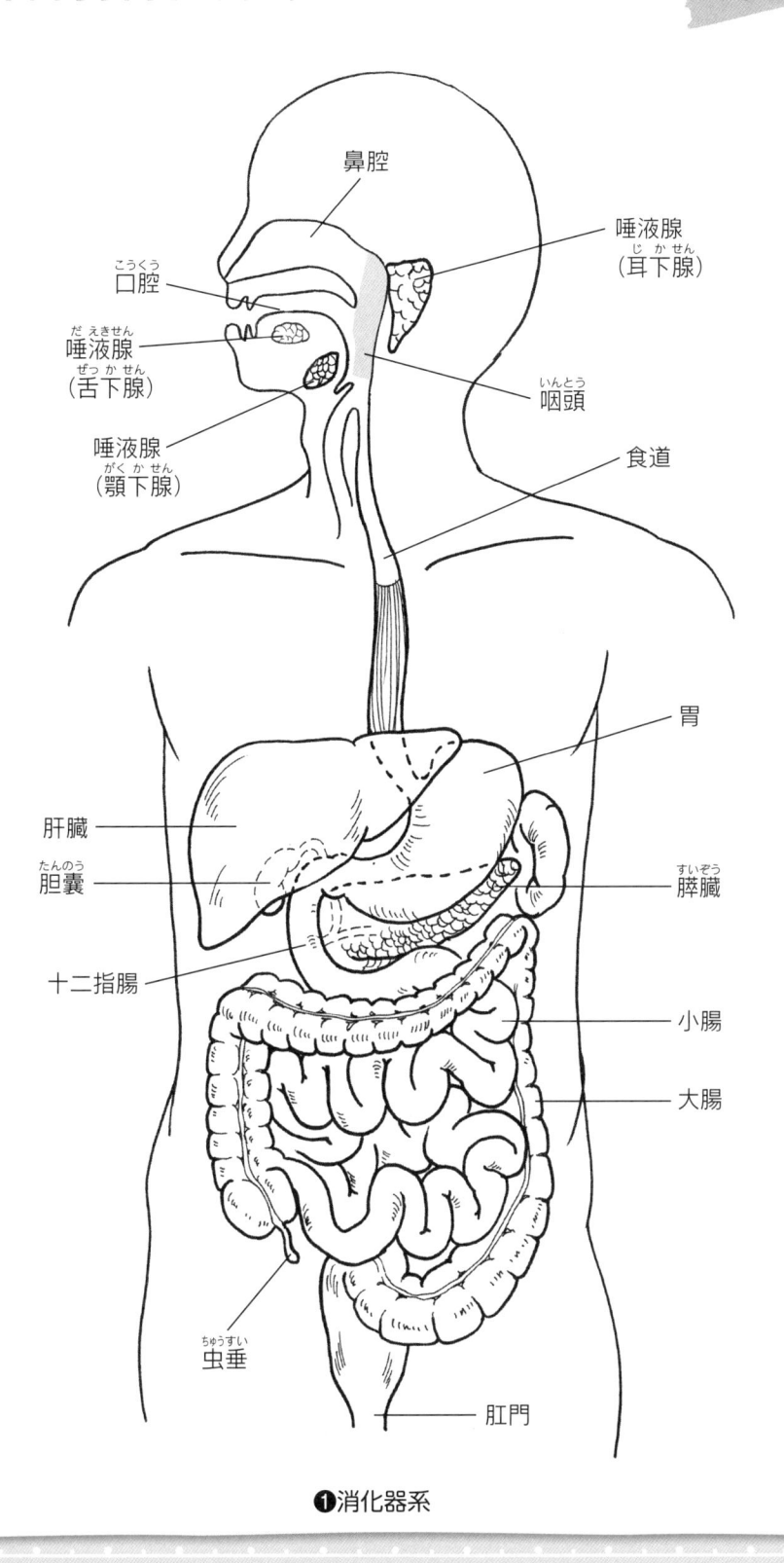

Ⅲ 消化器系 ● 105

A 仕組み ▶隊p64 救p119

1 口 ▶隊p64 救p120

　食物の入口で、食物をかみ砕き唾液を混ぜて飲み込みやすい状態にします。これを「咀嚼（そしゃく）」といいます。咀嚼された食物を飲み込むことを「嚥下（えんげ）」といいます。喉の奥には食道と気管の分岐点がありますが、食物を飲み込むときに気管に物が入らないように入り口に蓋をする喉頭蓋（こうとうがい）があります（❷）。

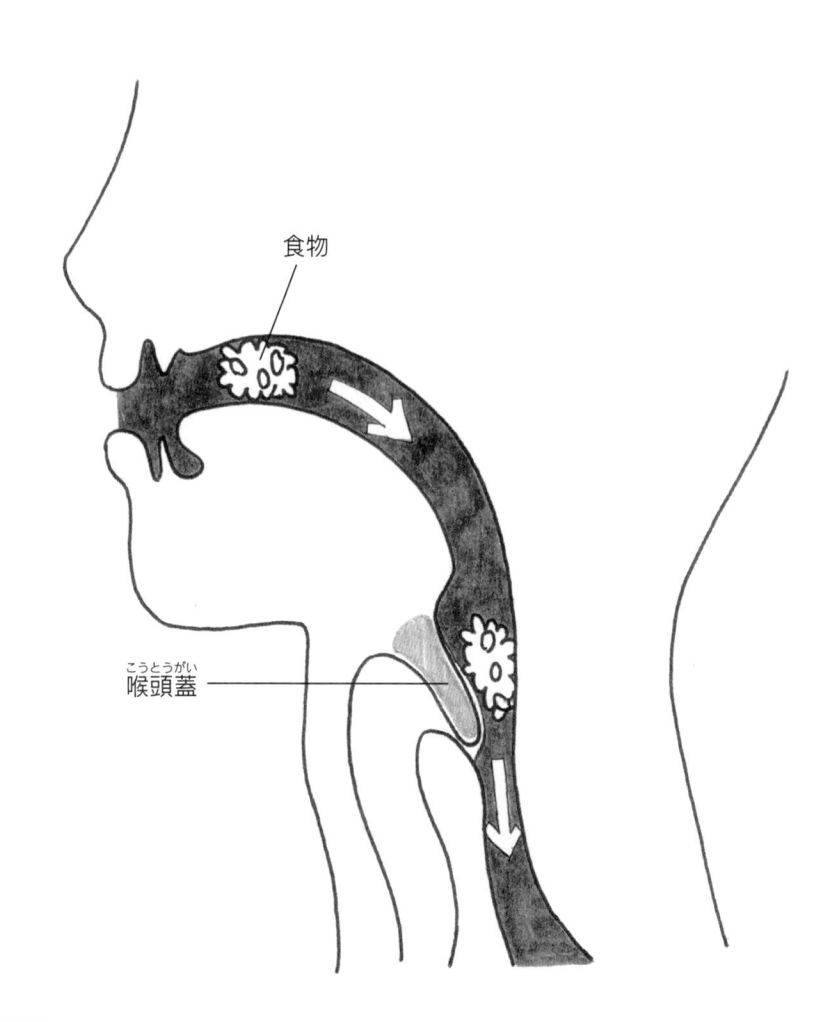

❷喉頭蓋の役割
気管に蓋をします。

2 食道　▶隊p64　救p122

　喉と胃をつなぐ管です。長さは成人で約25cmで、気管の背側を下降し、横隔膜を貫通して胃につながります。正常状態でも食道の入り口、気管が左右に分かれる部分、横隔膜を貫通する場所の3か所が狭くなっており、食物が詰まるのはこのいずれかの場所となります（❸）。

　食道壁は内側から粘膜、粘膜固有層、粘膜筋板、粘膜下層、固有筋層（輪走筋、縦走筋）、外膜からなります。筋層は内側が「輪状筋」、外側が「縦走筋」と呼ばれ、収縮の方向が異なる2つの筋肉が重なっています。これにより蠕動を起こし、食物を先に進めることができます（→小腸を参照）。

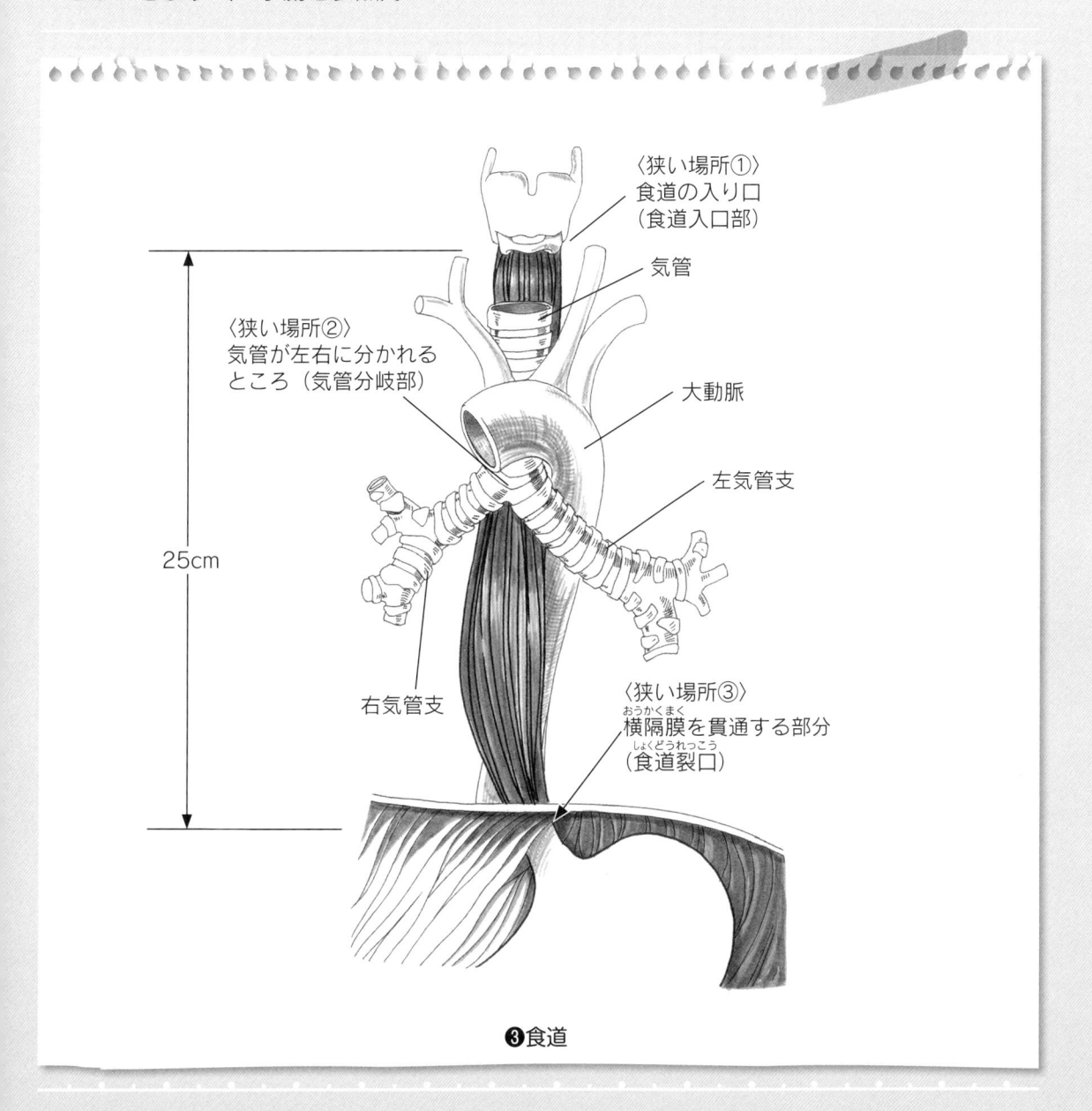

❸食道

3 胃 ▶隊p65 救p122

食道と小腸（十二指腸）の間にある容積約1.5Lの袋状の器官です。食道につながる部分を「**噴門**」と呼び、小腸とつながる部分を「**幽門**」と呼びます。噴門、幽門ともに括約筋があり、必要に応じて収縮して逆流を防ぎます。胃の本体は上1/3を「**胃底部（胃上部）**」、中1/3を「**胃体部（胃中部）**」、下1/3を「**幽門前庭部（胃下部）**」と呼びます（❹）。

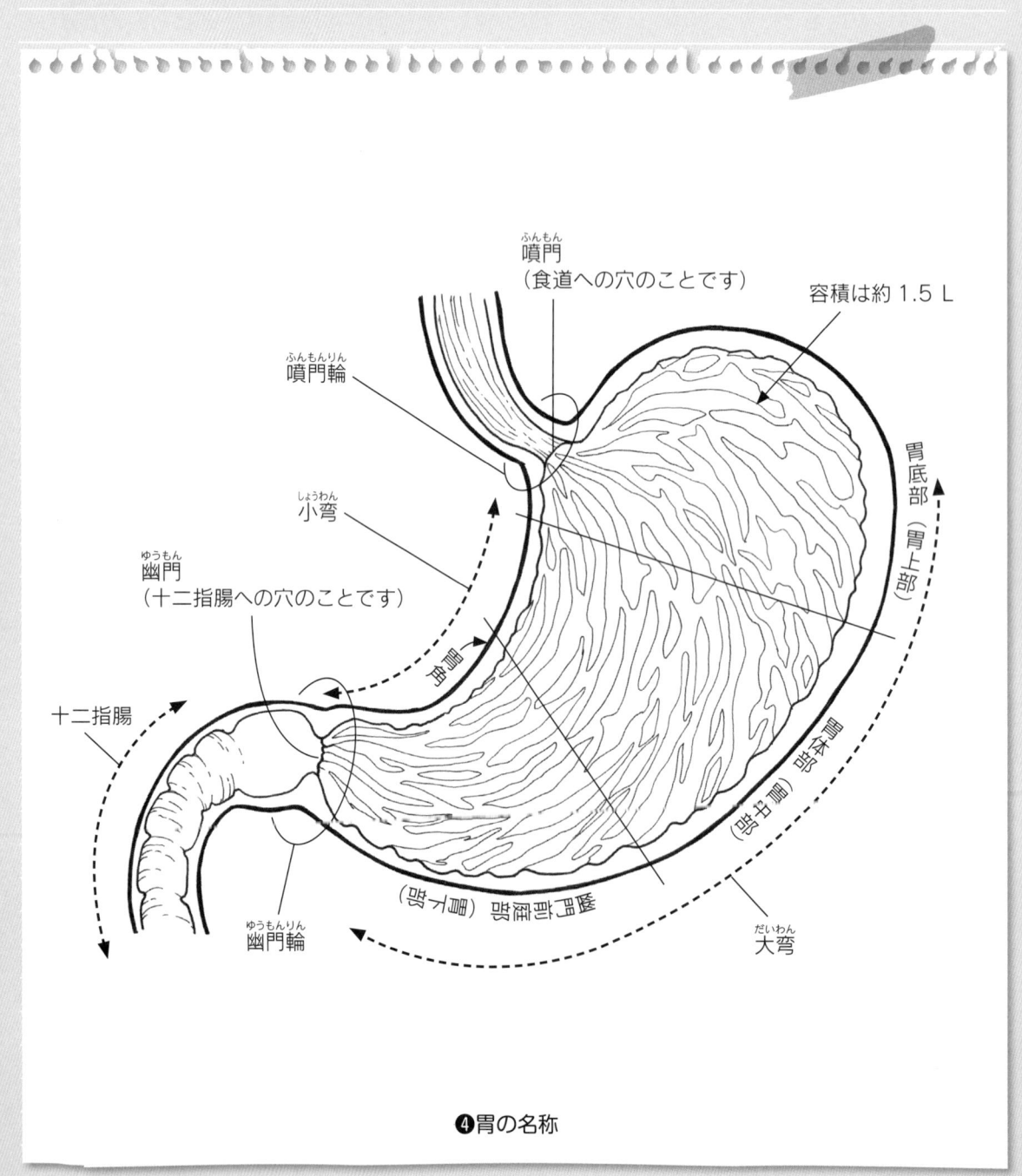

❹胃の名称

胃壁は、内側から**粘膜上皮**、**粘膜固有層**、**粘膜筋板**、**粘膜下層**、**固有筋層**（内側輪走筋、外側縦走筋）、**漿膜下層**、**漿膜**からなります（❺）。この構造は胃、小腸、大腸と共通です。

食道では、漿膜の代わりに外膜があります。

❺**胃壁の構造**
胃、小腸、大腸で共通です。

4 小腸 ▶隊p65 救p123

　胃と大腸の間にある管で、長さは成人で約6～7ｍです。十二指腸、空腸、回腸からなります。十二指腸は、Ｃ字型で長さは約25cm（成人の指の幅12本分）で、**後腹膜腔**に位置し、膵臓の頭部を囲んでいます。口側から球部、下行部、水平部、上行部に区分されます。下行部に**ファーター乳頭**（総胆管と膵管の共通の出口）があります（❻）。

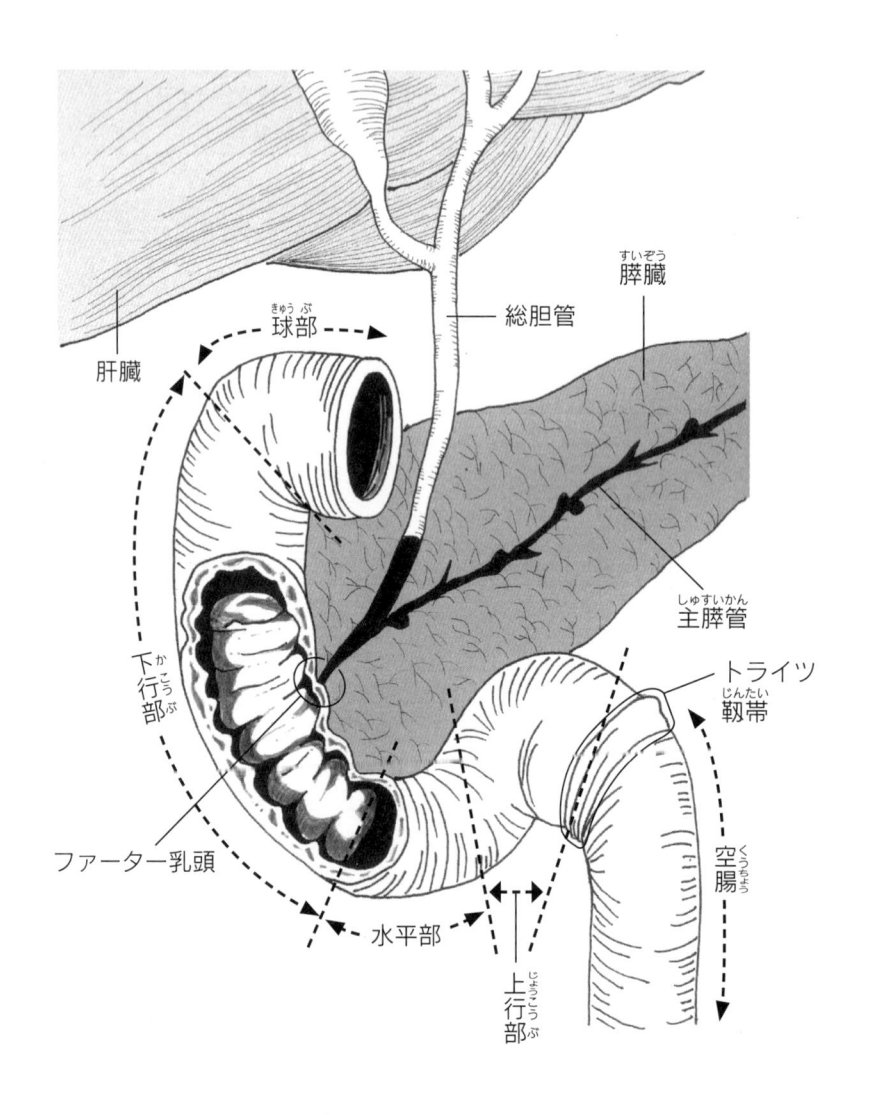

❻十二指腸と膵臓

小腸は、**トライツ靱帯**を通過すると腹腔に顔を出し、蛇行しながら大腸に接続します。腹腔内の小腸のうち、前2/5を「**空腸**」、後3/5を「**回腸**」といいますが、見てもどこが境界か分かりません。「空腸」の由来は解剖するとここに何も入っていなかったため、「回腸」のそれは曲がりくねっているためとされています。

　空腸、回腸は、内側に「輪状ヒダ」と呼ばれるシワと、その先端に「**絨毛**」と呼ばれる毛のような構造があり、消化吸収に適した構造になっています（❼）。

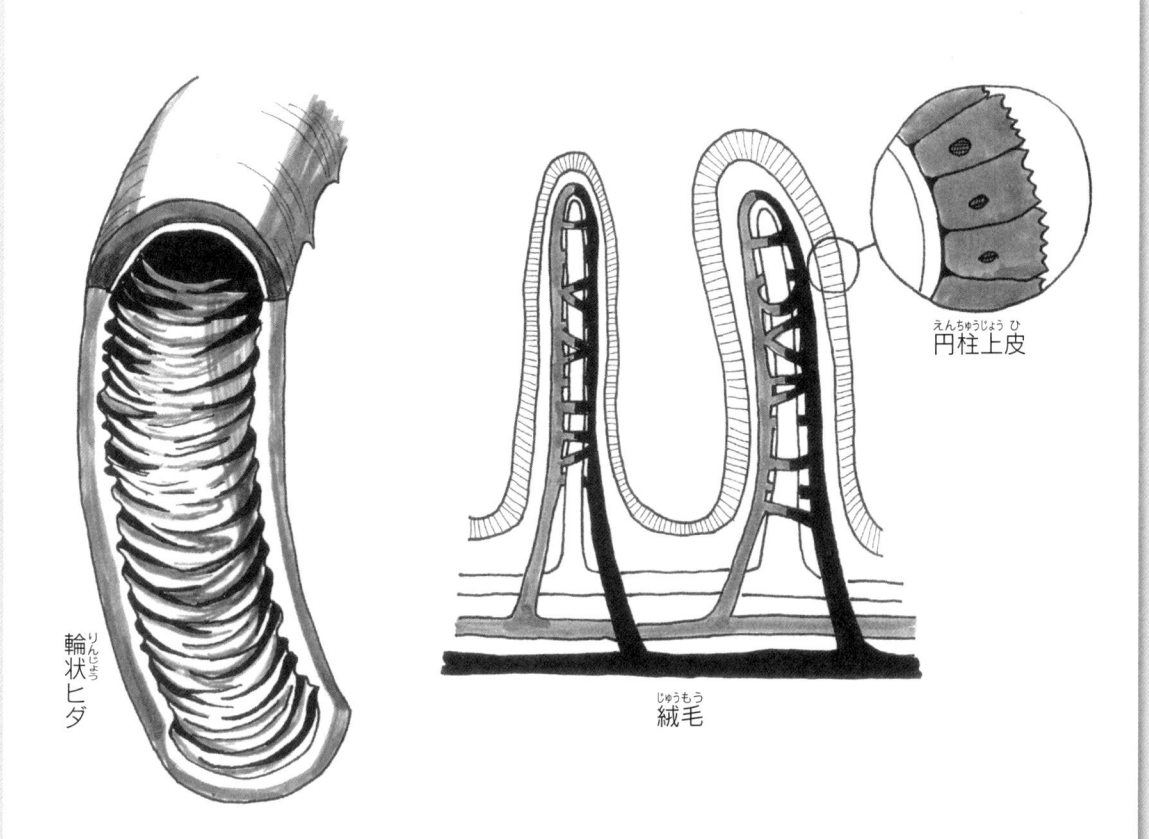

❼空腸・回腸の内壁
ヒダと絨毛で表面積を増やし、栄養を効率良く吸収します。

輪状ヒダ

絨毛

円柱上皮

Ⅲ　消化器系　● 111

5 大腸 ▶隊p65 救p124

盲腸、結腸、直腸からなります。回腸との境界には**回盲弁**（**バウヒン弁**）があり、逆流を防止しています。回盲弁は大腸の途中に付いており、回盲弁より尾側を「**盲腸**」、回盲弁より頭側を「**結腸**」といいます。盲腸先端には**虫垂**が付いています（❽）。

❽大腸〈1〉
回盲弁から上が上行結腸、下が盲腸です。

結腸は、その入口側から上行結腸、横行結腸、下行結腸、Ｓ状結腸に分かれます。Ｓ状結腸を進み、仙骨の上端から**直腸**と名前を変えて肛門に達します（❾）。
　大腸壁は絨毛が未発達のほかは小腸壁と構造に大きな違いはありません。

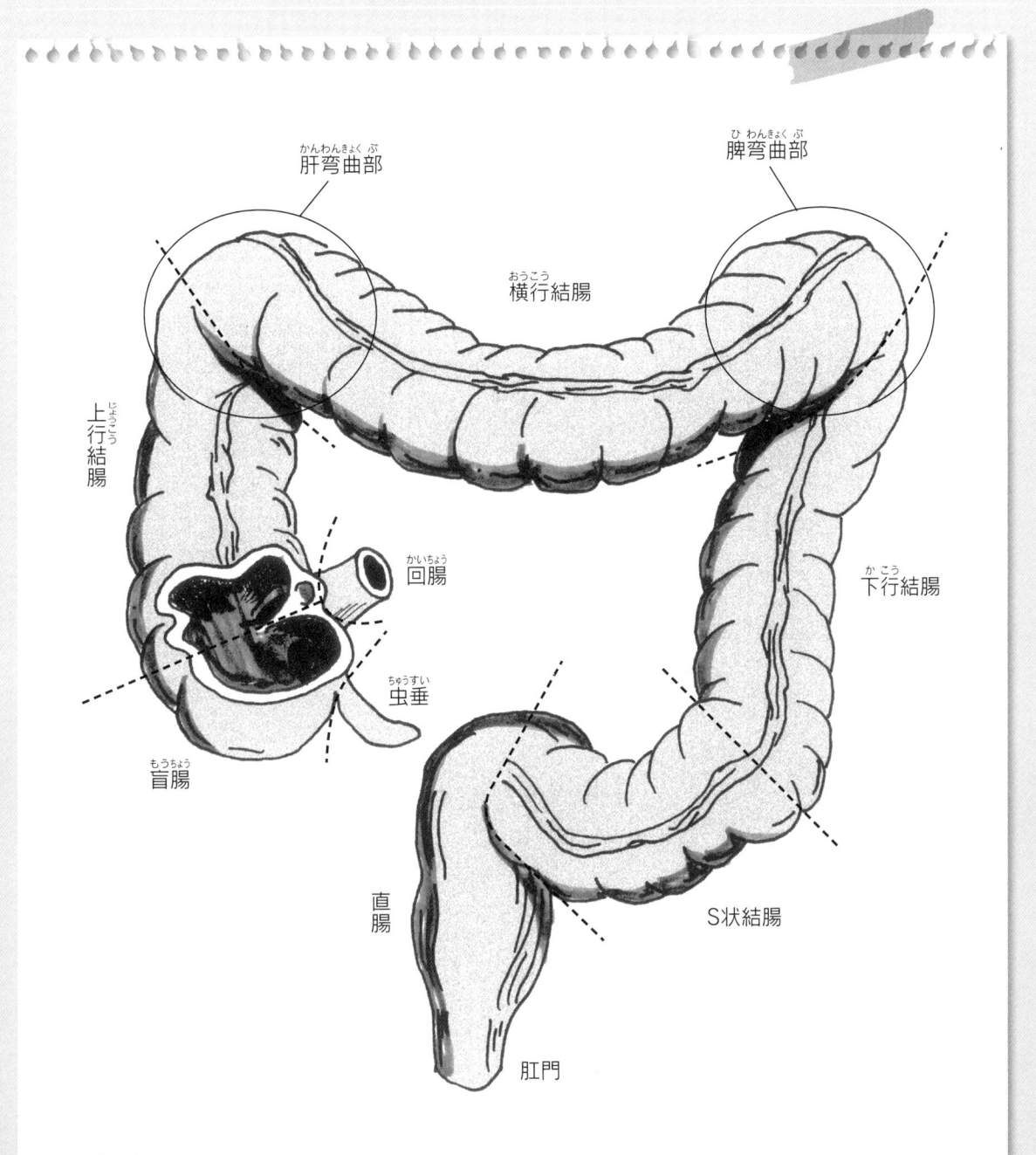

❾**大腸〈2〉**
場所によって名前が分かれています。

Ⅲ　消化器系　●　113

6 肝臓 ▶隊p65 救p126

　肝臓は、右上腹部にある重さ約1.2kgの**人体で最も大きな実質器官**です（❿）。「肝小葉」と呼ばれる直径約1〜2mmの多角柱体が約100万個集まった集合体で、栄養となる物質の代謝、合成、貯蔵を幅広く引き受ける重要な役割を持っています。肝鎌状間膜を境に右葉と左葉に分けられます。下面の**肝門部**には、肝動脈、**門脈**、**総胆管**、リンパ管、神経などが出入りします。門脈は、消化管、膵臓、脾臓からの静脈の集合で、吸収した栄養素を肝臓に運びます。門脈は、肝臓全体の血流の約80％を占めています。

7 胆嚢 ▶隊p65 救p126

　胆汁をためる袋です。胆汁は、肝臓から1日約500〜1,000mL分泌され、胆嚢で5倍に濃縮されて十二指腸に分泌されます（❿）。

8 膵臓 ▶隊p66 救p128

　十二指腸に囲まれるような形に位置する、重さ約70g、長さ約15cm、幅約3cmの三角錐状の器官です。門脈の上流である上腸間膜静脈より右側を「**膵頭部**」といい、残りを半分に分けて体の中央側を「**膵体部**」、残りを「**膵尾部**」と呼びます（❿）。
　膵臓を縦断するように**主膵管**があり、ファーター乳頭の直前で総胆管と合流して十二指腸に膵液を分泌しています。
　膵臓には、消化液を出す働きとともに、インスリンなどのホルモンを出す働きがあります。ホルモンについては「内分泌系」で説明します。

❿肝臓と膵臓

Ⅲ 消化器系

B 働き

1 消化 ▶隊p64〜66 救p122〜128

器官と消化酵素を表1に示します。

表1 消化酵素

器官	消化液名	酵素	元の物質	できる物質
口腔	唾液	アミラーゼ	デンプン	マルトース
胃	胃液	ペプシン	たんぱく質	ペプトン
		リパーゼ	脂肪	脂肪酸・モノグリセリド
膵臓	膵液	アミラーゼ	デンプン	マルトース
		トリプシン	たんぱく質・ペプトン	ポリペプチド・オリゴペプチド
		キモトリプシン	たんぱく質・ペプトン	ポリペプチド・オリゴペプチド
		エラスターゼ	たんぱく質・ペプトン	ポリペプチド・オリゴペプチド
		リパーゼ	脂肪	脂肪酸・モノグリセリド
小腸	腸液	リパーゼ	脂肪	脂肪酸・モノグリセリド
		サッカラーゼ	しょ糖	ブドウ糖・果糖
		マルターゼ	マルトース	ブドウ糖
		ラクターゼ	乳糖	ブドウ糖・ガラクトース
		アミノペプチターゼ	ポリペプチド	アミノ酸

食物は口腔内で唾液と混ざり、糖類は唾液に含まれる**アミラーゼ**で分解されます。

胃液は、pH1〜3の強酸性です。胃液の主な成分は**塩酸**と**ペプシン**で、塩酸はペプシンを活性化するとともにたんぱく質を変成させます。ペプシンはたんぱく質を加水分解します（⓫）。塩酸とペプシンで胃自身が消化されないように胃粘膜からはどろどろとした多量の**粘液**が分泌されていて細胞表面を覆っています（⓬）。

十二指腸には、膵臓と肝臓からの消化液が流れ込みます。

膵液は、消化酵素と**炭酸水素ナトリウム**を含んだ弱アルカリ性で、胃液の酸性を中和します。1日約500〜800mL分泌されます。

胆汁は、**ビリルビン**を含む黄褐色の液体で、肝臓から1日500〜1,000mL合成され、胆嚢で5倍に濃縮されて十二指腸に排出されます。胆汁は、脂肪を乳化することで脂肪の分解を促します（⓭）。十二指腸に放出された胆汁の約95％は回腸で再吸収されます（腸肝循環）（⓮）。

小腸からも腸液が1日2〜3L分泌されます。

大腸には消化機能はありません。

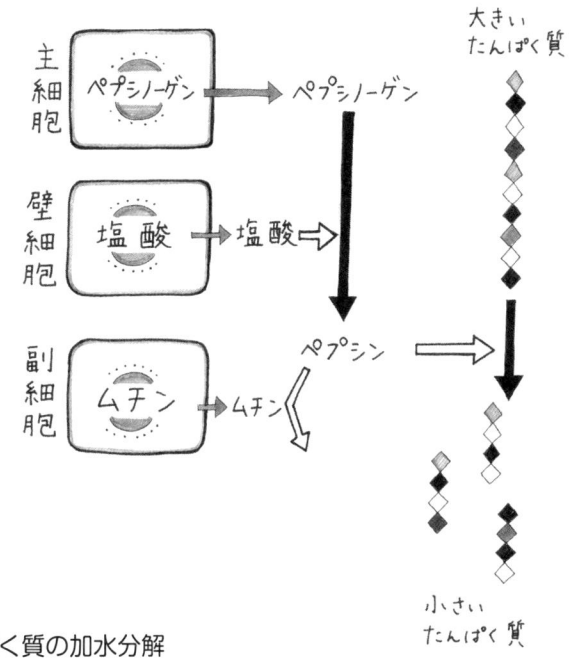

⓫胃におけるたんぱく質の加水分解
小さいたんぱく質は、小腸でさらに分解されます。

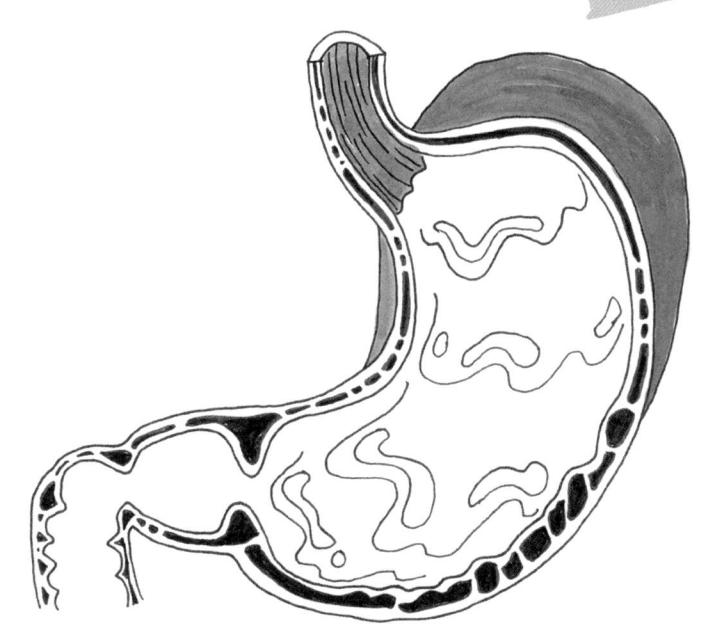

⓬胃壁を保護する粘液
胃酸は塩酸とペプシンを含むため、そのままでは溶けてしまいます。
粘膜保護のために多量の粘液を出し、胃壁が塩酸などで溶けないようにしています。

III 消化器系 ● 117

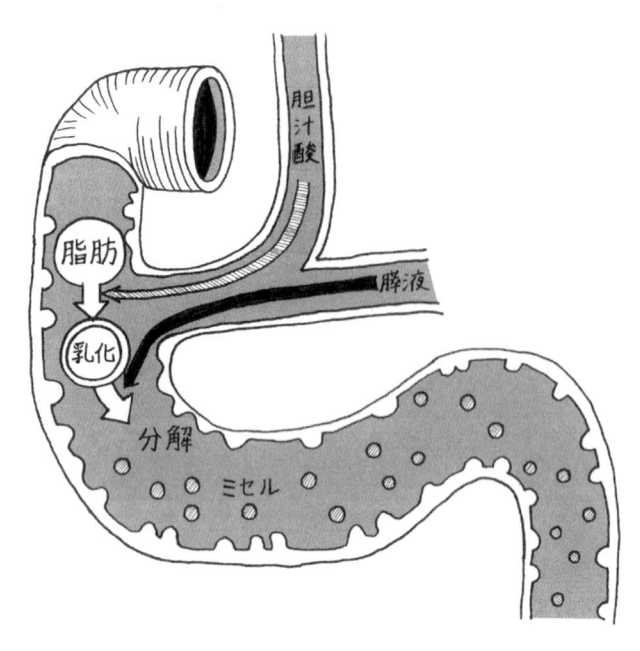

⓭脂肪の分解
脂肪は胆汁酸で乳化され、膵液で分解されます。

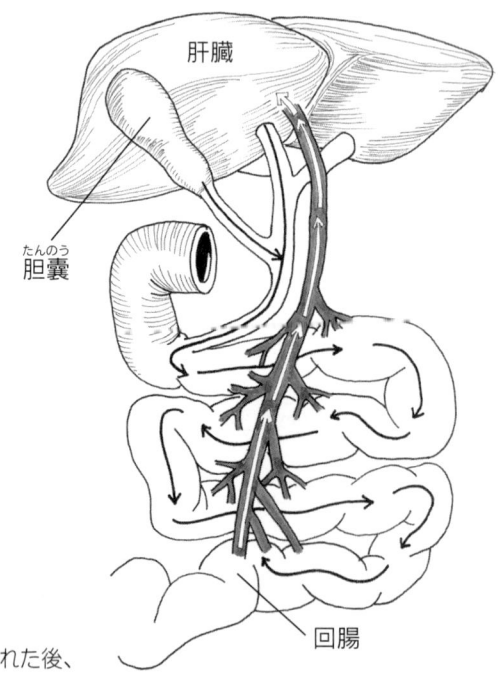

⓮腸肝循環
胆汁は十二指腸に放出された後、95％は回収されます。

2 吸　収　▶隊p65　救p124〜126

　消化された栄養素の約90％は小腸で吸収されます。分解された糖質とたんぱく質は、絨毛の**毛細血管**から門脈へ運ばれて肝臓に入ります（❺）。脂質は、絨毛の**リンパ管**に吸収されて上大静脈に入ります（❻）。

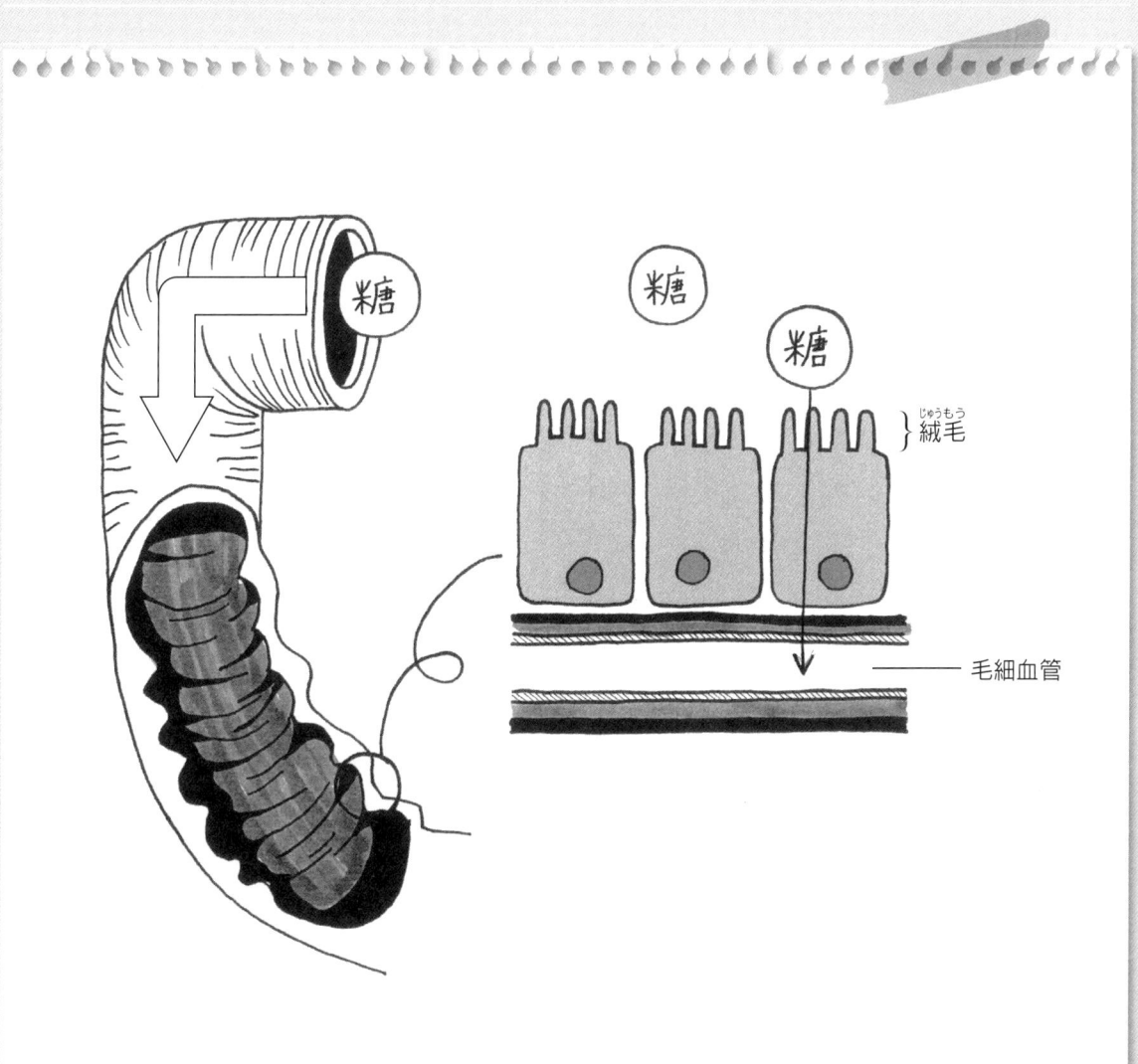

❺糖の吸収
糖は絨毛から吸収され、毛細血管に放出されます。

摂取された水分と分泌された消化液の水分は、1日約9Lあり、そのうちの約95%が小腸で吸収されます。
　大腸では水分と塩類の吸収が行われます。残った残渣（ざんさ）が糞便として排泄されます。

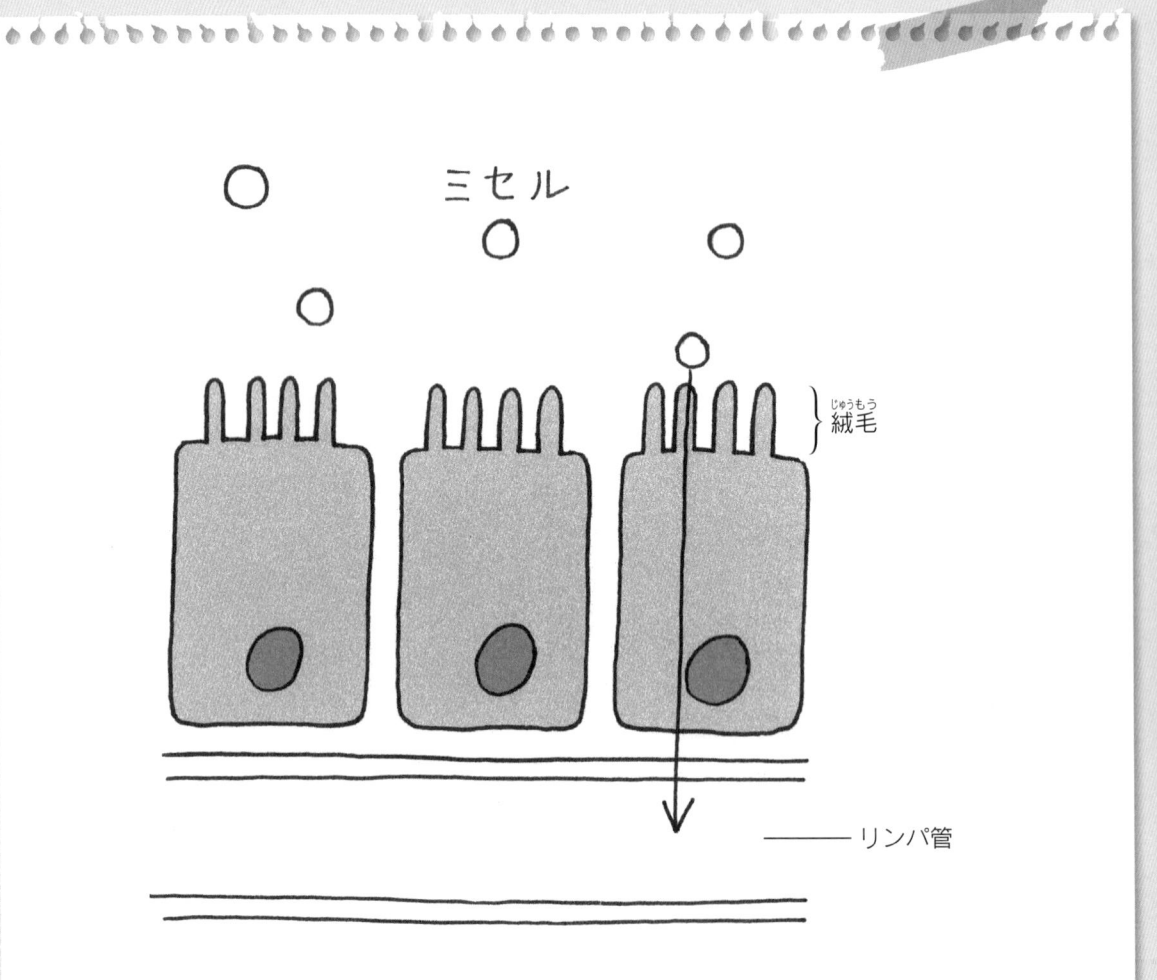

ミセル

絨毛（じゅうもう）

リンパ管

⓰脂質の吸収
脂質は絨毛から吸収され、リンパ管に放出されます。

3 貯　蔵　▶隊p65 救p127

　肝臓には、糖を**グリコーゲン**に変換して**貯蔵**する働きがあります（❶）。血糖が低下したときにはグリコーゲンを糖に戻して血中に放出します。アミノ酸や脂肪からも糖を作ることができます。

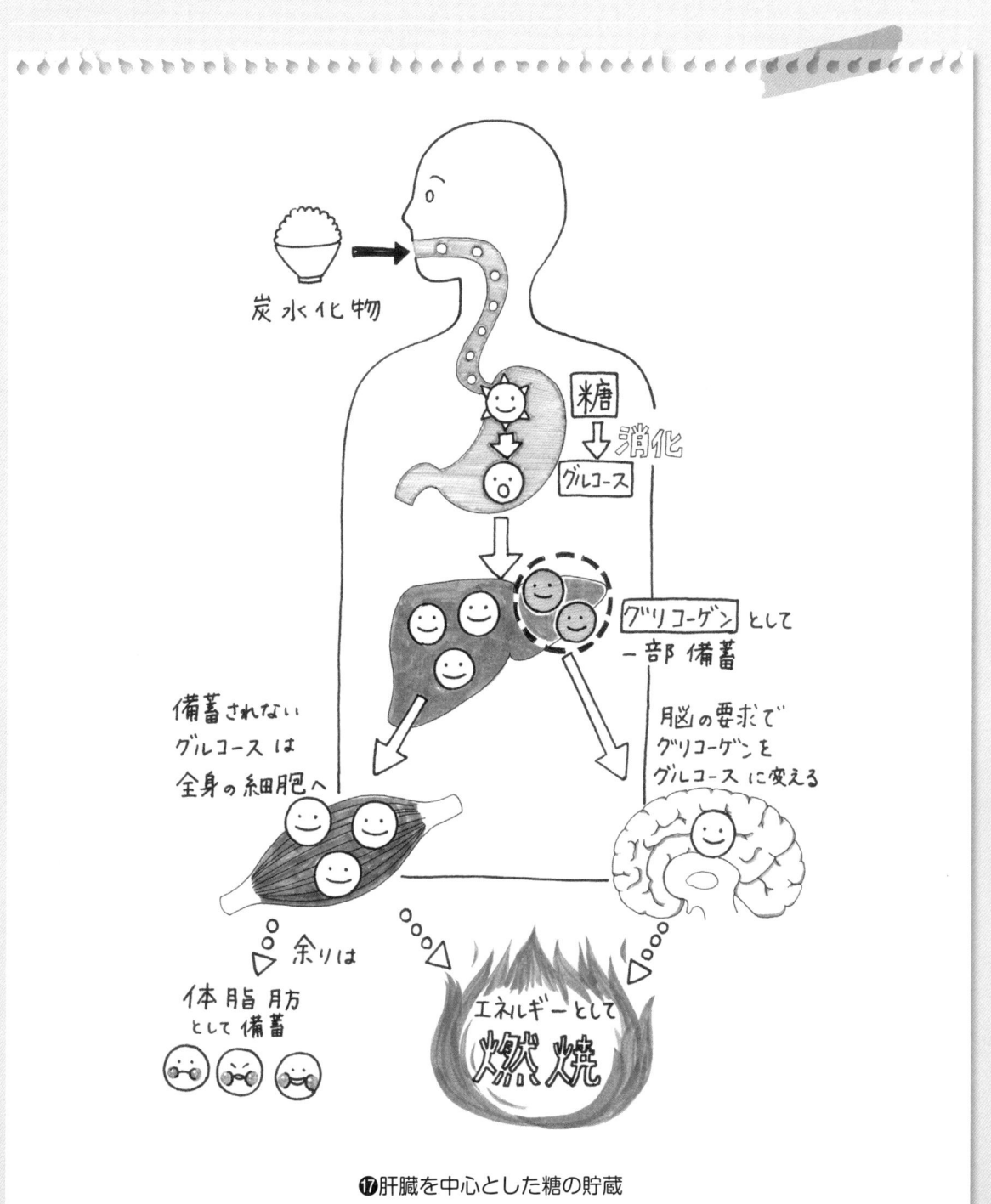

❶肝臓を中心とした糖の貯蔵

4　解毒・排出　▶隊p65〜67 救p127

　これも肝臓の働きで、代謝の結果生まれた有害物質を無害の物質に変えたり、胆汁（たんじゅう）に溶かして排泄したりします。尿中の**尿素**は、**アンモニア**が肝臓で無毒化されてできたものです（❶⑱）。エストロゲンなどの余分となったホルモンも肝臓で分解されます。

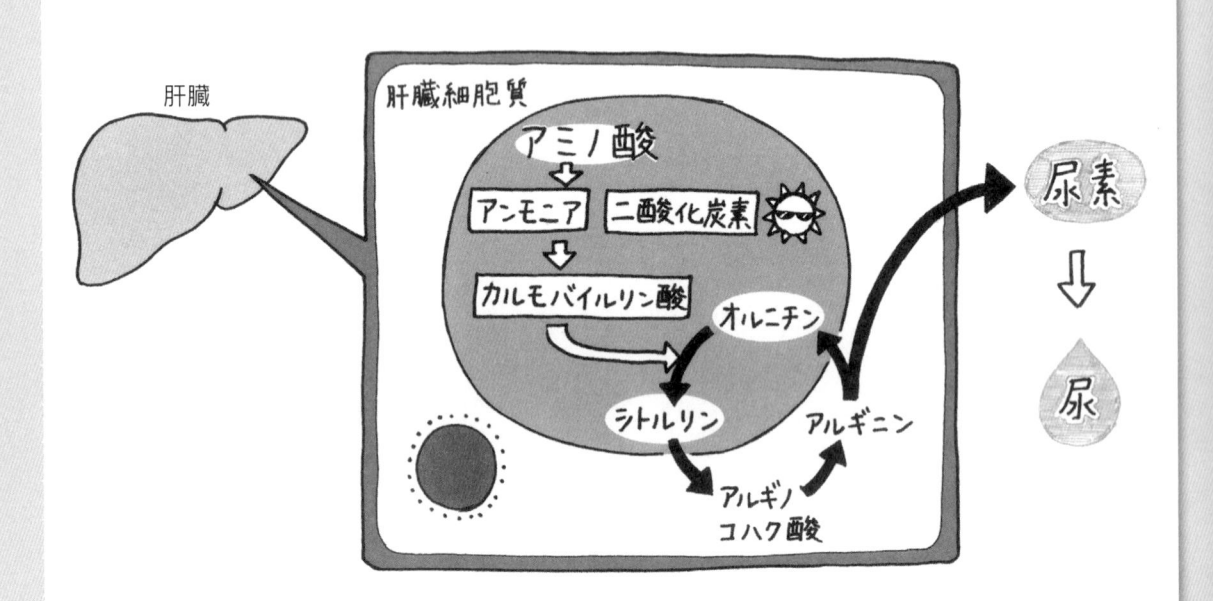

⑱肝臓での解毒・排出の工程
アミノ酸からできたアンモニアを尿素に変えます。
ぐるぐる回るので「尿素サイクル」と呼ばれます。

5 合成 ▶隊p65 救p127

　肝臓の働きとして血液内のアルブミンを合成して浸透圧を保ったり、血液凝固因子のフィブリノゲンやプロトロンビンを合成して出血時に備えたりしています（❶）。

浸透圧を保つ　　　　　　　　　　　　血を固める

❶肝臓での合成
生命を維持するための重要な物質を合成しています。

C 病　　気

1　肝硬変　▶隊p108 p113 救p532 p590 p595

　肝臓が**アルコール**や**ウイルス**などで「細胞が死ぬ」のと「細胞が再生する」のを繰り返すと、肝臓に繊維（医学用語では線維）が増えて肝臓全体がガチガチになります（❷⓪）（生肉を調理するときに糸で巻くのと同じですが、肝硬変では肝臓が大きくなります。）。肝臓の中が傷だらけ（ケロイド）になるのです。肝臓がガチガチになると、血管も締め付けられて肝臓を通過する血液量が減ります（❷①）。これが肝硬変です。血液が減るので肝臓がうまく働かなくなります。

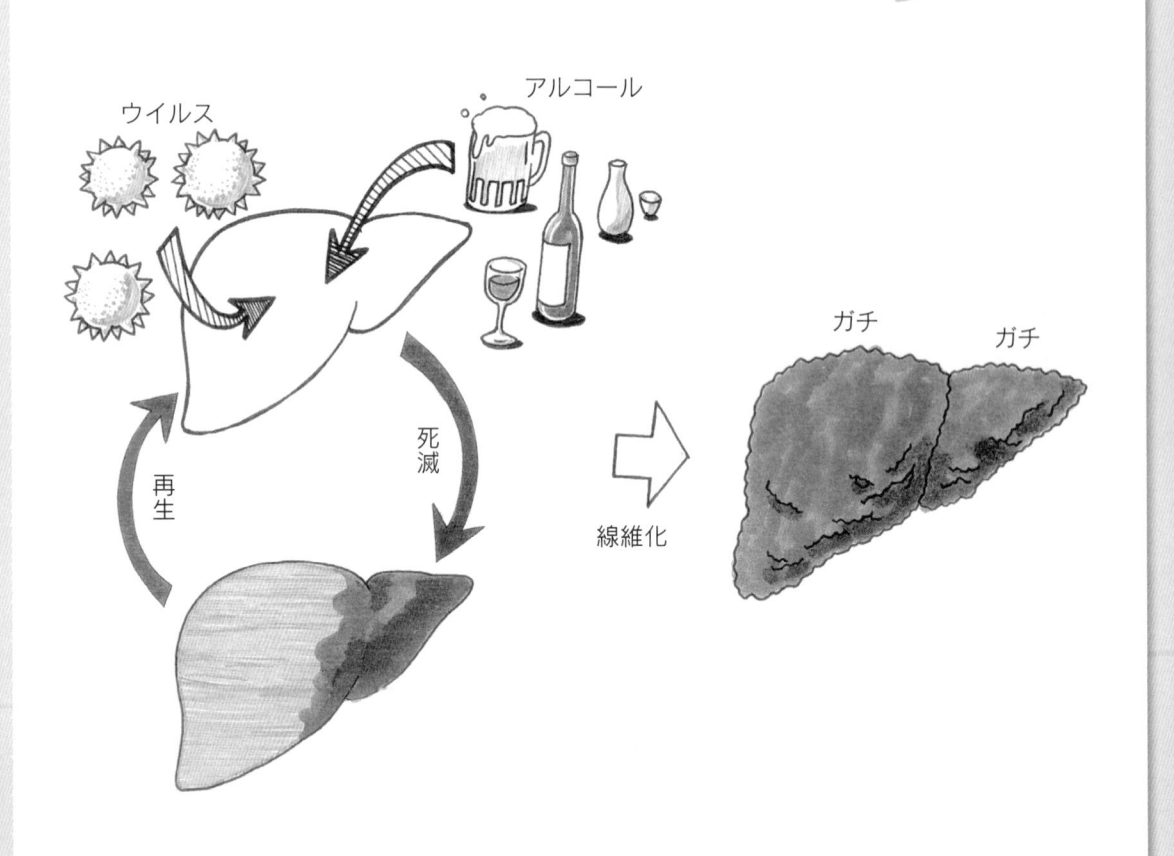

❷⓪肝硬変への流れ
原因は肝炎ウイルス（B型、C型）とアルコールです。

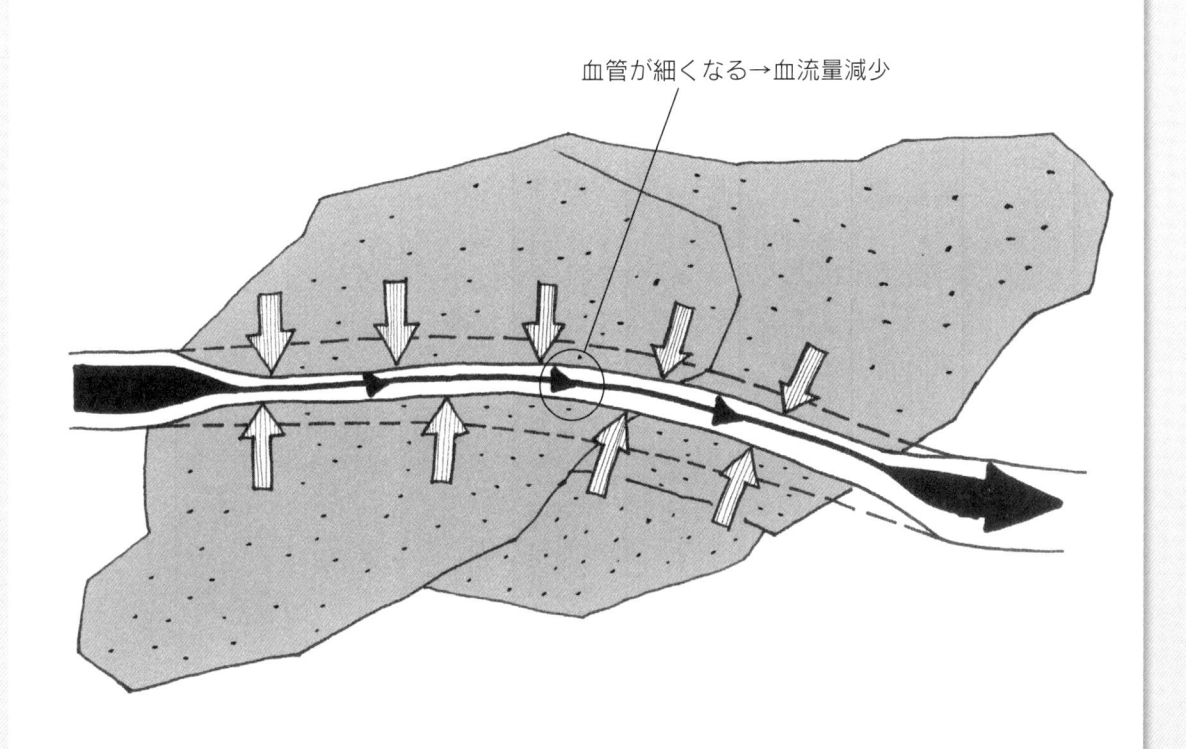

血管が細くなる→血流量減少

㉑肝硬変
線維化による肝細胞の減少に加え、血管が細くなって血液が回らず、肝臓が働かなくなります。

症状としては、
- 貯蔵できない：栄養を有効に使えなくなるため疲れやすくなり、体重が減ります（㉒）。
- 解毒できない：ビリルビンを排出できないため全身が黄色くなります（**黄疸**）（㉓）。毒のある老廃物がたまるため意識障害を来します（**肝性脳症**）（㉔）。
- 合成できない：アルブミンが合成できないので血液の浸透圧が低下して血管のまわりに水が染み出ます（**腹水**）（㉕）。血液凝固因子が減るため鼻血や歯茎から血が出ます（**出血傾向**）（㉖）。
- 肝臓に入るべき血液が入れなくなる：**食道静脈瘤**を作ります。

Ⅲ 消化器系

疲れた…

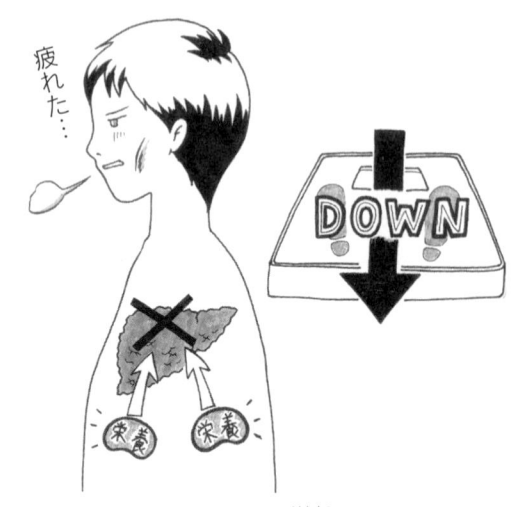

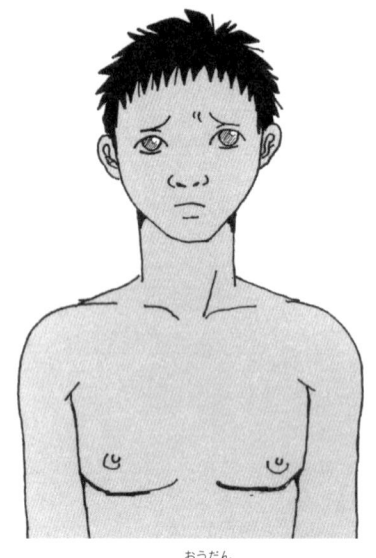

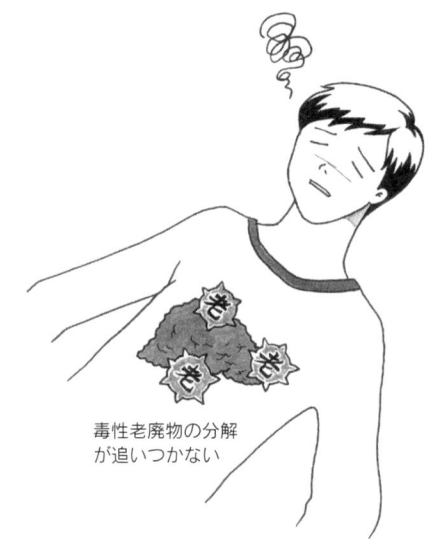

栄養 栄養

㉒体重減少、倦怠感

㉓黄疸

毒性老廃物の分解
が追いつかない

㉔意識障害（肝性脳症）

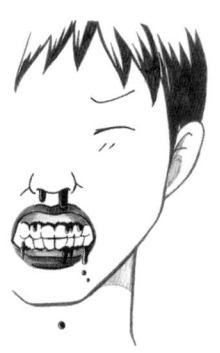

ポッコリ

㉕腹水

㉖出血傾向

肝硬変の症状

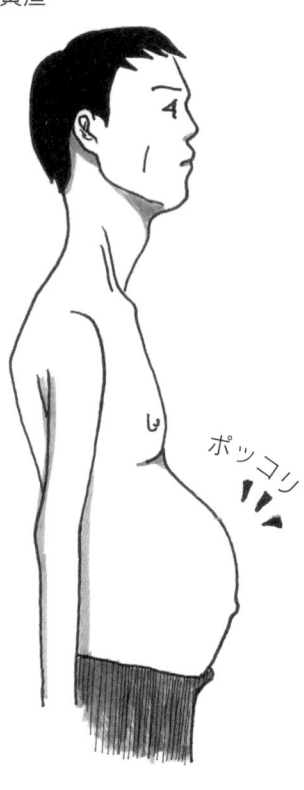

2　食道静脈瘤　▶隊p113 救p122 p590 p595

　肝硬変では、肝臓を通過する血液量が減ります（㉑）。門脈を通じて肝臓に向かう血液量は変わりませんから血管内の**圧力が高くなる**と同時に、肝臓に入れない血液はどこか別の通路を探すことになります（㉗）。

　食道から胃にかけての粘膜下層には多くの静脈が分布しています。この静脈は門脈とつながっているため、肝硬変で門脈圧が上がると血液が無理矢理食道の静脈に流れ込み（㉘）、血管が膨れ上がって食道の内腔側（管の内側）をうねうねと走るようになります。これを「**食道静脈瘤**」といいます（㉙）。

　何かのきっかけでさらに圧が高まるか食物などで傷を受けると、静脈瘤は破裂します。破裂した血液は食道へ大量に流れ込み、それが逆流して血を吐き出してしまいます（吐血）。肝硬変のため門脈の圧は高くて出血傾向もあるため、大量の出血となります（㉚）。

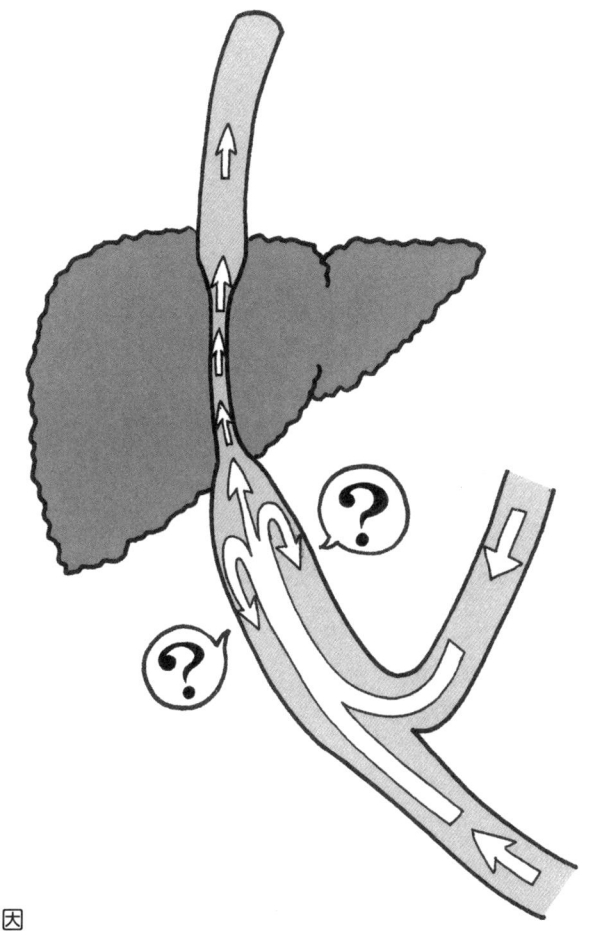

㉗食道静脈瘤の原因
肝硬変で肝臓に入れない血液は別のルートを探すことになります。

㉘肝硬変で門脈血液のう回路となる血管

う回路となる細い血管全てを無理に通っていくため、破裂する可能性があります。
食道静脈：食道静脈瘤になります。
痔静脈：痔になります。
臍傍静脈：へそを中心にくもの巣のようになります。（メドゥーサの頭）

※「シャント」とは、短絡（近道）のこと。

食道
食道静脈
胃

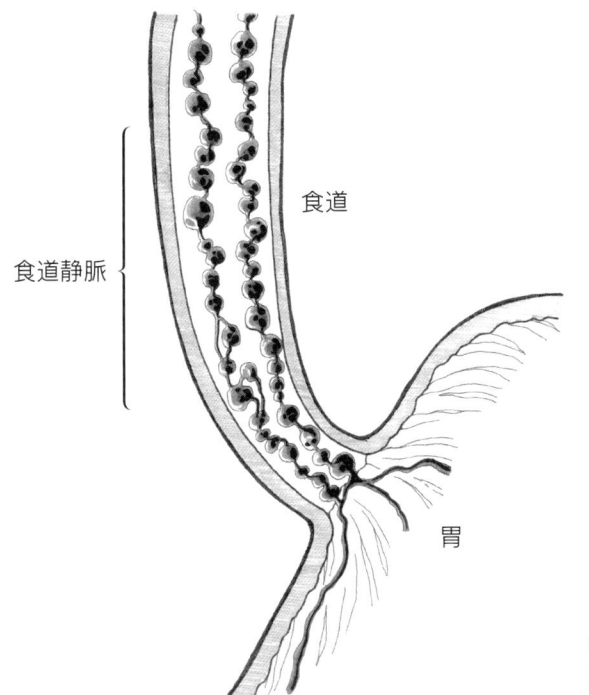

㉙食道静脈瘤
内視鏡でこのように見えます。

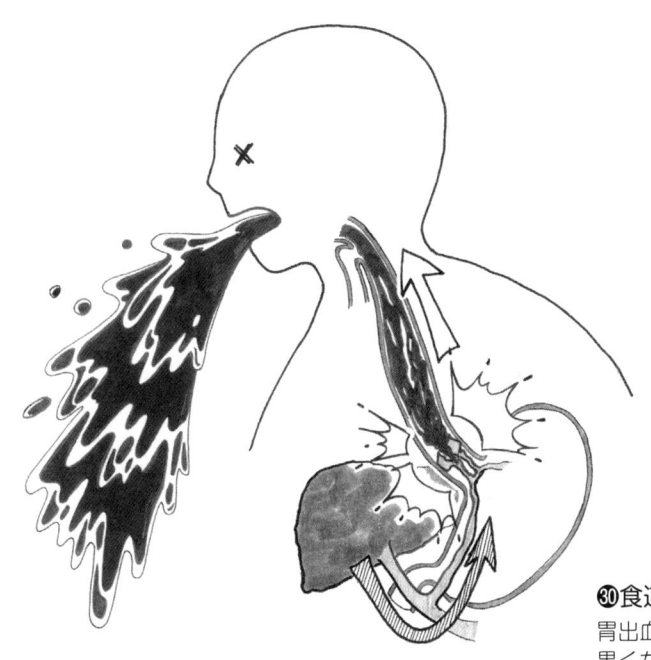

㉚食道静脈瘤の破裂と大量吐血
胃出血では胃液が混ざるため血液が黒くなりますが、食道出血では真っ赤な血を吐きます。

Ⅲ 消化器系

3　マロリー・ワイス症候群　▶救p590

　激しく吐いた、分娩時に力強く息んだなどで、おなかに普段より圧力が掛かったときに、胃と食道の付け根のところに圧力が掛かり裂けて血を吐き出すことをいいます。一度激しく吐き、2回目以降に吐血したときにこの症候群を疑います（㉛）。吐き出した血は胃液で変色しないので**鮮やかな赤色**をしています。

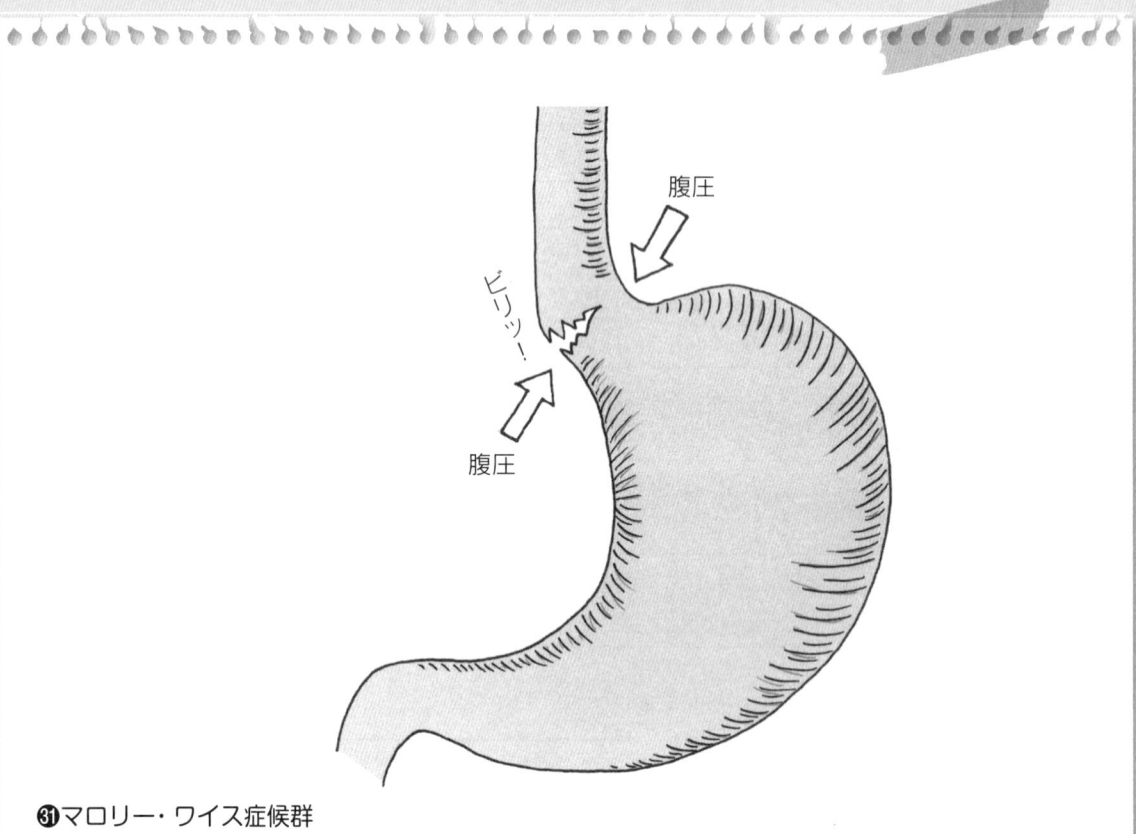

㉛マロリー・ワイス症候群
イラストでは分かりやすく表現していますが、実際に裂けるのは管の内側です。

4　消化管穿孔（せんこう）　▶隊p107〜108　救p532　p805　p810

　食道から直腸までの消化管に穴が開くことを「**消化管穿孔**」といいます。原因は外因性と内因性に大きく分けられます。外因性では、酸やアルカリの誤嚥（ごえん）、外傷、内視鏡の操作ミスなどがあります（㉜）。内因性では、潰瘍（かいよう）や憩室（けいしつ）、悪性腫瘍（あくせいしゅよう）の悪化などがあります（㉝）。穴が広がり腹の中（腹腔（ふくくう））へ内容物が漏れ出すと、腹膜にも炎症が及び**腹膜炎**となります（㉞）。おなかを押すと痛い（**圧痛**（あっつう））、おなかを押すとおなかが硬くなる（**筋性防御**）、おなかを押した手を離すときに痛む（**反跳痛**（はんちょうつう））などを「**腹膜刺激症状**（㉟）」と呼び、この症状がある場合は腹膜炎を疑います。

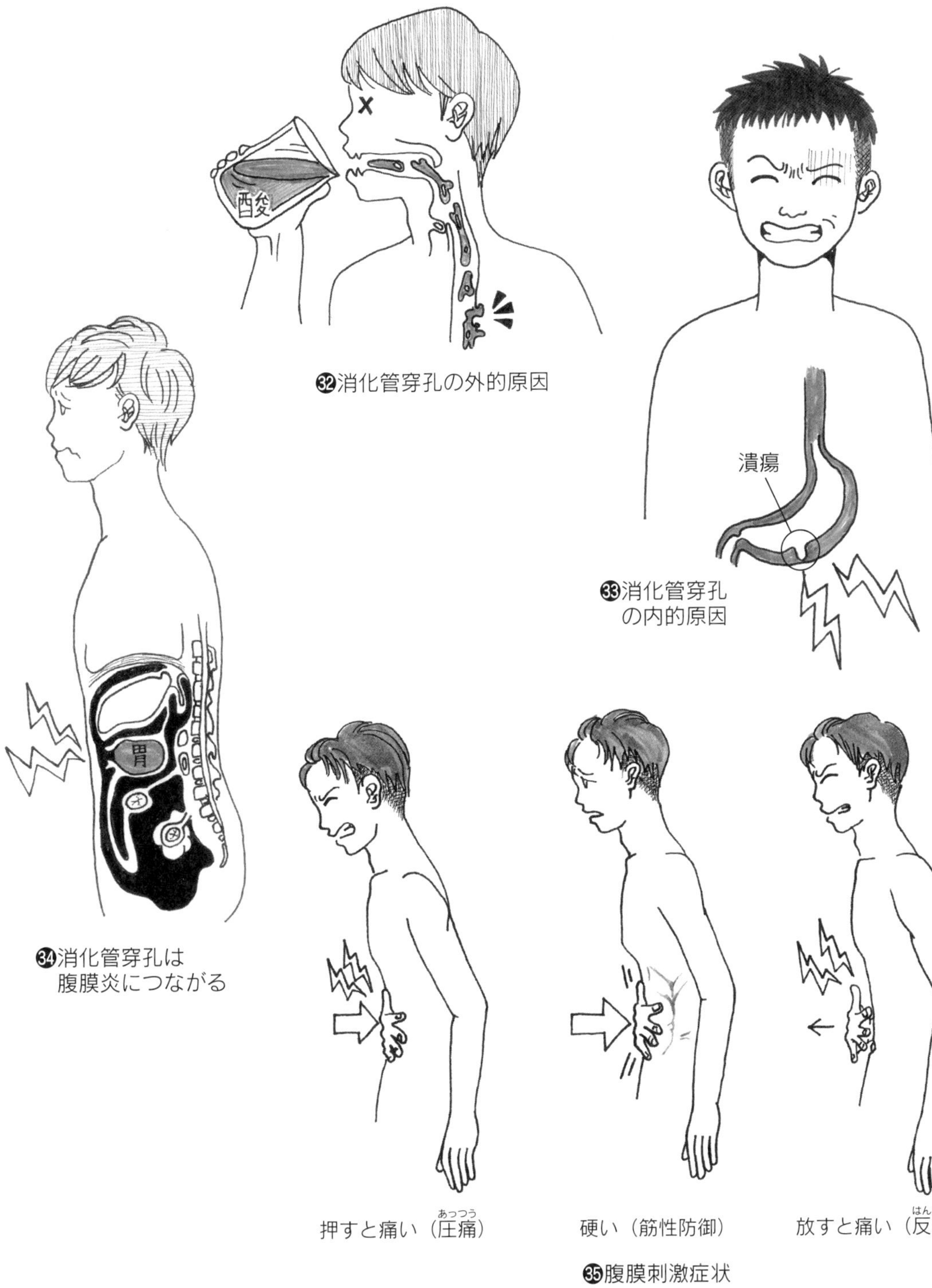

㉜消化管穿孔の外的原因

㉝消化管穿孔の内的原因

潰瘍

㉞消化管穿孔は腹膜炎につながる

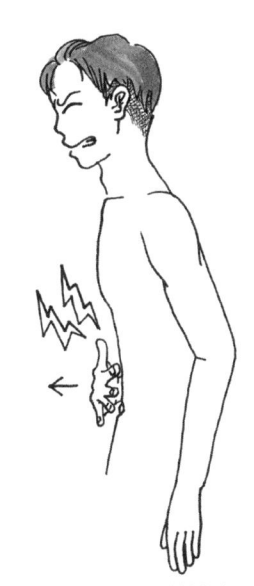

胃

押すと痛い（圧痛〈あっつう〉）　　硬い（筋性防御）　　放すと痛い（反跳痛〈はんちょうつう〉）

㉟腹膜刺激症状

消化管穿孔の症状と原因

Ⅲ　消化器系　●　131

5 虫垂炎 ▶隊p107 救p317 p542 p593 p653

俗にいう盲腸です。盲腸の下にある虫垂に、大腸を通過する物の一部が詰まる（糞石）ことによって、虫垂を流れる血液やリンパ液の流れが悪くなり、細菌などが侵入して炎症を起こした状態を「**虫垂炎**」と呼びます。症状として、みぞおちから始まりおなかの右下に移る腹痛（㊱）、発熱、吐き気、嘔吐、食欲不振（㊲）などです。悪化すると破裂することがあり、前述の消化管穿孔と同様に腹膜炎を起こします。

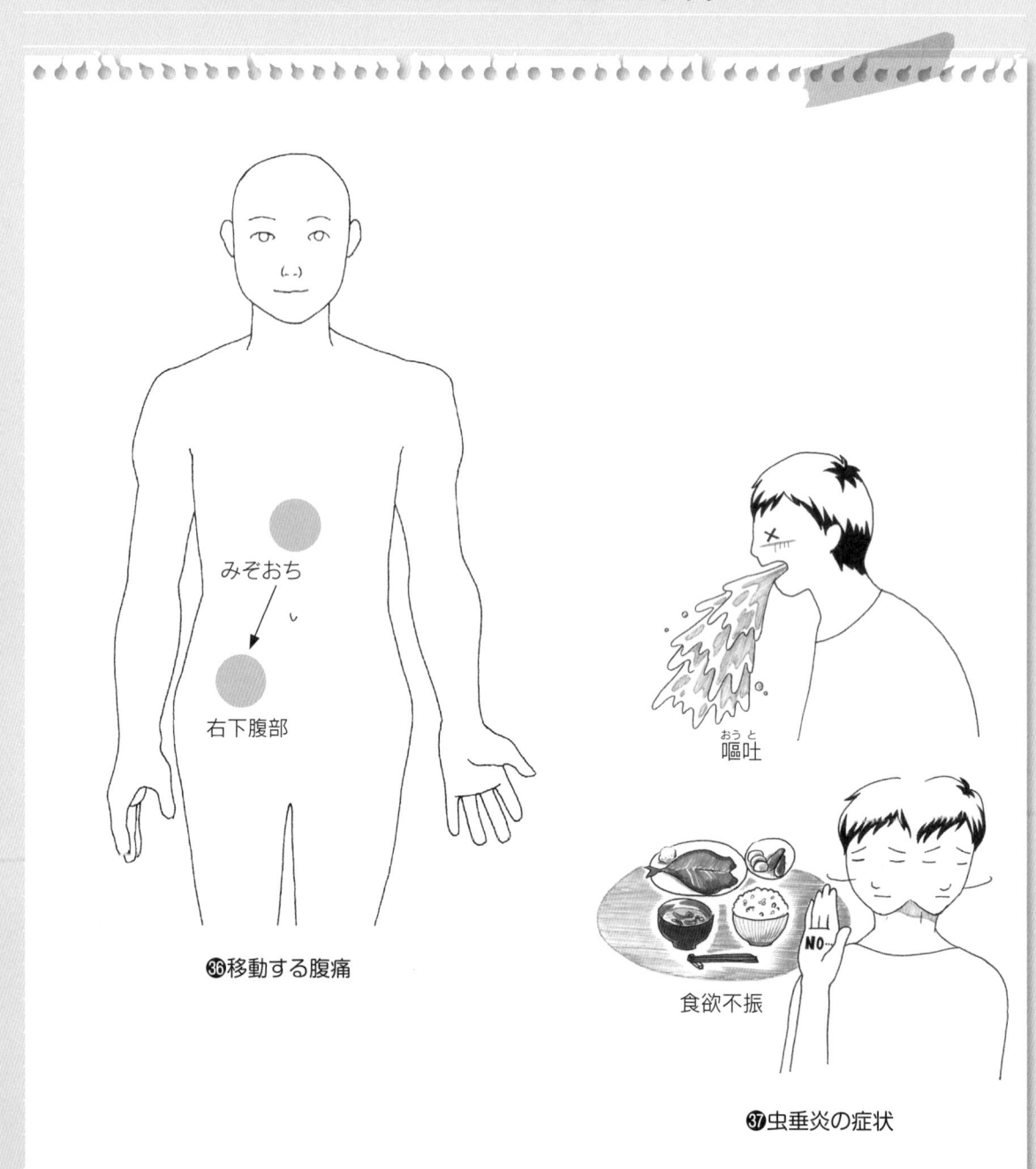

㊱移動する腹痛

嘔吐

食欲不振

㊲虫垂炎の症状

6 イレウス ▶隊p107～108 救p592

腸管に付いている筋肉の異常で腸の動きが悪くなったり、腸管がねじれることにより塞がって、腸の中を通るものが流れていかない状態を「**イレウス**」（別名「**腸閉塞**」）と呼びます。

イレウスには2種類あります。絞扼性イレウスの方が重篤です。

(1) 絞扼性イレウス

絞扼とは、絞め付けることです。腸管がねじれたり何かが絡まったりすることによって、腸管が絞め上げられます。血管も絞め上げられて血液が流れなくなりますので、腸管の細胞が死んでしまい、そこに穴が開いて**消化管穿孔**を起こします（㊳）。

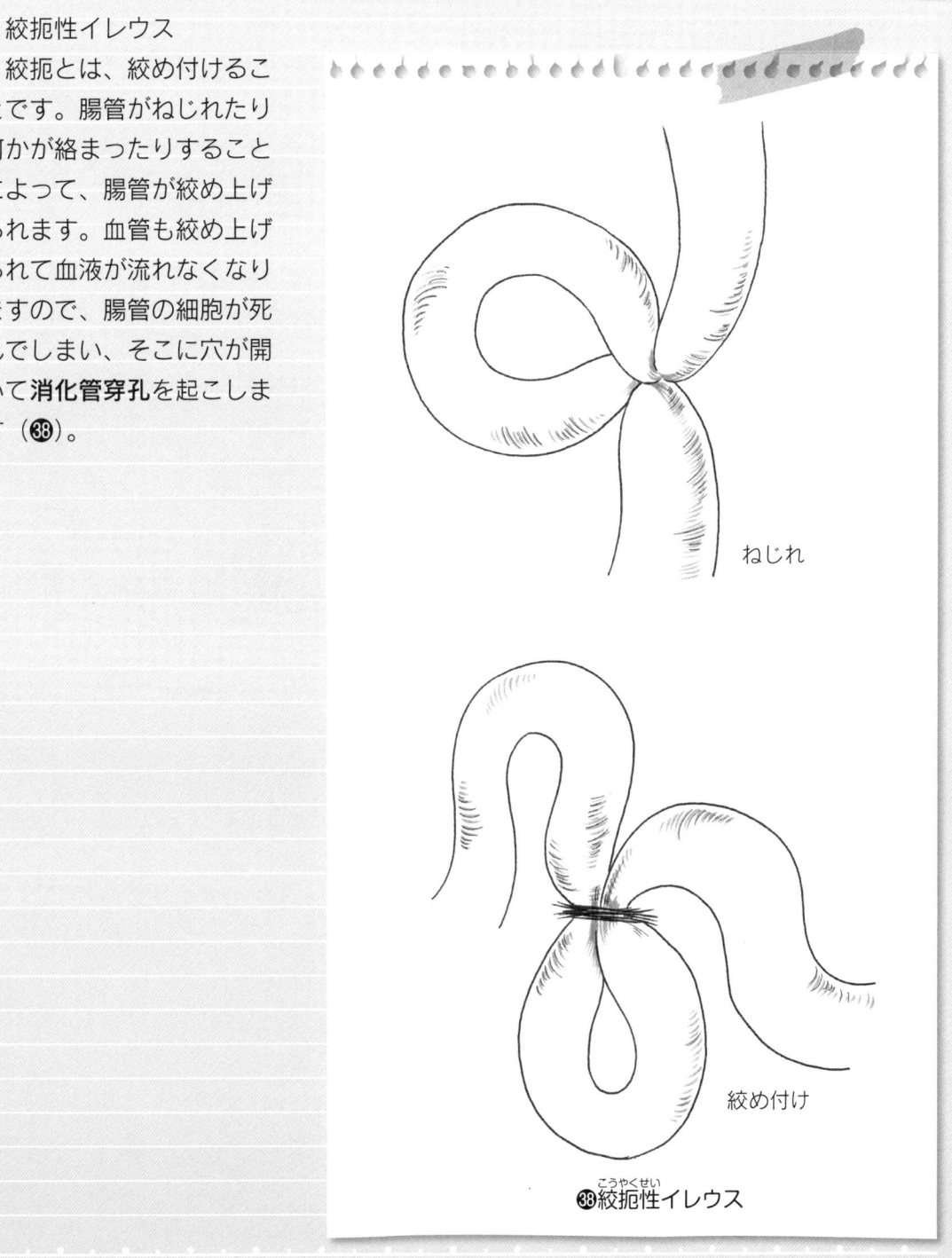

ねじれ

絞め付け

㊳絞扼性イレウス

(2) 麻痺性イレウス

　　腹膜炎や薬などで**腸の動きが鈍くなり**、排便が困難になることをいいます（㊴）。著しい便秘、おなかが張る、腹痛、嘔吐などが症状です。

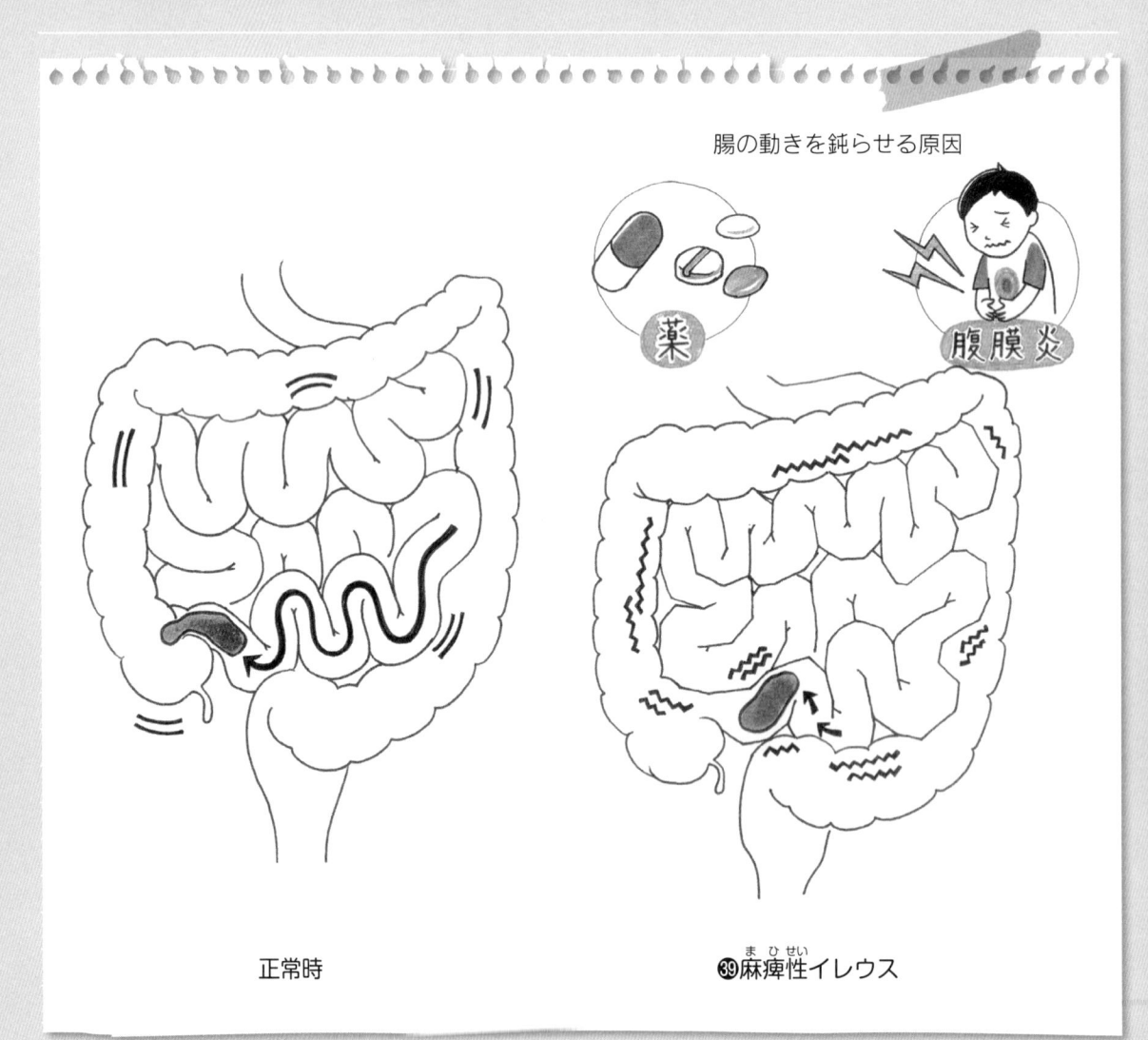

腸の動きを鈍らせる原因

薬

腹膜炎

正常時

㊴麻痺性イレウス

IV 神経系

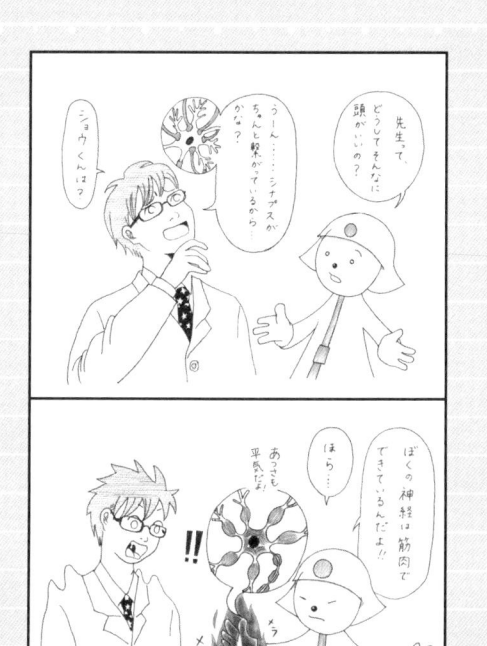

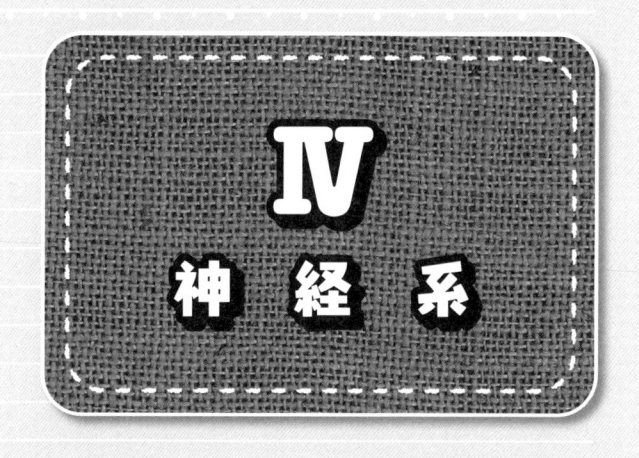

脳を司令室として、体を動かしたり、体の中や周りで何が起きているのか判断する系だよ。

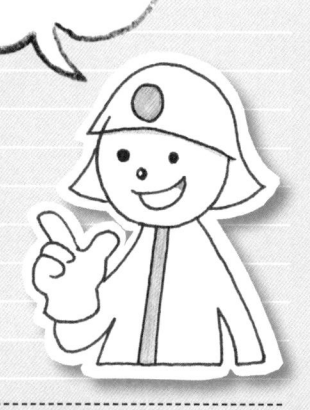

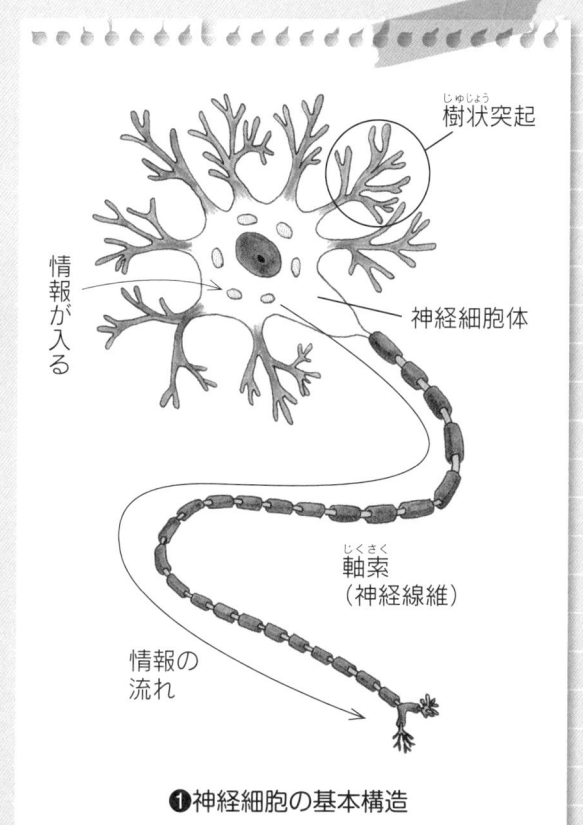

❶神経細胞の基本構造

- 樹状突起（じゅじょうとっき）
- 神経細胞体
- 軸索（じくさく）（神経線維）
- 情報が入る
- 情報の流れ

A 仕組み

1 基本構造　▶救p77

　神経は信号を伝える**神経細胞**と、それを支えて栄養を補給する**神経膠細胞**からなります。

　神経細胞（ニューロン）は枝状の「**樹状突起**」、核を持つ「**神経細胞体**」、尻尾のように伸びる「**軸索**」（**神経線維**）からなり、この順番で神経の情報（興奮）が伝達されます（❶）。

軸索の中には周りに「髄鞘」と呼ばれる、ウィンナーソーセージのようなカバーが付いた神経があります（❷）。この神経を「有髄線維」と呼び、カバーのついていない神経を「無髄線維」と呼びます。有髄線維は信号を速く伝えることができます（⓲）。

神経膠細胞は、樹状突起や軸索を支えるだけでなく、神経細胞への栄養補給や老廃物の排泄も行っています（❸）。

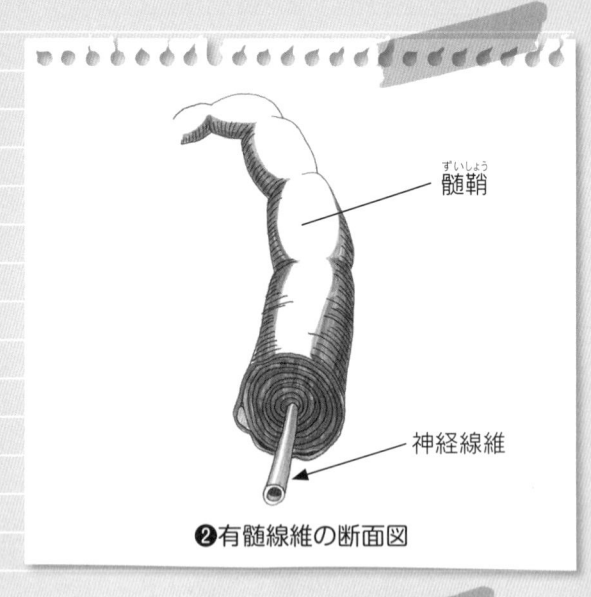

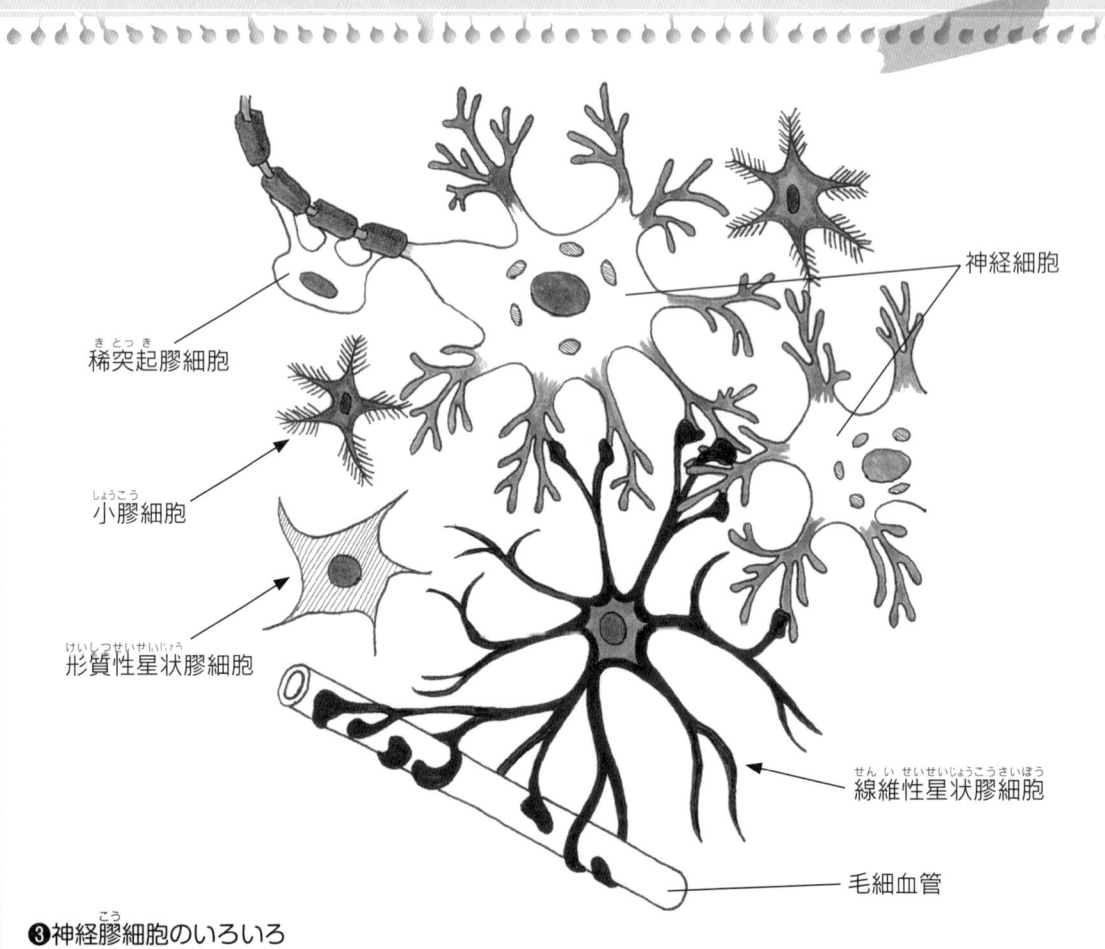

❷有髄線維の断面図

❸神経膠細胞のいろいろ
神経細胞を支え、栄養補給、老廃物排泄も行います。

2 脳 ▶隊p67 救p80

(1) 脳の区分（❹）

中心溝（ローランド溝）、**外側溝（シルビウス溝）**、**頭頂後頭溝**という大きな溝により大脳半球は**前頭葉、頭頂葉、後頭葉、側頭葉**に分けられます。

前頭葉は運動・高度な思考や判断、後頭葉は視覚、頭頂葉は感覚、側頭葉は聴覚に関与します。前頭葉、頭頂葉、側頭葉にまたがって**言語中枢**があります。

大脳半球内側には**大脳辺縁系**（扁桃体、海馬、脳弓、帯状回など）があり、情動や記憶に関与します（❺）。

間脳は視床、**視床下部**、**視床上部**からなり、意識などの重要な機能に関与します。視床下部は、食欲、性欲、口渇、体温調整に関与するほか、**下垂体**のホルモン調節に関与します。

脳幹は**中脳**、**橋**、**延髄**からなり、意識、呼吸、循環、四肢の運動、知覚、眼球運動、瞳孔、内脳機能の調節などに関与します。

小脳は橋と延髄の後ろ側にあります。**小脳半球**と**小脳虫部**からなり、体の平衡、運動、姿勢に関与します。

表1　脳の区分と機能

脳の区分	構　成	関与する主な機能
大　脳	前頭葉	運動、高度な思考や判断
	後頭葉	視覚
	頭頂葉	感覚
	側頭葉	聴覚
大脳半球内側	大脳辺縁系（扁桃体、海馬、脳弓、帯状回など）	情動、記憶
間　脳	視床、視床下部、視床上部	意識 【視床下部】食欲、性欲、口渇、体温調整、下垂体のホルモン調節
脳　幹	中脳、橋、延髄	意識、呼吸、循環、四肢の運動、知覚、眼球運動、瞳孔、内脳機能の調節
小　脳	小脳半球、小脳虫部	体の平衡、運動、姿勢

前頭葉　人間らしさを作る

障害で…
認知低下、情動異常、行動異常、病識欠如、失禁、人格の変化、無関心、抑制の喪失

頭頂葉
感覚情報を行動に変換

障害で…
失認、失行
優位半球：失読、失書、失算、手指失認
非優位半球：半側空間無視、着衣失行

- 中心溝（ローランド溝）
- 運動野
- 感覚野
- 頭頂後頭溝（とうちょうこうとうこう）
- 運動性言語野
- 外側溝（がいそくこう）（シルビウス溝）
- 聴覚野
- 感覚性言語野
- 視覚野

障害で…
記憶障害、情動異常、行動異常、反対側同名性視野欠損、健忘、注意欠乏、学習効率低下

障害で…
反対側の同名半盲

側頭葉　言語、記憶、聴覚の中枢

後頭葉　視覚の中枢

❹脳の区分と働き

❺脳の矢状断面
（鼻すじで前後（矢状面）に切ったもの）

　脳を輪切りにすると外側の色が濃く内側は薄くなっています。外側は神経細胞が集まって灰色に見えるため「**灰白質**」といい、内側は神経線維が集まり神経膠細胞が多く白く見えるため「**白質**」といいます（❻）。

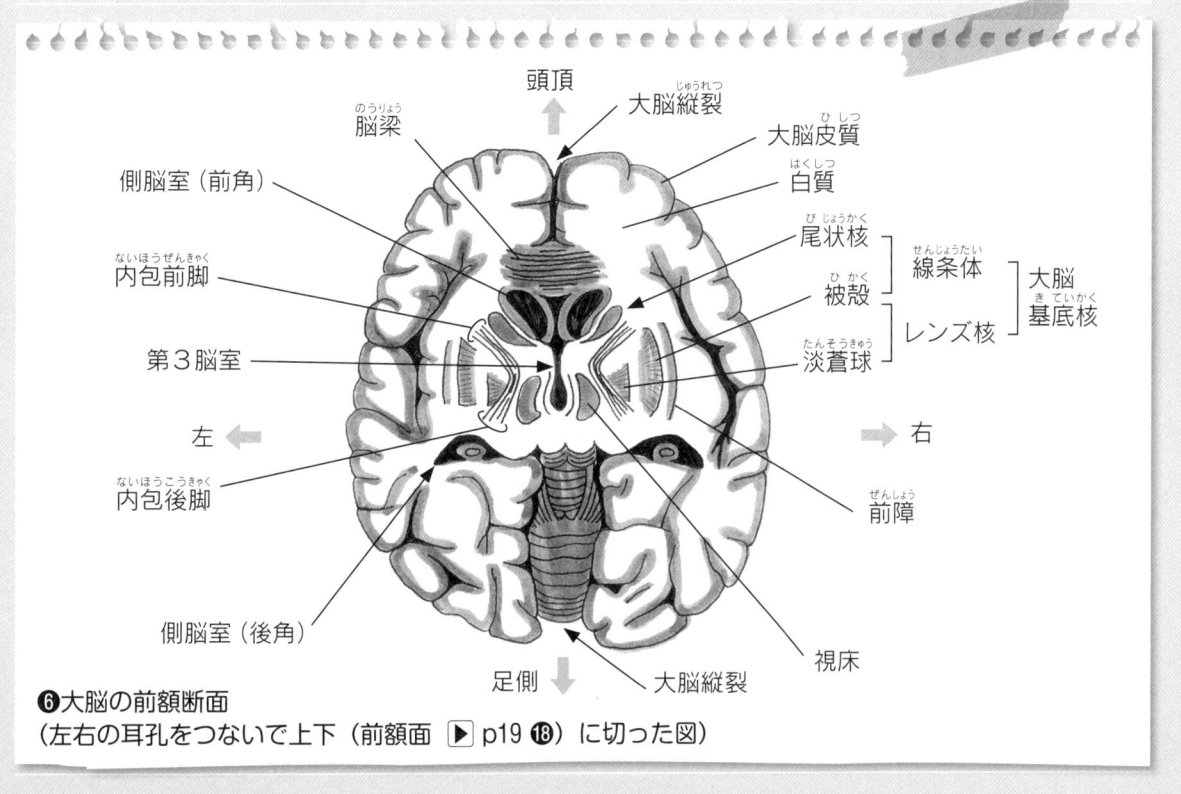

❻大脳の前額断面
（左右の耳孔をつないで上下（前額面 ▶ p19 ⓲）に切った図）

(2) 周囲組織

　脳と脊髄は豆腐のように柔らかいので、頭皮、頭蓋骨、硬膜、くも膜、軟膜で保護されています。硬膜とくも膜は接していますがくも膜と軟膜の間には広い空間があり、そこに脳脊髄液がたまっていて脳は脳脊髄液に浮いて存在します。軟膜は脳に密着しています（❼）。

　脳と膜と脳脊髄液の位置関係は、売られている豆腐を思い浮かべてもらえるとイメージしやすいでしょう。脳本体が豆腐、軟膜は豆腐の表面、豆腐を浸している水が脳脊髄液、くも膜が豆腐の入った入れ物、購入した買い物袋が硬膜です（❽）。

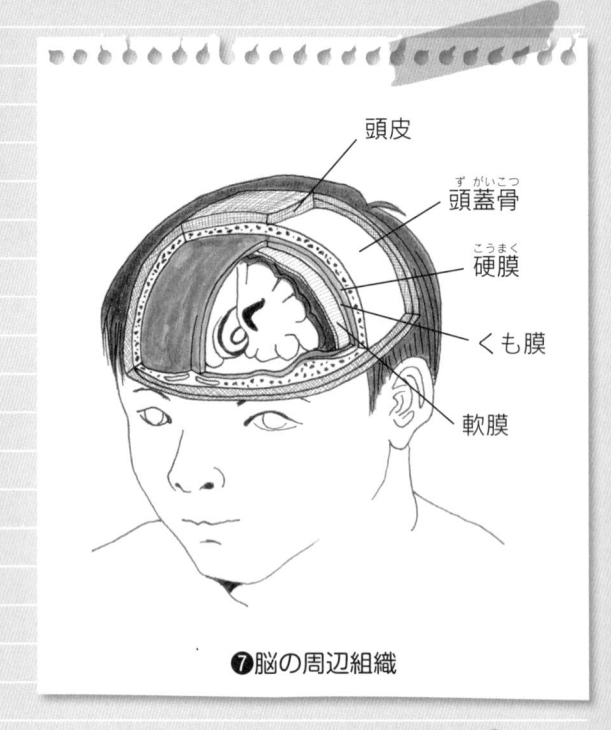

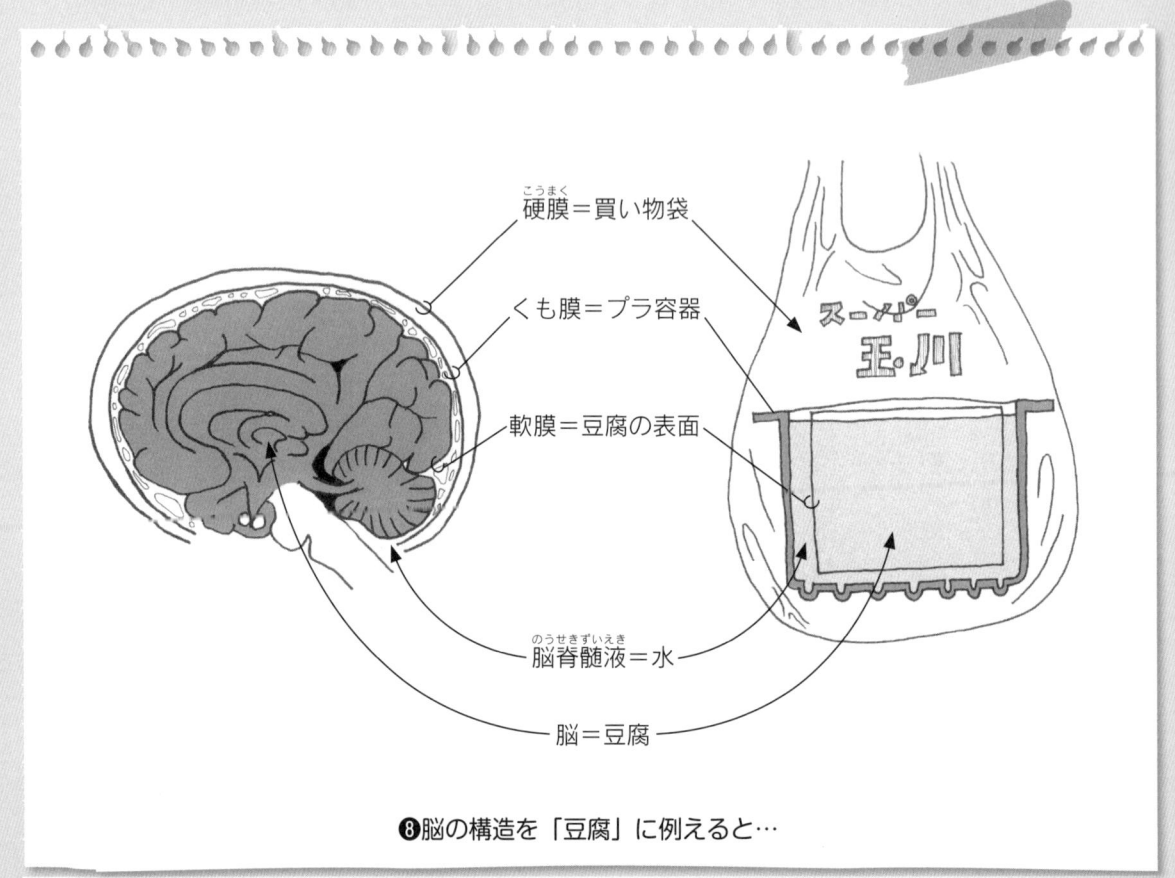

❼脳の周辺組織

❽脳の構造を「豆腐」に例えると…

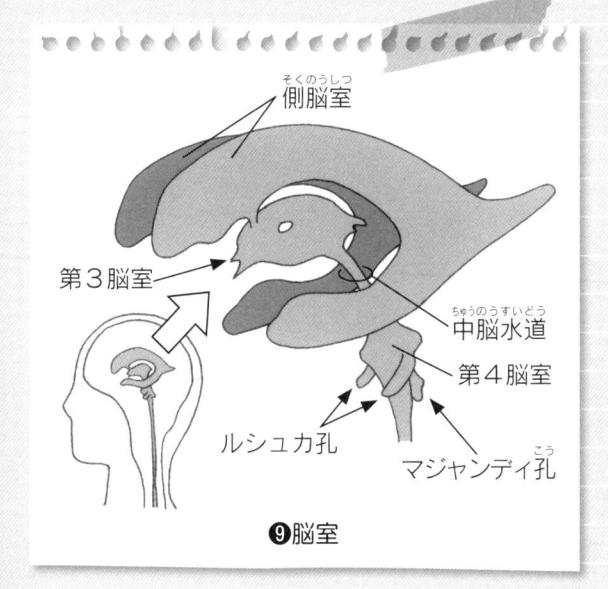

(3) 脳脊髄液

　脳を浮かべる保護水です。「髄液」とも呼ばれます。脳の内部には脳室があり、脳脊髄液をためるとともに髄液の通り道となっています（❾）。脳脊髄液は側脳室の**脈絡叢**で産生され、**側脳室**→**室間孔**→**第３脳室**→中脳水道→**第４脳室**→マジャンディ孔とルシュカ孔→くも膜下腔を通り、くも膜顆粒から静脈に吸収されます（❿）。マジャンディ孔は第４脳室末端で正中にある孔で、ルシュカ孔はその外側にある１対の孔です。

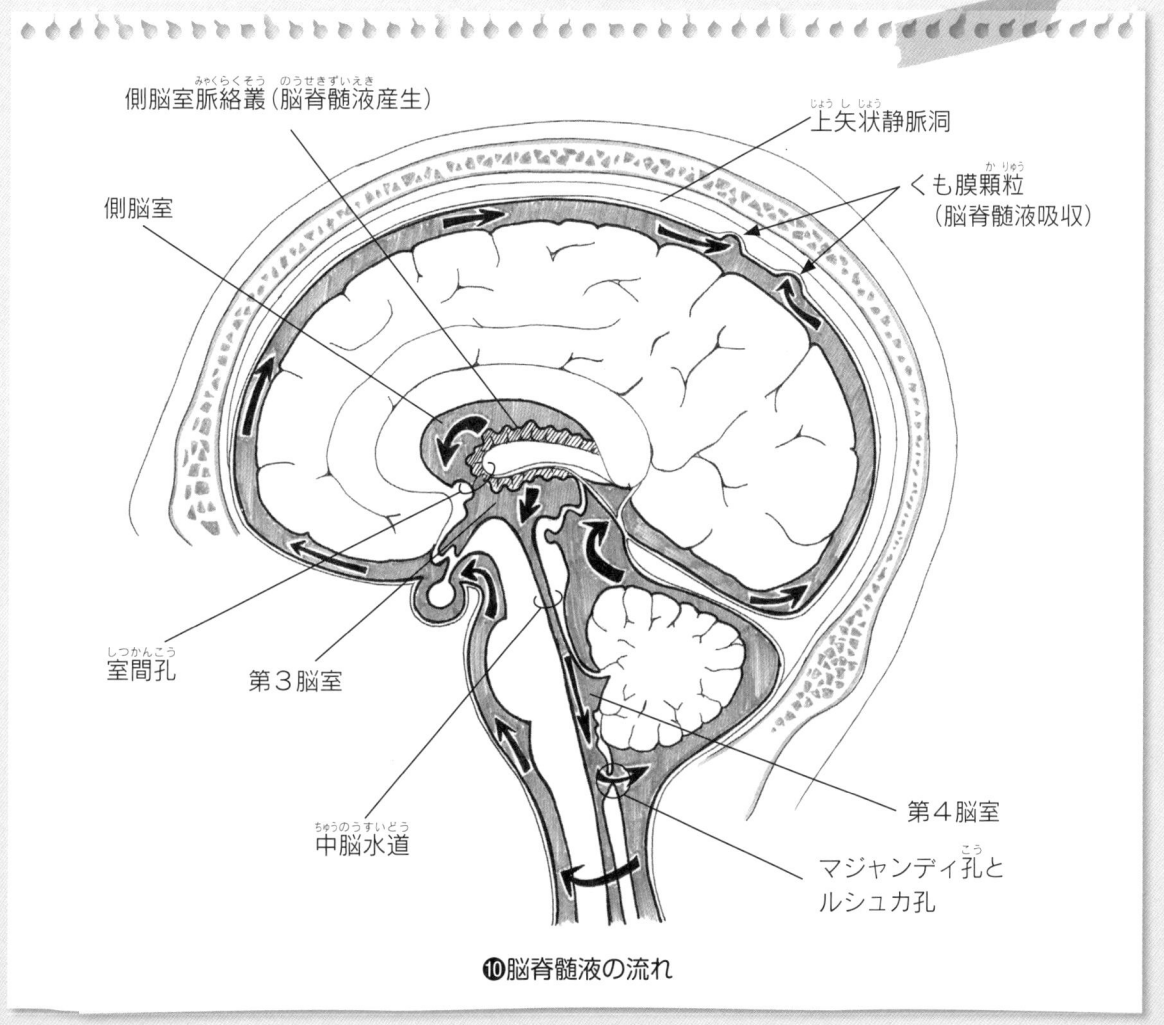

❾脳室

❿脳脊髄液の流れ

Ⅳ 神経系 ● 141

(4) 血　管

脳の栄養血管は左右の**内頸動脈**と、左右の**椎骨動脈**の2系統があります（⓫）。

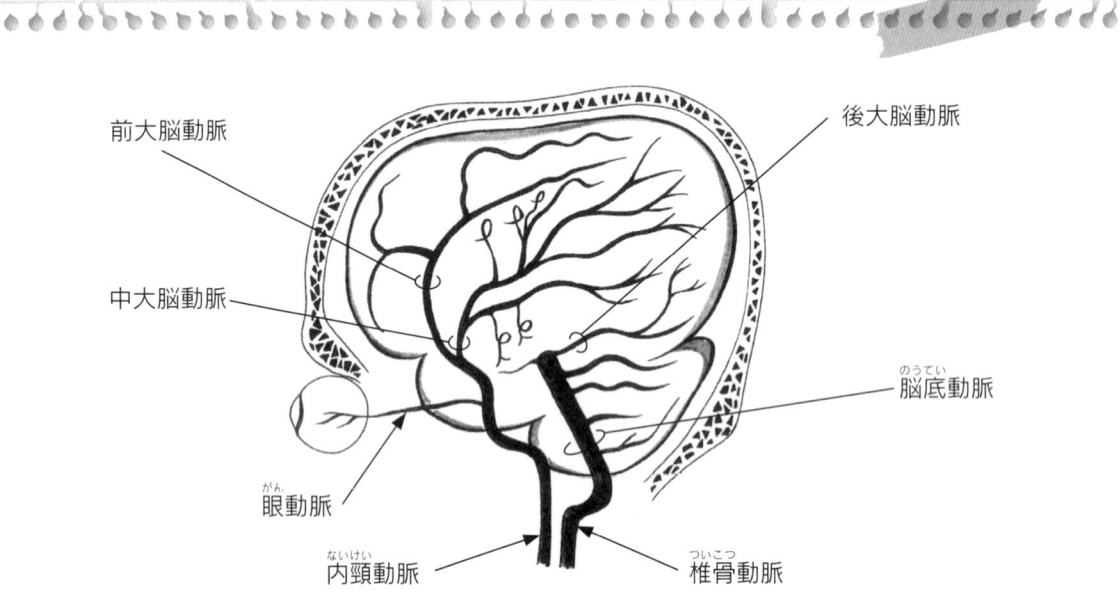

⓫脳の動脈〈1〉（矢状断面）

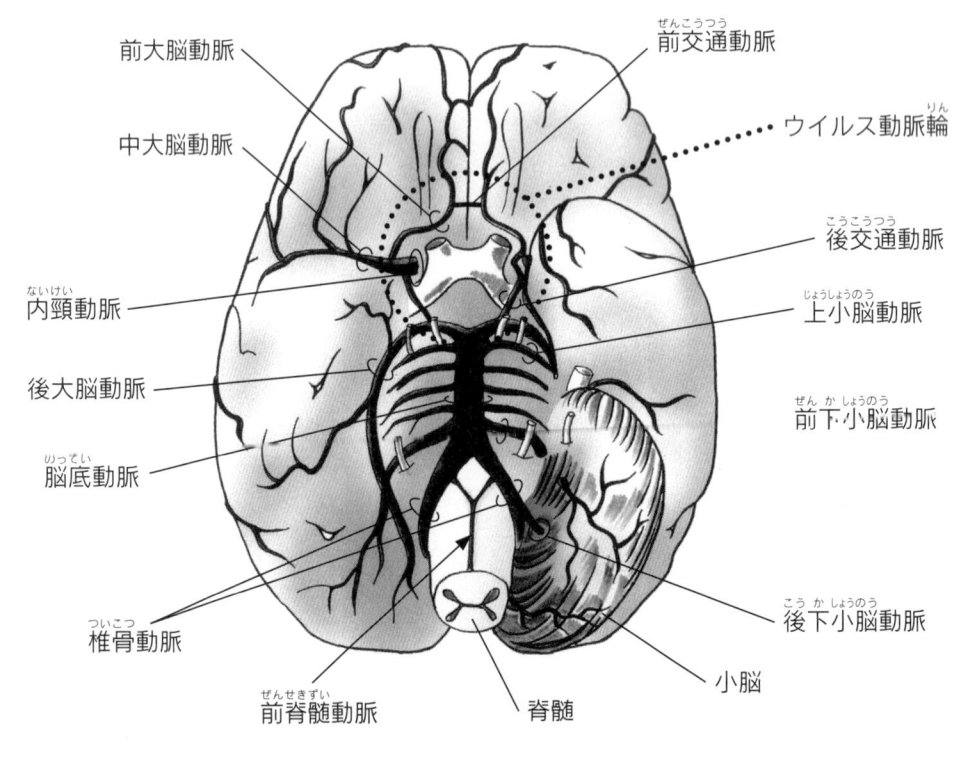

⓫脳の動脈〈2〉（脳を下から見たところ）

3 脊髄 ▶隊p68 救p86

　延髄からの延長で、第1～2腰椎まで伸びます。上から**頸髄**、**胸髄**、**腰髄**、**仙髄**に分けられ、31対の**脊髄神経**が出ています（⓬）。太さは自分の親指ぐらい、色はチーズのようにやや黄色で、湯葉巻のような柔らかいものです。脊髄白質は、運動に関与する**錐体路**（⓭）、知覚に関与する**脊髄視床路**の伝導経路（⓮）となっています。脊髄の**前根**から運動神経が、**後根**から知覚神経が出て、合流し脊髄神経となります。

　脊髄も脳と全く同じく軟膜、くも膜、硬膜、骨に守られています。

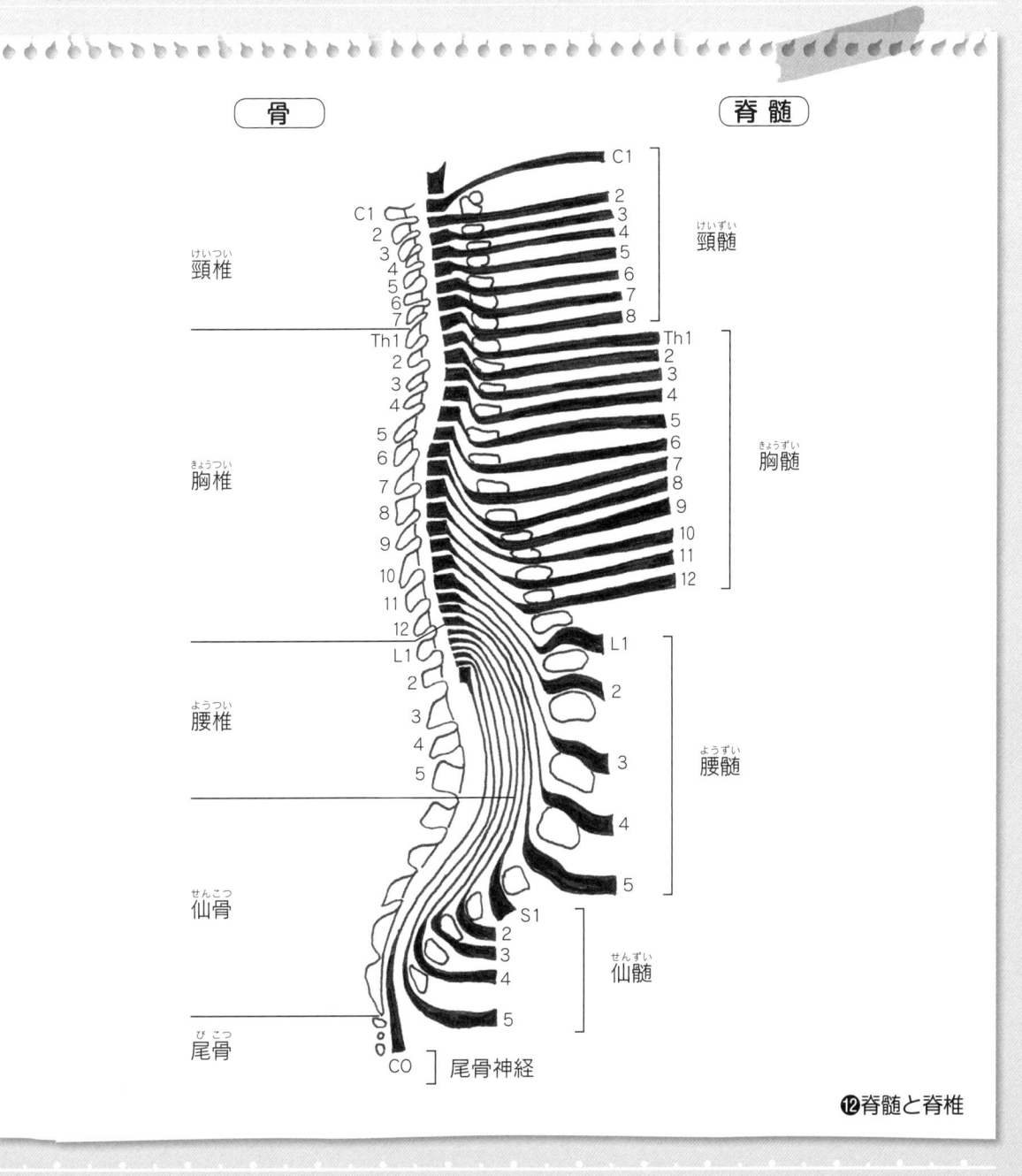

⓬脊髄と脊椎

Ⅳ 神経系 ● 143

❸錐体路
主に運動を伝えます。

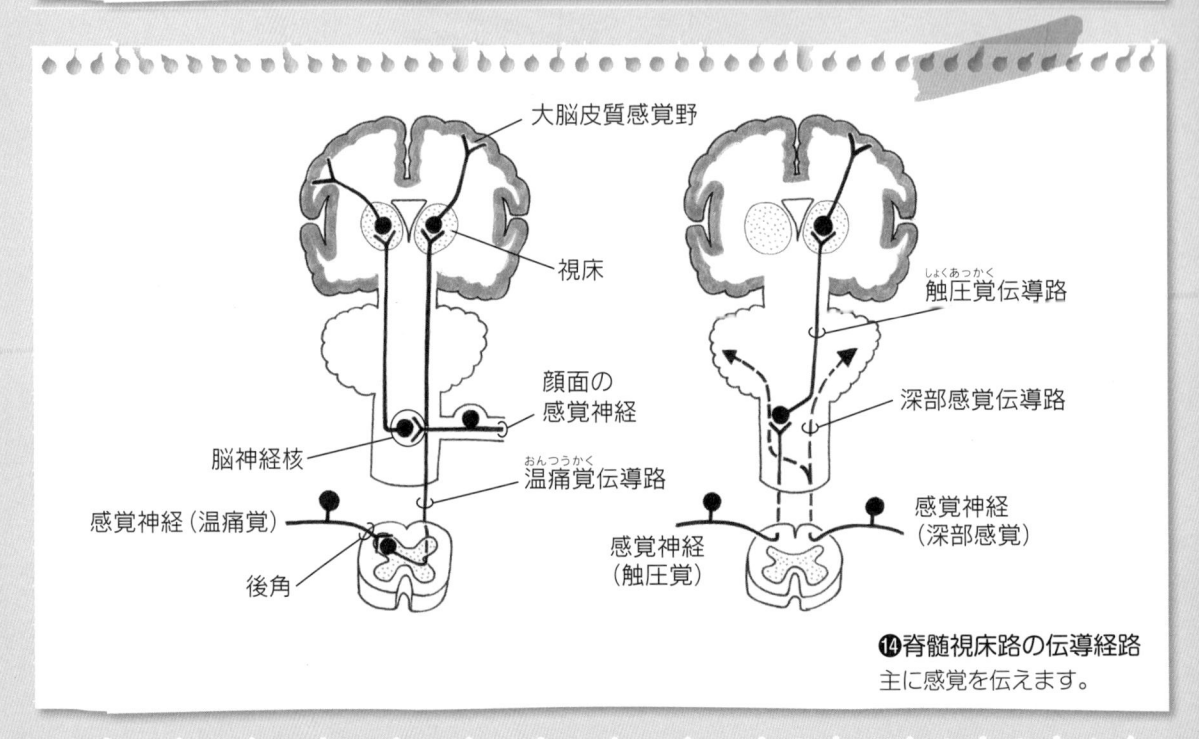

❹脊髄視床路の伝導経路
主に感覚を伝えます。

4 末梢神経 ▶隊p68 救p84

脳と脊髄から出た神経は「末梢神経」といわれます。末梢神経は運動や感覚を伝える体性神経と、内臓の働きを制御する自律神経に分かれます。

(1) 脳神経

脳から出る神経で12対あり（表2）、それぞれ機能・役割が分かれています。主に頭部と顔面の運動、知覚を支配しています。また、迷走神経は副交感神経として内臓の働きに深く関わっています（⓯）。

表2 脳の12の神経

	名称	性状	機能・役割	障害時の症状
Ⅰ	嗅神経	知覚	嗅ぐ	嗅覚脱失
Ⅱ	視神経	知覚	見る	視力・視野障害
Ⅲ	動眼神経	運動	眼球運動　眼瞼挙筋	眼球運動障害、眼瞼下垂
		自律	瞳孔括約筋　毛様体筋	対光反射消失、散瞳
Ⅳ	滑車神経	運動	眼球運動	眼球運動障害
Ⅴ	三叉神経	知覚	顔面・鼻・口・歯の知覚	知覚障害
		運動	咀嚼運動	咀嚼運動障害
Ⅵ	外転神経	運動	眼球運動	眼球運動障害
Ⅶ	顔面神経	運動	顔面表情筋	顔面表情筋麻痺、兎眼
			アブミ骨筋	聴覚過敏
		知覚	舌の前2/3の味覚	舌の前2/3の味覚障害
			外耳・外耳道・鼓膜外面の知覚	左記の知覚障害
		自律	舌下腺、顎下腺、涙腺、鼻汁	唾液・涙分泌障害
Ⅷ	内耳神経（聴神経）	知覚	蝸牛神経	聴覚機能の障害
			前庭神経	平衡機能の障害
Ⅸ	舌咽神経	運動	咽頭筋・喉頭筋	嚥下障害
		知覚	舌の後ろ1/3の味覚	舌の後ろ1/3の味覚障害
			口蓋・咽頭、中耳の一部	左記の知覚障害、咽頭反射の消失
		自律	耳下腺	唾液分泌障害
Ⅹ	迷走神経	運動	咽頭筋・喉頭筋	声帯麻痺、声枯れ
		知覚	喉頭蓋、耳介後部、外耳道の一部	左記の知覚障害
		自律	胸腔・腹腔内臓	心臓、気管・気管支、腸管の運動、括約筋の障害
Ⅺ	副神経	運動	胸鎖乳突筋、僧帽筋	肩の挙上運動障害
Ⅻ	舌下神経	運動	舌筋	舌を前に出す運動の障害

覚え方：嗅いで視る、動く滑車の三つのそと、顔聴舌迷副舌下

Ⅳ 神経系 ● 145

気管支

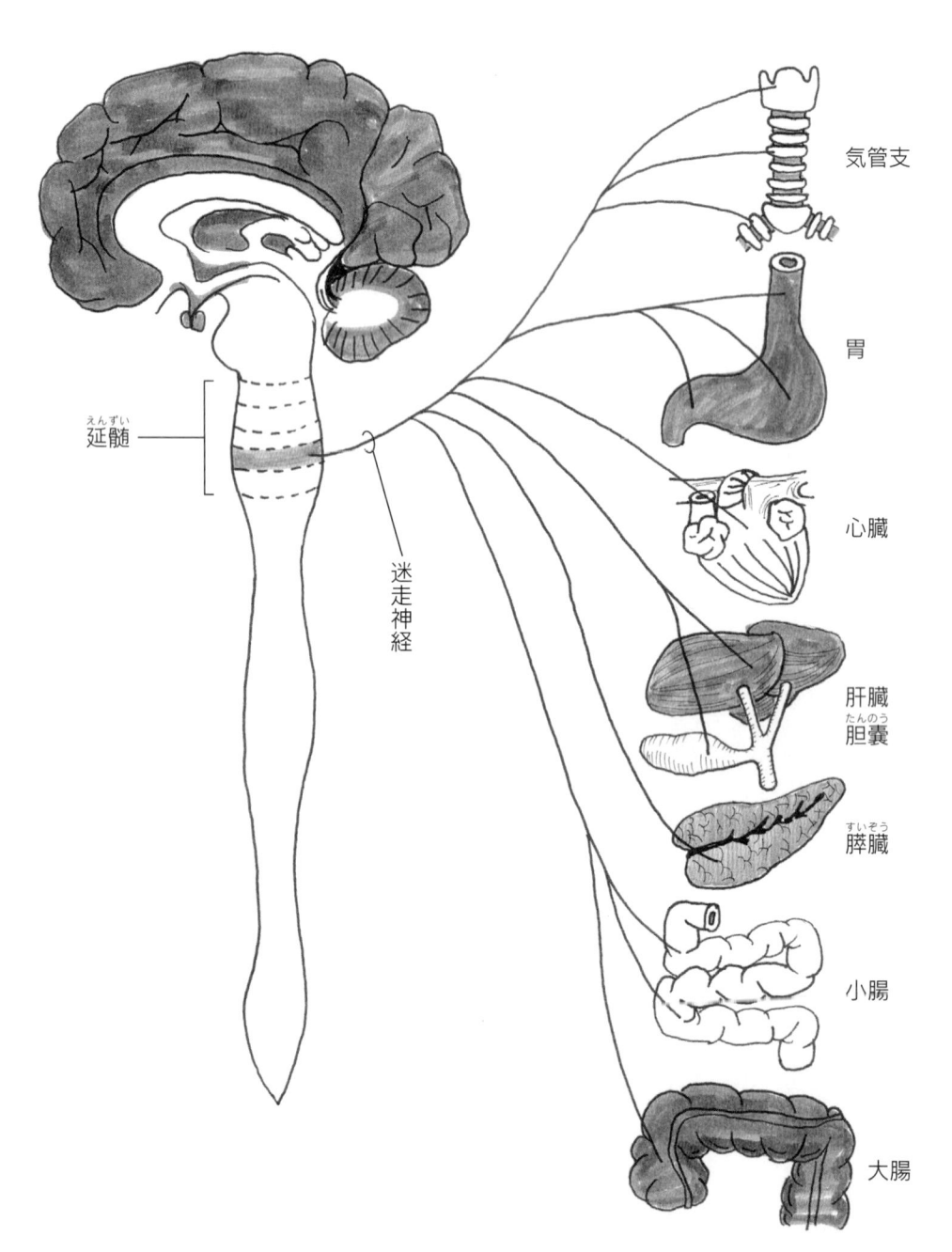

胃

延髄

迷走神経

心臓

肝臓
胆嚢

膵臓

小腸

大腸

⓯迷走神経の広がり
延髄から出て広く内臓に分布します。

(2) 脊髄神経

頸神経8対、胸神経12対、腰神経5対、仙骨神経5対、尾骨神経1対の合計31対からなります（❷）。主に頸部以下の運動、知覚を支配しています。

神経の分類を表3に示します。

表3　神経の分類

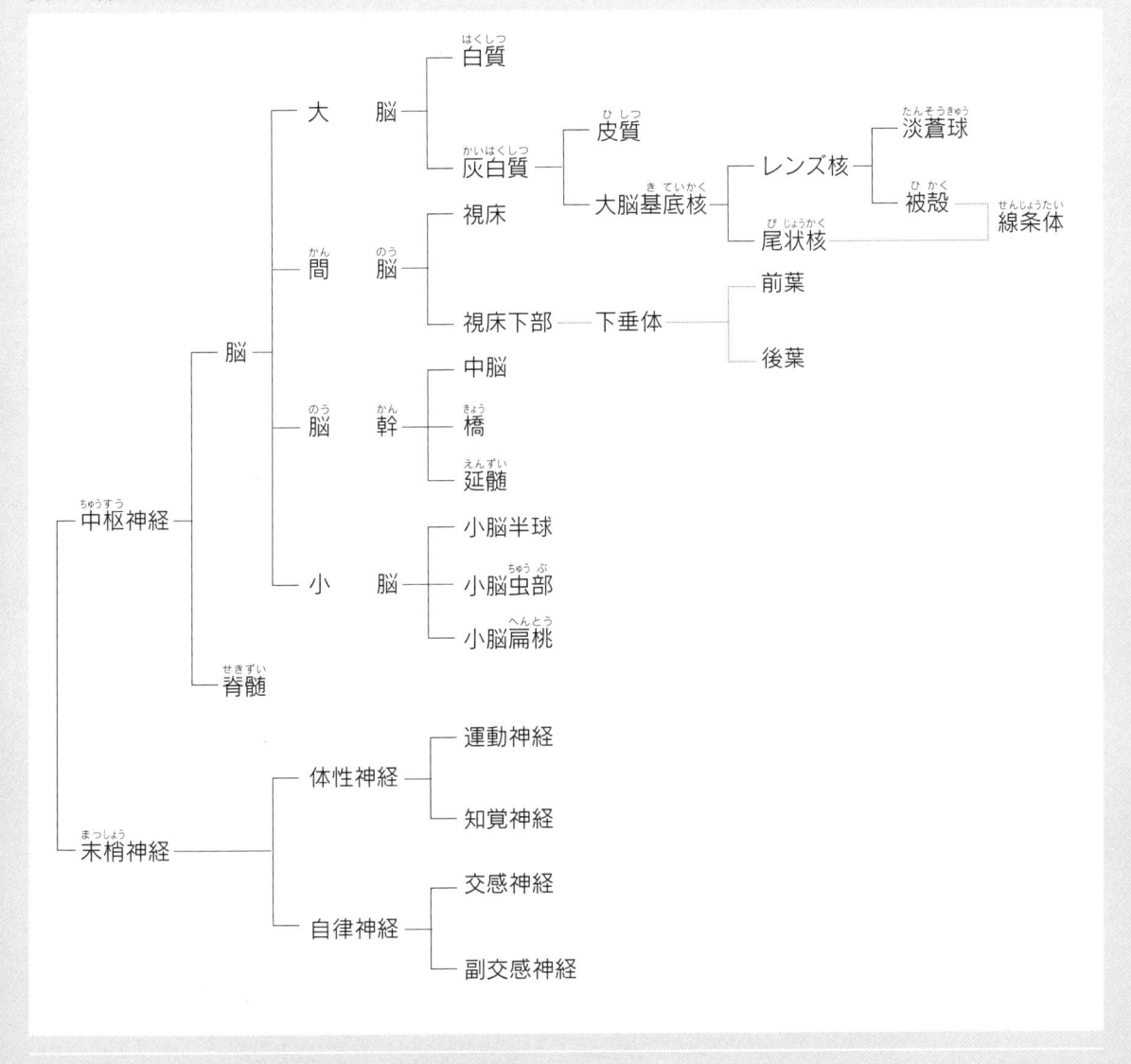

```
                            ┌─ 白質
                  ┌─ 大脳 ──┤                ┌─ 皮質
                  │         └─ 灰白質 ───────┤                ┌─ レンズ核 ──┬─ 淡蒼球
                  │                          └─ 大脳基底核 ──┤              └─ 被殻 ──┐
                  │                                           └─ 尾状核 ─────────────── ├─ 線条体
         ┌─ 脳 ──┤                                                                      │
         │        ┌─ 間脳 ──┬─ 視床                                                     
         │        │         └─ 視床下部 ─── 下垂体 ──┬─ 前葉
         │        │                                   └─ 後葉
         │        │         ┌─ 中脳
         │        ├─ 脳幹 ──┼─ 橋
中枢神経─┤        │         └─ 延髄
         │        │         ┌─ 小脳半球
         │        └─ 小脳 ──┼─ 小脳虫部
         │                  └─ 小脳扁桃
         └─ 脊髄

         ┌─ 体性神経 ──┬─ 運動神経
         │             └─ 知覚神経
末梢神経─┤
         └─ 自律神経 ──┬─ 交感神経
                       └─ 副交感神経
```

B 働き ▶隊p67 救p77

1 細胞内での刺激伝達

細胞の**内側はマイナスに帯電**しており、カリウムイオンが高くなっています。**外側はプラスに帯電**しており、ナトリウムイオンが高くなっています（⓰）。

神経に刺激が加わると、その刺激により細胞膜上のナトリウムチャンネルが開き、細胞内にナトリウムイオンが流入します。ある量までナトリウムイオンが入ると突然電気が立ち上がり（**活動電位**）、軸索は電線のように電気を流していきます（⓱）。

髄鞘があると、その部分ではナトリウムイオンが流入できず、絶縁されているため電気が立ち上がりません。そのため刺激は、絶縁されていない髄鞘のくびれまで**ジャンプ**します（雷が雲から地面に落ちるようなイメージです）（⓲）。このため刺激は速く伝わります。

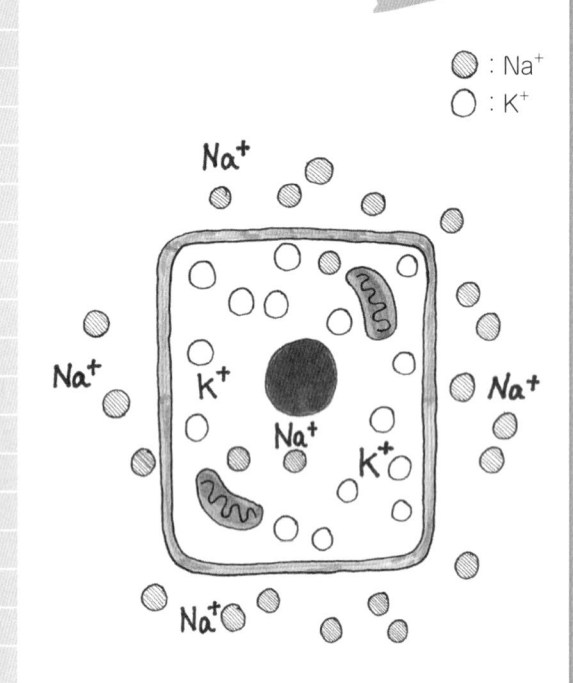

○：Na$^+$
○：K$^+$

⓰細胞に帯電するイオン
細胞の内側は陰イオンが、外側は陽イオンが多くなっています。このイラストでは、ナトリウムイオンとカリウムイオンのみを示しています。

⓲髄鞘の刺激伝達
髄鞘があるとナトリウムが入れないので髄鞘のないところまでジャンプします。

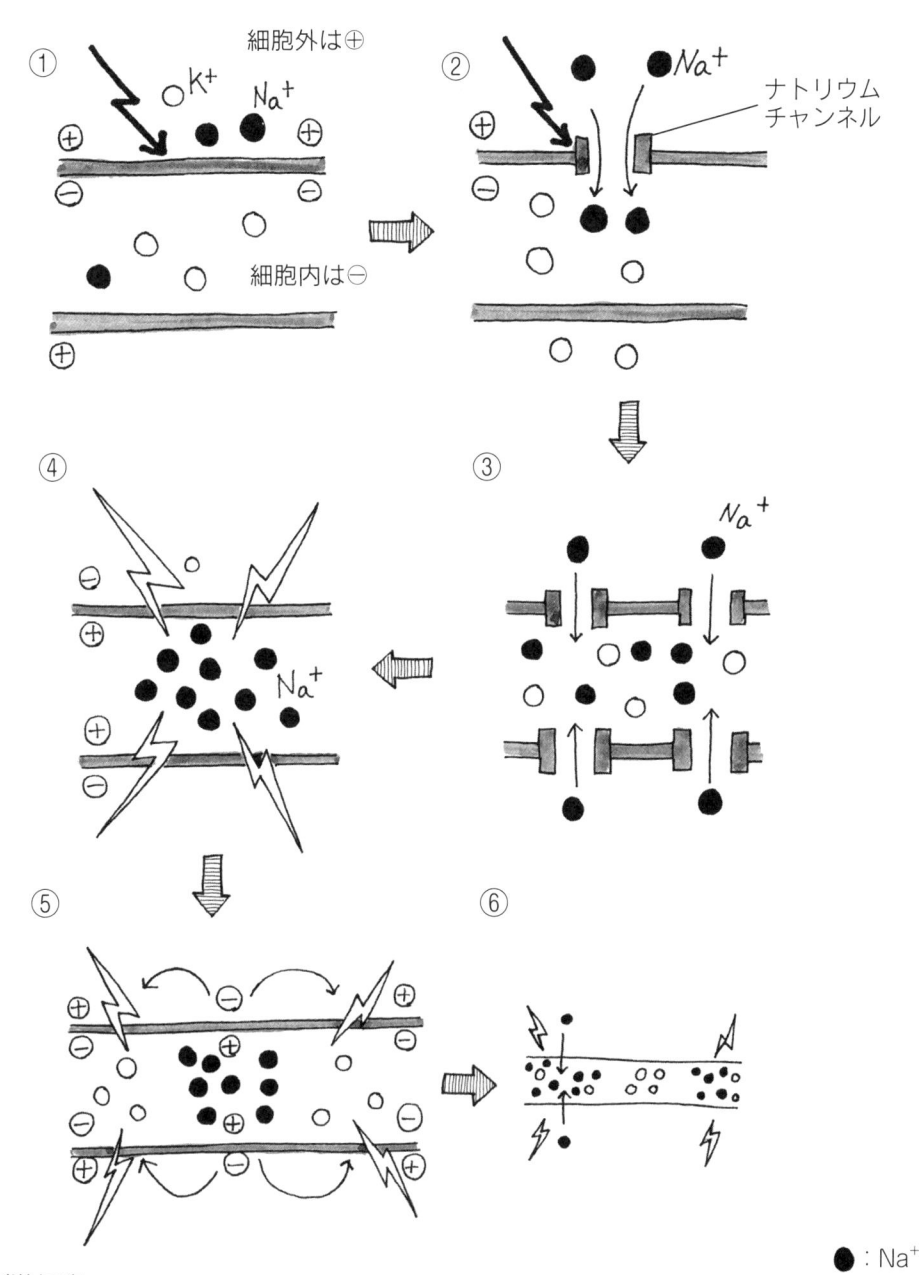

❶ 細胞内の刺激伝達
① 神経の細胞膜に刺激が加わると、
② ナトリウムチャンネルが開き Na⁺ が流入する。
③ ナトリウムの流入によりさらに Na⁺ が流入する（ポジティブフィードバック）。
④ Na⁺ がある量までたまると膜の内外で ⊕ ⊖ が逆転し、雷のように新たな刺激を作り出す。
⑤ 膜隣りの部分は刺激を受けとると②からスタートする。
⑥ 左右にどんどん刺激が流れていく。元の場所は Na⁺、K⁺ とも元に戻って次の刺激に備える。

● : Na⁺
○ : K⁺

Ⅳ 神経系

2　細胞間の刺激伝達

　神経細胞から別の神経細胞へは**神経伝達物質**を用いて情報を伝えます。伝える場所を「**シナプス**」といいます。

　上流の細胞の信号が軸索末端に達すると、末端に貯蔵してある神経伝達物質が**シナプス前膜**から放出されます。神経伝達物質はシナプス間隙を通って下流の細胞膜（**シナプス後膜**）に達し、そこにある受容体に結合して信号伝達が完了します（⑲）。神経細胞は互いに複雑なネットワークを作っています（⑳）。

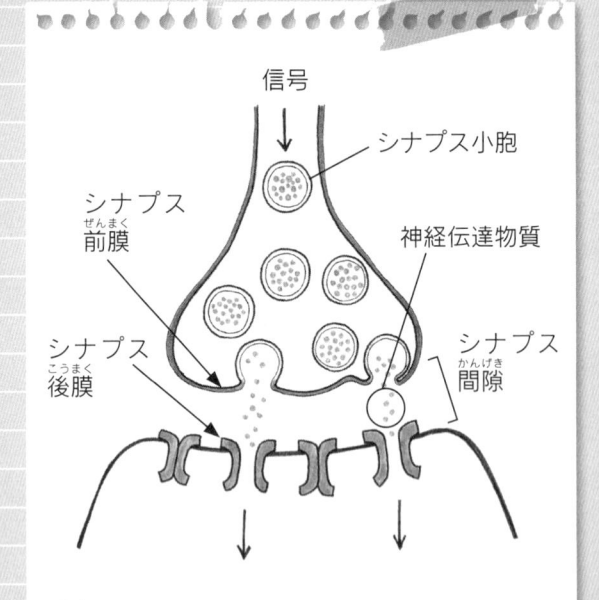

⑲刺激伝達（細胞間）
細胞間は、電気ではなく物質の受け渡しにより情報が伝えられます。

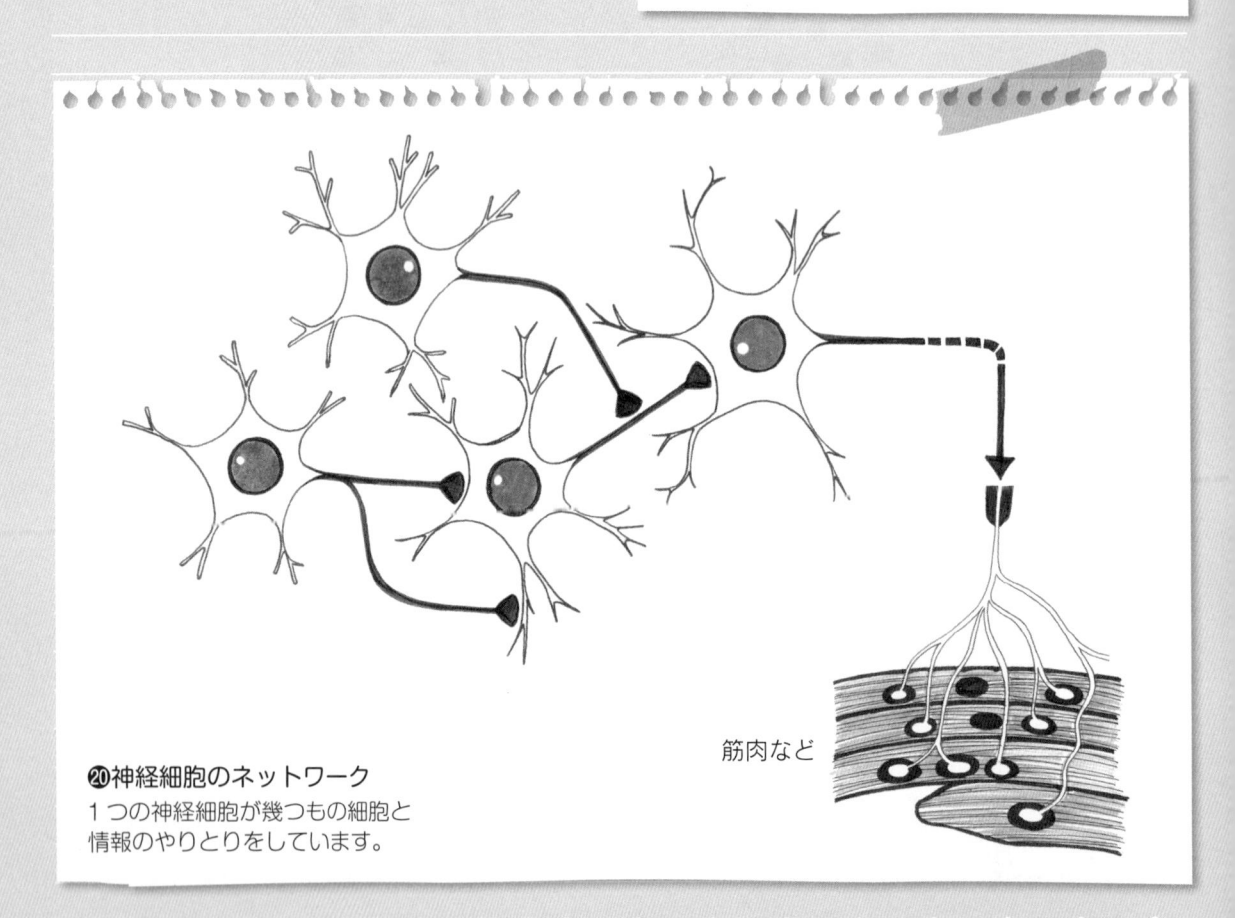

⑳神経細胞のネットワーク
１つの神経細胞が幾つもの細胞と情報のやりとりをしています。

3　脳との刺激伝達

中枢神経の指令を体の各部分に伝えたり、体の外から入ってくる情報を中枢神経に伝える役割があります。働きにより体性神経と自律神経に分けられます。

(1) 体性神経

自分の意志で体を動かしたり体の各部分からの感覚を脳に伝える神経です。

(2) 自律神経

人間が生きていくために必要な植物機能(呼吸、消化、循環、吸収、分泌、排泄など)の恒常性を保つために無意識に働いている神経系です。

交感神経は**戦闘状態に働く**神経(㉑)、**副交感神経**は平穏で**リラックスした状態に働く**神経(㉒)です。両者は1つの臓器に対で分布し、どちらかが優勢になることで作用を表します。

眼 瞳孔散大
唾液 少量、粘稠性
心臓 心拍数↑ 収縮力↑ 血圧↑
肝臓 グリコーゲン分解 グルコース遊離
脂肪組織 中性脂肪分解 脂肪酸遊離
脳 衝動 注意
気管支 拡張
胃腸 蠕動↓ 括約筋トーヌス↑ 血液供給↓
膀胱 括約筋トーヌス↑ 壁筋のトーヌス↓
骨格筋 血液供給↑ グリコーゲン分解

㉑交感神経の働き

※「トーヌス」とは緊張(張り加減)のこと。

❷副交感神経の働き

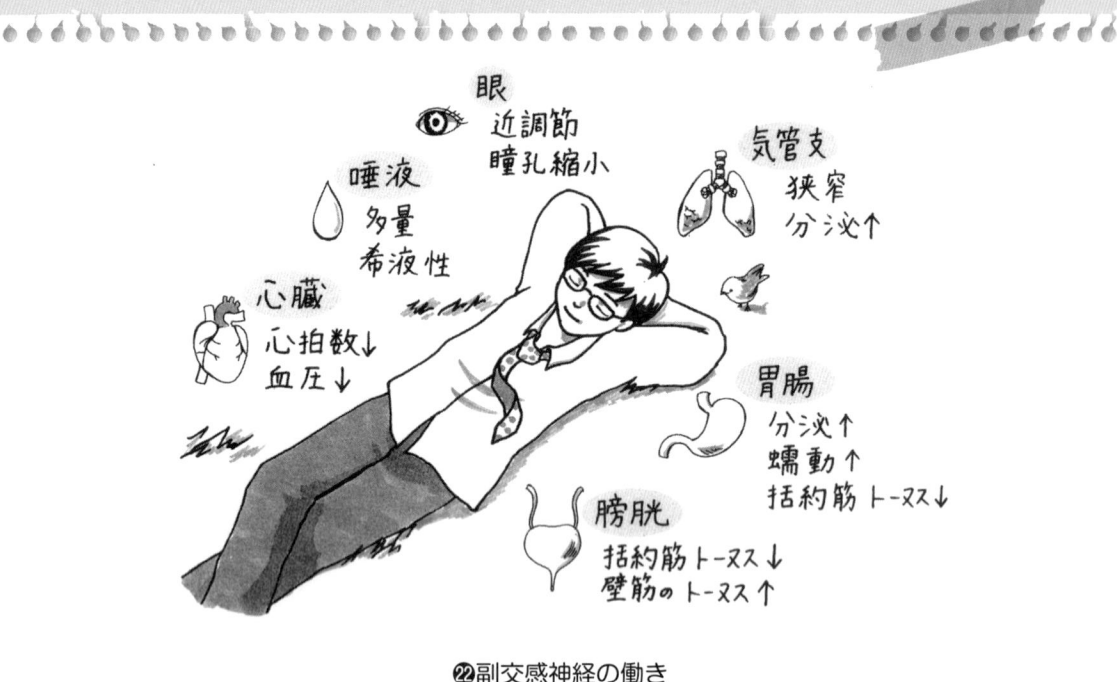

4　脳の循環と代謝

　　脳の酸素消費量は、全身の酸素消費量の**約20%**にもなります。これを補うための血流は、脳100g当たり毎分50mL（成人で毎分約750mL）で、全身の血流の**約15%**が脳に流れます。脳血流に最も強く影響を及ぼすのが**脳灌流圧**です。これは「脳灌流圧＝平均血圧－頭蓋内圧」で表され、頭蓋内圧が高くなると灌流圧が減って脳血流も低下します。正常な脳は自動調節が働いて脳血流は一定に保たれますが、病的な状態では自動調節能力を超えて頭蓋内圧が高まるため脳灌流圧が低下し、脳血流も減ります（❷）。

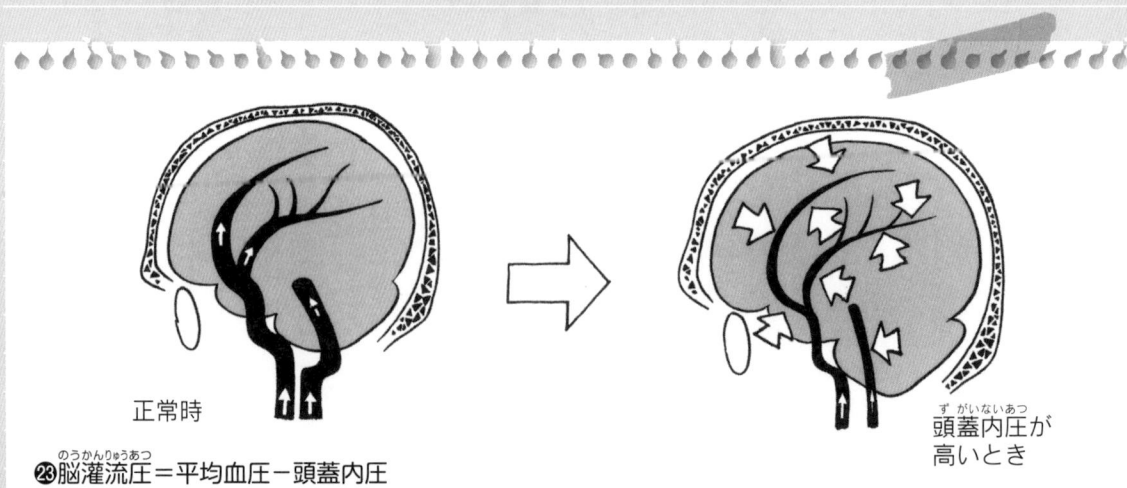

正常時　　　　　　　　　頭蓋内圧が高いとき

❷脳灌流圧＝平均血圧－頭蓋内圧
頭蓋内圧が高くなると、脳灌流圧が低下して血液が流れにくくなります。

C 病気

1 意識障害
▶ 隊p95 救p310 p488 p504 p546

意識とは、「今の自分や周囲の状況を正確に認識できること」です。また、意識は「覚醒度」「広がり」「内容」の３次元の要素を持ちます（㉔）。

「覚醒度」は刺激に対する反応のことで、間脳、中脳、橋にある**脳幹網様体賦活系**がその機能を受け持ちます。救急現場での意識障害は「覚醒度」で判断されます（Japan Coma Scale（表4），Glasgow Coma Scale（表5））。

表4 Japan Coma Scale（JCS／ジャパンコーマスケール）（3-3-9度方式）

Ⅰ（1桁）刺激しなくても覚醒している状態
0：意識清明
1：大体意識清明だが、今ひとつはっきりしない
2：時、人、場所が分からない（見当識障害）
3：自分の名前、生年月日が言えない

Ⅱ（2桁）刺激をすると覚醒する状態 ー刺激をやめると眠り込むー
10：普通の呼びかけで容易に開眼する
20：大きな声又は体を揺さぶることにより開眼する
30：痛み刺激を加えつつ呼びかけを繰り返すと、かろうじて開眼する

Ⅲ（3桁）刺激しても覚醒しない状態
100：痛み刺激に対し、払いのけるような動作をする
200：痛み刺激で少し手足を動かしたり、顔をしかめる
300：痛み刺激に全く反応しない

表5 Glasgow Coma Scale（GCS／グラスゴーコーマスケール）

	反応	評点
開眼（E） Eye Opening	自発的に開眼する（spontaneous）	4
	呼びかけにより開眼（to speech）	3
	痛み刺激により開眼する（to pain）	2
	全く開眼しない（nil）	1
最良言語反応（V） Best Verbel Response	見当識あり（orientated）	5
	混乱した会話（confused conversation）	4
	混乱した言葉（inappropriate words）	3
	理解不明の音声（incomprehensible sounds）	2
	全くなし（nil）	1
最良運動反応（M） Best Motor Response	命令に従う（obeys）	6
	疼痛部へ（localises）	5
	逃避する（withdraws）	4
	異常屈曲（abnormal flexion）	3
	伸展する（extends）	2
	全くなし（nil）	1

3つの項目のスコアの合計で評価する。

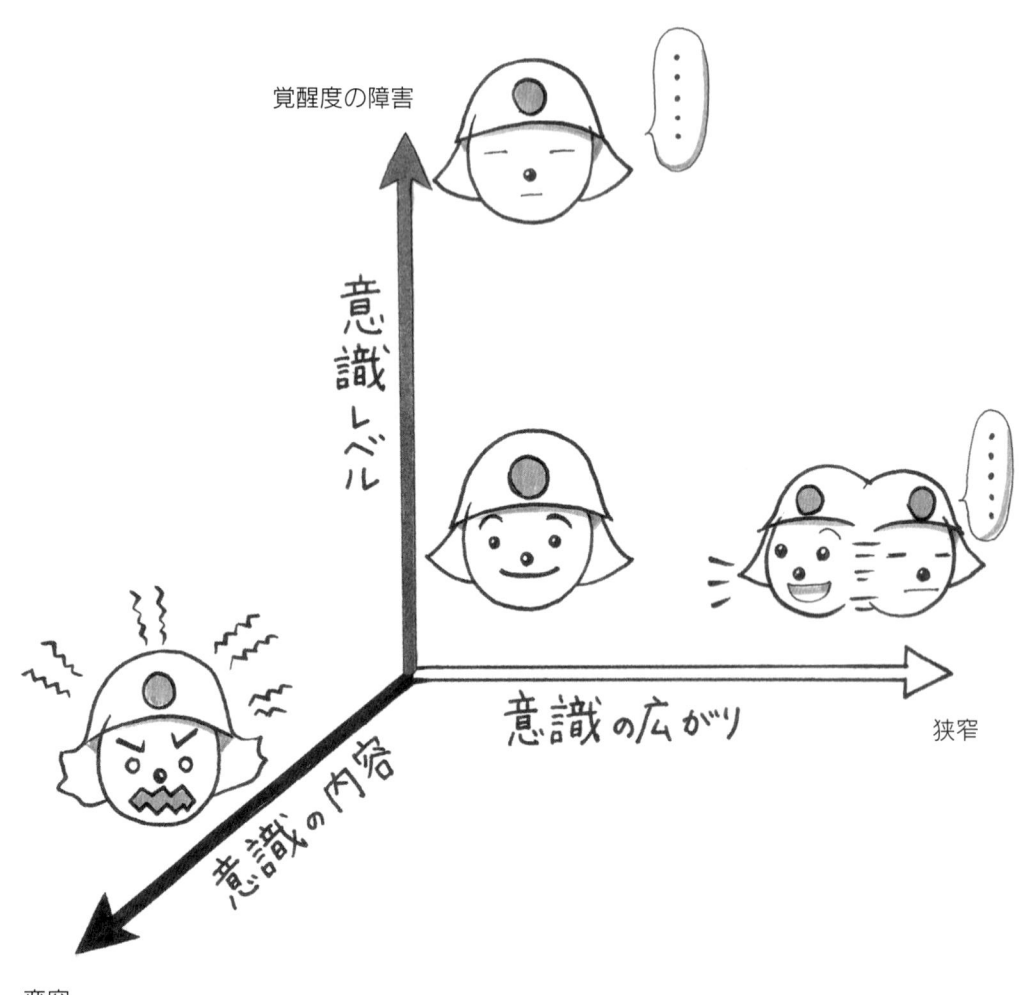

❷❹意識とは
三次元で表現されます。

「広がり」は意識全般が活動していることで、広がりの障害は「**意識狭窄**」といい、催眠状態などで意識の一部が欠落することをいいます（㉕）。

　「内容」は刺激に対して正しく解釈していることで、内容の障害は「**意識変容**」といい、せん妄や妄想が当てはまります（㉖）。

　覚醒度の障害の原因は、一次性脳障害、二次性脳障害に分類されます。一次性脳障害は、脳自体の障害により意識障害が起こる場合で、二次性脳障害は脳以外の障害によって脳機能が低下し、意識障害が起こることをいいます。

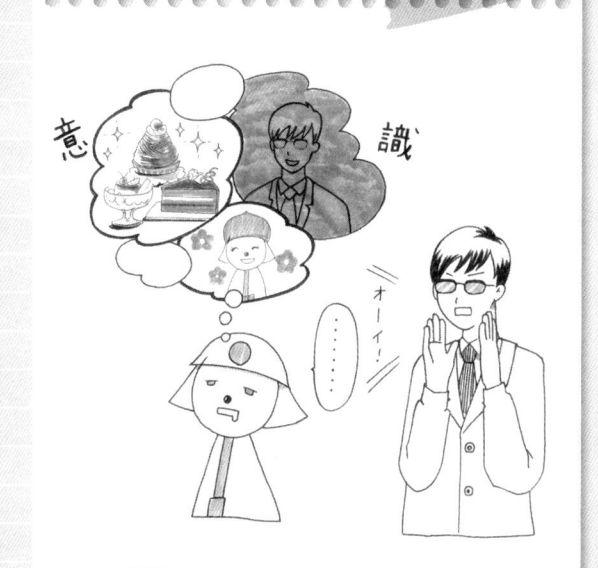

㉕意識狭窄（広がり）
意識の一部が欠落します。催眠術が良い例です。

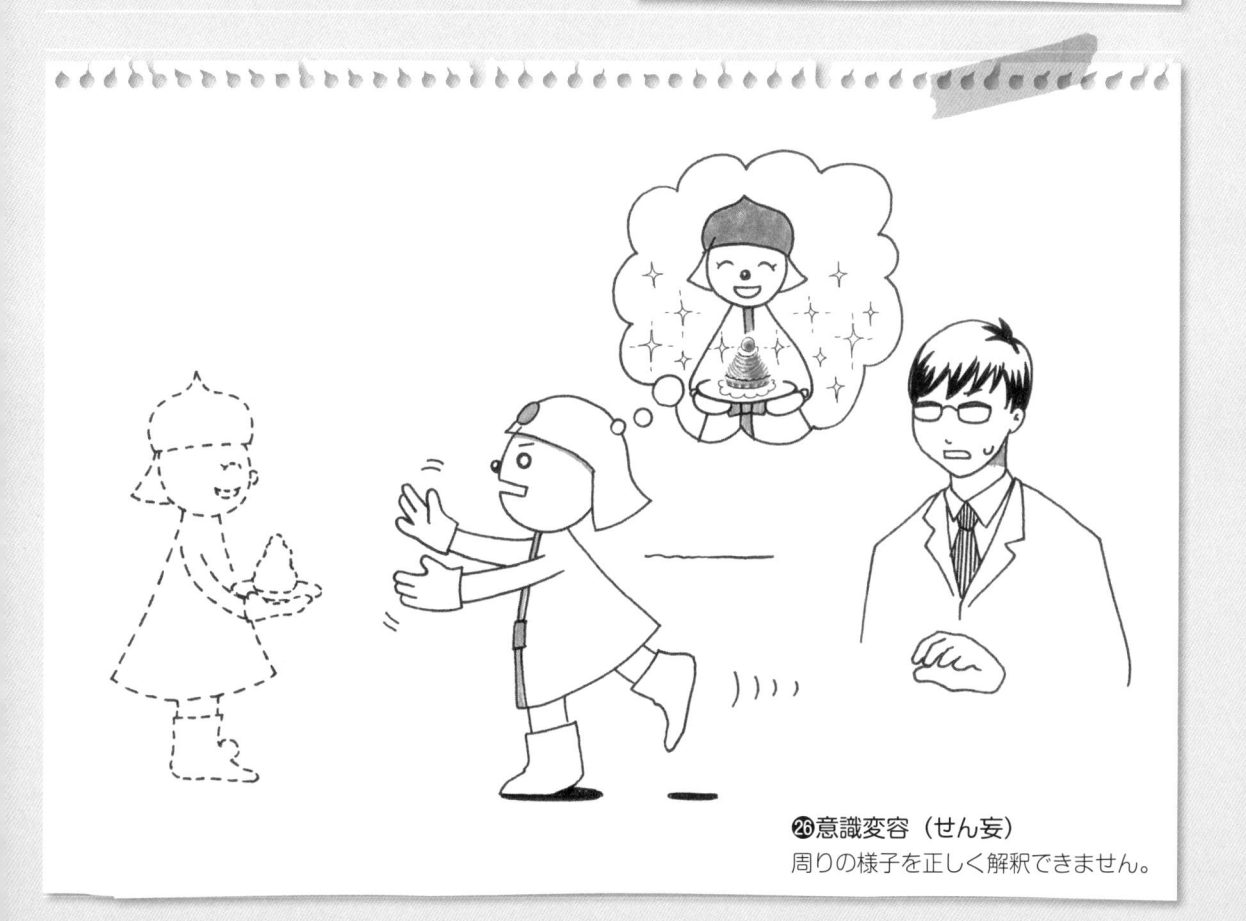

㉖意識変容（せん妄）
周りの様子を正しく解釈できません。

2　脳血管障害（脳卒中）　▶隊p95 p101 p103 救p546 p548

血管が原因の脳疾患を「**脳卒中**」といいます。**脳出血**、**くも膜下出血**、**脳梗塞**があります。くも膜下出血と脳出血は血管が破れるもの、脳梗塞は血管が詰まって血が流れなくなるものです。

(1) 脳出血

脳の血管が破けて出血してしまうのが脳出血です。高血圧、動脈硬化、糖尿病が危険因子とされています。脳は頭蓋骨で囲まれているので出血すると血液の逃げ場がありません。この血の塊（**血腫**）は周りの脳細胞を直接圧迫して脳細胞を壊してしまうとともに、脳血管の流れを悪くして脳細胞を広く壊します（㉗）。

出血が起こりやすい場所は、被殻、視床、皮質下、小脳、脳幹（橋）です。出血を起こした場所によって症状が違いますが、頭痛や吐き気、意識障害、痙攣、麻痺（㉘）がみられます。出血量が多くなり頭蓋の内圧が高くなると脳は逃げ場を求めて**脳ヘルニア**（㉙）を起こします。はみ出た脳は、呼吸や循環を調整している延髄などを圧迫して働きを妨げるため、呼吸と心臓が止まって死亡します。

脳ヘルニアに至る直前には、脳に無理矢理血液を流そうと**高血圧**となり、さらに延髄の血流が減って心臓への信号が減るため脈が遅く（**徐脈**）なります。これを「**クッシング徴候**」といいます。

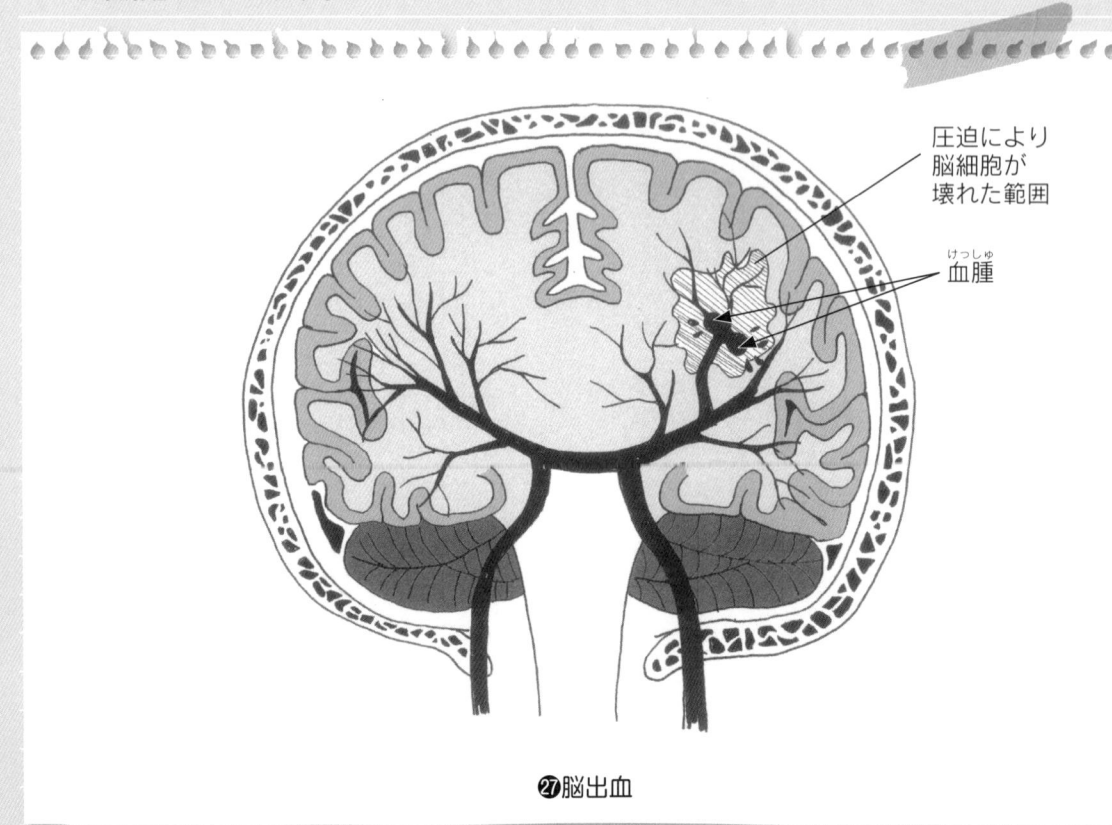

㉗脳出血

頭痛

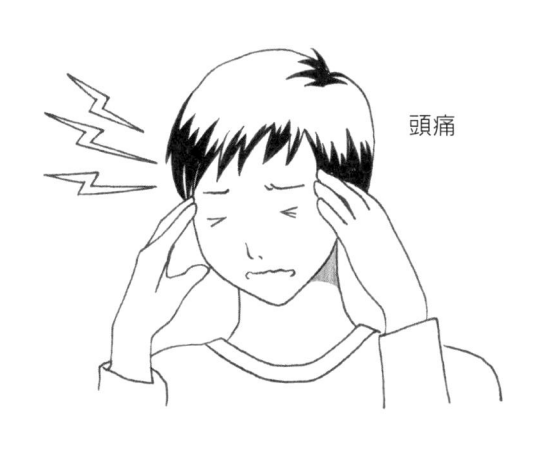

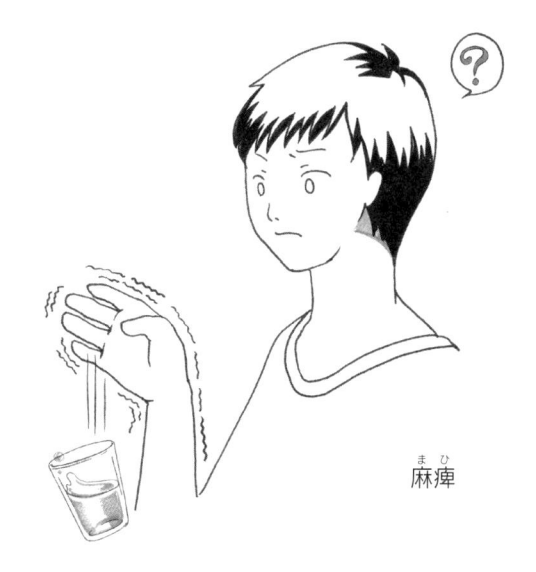

麻痺

㉘脳出血の症状〈1〉
頭痛は必ず出ますが、麻痺は出ないこともあります。

出血量が多いと…

脳がはみ出る

橋と延髄が圧迫されて呼吸と心臓が止まります。

㉙脳出血の症状〈2〉脳ヘルニア

(2) くも膜下出血

くも膜と脳表面を覆う軟膜の間（くも膜下腔）を通る血管が破けて出血するのがくも膜下出血です。原因は、動脈が風船のように膨らんだこぶ（**動脈瘤**）(㉚)の破裂が最も多く、そのほか**脳血管の奇形**からの出血や外傷によるものがあります。症状は、激しい頭痛が突然起こり、吐き気や嘔吐を伴い、重症例では意識が障害されます(㉛)。くも膜下出血では頭の後ろが硬くなる**項部硬直**(㉜)が特徴的で、片麻痺は通常見られません。

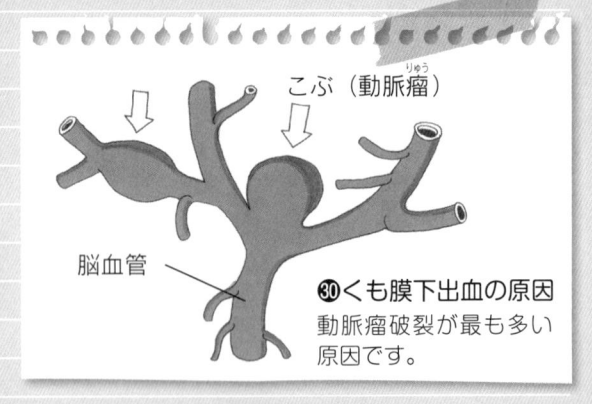

クッシング徴候が見られた場合は、脳ヘルニアを起こしていることが考えられます。発症した後に自然に止血された動脈瘤が再び出血した場合は、死に至る危険な状態となります。

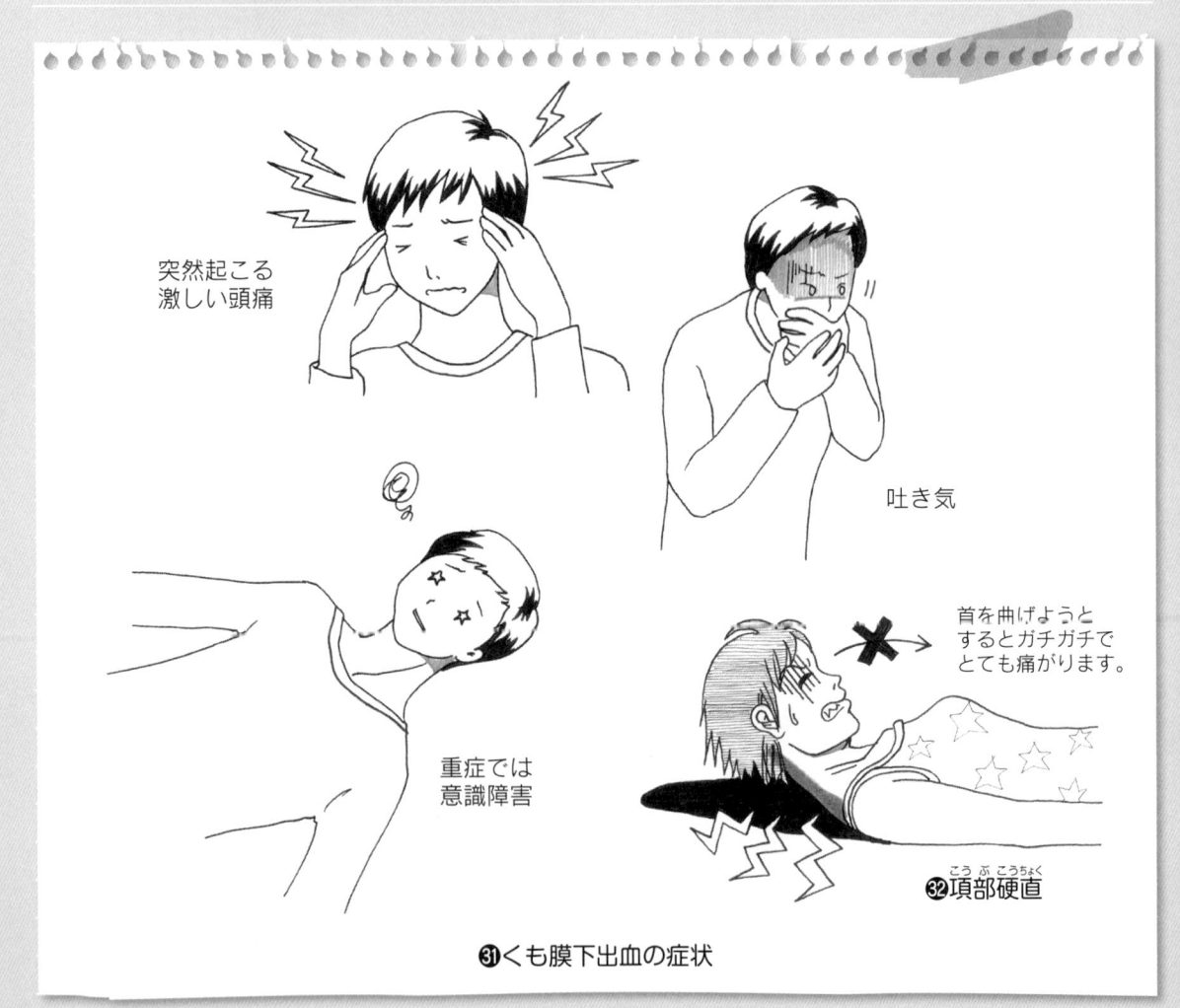

㉚くも膜下出血の原因
動脈瘤破裂が最も多い原因です。

突然起こる激しい頭痛

吐き気

重症では意識障害

首を曲げようとするとガチガチでとても痛がります。

㉜項部硬直

㉛くも膜下出血の症状

(3) 脳梗塞

　脳の血管が詰まって血液が流れないために、脳細胞に酸素や栄養が行き渡らない状態が「脳梗塞」です（㉝）。痛みはありません。糖尿病や高脂血症などで動脈硬化が進み、血管が時間の経過とともに狭くなる「脳血栓症」と、動脈硬化とは無関係に血液の中にあるゴミ（血栓）が別の場所から流れてきて詰まり、急に症状が出る「脳塞栓症」とに分かれます（㉞）。

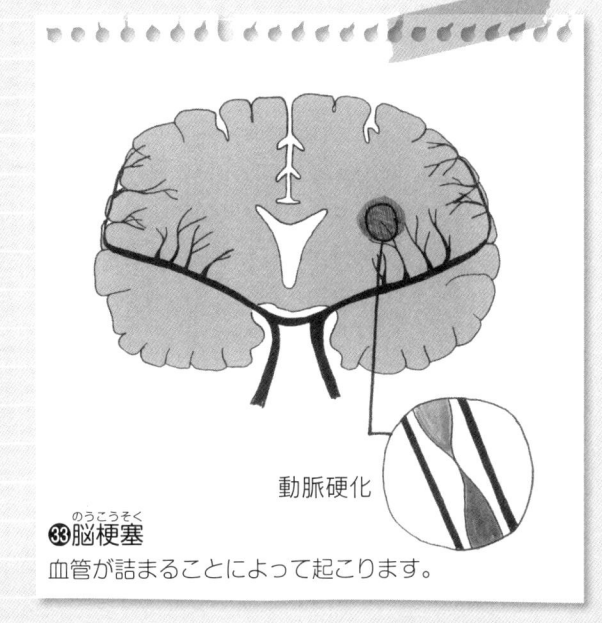

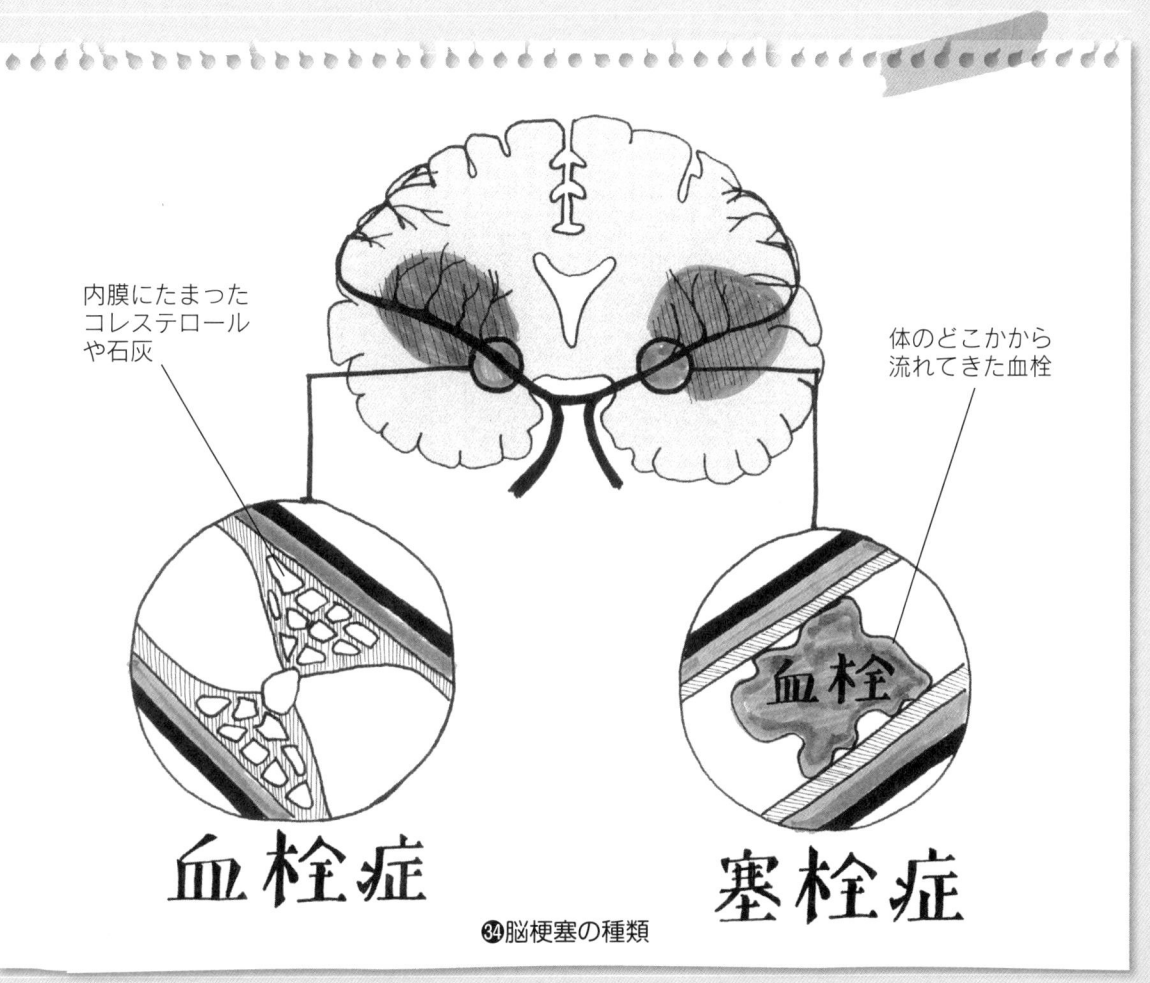

動脈硬化

㉝ 脳梗塞
血管が詰まることによって起こります。

内膜にたまったコレステロールや石灰

体のどこかから流れてきた血栓

血栓

血栓症　　塞栓症

㉞ 脳梗塞の種類

症状は血管が詰まった位置によって違います。内頸動脈領域が詰まると片側の麻痺（片麻痺）、話せなくなる（失語）（㉟）、普通ならできる行動ができなくなる（失行）、目の半分が見えなくなる（半盲）などが起こります。椎骨動脈領域が詰まると、めまい、吐き気（嘔気）、脱力、しびれ、歩くとふらつく、手の動きが悪くなる、舌がもつれ話しにくい（㊱）などの症状が出ます。さらに脳塞栓症で主要な太い血管が急に詰まると、目が片側に寄る共同偏視や痙攣、意識障害（㊲）がみられます。
　発症して3時間以内であれば、詰まった血栓を溶かす**血栓溶解療法**が可能となったため、早期発見・早期治療が啓蒙されています。

㉟脳梗塞の症状〈1〉内頸動脈領域の閉塞
運動中枢と言語中枢が障害されます。

ふらつき

舌がもつれる

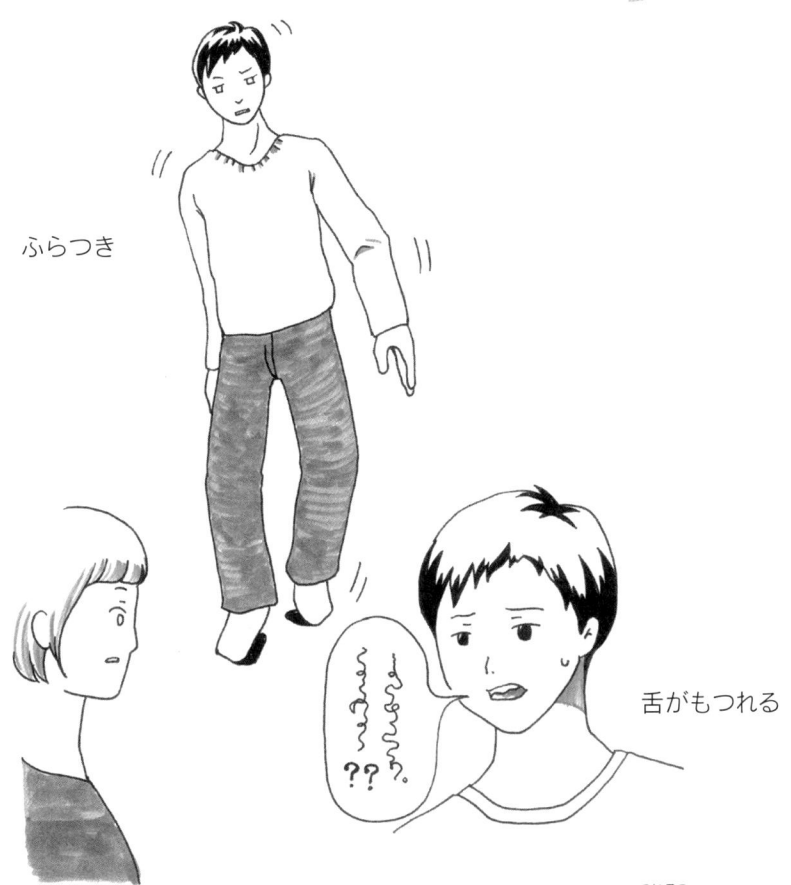

㊱脳梗塞の症状〈2〉椎骨動脈領域の閉塞
小脳の障害が強く出ます。

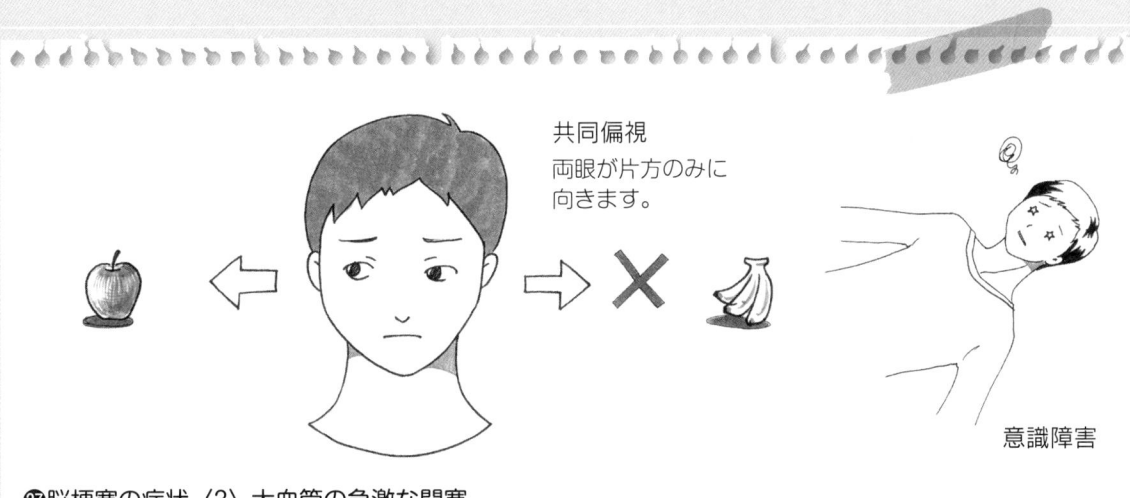

共同偏視
両眼が片方のみに
向きます。

意識障害

㊲脳梗塞の症状〈3〉大血管の急激な閉塞

Ⅳ 神経系 ● 161

3 髄膜炎 ▶隊p82 p101 救p324 p554 p650

軟膜とくも膜が細菌やウィルス感染により炎症を起こすことです。小児に多く、頭痛、発熱、嘔吐、痙攣、意識障害（㊳）が現れます。くも膜下出血で見られる項部硬直（㊴）、ケルニッヒ徴候（㊵）、ブルジンスキー徴候（㊶）などの髄膜刺激症状が特徴的です。

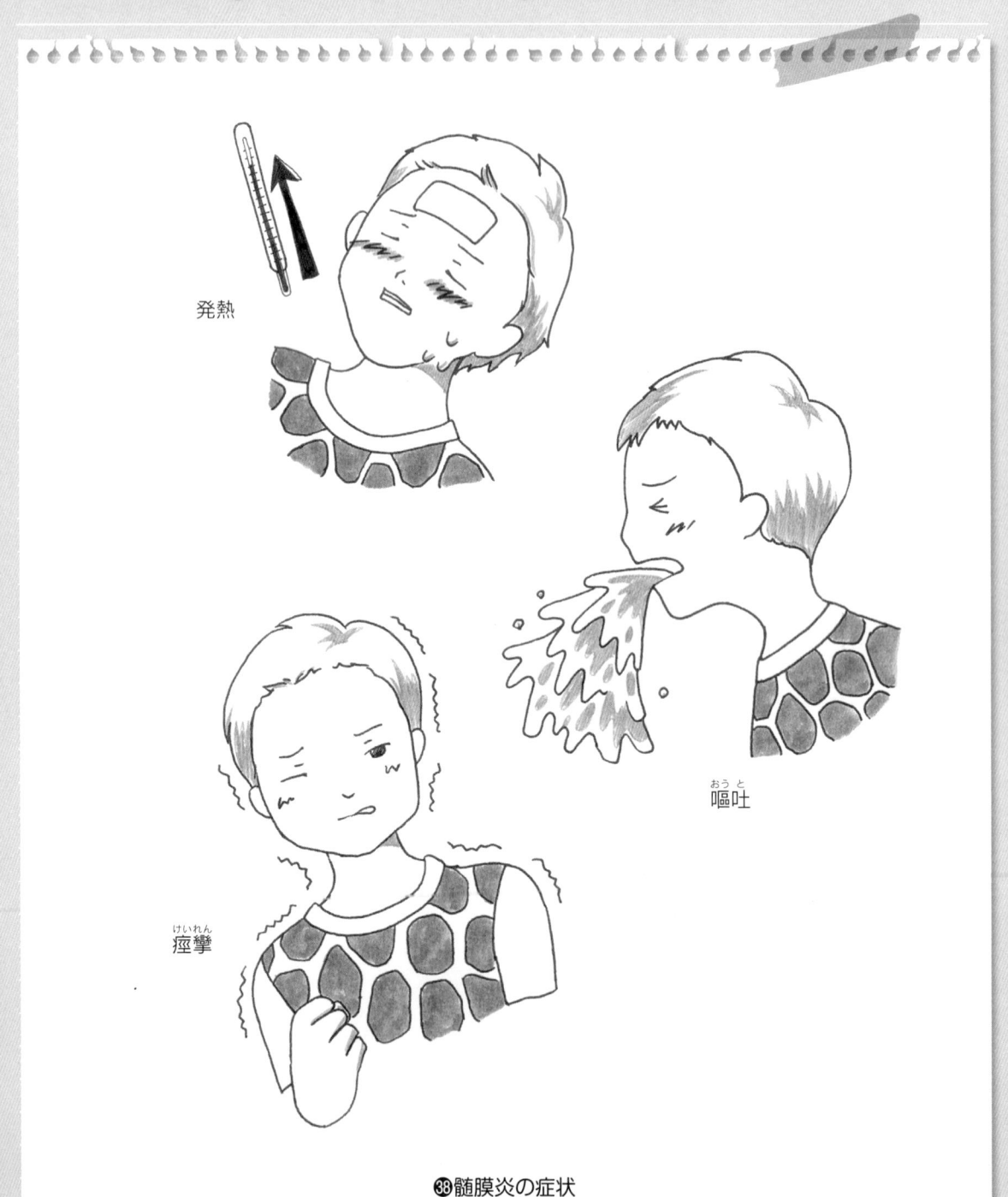

発熱

嘔吐

痙攣

㊳髄膜炎の症状

②膝を伸ばせない

①股関節を曲げたままで

❹⓪ケルニッヒ徴候

❸⓽項部硬直
首を曲げようとするとガチガチでとても痛がります。

①頸部を曲げると…

②膝も曲がる

❹①ブルジンスキー徴候

Ⅳ 神経系

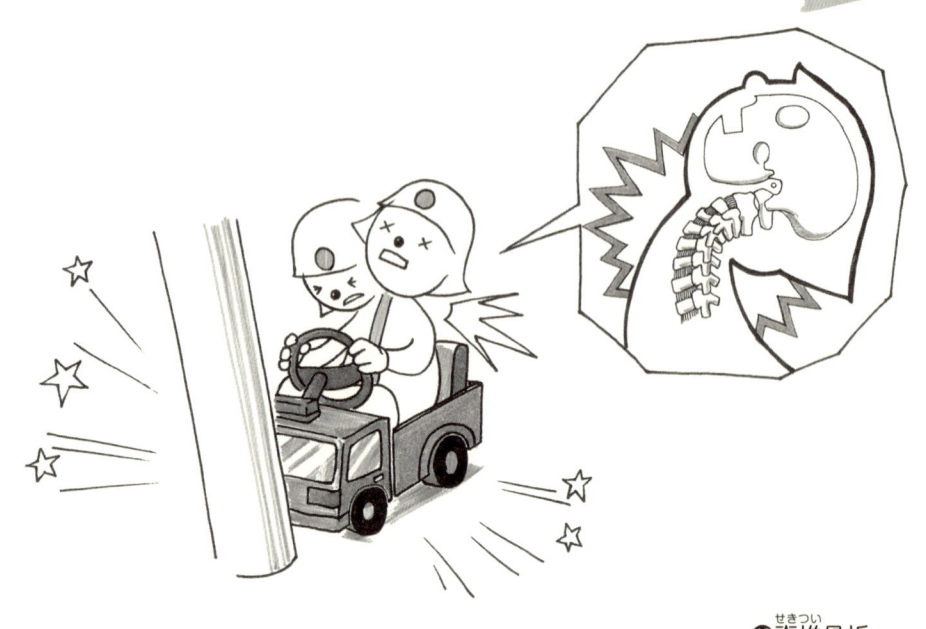

❷脊椎骨折
外力で首や背骨が折れます。

4 脊髄損傷　▶隊p124～126 救p727

　外からの力によって、脊椎の動く範囲を超えて脊椎が曲がった場合や、脊椎の骨折（❷）などによって、脊髄に傷が付いてしまった状態を「**脊髄損傷**」といいます。脊髄が完全に傷ついてしまった場合には（完全損傷、全横断損傷）情報が伝わらないため、傷ついた場所から下の運動や知覚が失われてしまいます（❸）。脊髄の一部が傷ついてしまった場合（不全損傷）では情報の一部が伝えられるため運動や知覚の一部が失われます。

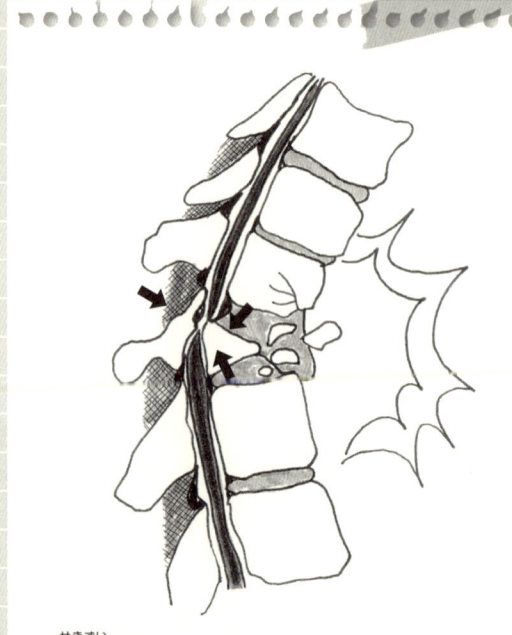

❸脊髄損傷
折れた骨で圧迫されたり、上下の骨がずれて脊髄が傷つきます。

V 感覚器系

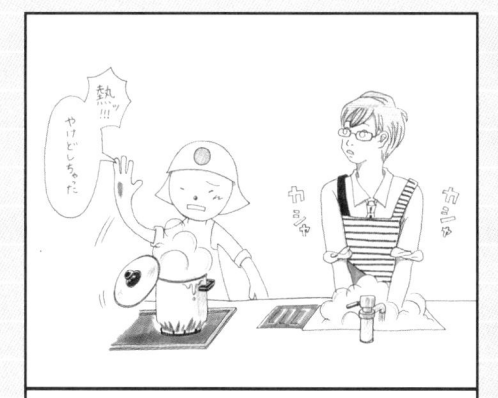

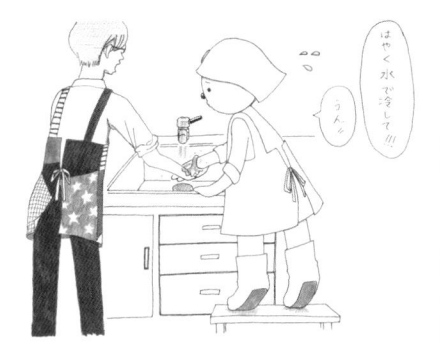

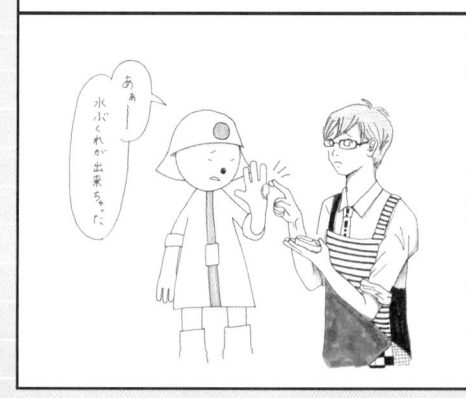

外界の変化を感じ取る系だよ。

❶目の構造〈1〉
- 瞳孔（どうこう）
- 眉
- 涙小管
- 涙腺（るいせん）
- 涙嚢（るいのう）
- まつ毛
- 外眼角（がいがんかく）
- 虹彩（こうさい）
- 涙点（るいてん）
- 涙鼻管（るいびかん）

A 仕組みと働き

1 目（❶）　▶隊p71 救p92

　眼球と副眼器（**眼瞼**(がんけん)、**結膜**(けつまく)、**涙器**(るいき)、**眼筋**(がんきん)など）からなる、視覚を感じる器官です。

　眼球は、直径約30mmの球体で、外膜（**角膜**(かくまく)、**強膜**(きょうまく)）、中膜（**脈絡膜**(みゃくらくまく)）、内膜（**網膜**(もうまく)）の3層構造をしています。

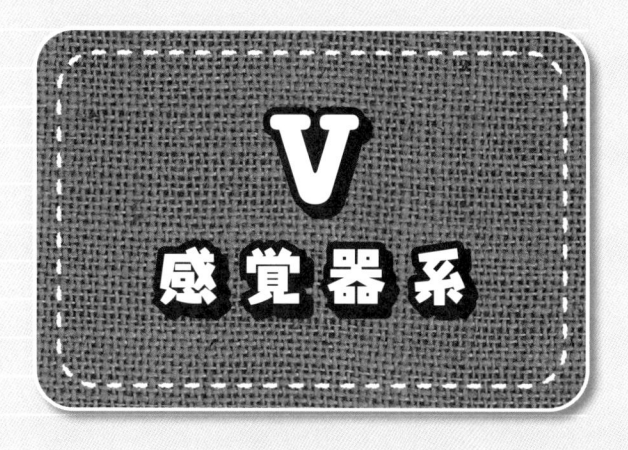

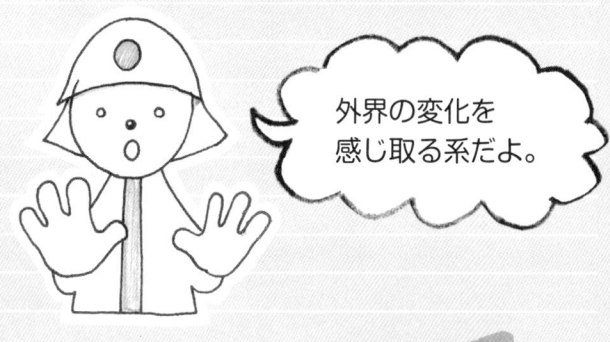

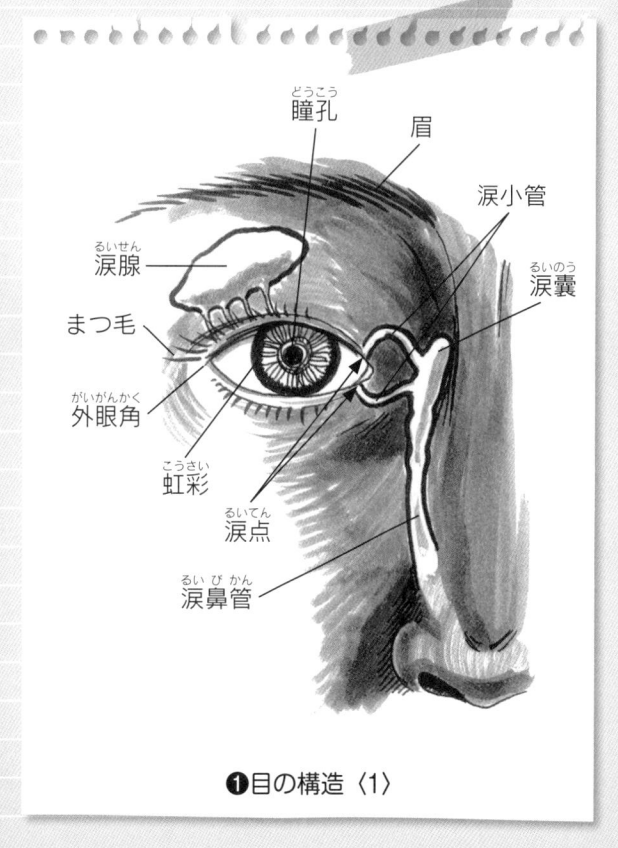

水晶体は、直径約9mmの凸レンズです。
硝子体は、水晶体と網膜の間にあるゼリー状の組織です。
虹彩は、リング状の薄い板で、瞳孔括約筋と瞳孔散大筋があり、前者は副交感神経により**縮瞳**し、後者は交感神経により**散瞳**します。

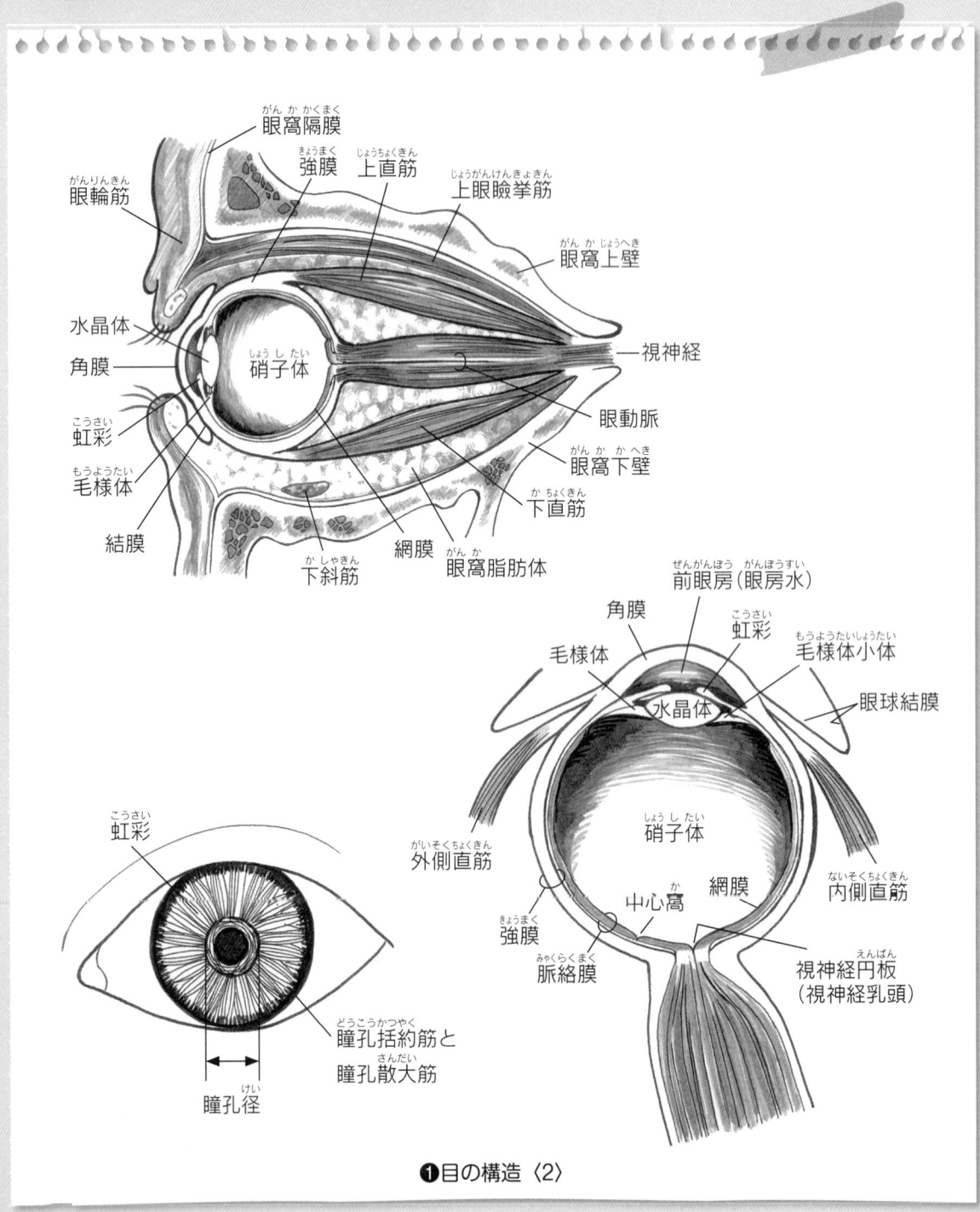

❶目の構造〈2〉

網膜は、5種類の神経細胞があり、光の情報をとらえて神経信号に変換します。視細胞には明暗を感じる**桿体細胞**、色を感じる**錐体細胞**があります（❷）。

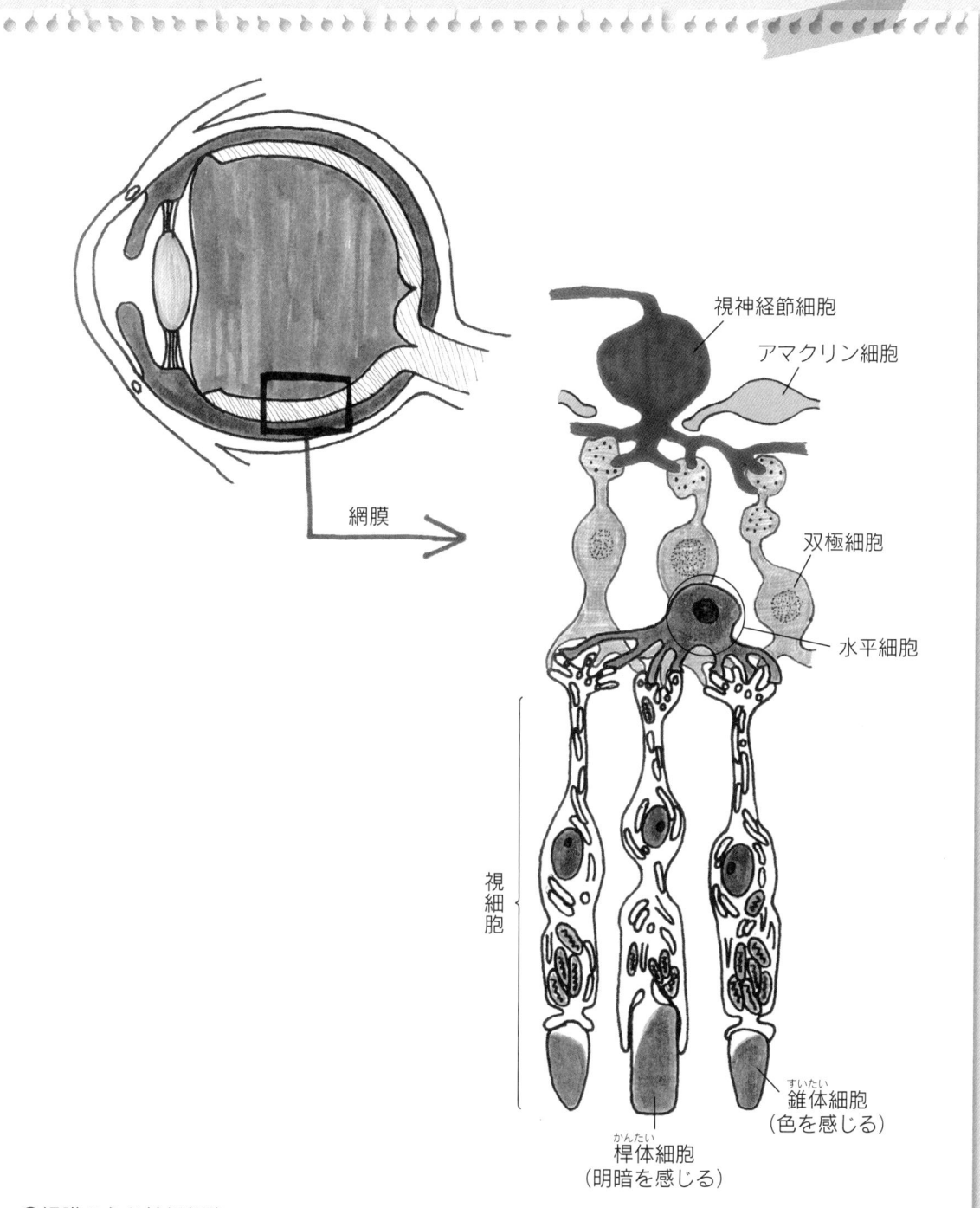

図中ラベル：
- 視神経節細胞
- アマクリン細胞
- 双極細胞
- 水平細胞
- 視細胞
- 錐体細胞（色を感じる）
- 桿体細胞（明暗を感じる）
- 網膜

❷網膜の主な神経細胞
5種類の細胞があります。視細胞は桿体細胞と錐体細胞に分かれます。

網膜での情報は、**視神経**を通って**後頭葉**の**視覚中枢**へ伝えられます。眼球を出た左右の視神経は、網膜の内側（鼻側）半分が**交叉**し、網膜の外側（耳側）は交叉しません。その後、視索、外側膝状体、後頭葉へとつながり、後頭葉の視覚中枢で信号が処理されます（❸）。

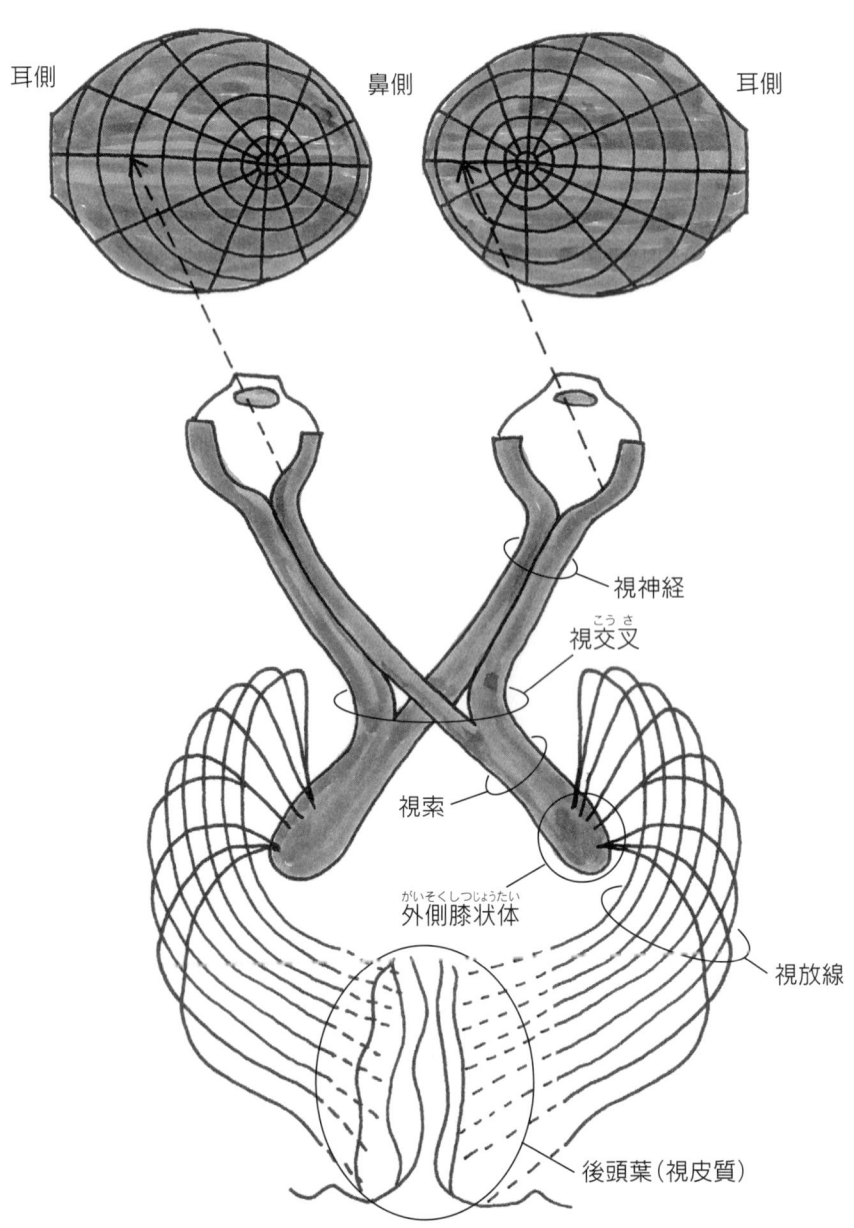

❸視神経のつながり
鼻側の視神経は交叉して逆側の脳に入ります。

2 耳（❹） ▶隊p72 救p93

音と平衡感覚を感じる器官です。**外耳**、**中耳**、**内耳**からなります。
- **外耳**：鼓膜より外側の約2.5mmの外耳道からなります。
- **中耳**：直径約9mmの**鼓膜**、**鼓室**、**耳管**、乳突蜂巣からなります。
- **内耳**：**前庭**、**三半規管**、**蝸牛**からなり、音は蝸牛神経を経て側頭葉上面の聴覚中枢に伝わります。平衡感覚は、内耳の三半規管と前庭で感知されます。**三半規管**は**回転**を感じ、**前庭**は**頭の傾き**を感じます。これらの信号は**前庭神経**を経て橋、延髄の前庭神経核に入ります。

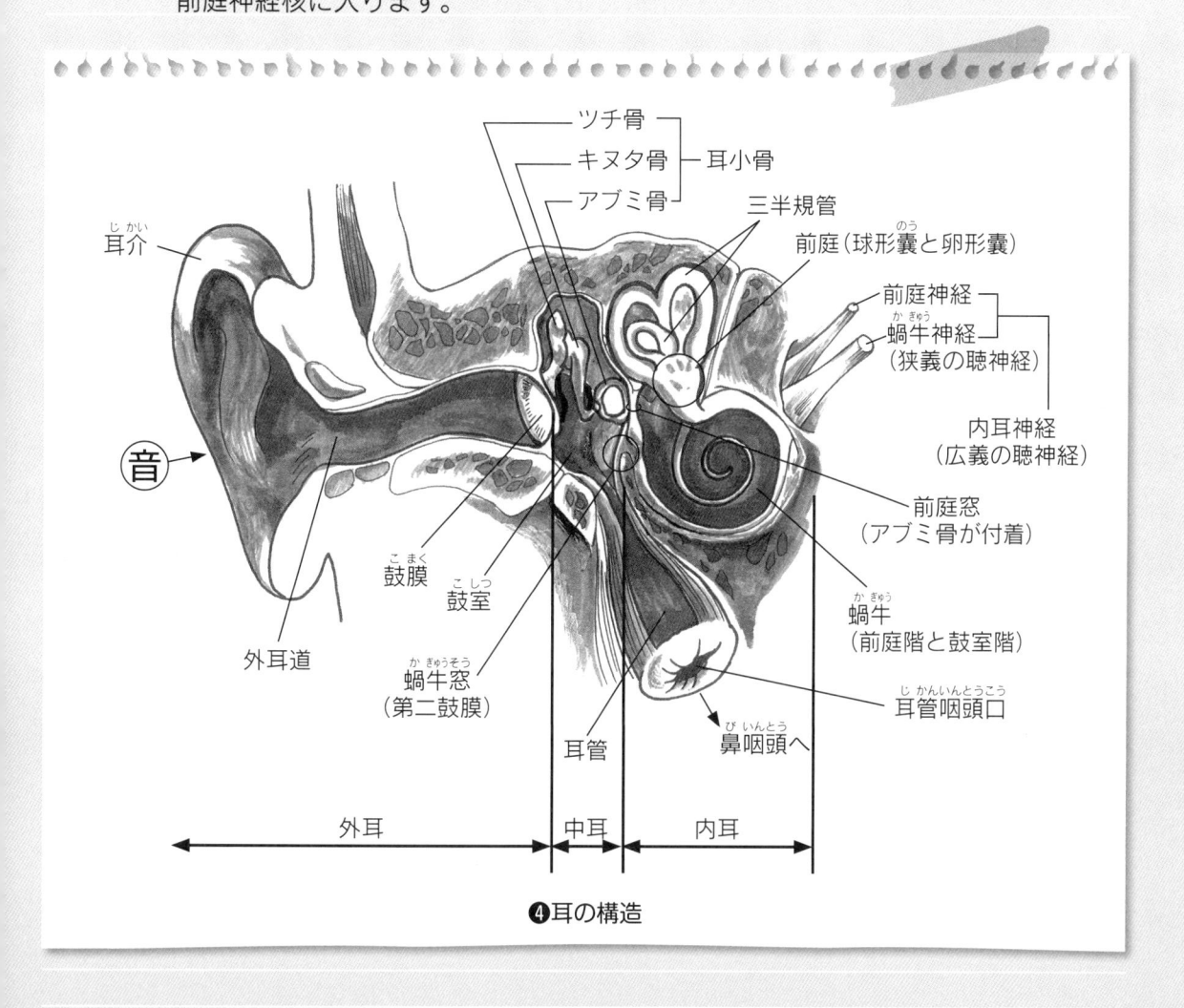

❹耳の構造

3　鼻（❺）　▶ 隊p72　救p95 p97

　鼻腔の一番頭側を鼻腔嗅部といい、ここに**嗅神経**が分布しています。
　嗅覚刺激は嗅神経→嗅球→嗅索→前頭葉底面で脳に達し、大脳辺縁系で情報が処理されます。

帯状回
嗅球
嗅索
嗅神経糸
「前頭蓋底」のうち、嗅神経が貫通している部分を「篩板」といいます。「篩」とは、砂利などをこす「ふるい」のことです。
上鼻甲介
中鼻甲介
鼻孔
下鼻甲介

❺鼻の構造

4 舌（❻）　▶隊p72 救p95 p121

舌の**味蕾**で味を感じます。

　甘味、塩味、酸味、苦味の４種類を感じ、舌の場所によって感じ方が異なります（感じ方に差はないという研究もあります）。舌の前２／３は**顔面神経**を、舌の後ろ１／３は**舌咽神経**を通じて情報が頭頂葉の味覚中枢に伝わります。

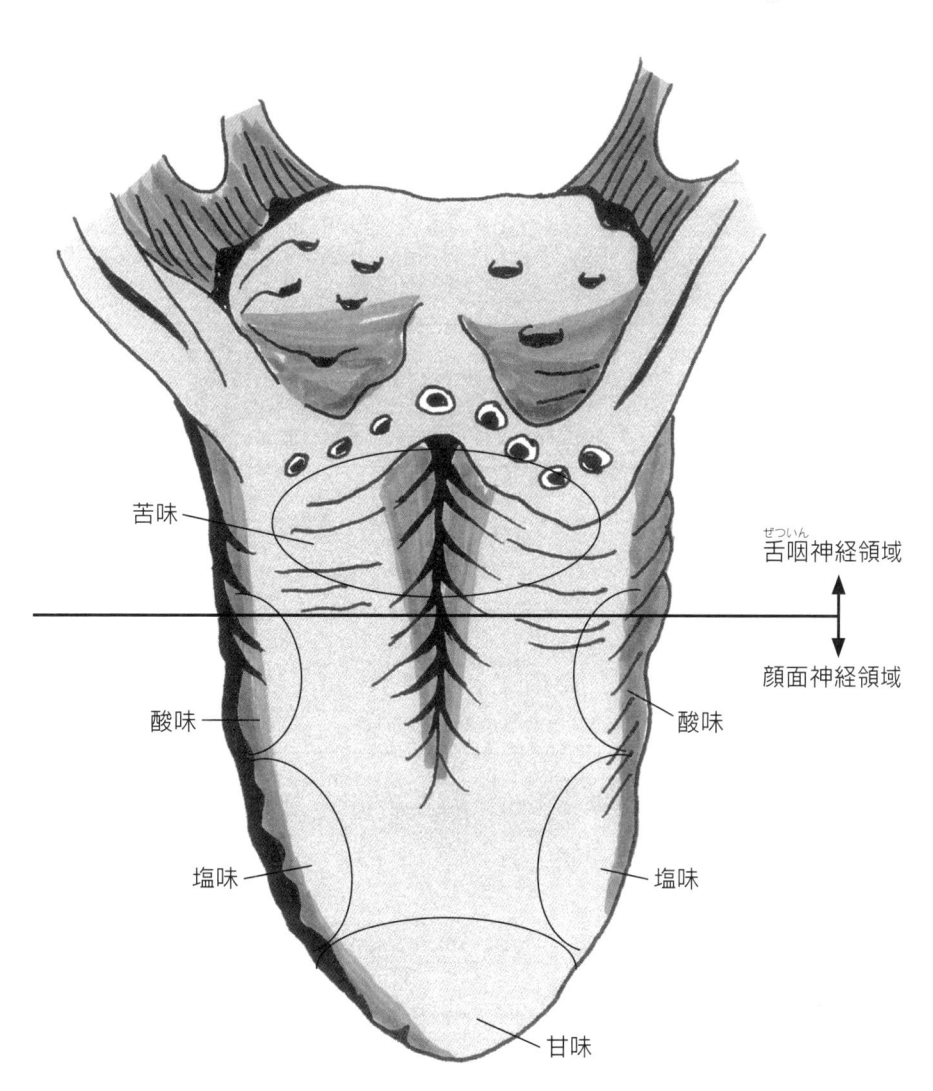

（図：舌で味を感じる場所　苦味／酸味／塩味／甘味　舌咽神経領域／顔面神経領域）

❻舌で味を感じる場所
感じ方に差はないという研究結果もあります。

5　皮　膚（❼）　▶隊p71　救p96 p155

　皮膚の受容器官（センサー）により、触覚、圧覚、痛覚、温覚、冷覚の5つを感じ取ります。かゆみは痛覚に含まれます。触覚、圧覚は脊髄後索を通り、痛覚、温覚、冷覚は脊髄視床路を通って大脳皮質の知覚野へ伝えられます。

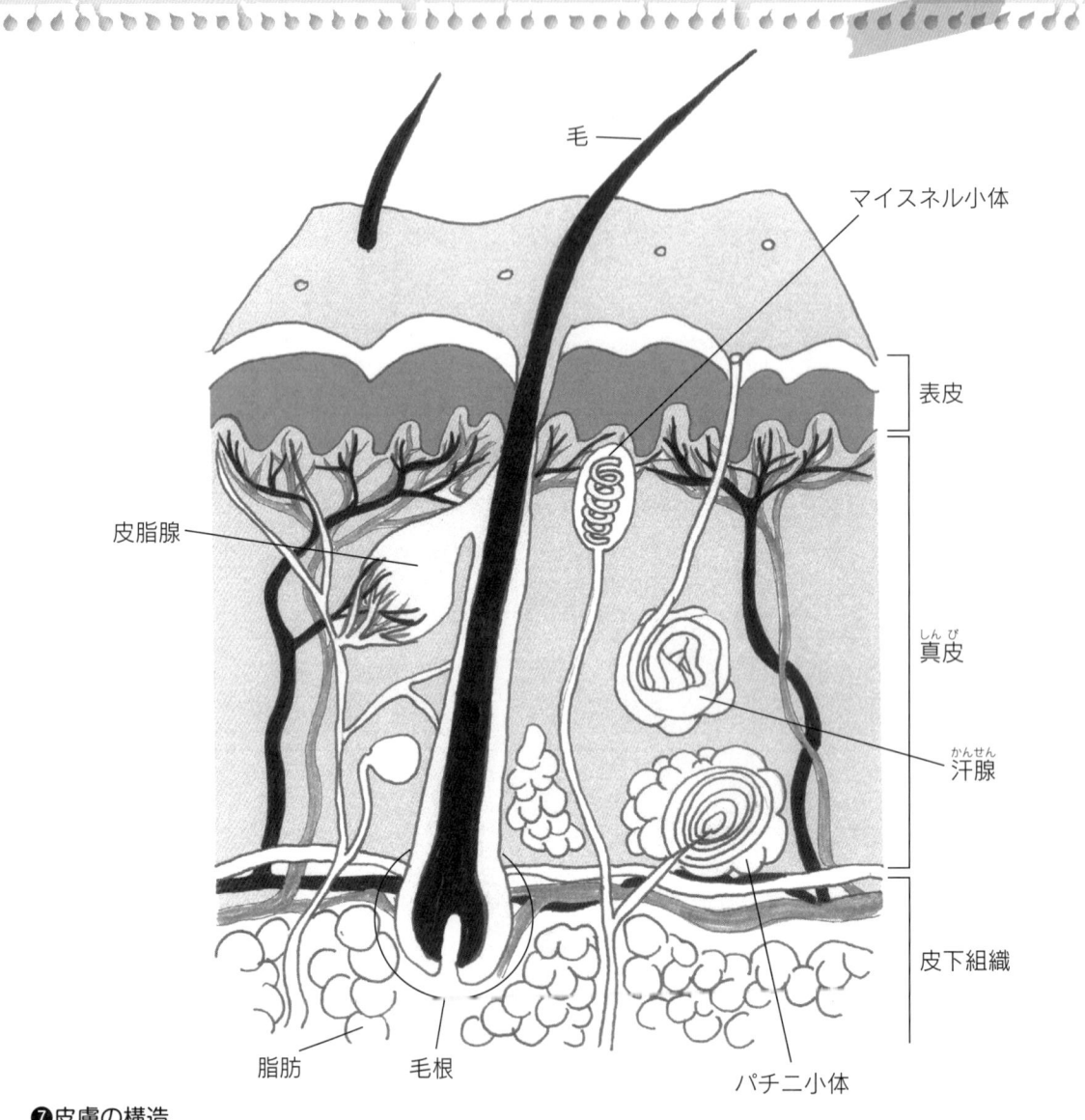

❼皮膚の構造
マイスネル小体とパチニ小体で感覚を受け取ります。

6　深部感覚　▶救p323

　手足がどのくらい曲がっているか、動いているかを感じるのが深部感覚です。関節、筋、腱、骨膜に受容器官があります。

B 病気

1 熱傷（やけど）　▶隊p135 救p760

　熱い物に触れて、組織が損傷するのが熱傷（やけど）です。化学薬品に触れて損傷する**化学損傷**、電気に触れて体に電気が流れたことによる**電撃傷**（❽）も熱傷に含まれる場合があります。

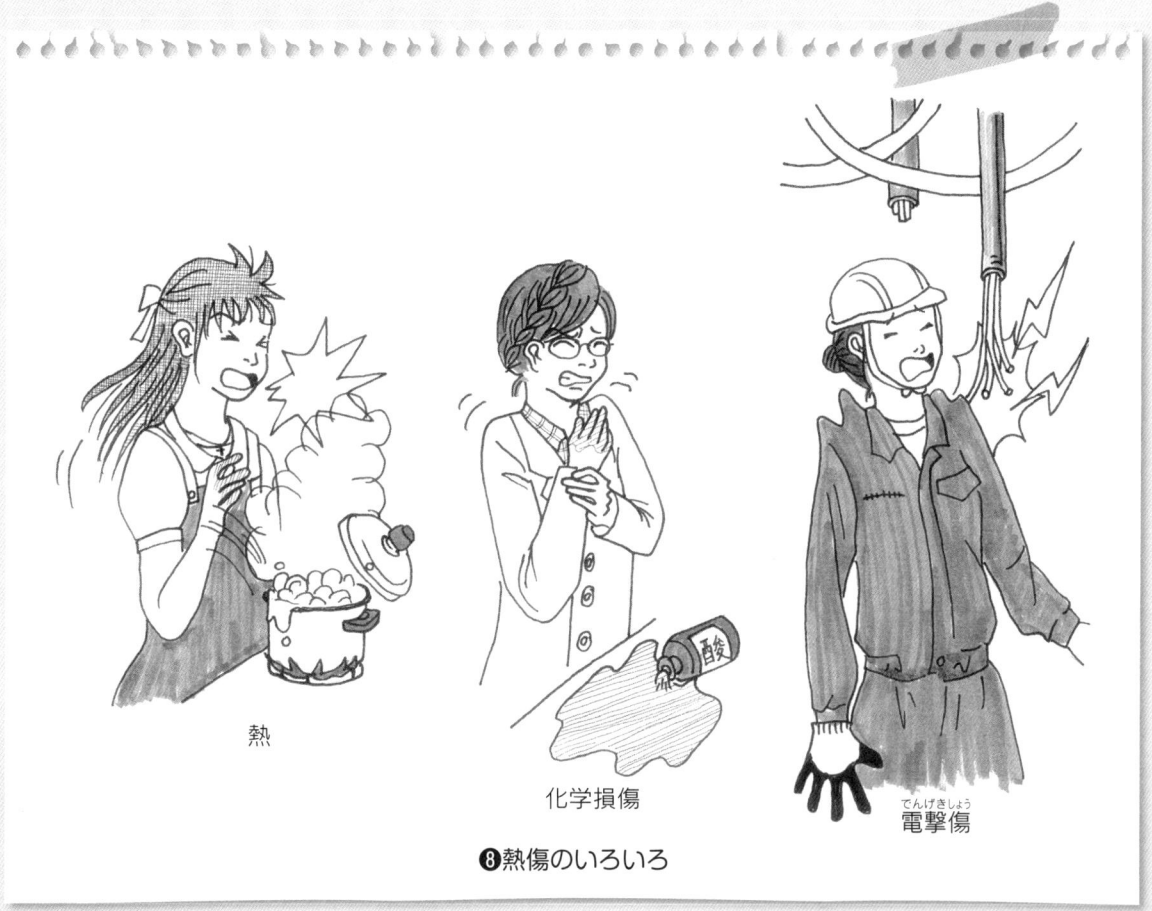

熱
化学損傷
電撃傷
❽熱傷のいろいろ

　熱傷は深さにより3つに分類されます（❾）。
- Ⅰ度熱傷：日焼けをした状態で、赤く熱っぽくなり、ひりひりします。
- Ⅱ度熱傷：水ぶくれ（**水疱**）ができて痛みを感じる状態がⅡ度熱傷の浅い熱傷（浅達性）で、感覚がなくなってくるとⅡ度熱傷の深い熱傷（深達性）です。
- Ⅲ度熱傷：皮膚の神経まで障害されるので感覚がなくなり痛みを感じなくなり、皮膚の色が白又は羊の皮のような色（**羊皮紙様**）になります。この状態では皮膚の再生は難しい状態です。

Ⅰ度
赤くなり
ヒリヒリする

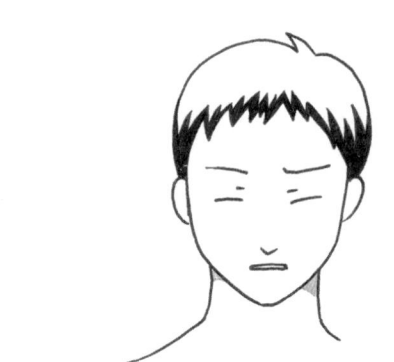

Ⅲ度
羊皮紙様
(なめし皮のような硬い皮)

浅達性Ⅱ度
水ぶくれができ
痛みがある

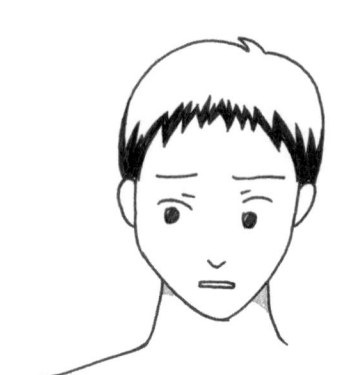

深達性Ⅱ度
水ぶくれができ
痛みはない

❾熱傷の深度

熱傷の広さの測り方は、**9の法則**、5の法則、手掌法があります（❿）。

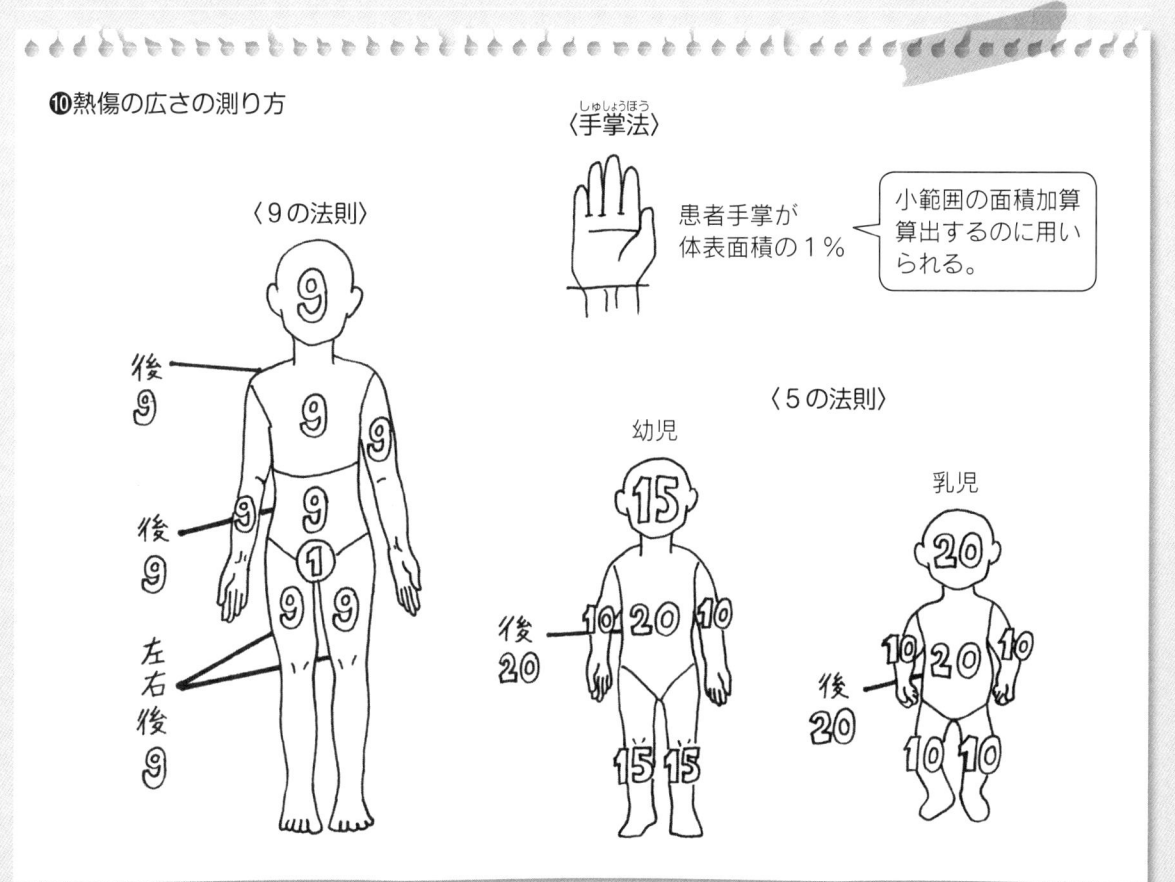

❿熱傷の広さの測り方

〈9の法則〉
〈手掌法〉
患者手掌が体表面積の1％

小範囲の面積加算算出するのに用いられる。

〈5の法則〉
幼児
乳児

熱傷では炎症により**血管の透過性が強くなり**（⓫）、血液の血漿成分が血管から外へどんどん漏れるために、血管の中の血液量が減り、ひどい場合は**循環血液量減少性ショック**になります。また、熱い空気を吸って喉や気管をやけど（**気道熱傷**）してしまった場合は、炎症により空気の通り道が腫れてしまい窒息する可能性があります（⓬）。

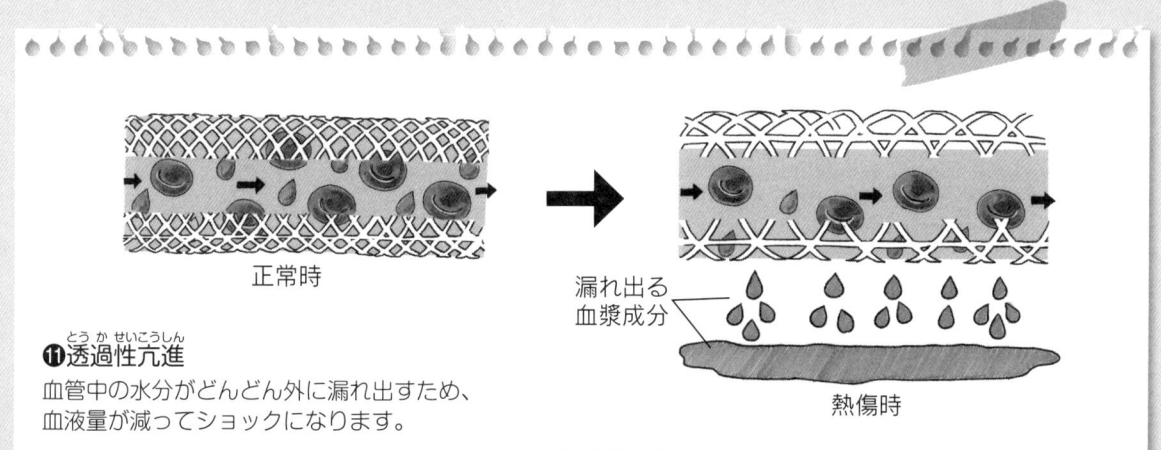

正常時

漏れ出る血漿成分

熱傷時

⓫**透過性亢進**
血管中の水分がどんどん外に漏れ出すため、血液量が減ってショックになります。

Ⅴ 感覚器系 ● 175

熱い空気

膨れ上がる

⓬気道熱傷
熱い空気を吸うことにより気道がやけどをして膨れ上がるため、息ができなくなります。鼻毛が焦げていたり、唇が焼けていたら要注意です。

VI 血液・体液

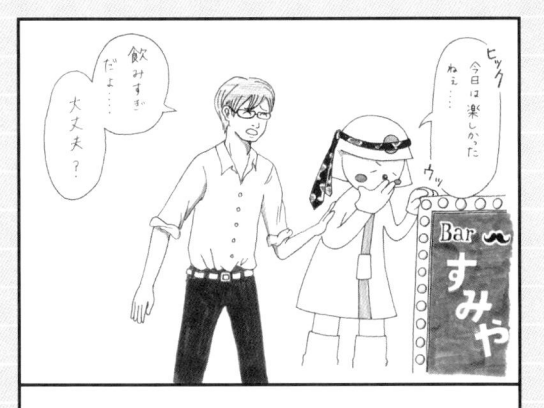

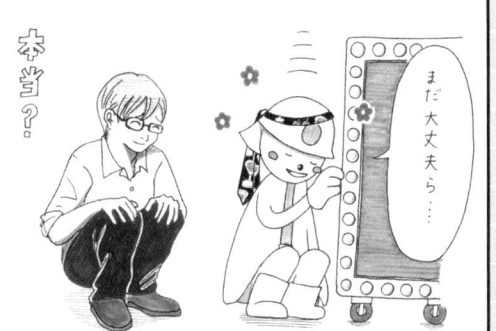

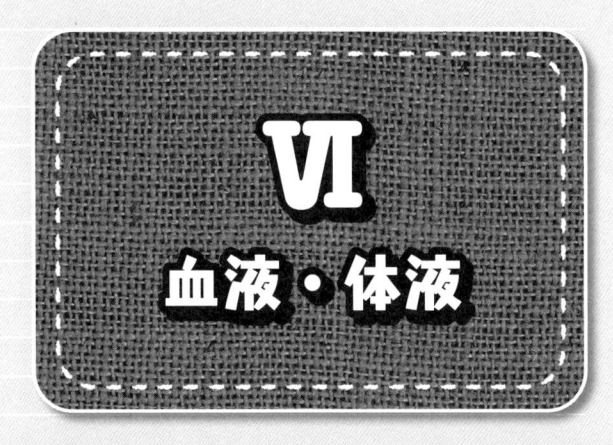

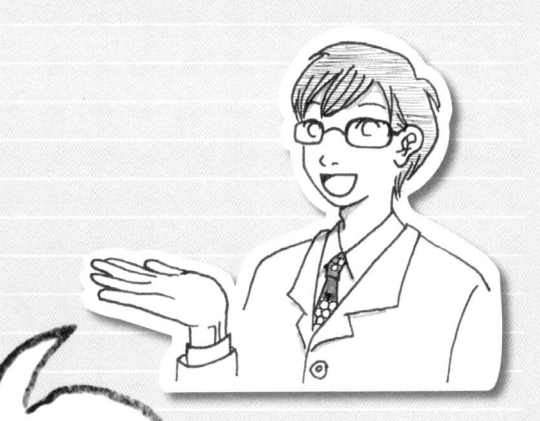

人間が生きていくために必要な酸素や栄養素を運び、体の代謝を促す系です。
液体ではないのですが、脾臓は血液の分解、生成に関係しているのでここで取り上げます。

A 仕組み

1 血液　▶隊p62 救p143

　血液は約55％が液体成分である「**血清**（けっせい）」、約45％が有形成分である「**血球**」からなります（表1）。体の血液の量は成人で**体重の約8％**で、体重60kgの人なら約5Lとなります。動脈内に20％、静脈内に75％、毛細血管に5％の割合で存在します。
　血液は、骨の中にある**骨髄**（こつずい）の**幹細胞**（かん）から作られて血管に放出されます（❶）。

表1　血液の組成

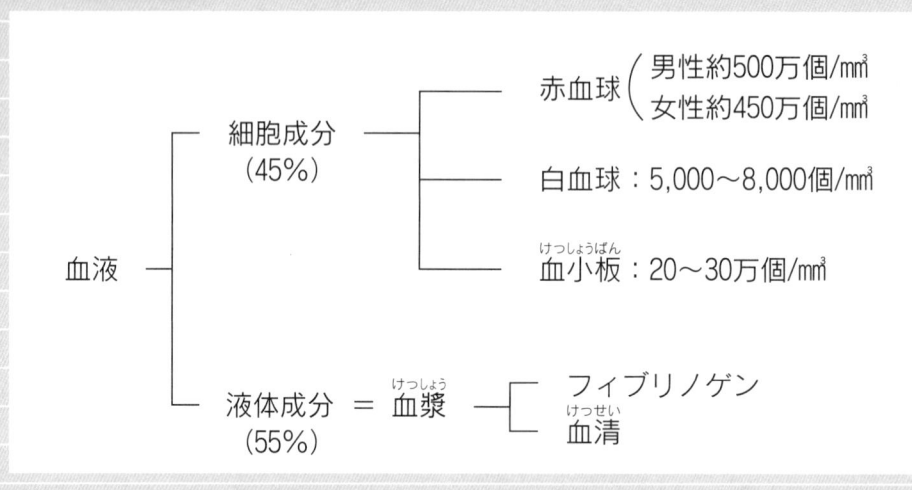

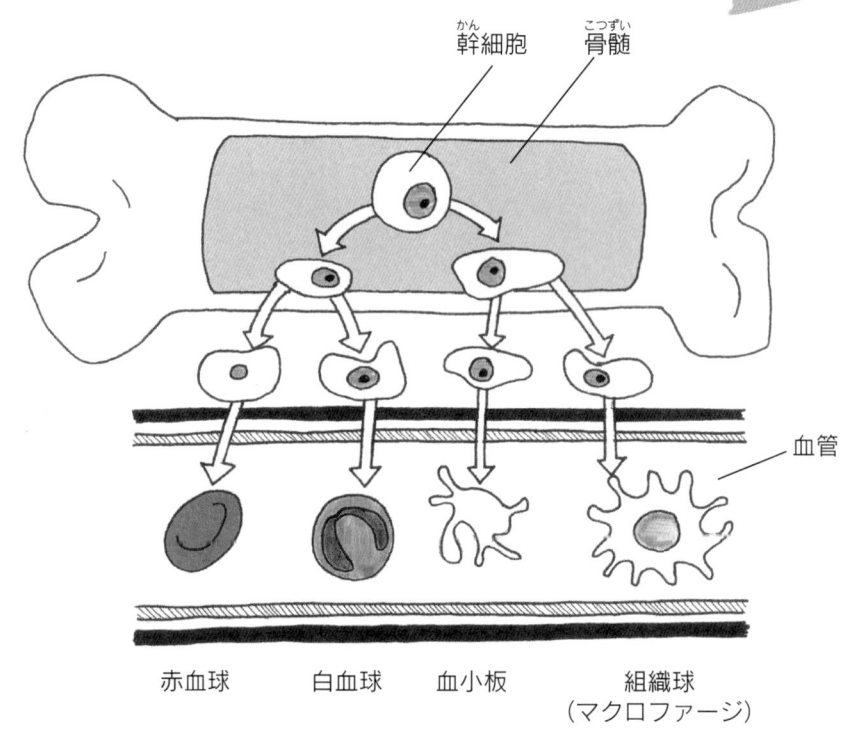

```
血液 ┬ 細胞成分 ┬ 赤血球 ( 男性約500万個/mm³
     │ (45%)   │        ( 女性約450万個/mm³
     │         ├ 白血球：5,000〜8,000個/mm³
     │         └ 血小板（けっしょうばん）：20〜30万個/mm³
     │
     └ 液体成分 ＝ 血漿（けっしょう） ┬ フィブリノゲン
       (55%)                          └ 血清（けっせい）
```

図中ラベル：幹細胞（かん）、骨髄（こつずい）、血管

赤血球　白血球　血小板　組織球（マクロファージ）

❶血球の種類
血球は骨髄の幹細胞から分かれてできます。

(1) 赤血球（❷）

　　酸素の運搬をします。この運搬役は、赤血球の主成分である**ヘモグロビン**が担っています。血液が赤いのは、赤血球が赤いからです。真ん中がくぼんだ円盤型で変形しやすいため壊れにくく、狭いところを簡単に通れます。また、表面積が球形より大きいので多くの酸素を取り込むことができます。

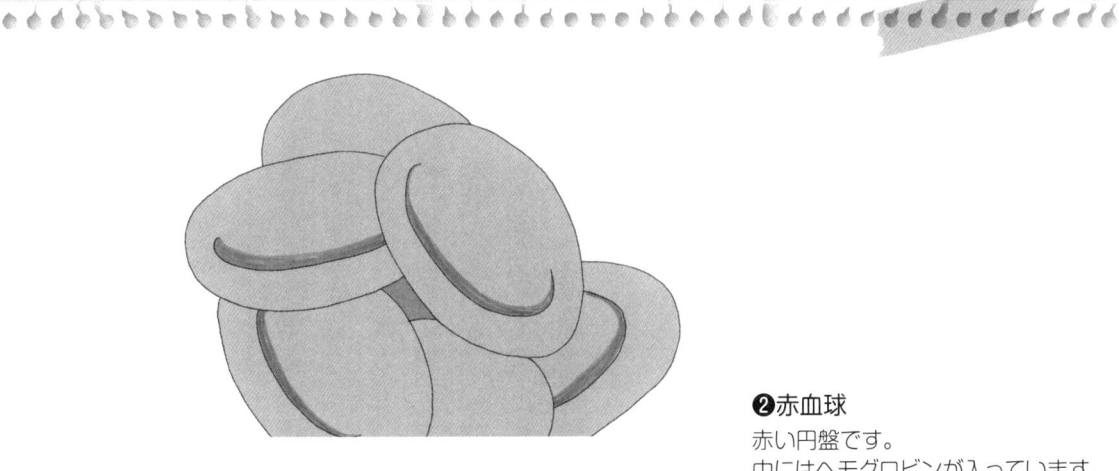

❷赤血球
赤い円盤です。
中にはヘモグロビンが入っています。

(2) 白血球（❸）

　　白血球は**単球**、**リンパ球**、**好酸球**、**好塩基球**、**好中球**の5種類があります。役割は細菌やウイルスから体を守ることです。体に入ってきた細菌などの異物を食べて処理したり、免疫機能を利用して外敵を排除したりします。

　　リンパ球は主に、免疫の情報をやりとりする**T細胞**と、T細胞から情報を受け取って抗体を作る**B細胞**に分かれます。

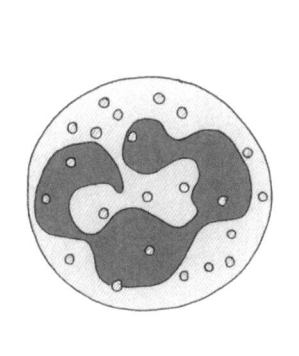

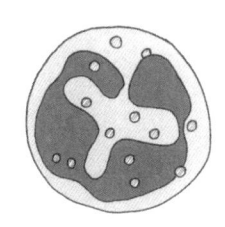

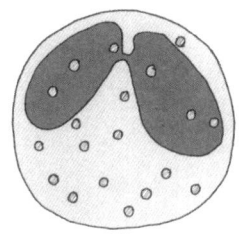

❸白血球
核が複雑な形をしています。
つぶつぶが目立つ種類もあります。

Ⅵ　血液・体液　●　179

(3) 血小板（❹）
　　核が存在せず、決まった形をしていません。出血したときに初期の**止血**に働きます。

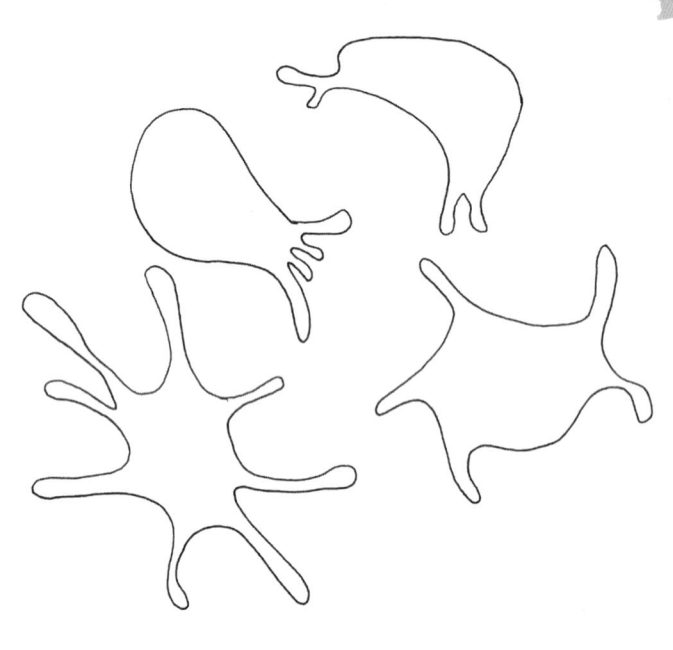

❹血小板
核のない小さな細胞です。

(4) 血漿
　　アルブミンやグロブリンなどのたんぱく質、脂質、糖質、電解質が含まれます。浸透圧を維持して体の水分量の調節を行うとともに免疫の一部に関係し、また、血液を固める役割もあります。

2 体液　▶隊p63　救p59

　人間の体のおよそ半分以上は水分でできていて、この水分のことを「**体液**」と呼びます。体重に占める体液の割合は年齢によって変化していきます。

　体液は、細胞の中にある水分（**細胞内液**）と、細胞の外にある水分（**細胞外液**）とに分けられ、成人男子で体重の約40％が細胞内液、約20％が細胞外液（約5％が血漿、約15％が間質液）です（❺）。細胞内液、血漿、間質液は互いを補いあって細胞を一定の環境に保つようにバランスを取っています（❻）。

　体液には、ナトリウム、カリウム、カルシウムなどの電解質やたんぱく質などの栄養素が溶け込んでいます。

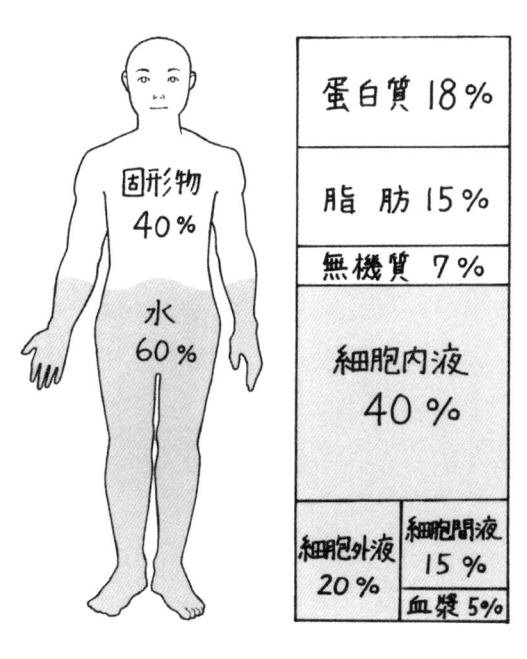

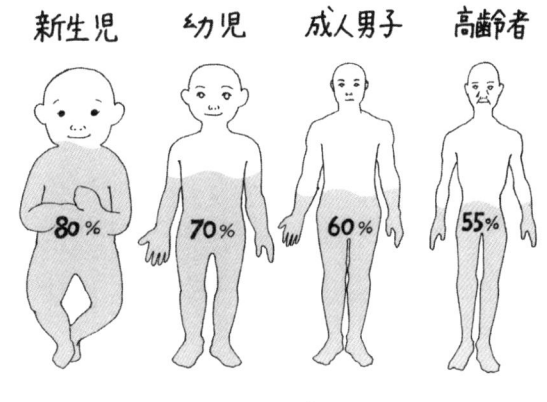

【図】体の組成
- 固形物 40％（蛋白質18％、脂肪15％、無機質7％）
- 水 60％（細胞内液40％、細胞外液20％（細胞間液15％、血漿5％））

【図】水分量の変化
- 新生児 80％
- 幼児 70％
- 成人男子 60％
- 高齢者 55％

年齢が上がると水分量が減っていきます。

❺体の組成
水が60％を占めています。

IN

OUT

← 尿
1,300mL

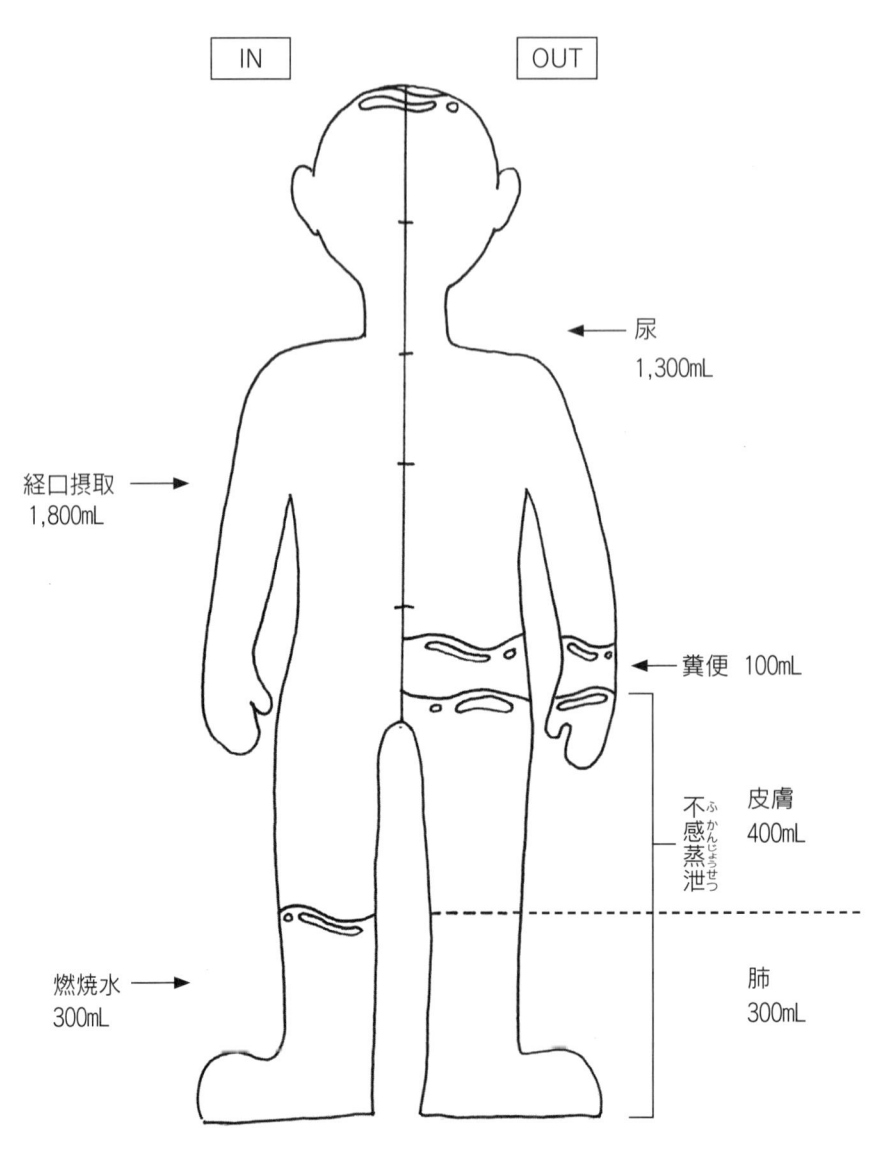

経口摂取 →
1,800mL

← 糞便 100mL

不
感
蒸
泄

皮膚
400mL

肺
300mL

燃焼水 →
300mL

❻体液の出り

IN：飲食で1,800mL、食べ物がエネルギーに変わるときに出る水が300mLあります。
OUT：尿として1,300mL、便として100mL排出されます。また、皮膚からの蒸発や息として700mL排出されます。感じることなく蒸発したり排泄しているので「不感蒸泄」と呼ばれます。

3 脾臓 ▶救p147

おなかの左側、膵臓の尻尾（膵尾部）の先端、左の腎臓の前にあり、軟らかい実質臓器です。役割は、古くなった血球を破壊して鉄製分をリサイクルすることと、体に入ってきた細菌や毒を処理することです。またリンパ球が多く、免疫系の指令センターも務めます（❼）。

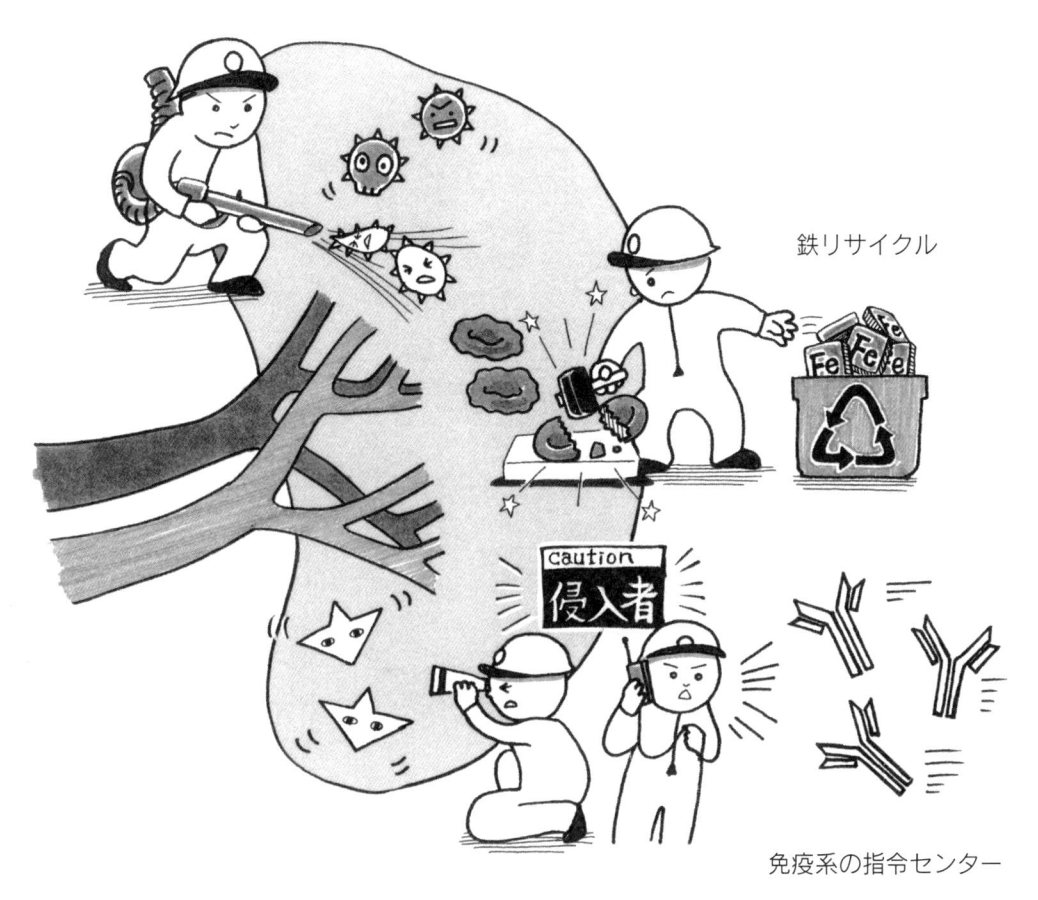

有害物の処理

鉄リサイクル

免疫系の指令センター

❼脾臓の役割
有害物の処理、血球の破壊、免疫センターが役割です。

B 働　　き

1　酸塩基平衡　▶隊p272 救p60

　人間の体（動脈血）はpH7.35〜7.45の**弱アルカリ性**に保たれています。細胞が酸素と栄養分を受け取って代謝されると二酸化炭素（酸）と水が出てくるため、体は酸性に傾きがちになります（ものが腐ると酸っぱくなるのと同じ）が、肺から二酸化炭素を吐き出すのと、尿からも酸を出して、酸塩基のバランスを維持しています。この活動を「**酸塩基平衡**」と呼びます（❽）。

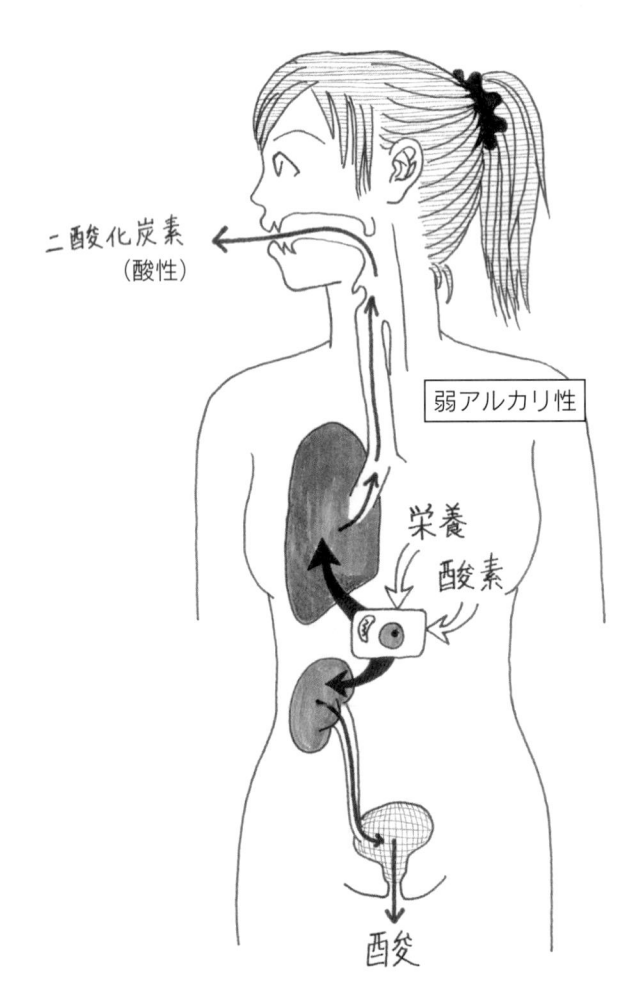

❽酸塩基平衡
代謝によってできた酸を体液に溶かし、体の外に排泄します。

2 浸透圧 ▶救p61

　小さいものは通ることが可能で大きいものは通さない性質がある膜のことを「**半透膜**」と呼びます。この半透膜で隔てられた部屋にそれぞれ水を入れ、片方の部屋だけに塩を入れます。塩は大きいので半透膜を通過することができませんが、水は小さいので半透膜を通過することができます。すると、**塩を薄めるように**塩の入っている部屋に**水が移動**していきます（❾）。この液体を引っ張る力を「**浸透圧**」と呼びます。細胞膜は半透膜の性質を持っており、細胞内外の水の移動は浸透圧によって行われています。

　肝硬変などで血液中の**アルブミン**が低下し浸透圧が下がると、血液が周りから水を引っ張る力が弱くなる（❿）ため、足がむくんだりおなかに水がたまったりします。

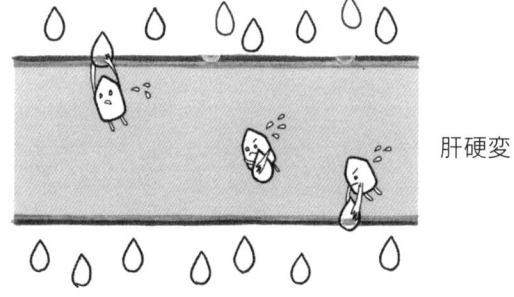

❾浸透圧の仕組み
水は膜を通れますが、塩は膜を通れません。
浸透圧＝左右の液面の差　で表せます。

❿肝硬変になるとアルブミンが作られにくくなるので浸透圧が低下し、血管の外から水を引き込む力が低下して体がむくみます。

3 免疫　▶隊p72 救p149

体の外から侵入してくるものに対して、体を守るシステムのことです。以下、外から入ってきた自分以外のものを「**異物**」、抗体が異物と判断して破壊するための目印となるたんぱく質を「**抗原**」とします。

(1) 自然免疫と獲得免疫

免疫には生まれながらに持っている**自然免疫**（**先天免疫**）と、生まれてから作られる**獲得免疫**（**後天免疫**）があります。自然免疫は白血球の単球、組織球、好中球が体に入ってきたものを包み込み食べてしまう（食作用）ことにより体を守っています。体に入ってきたものを無差別に食べてしまうので「**非特異的免疫**」とも呼ばれます（⓫）。

獲得免疫は、体に入ってきたもの（抗原）に対して、リンパ球（T細胞、B細胞）が対処するもの（**抗体**）を作って体を守ることをいいます。一度対処するもの（抗体）を作ると、その作り方を記憶します。これを「**感作**」といいます。2回目以降に同じ物が体に入ってくるとすぐ抗体を作ることができます。そのもの（抗原）に特異（別々）に反応するため「**特異的免疫**」とも呼ばれます（⓬）。

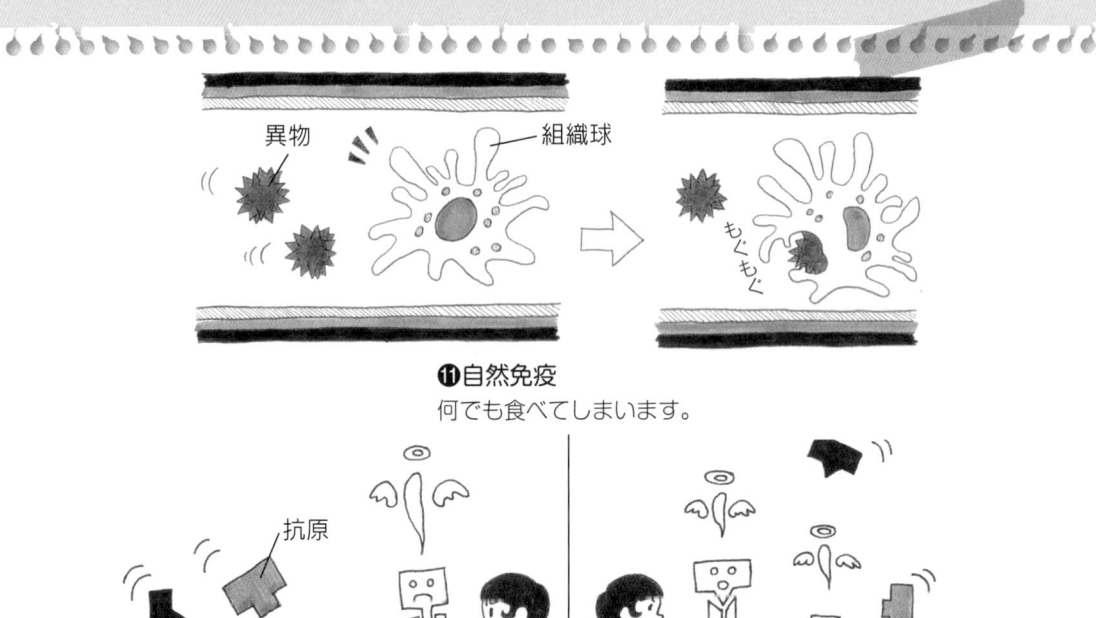

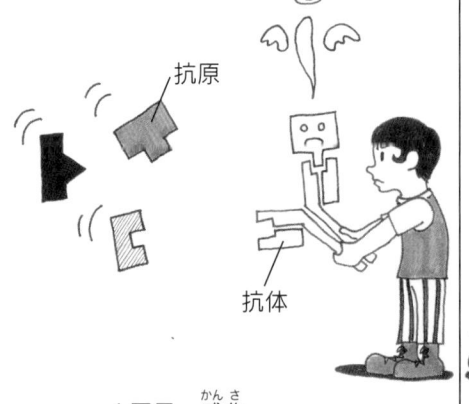

⓫自然免疫
何でも食べてしまいます。

1回目＝感作　　2回目以降はすぐ抗体ができる

⓬特異的免疫
抗原ひとつひとつに対応しています。

(2) 能動免疫と受動免疫（⓭）

病気にならない程度に毒性を少なくした毒素を体に入れて、対処するもの（抗体）を作って免疫機能を持たせることを「**能動免疫**」といいます。**ワクチン**が能動免疫に当たります。

体に直接対処するもの（抗体）を入れて免疫機能を持たせるのを「**受動免疫**」といいます。破傷風やヘビ毒の**抗血清**が受動免疫に当たります。

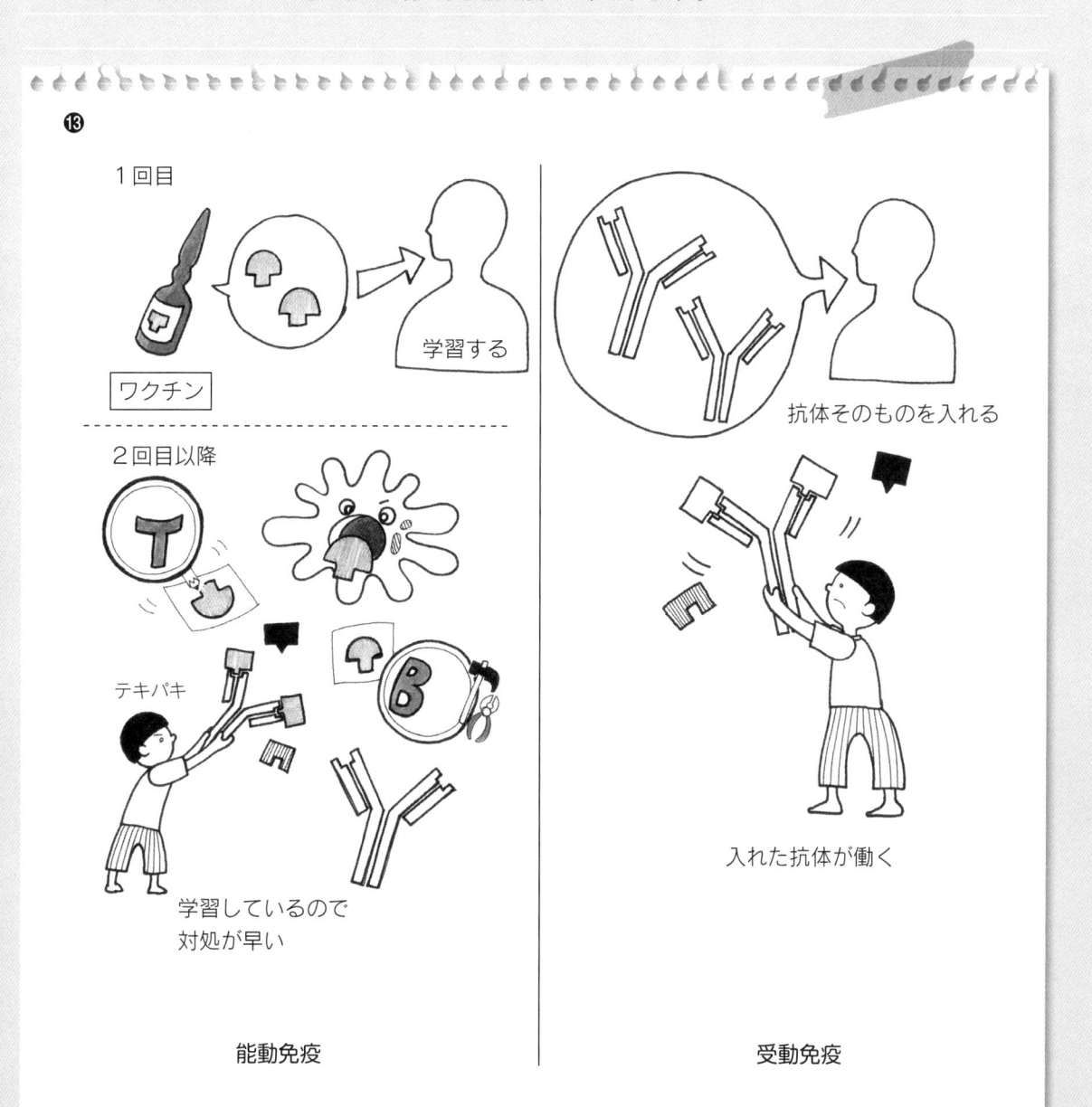

⓭

1回目
ワクチン
学習する

2回目以降
テキパキ
学習しているので対処が早い

能動免疫

抗体そのものを入れる
入れた抗体が働く

受動免疫

C 病　　気

1　アレルギー　▶隊p93 救p149 p619

体に入ってきたものから体を守る免疫機能ですが、2回目以降に同じ物が入ってきたときに1回目より**過剰に反応**しすぎて、かえって体に悪い影響が出てしまう状態を「**アレルギー**」といいます。

アレルギーは大きく4つに分類されます。

(1)　Ⅰ型アレルギー（⓮）

別名「**アナフィラキシー型**」と呼ばれます。蜂に刺されショックになるのがこの型で、反応時間が**1～30分**と短いのが特徴です。異物が入ることにより体のあちこちから**多量**の**化学物質**が放出されて症状が出ます。

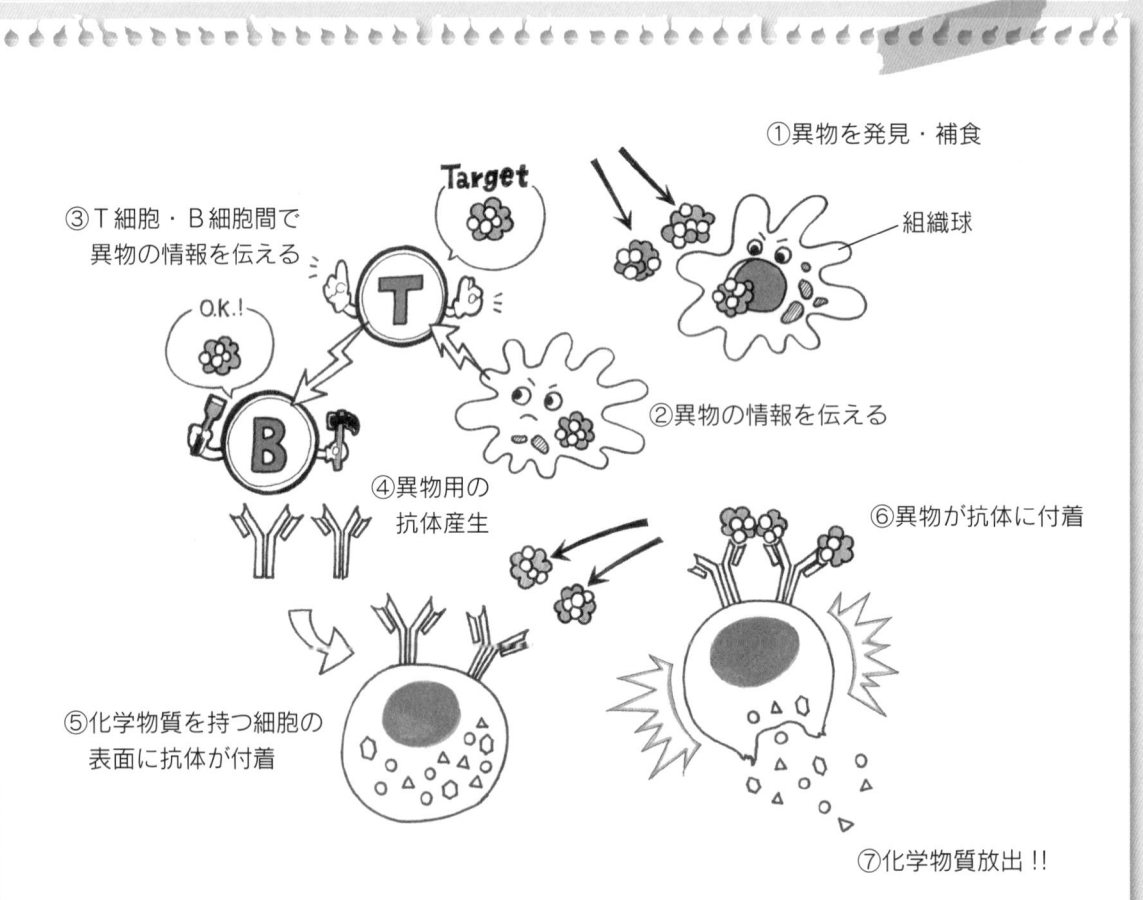

①異物を発見・補食
組織球
③T細胞・B細胞間で異物の情報を伝える
Target
O.K.!
②異物の情報を伝える
④異物用の抗体産生
⑥異物が抗体に付着
⑤化学物質を持つ細胞の表面に抗体が付着
⑦化学物質放出!!

⓮ Ⅰ型アレルギー
異物が体に入ってすぐ化学物質が放出され、それが症状をもたらします。

(2) Ⅱ型アレルギー❶⓯

別名「**細胞傷害型**」と呼ばれ、赤血球が破壊されて貧血になる溶血性貧血がこの型です。抗体が自分の細胞にくっつき、抗体を目印に**補体**や白血球などがその細胞を殺すものです。補体とは、免疫反応を助ける小さいたんぱく質のことです。

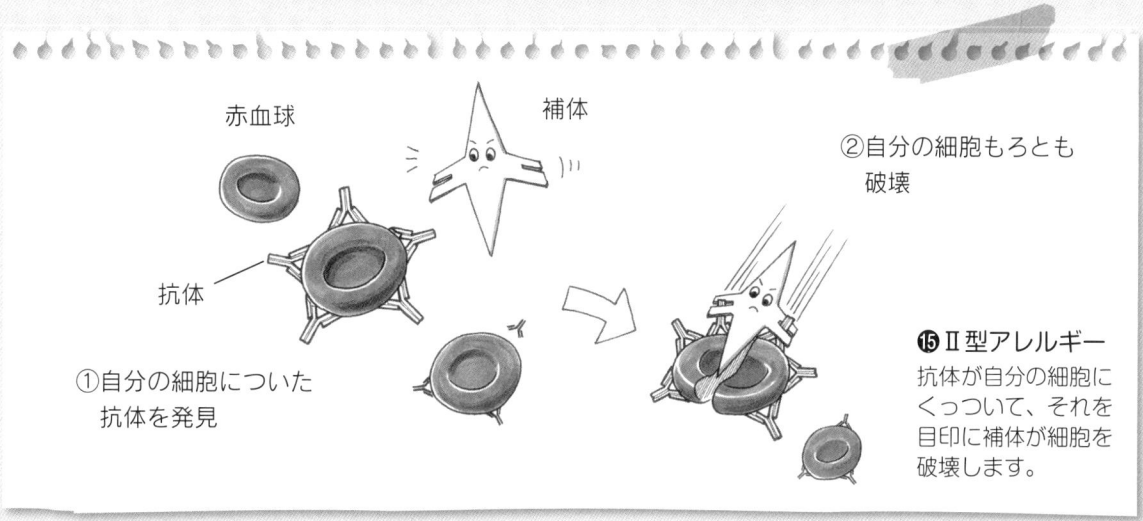

赤血球　補体　②自分の細胞もろとも破壊

抗体

①自分の細胞についた抗体を発見

❶⓯ Ⅱ型アレルギー
抗体が自分の細胞にくっついて、それを目印に補体が細胞を破壊します。

(3) Ⅲ型アレルギー⓰

別名「**免疫複合型**」と呼ばれ、関節リウマチに代表される膠原病がこの型です。抗原と抗体などがくっつき、これが血液に乗って流れ、行き着いた先の組織を壊すものです。

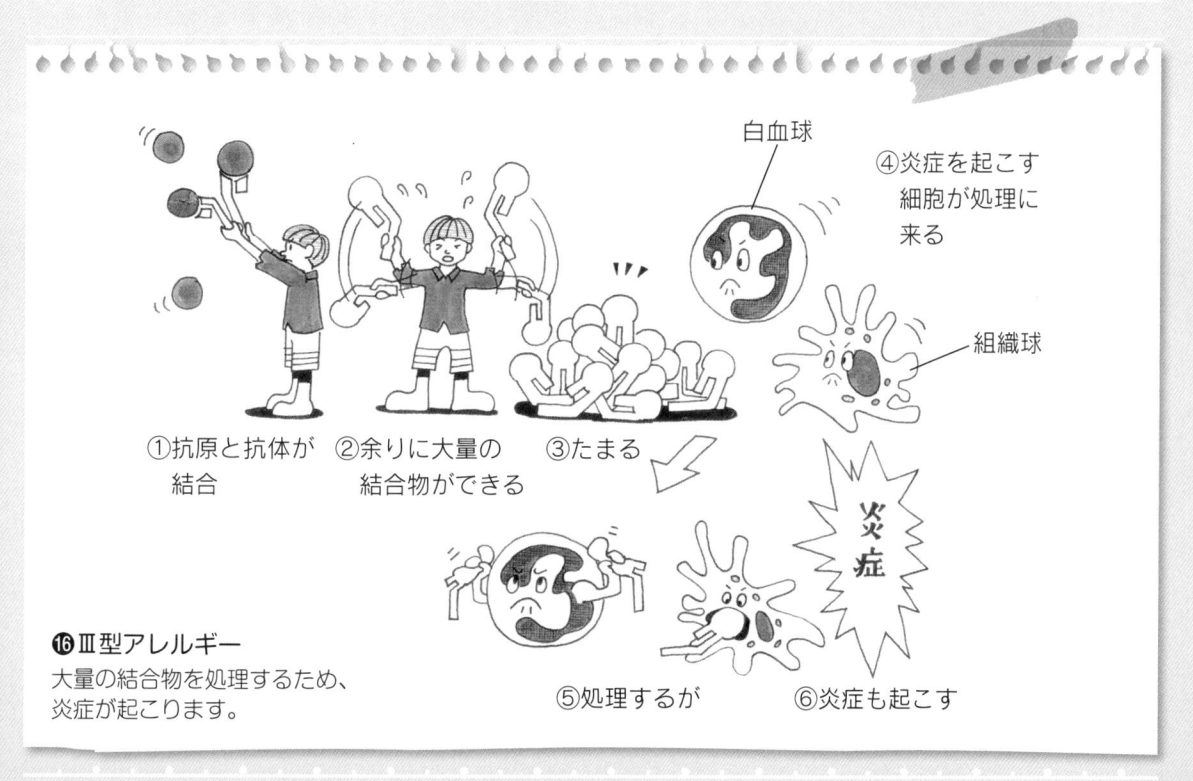

白血球　④炎症を起こす細胞が処理に来る

組織球

①抗原と抗体が結合　②余りに大量の結合物ができる　③たまる

炎症

⓰ Ⅲ型アレルギー
大量の結合物を処理するため、炎症が起こります。

⑤処理するが　⑥炎症も起こす

Ⅵ 血液・体液

(4) Ⅳ型アレルギー(⓱)

別名「**遅延型**」と呼ばれ、金属アレルギーに代表される**接触性皮膚炎**がこの型です。反応時間が**数時間から72時間**と長いのが特徴です。Ⅳ型アレルギー以外は抗体が関係しますが、Ⅳ型アレルギーではリンパ球が直接関与します。

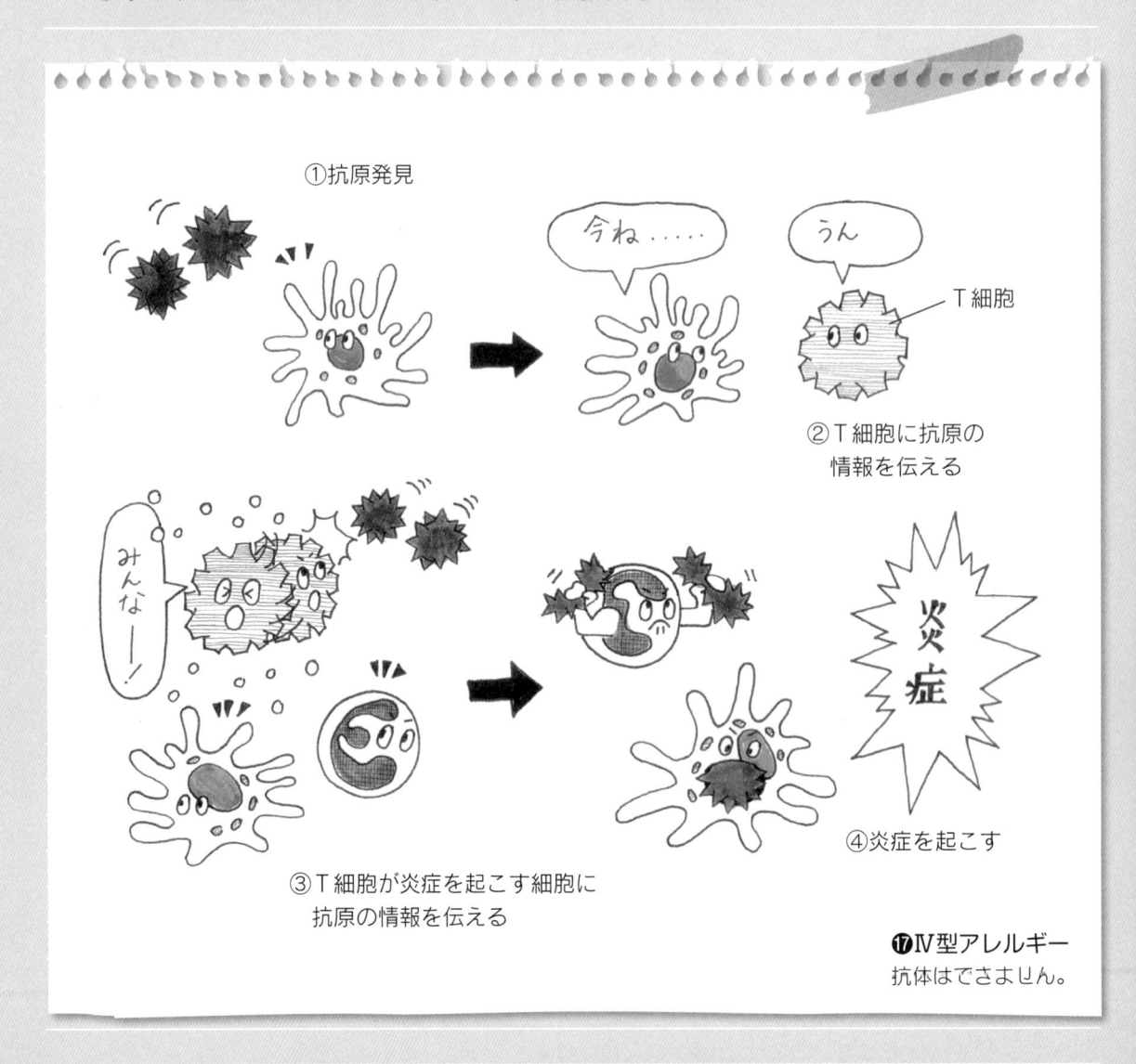

①抗原発見

今ね……

うん

T細胞

②T細胞に抗原の情報を伝える

みんなー！

③T細胞が炎症を起こす細胞に抗原の情報を伝える

炎症

④炎症を起こす

⓱Ⅳ型アレルギー
抗体はできません。

VII 骨・筋肉

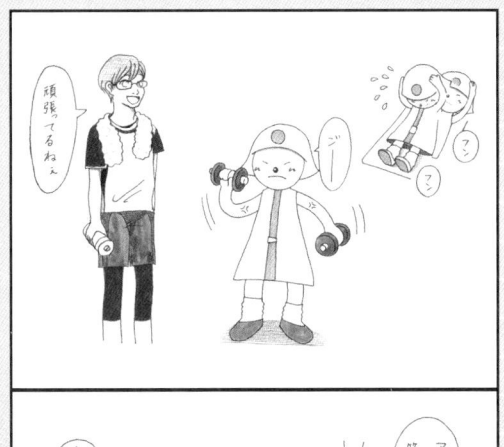

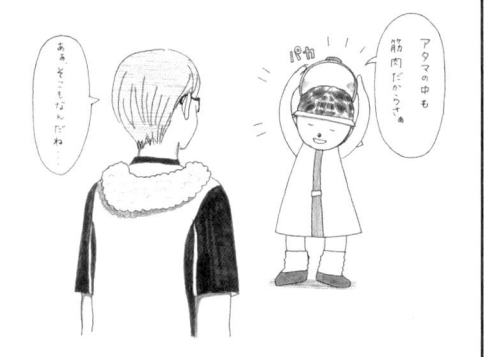

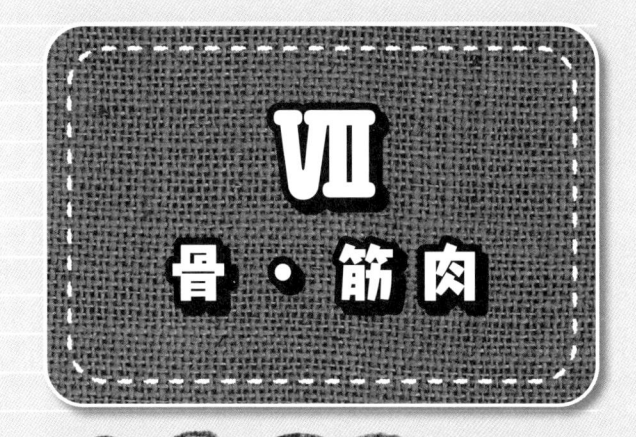

骨は体の形を維持して、筋肉は体を動かす働きがあるよ。また、骨にはカルシウムの貯蔵庫として、筋肉には体温を保つ働きと血液を流す働きもあるんだよ。

A 仕組み

1 骨

▶隊p68 救p151

人体の骨は約200個あります。骨の中は粗い網目になっていて（❶）、ここに**骨髄**があります。骨髄では**赤血球**、**白血球**、**血小板**を作っています。

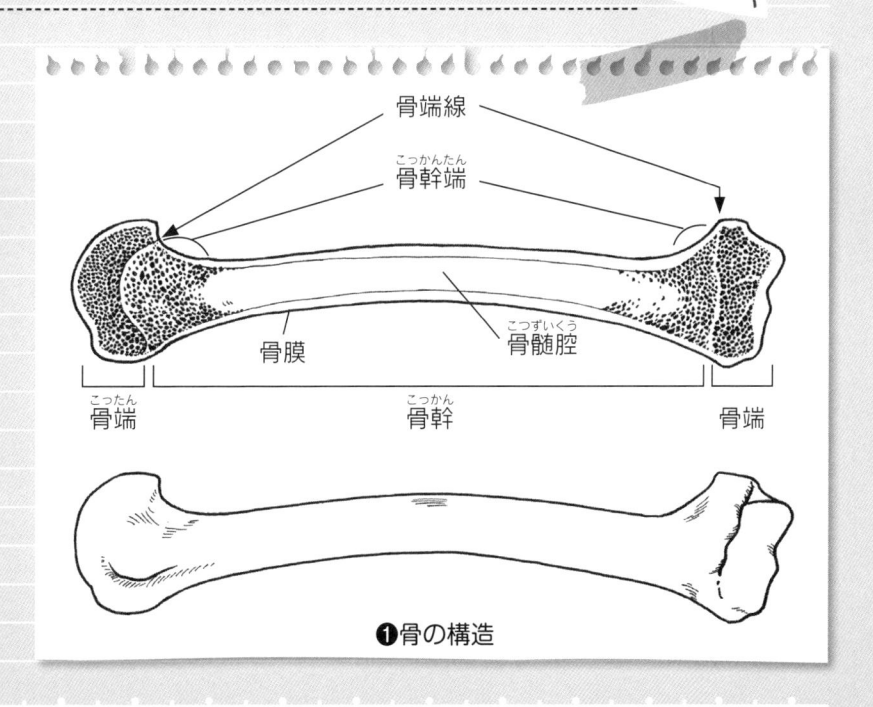

骨端線
骨幹端
骨膜
骨髄腔
骨端　骨幹　骨端

❶骨の構造

骨と骨は関節で接続されています。関節は、動きによって分類されています（❷）。

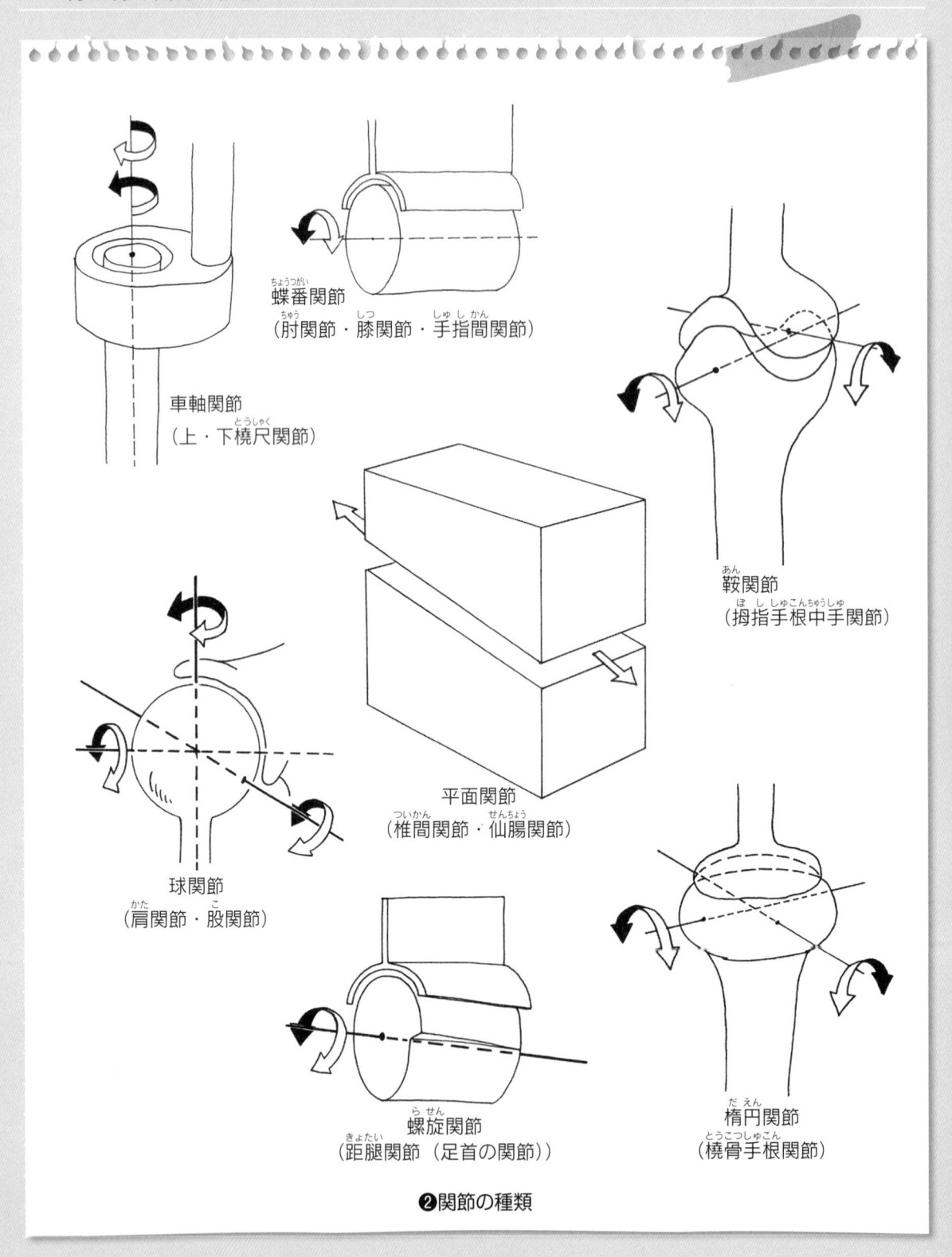

蝶番関節
（肘関節・膝関節・手指間関節）

車軸関節
（上・下橈尺関節）

鞍関節
（拇指手根中手関節）

平面関節
（椎間関節・仙腸関節）

球関節
（肩関節・股関節）

螺旋関節
（距腿関節（足首の関節））

楕円関節
（橈骨手根関節）

❷関節の種類

2 筋肉 ▶隊p71 救p151

　筋肉は「腱」と呼ばれる線維の束で骨に付いています（❸）。筋の長さを縮めることで作用を及ぼします。

　筋肉の種類（表1）には、筋細胞に横紋を持つ「**横紋筋**」と、横紋を持たない「**平滑筋**」があります（❹）。体を動かす**骨格筋**と心臓を動かす**心筋**は横紋筋で、内臓や血管にある筋は平滑筋です。

　筋には、自分の意志で動かすことのできる「**随意筋**」と、自分の意志では動かせない「**不随意筋**」があります。随意筋は骨格筋、不随意筋は内臓や血管にある筋と心筋です。

※動かない方が筋頭
　動く方が筋尾

❸筋肉の名称

表1　筋肉の種類

場　所	構　造	神経支配
手　足	横紋筋	随意筋
心　臓		
内　臓	平滑筋	不随意筋

❹

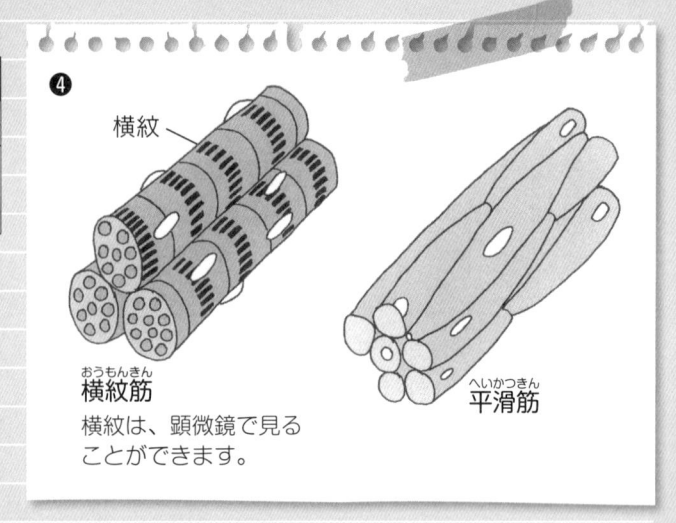

横紋

横紋筋

平滑筋

横紋は、顕微鏡で見ることができます。

B　働　　　き

1　骨（❺）　▶隊p68 救p151

　骨にくっついている筋肉と協力して体を動かすとともに、体を支えること、空間を作り内臓を保護することが骨の働きです。

　また、骨の中にある骨髄では血球を作っています。

　血液中のカルシウムやリンの濃度に応じて、骨に蓄えてある**カルシウム**や**リン**を放出したり新たに貯蔵したりします。

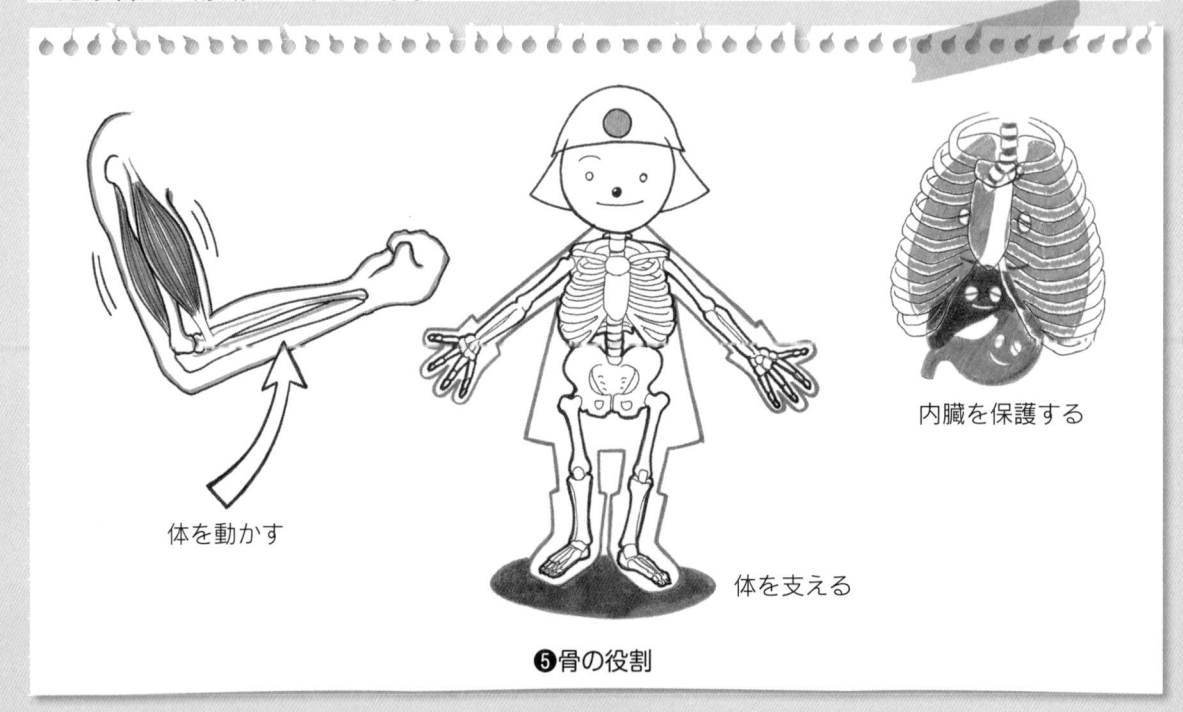

体を動かす

内臓を保護する

体を支える

❺骨の役割

2 筋　　肉　▶隊p71　救p151

(1) 収　　縮

　　筋肉（筋線維）の1本1本は「**アクチン**」と「**ミオシン**」という2種類のたんぱく質からなっています。神経から「収縮せよ」という信号が来ると、筋肉の中の「**筋小胞体**」という袋から**カルシウムイオン**が放出されます。カルシウムイオンは筋肉中のたんぱく質と結合し、ミオシンの「爪」に当たる部分を露出させます。この爪によりミオシンはアクチンを捕まえ、ミオシンのたくさんの爪でアクチンをどんどん**たぐり寄せる**ことによってアクチンがスライドし、筋肉が収縮します。これを「スライディングセオリー」といいます（❻）。

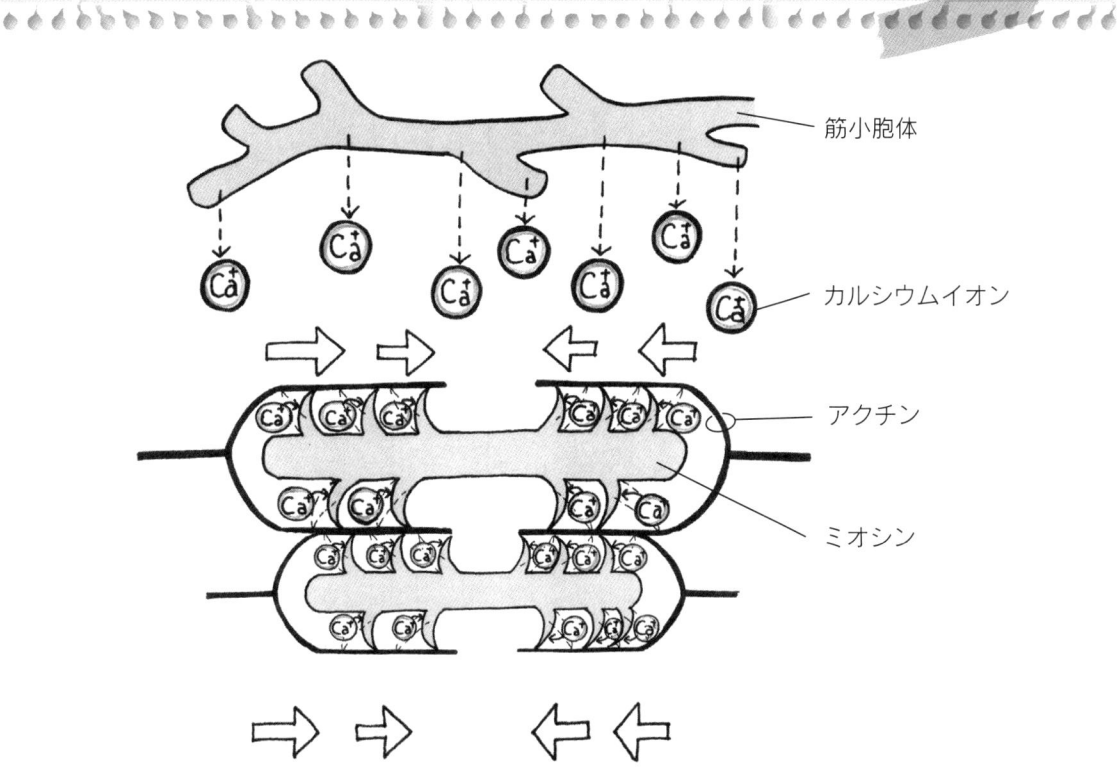

❻スライディングセオリー
カルシウムイオンが出てくると、ミオシンに爪が出てアクチンを引っ掛けてたぐり寄せます。

(2) 発　熱（❼）

　　骨格筋は、体を動かすこと以外に、筋肉を動かすことによって**熱を発生**させて体の温度を保つ役割もあります。寒くなって震えるのは、体温を上げるためです。
　　体温を調節する中枢は視床下部にあります。体温は代謝により高くなるので、代謝の低下する深夜に最低、代謝が活発になる日中に最高となります。また、ホルモンの影響も受ける女性は排卵後に体温の高い状態が続きます。
　　体温は鼓膜、腋窩、口腔、直腸で測定します。日本では腋窩温が一般的です。

表2　体温の種別

呼び方	体温（腋窩温）
平　熱	36.0～36.9℃
微　熱	37.0～37.9℃
中等度発熱	38.0～38.9℃
高　熱	39.0℃～

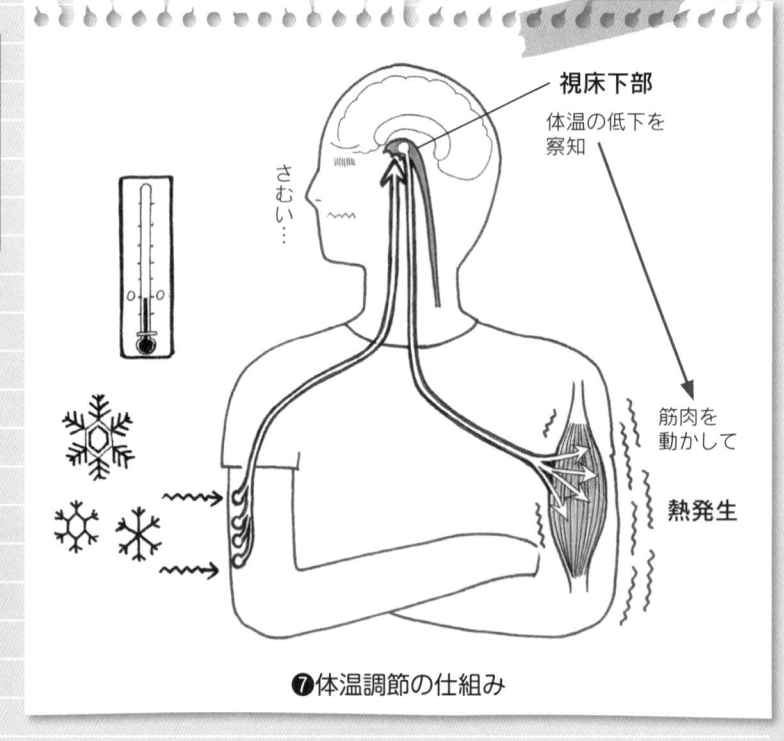

❼体温調節の仕組み

C　病　気

1　骨　折　▶隊p118～135　救p747

　　骨が折れた状態を「**骨折**」と呼びます。骨の内部（骨髄）は血液の工場のため血液が充満しています。骨折によって折れた部分に出血が起こります。出血は大腿骨で1～2L、骨盤骨で最大1～4Lも出る可能性があり、循環血液量減少性ショックとなることがあります。さらに折れた骨によって太い血管を傷つけてしまうと**ショック**を助長することになります（❽）。

④「み」：脈が弱く速い

①「そ」：蒼白(そうはく)

③「き」：虚脱(きょだつ)

出血
（1～4L）

②「れ」：冷感　⑤「こ」：呼吸が変

血圧低下

❽骨折によるショック
「それきみこ」と覚えます。（▶ p102 ショックの症状）

　折れた骨が皮膚の中にとどまる骨折を「**閉鎖性骨折**」（又は**単純骨折**）といい、折れた骨が皮膚を突き破って外へ出た状態を「**開放性骨折**」（又は**複雑骨折**）といいます。骨が飛び出すと雑菌が入って感染する可能性が高くなります（❾）。

閉鎖性骨折（単純骨折）　　　　　開放性骨折（複雑骨折）

❾骨折の種類

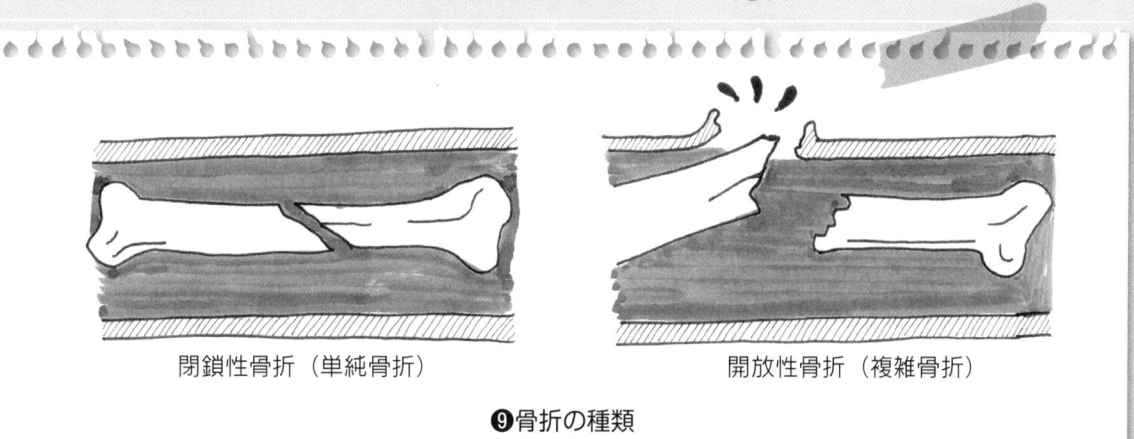

Ⅶ　骨・筋肉　●　197

2　アキレス腱断裂　▶隊p133　救p749

　足のふくらはぎの筋肉（腓腹筋）と、踵の骨をつないでいる腱がアキレス腱です。ウォーミングアップ不足の状態で急に激しい運動をした場合に切れてしまうことがあります。本人はアキレス腱を人から「蹴られた」と感じ、多くの人は「ブチッ」という鈍い音を聞きます。アキレス腱の部分を触ると痛みがあり、本来アキレス腱のある部分が凹んでいます。また、足の底側に動かすこと（底屈）ができなくなります（❿）。

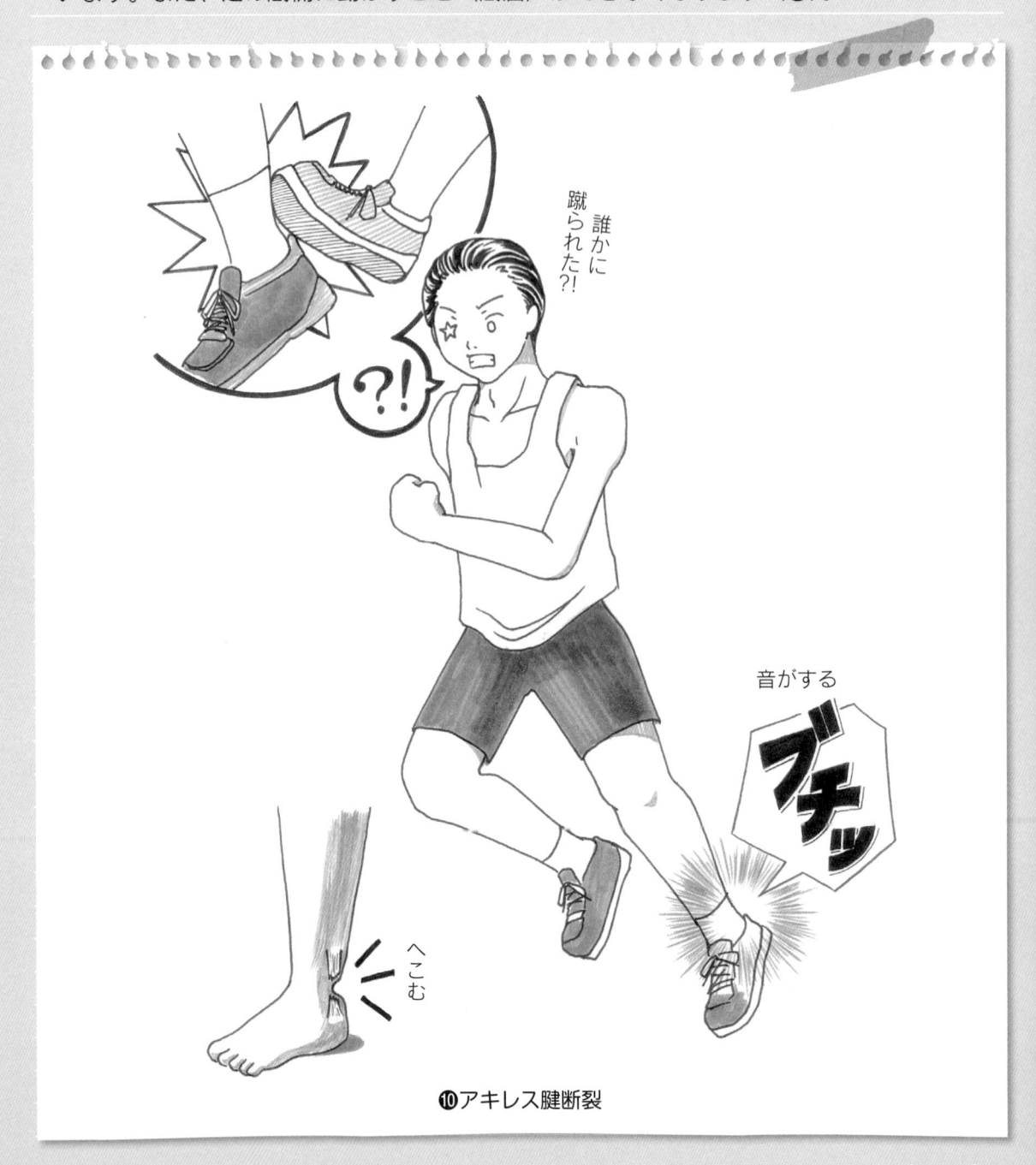

❿アキレス腱断裂

3　ねんざ　▶救p748

　関節が動く範囲を超えるような動きをしたときに、骨にくっついている靭帯が切れるのがねんざ（捻挫）です（❶）。関節の痛みや腫れ、動かしたときの痛みが主な症状ですが、完全に靭帯が切れると関節がぐらぐらになります。

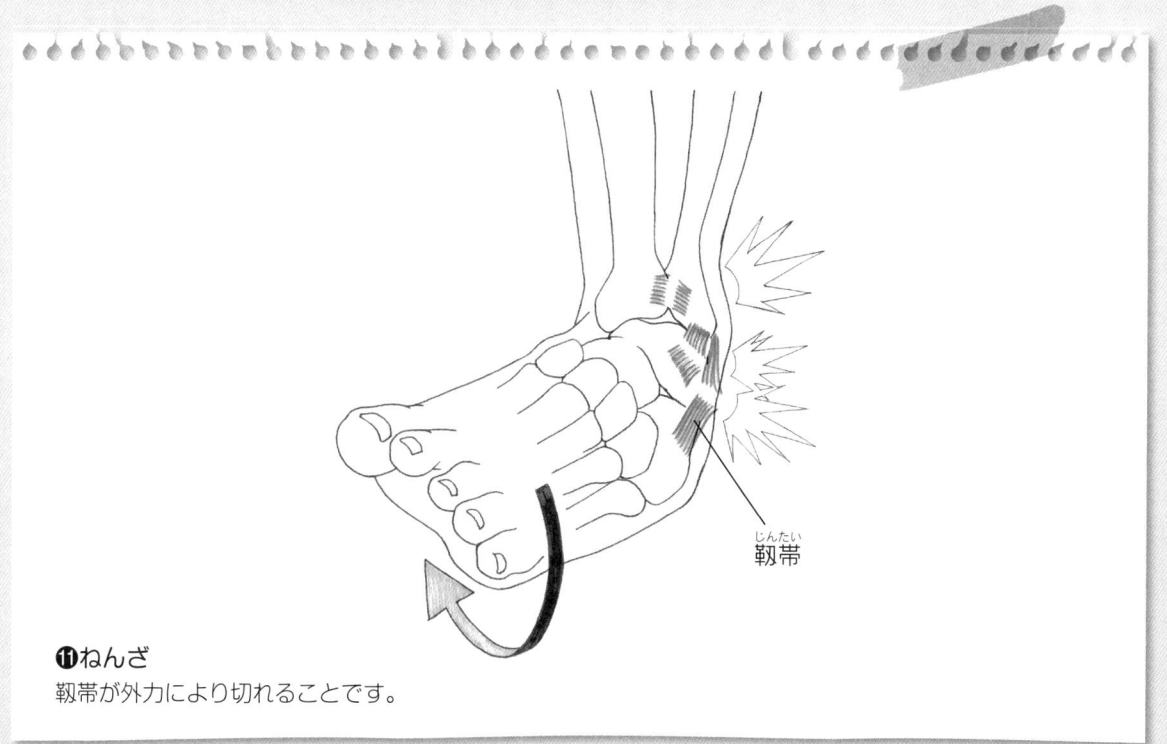

靭帯

❶ねんざ
靭帯が外力により切れることです。

VIII 内分泌系

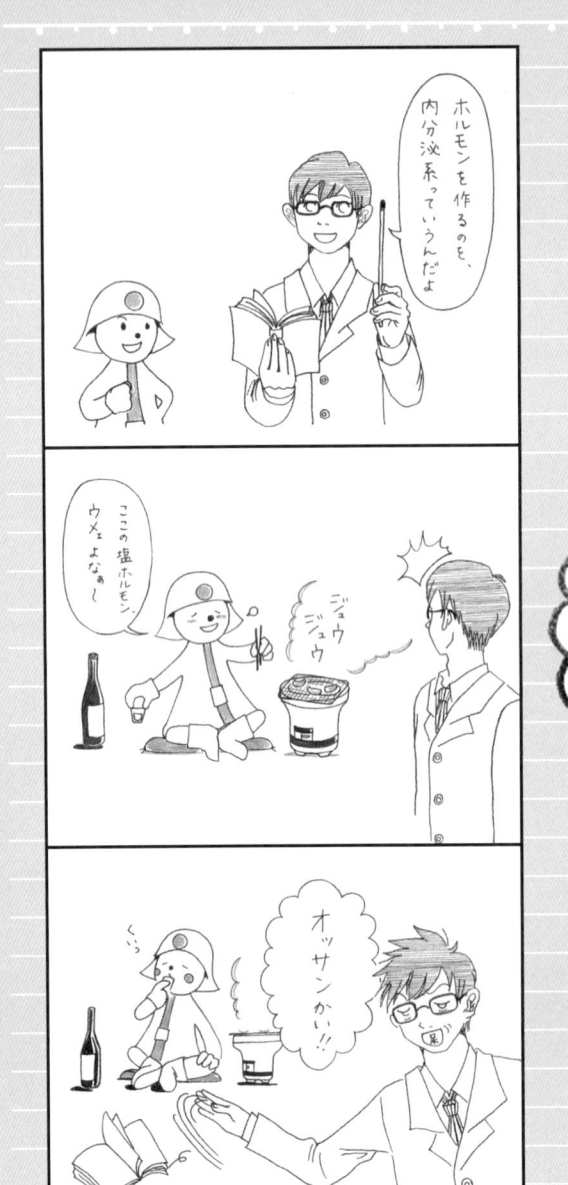

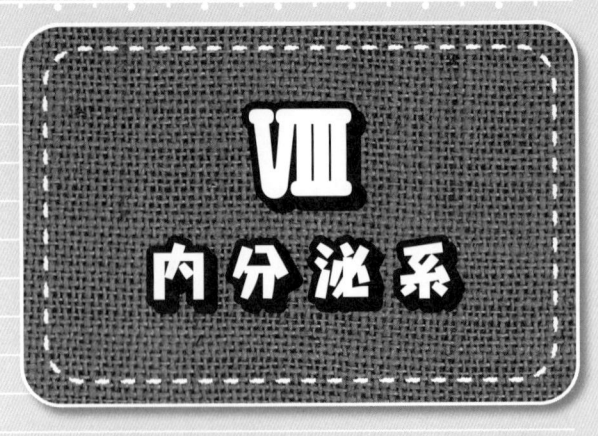

ある細胞からほかの細胞へ情報を伝える方法の一つがホルモン分泌だよ。

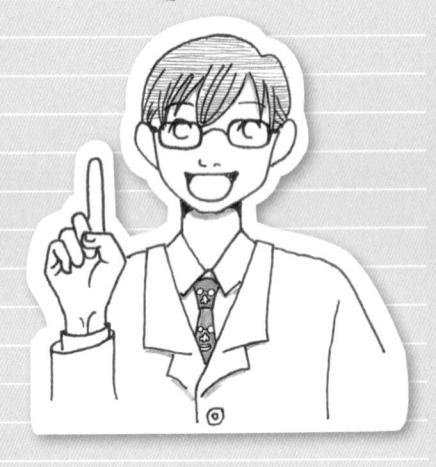

A 仕組み ▶隊p66 救p139

　主な内分泌器官を示します（❶）。これらとは別に狭い範囲だけで使われるホルモンもあります。ホルモン名は表1に示します。

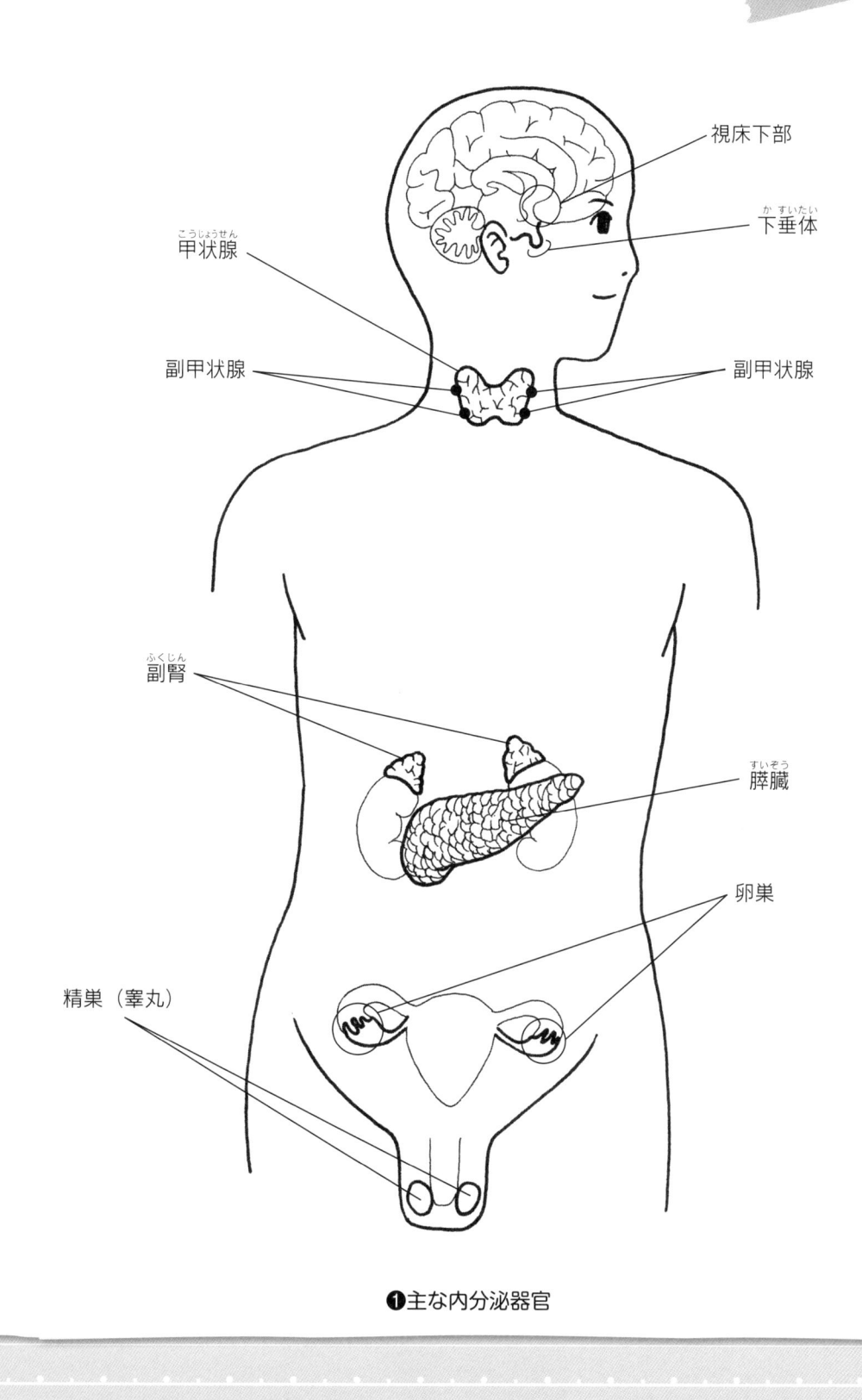

視床下部
下垂体（かすいたい）
甲状腺（こうじょうせん）
副甲状腺
副甲状腺
副腎（ふくじん）
膵臓（すいぞう）
卵巣
精巣（睾丸）

❶主な内分泌器官

VIII 内分泌系

表1 分泌ホルモンとその役割

内分泌器官	分泌ホルモン	役割
視床下部	成長ホルモン放出ホルモン（GHRH）	下垂体前葉の成長ホルモン産生の促進
	甲状腺刺激ホルモン放出ホルモン（TRH）	下垂体前葉の甲状腺刺激ホルモン産生の促進
	副腎皮質刺激ホルモン放出ホルモン	下垂体前葉の副腎皮質刺激ホルモン産生の促進
	性腺刺激ホルモン放出ホルモン	下垂体前葉の黄体刺激ホルモン、卵胞刺激ホルモンの産生促進
下垂体前葉	成長ホルモン（GH）	骨の成長、糖・たんぱくの代謝
	甲状腺刺激ホルモン（TSH）	甲状腺ホルモンの産生と分泌を促進
	副腎皮質刺激ホルモン（ACTH）	副腎皮質ホルモンの産生と分泌を促進
	性腺刺激ホルモン ・卵胞刺激ホルモン（FSH） ・黄体形成ホルモン（LH）	性腺ホルモン分泌の分泌促進 男性は男性ホルモンの分泌、女性は排卵を促す 男性は精子の形成、女性は卵胞の形成
下垂体後葉	抗利尿ホルモン（ADH）（バゾプレシン）	腎臓での水の再吸収を促進、大量分泌により血管収縮作用による血圧上昇作用がある
	オキシトシン	子宮収縮を促進、分娩に関与。授乳期の乳汁分泌を促進
甲状腺	甲状腺ホルモン（トリヨードサイロニンT3、サイロキシンT4）	代謝促進（エネルギー・糖・たんぱくの代謝促進、発育、成長）
	カルシトニン	カルシウム、リンの代謝
副甲状腺（上皮小体）	副甲状腺ホルモン（パラソルモン）	カルシウム、リンの代謝
副腎皮質	糖質コルチコイド（コルチゾールなど）	糖・たんぱく・脂肪の代謝、電解質、免疫、骨の代謝に関与。抗炎症、抗アレルギー作用。
	鉱質コルチコイド（アルドステロンなど）	腎臓尿細管において、体液とナトリウムを貯留、カリウムの排泄に関与
	男性ホルモン	男性化、たんぱくの合成
副腎髄質	アドレナリン	心臓収縮力増強、気管支拡張、血糖上昇に関与
	ノルアドレナリン	末梢血管を収縮させて血圧を上昇
膵ランゲルハンス島	インスリン	血糖降下、糖利用の促進
	グルカゴン	血糖上昇、グリコーゲン分解
精巣	男性ホルモン（テストステロン）	男性化、たんぱくの合成
卵巣	卵胞ホルモン（エストロゲン）	女性の二次性徴、排卵周期に関与
	黄体ホルモン（プロゲステロン）	黄体・胎盤の維持、乳汁分泌の準備に関与

B 働き ▶救p139

1 ホルモン分泌（❷）

ホルモンを作り出す細胞は血管に接しており、**直接血液中へ**ホルモンを分泌します。

血液に放出されたホルモンは、全身へ流れて**標的器官**にたどり着き、そこで目的とする作用を発揮します。

❷ホルモンの流れと反応
ホルモンは血液に放出されます。ホルモンが作用する器官は決まっており、それ以外の器官はホルモンが流れてきても反応しません。

2 神経とホルモンの比較

情報を伝える方法には神経もあります。神経はそこにつながっている細胞にだけ情報を渡す（❸）のに対して、ホルモンは細胞が血液中に物質を流すことで遠くの多数の細胞に情報を渡すことができます。ホルモンは血液に乗って全身を回りますが、特定の細胞や器官（標的臓器）だけが反応し、大多数の細胞、器官は反応しません（❹）。

例えるなら神経は電話であり、ホルモンはテレビやラジオです。電話では相手は必ず反応しますが、テレビやラジオでは興味のある人しか反応しません（❺）。

表2 神経とホルモンの比較

	神　　経	ホルモン
方　法	電気	化学物質
速　度	速い	遅い
範　囲	神経のある場所のみ	全身どこでも
相　手	多対1・1対多	1対多
フィードバック	間接	直接

神経……電話

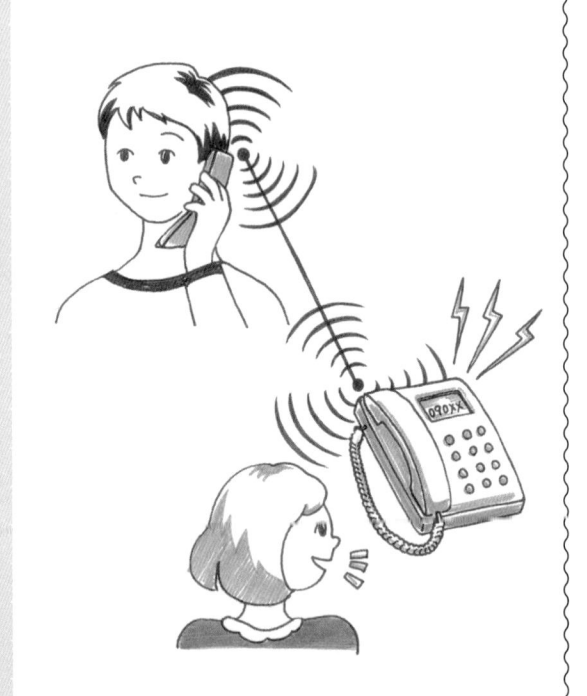

・相手は必ず反応する。
・相手はごく少人数

ホルモン……テレビ・ラジオ

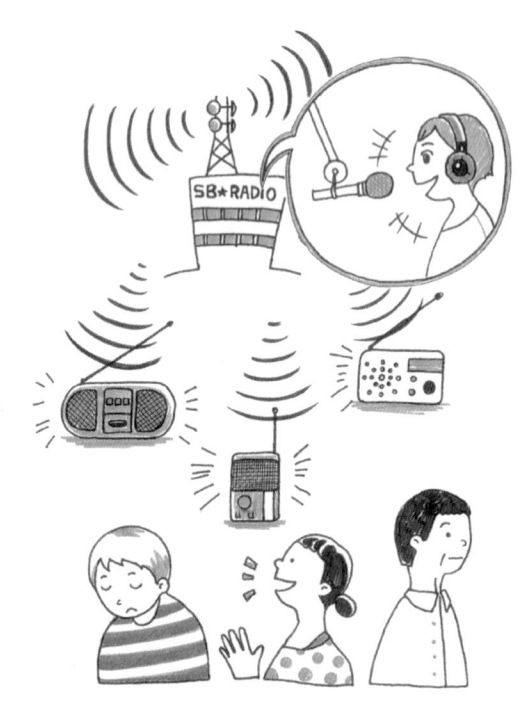

・興味のある人だけ反応する。
・相手は大人数

❺神経反応とホルモン反応のイメージ

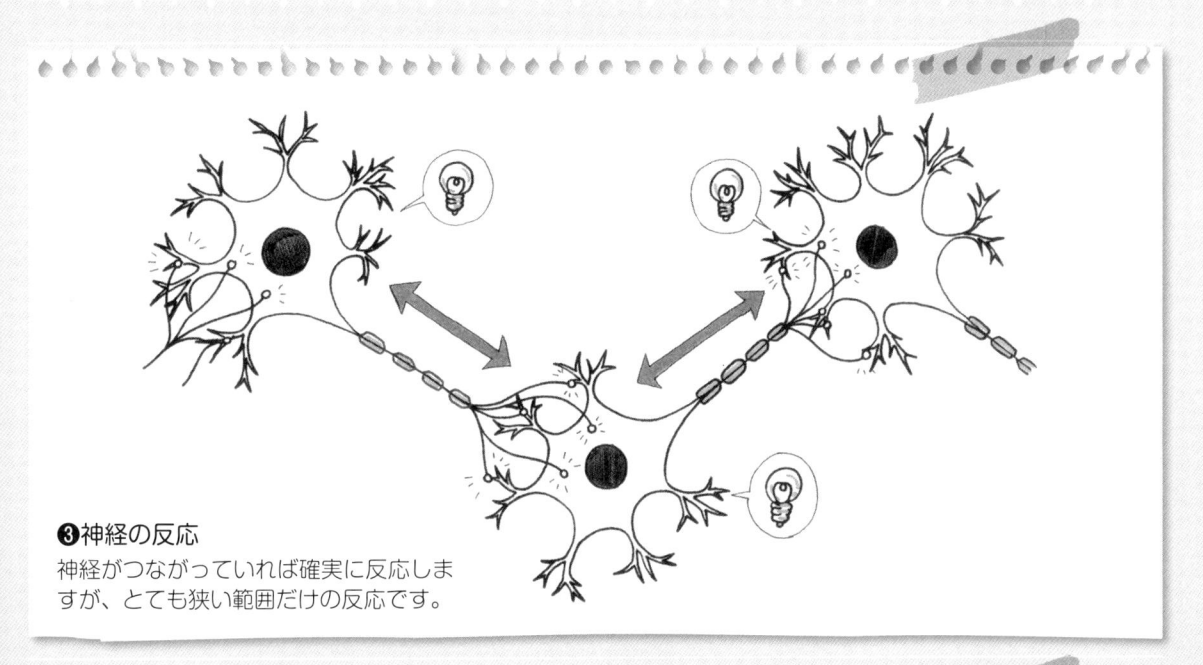

❸神経の反応
神経がつながっていれば確実に反応しますが、とても狭い範囲だけの反応です。

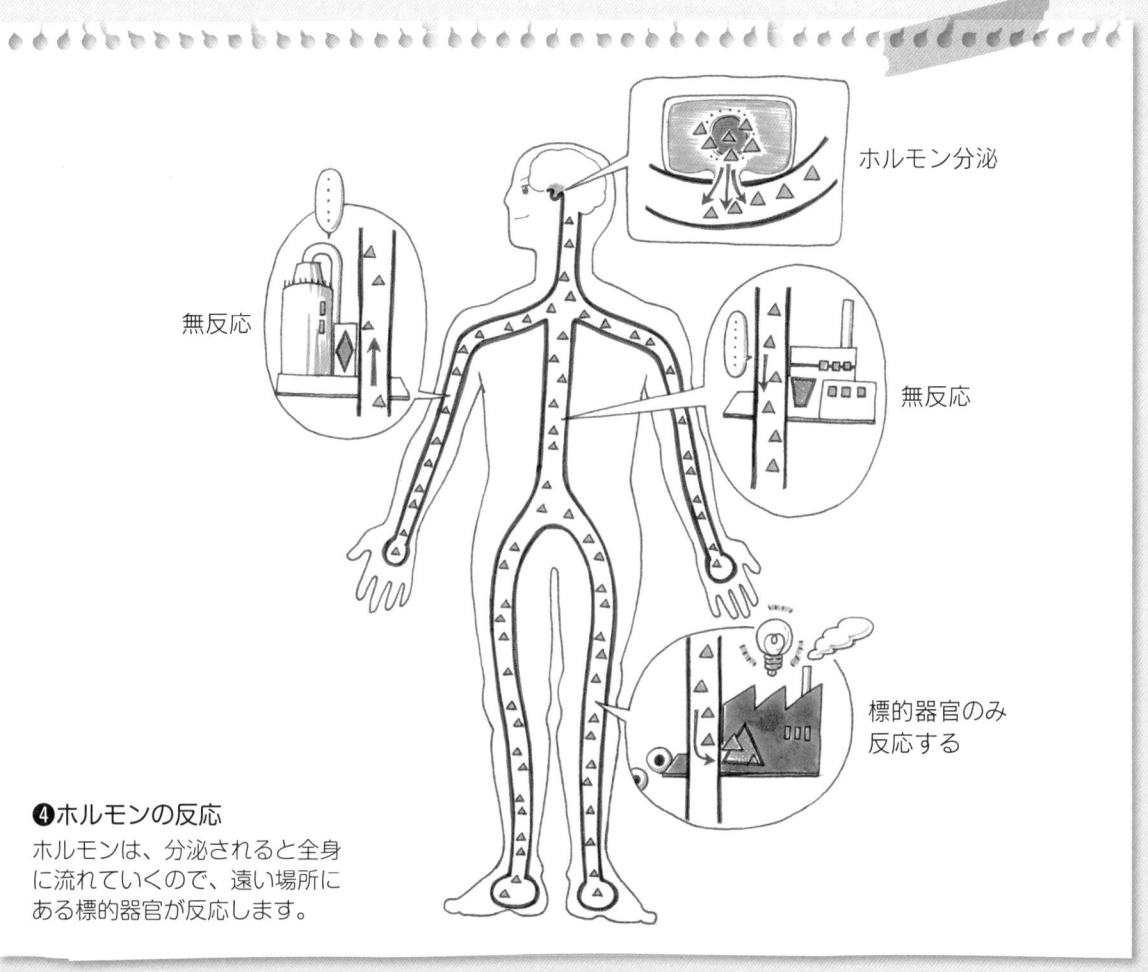

ホルモン分泌

無反応

無反応

標的器官のみ反応する

❹ホルモンの反応
ホルモンは、分泌されると全身に流れていくので、遠い場所にある標的器官が反応します。

Ⅷ　内分泌系

3　フィードバック機構　▶救p139

標的臓器に情報が伝わって標的器官が仕事をすると、この仕事の結果を感知して元のホルモンの分泌が**減ったり**逆に**増えたり**します。これを「**フィードバック機構**」といいます（❻）。

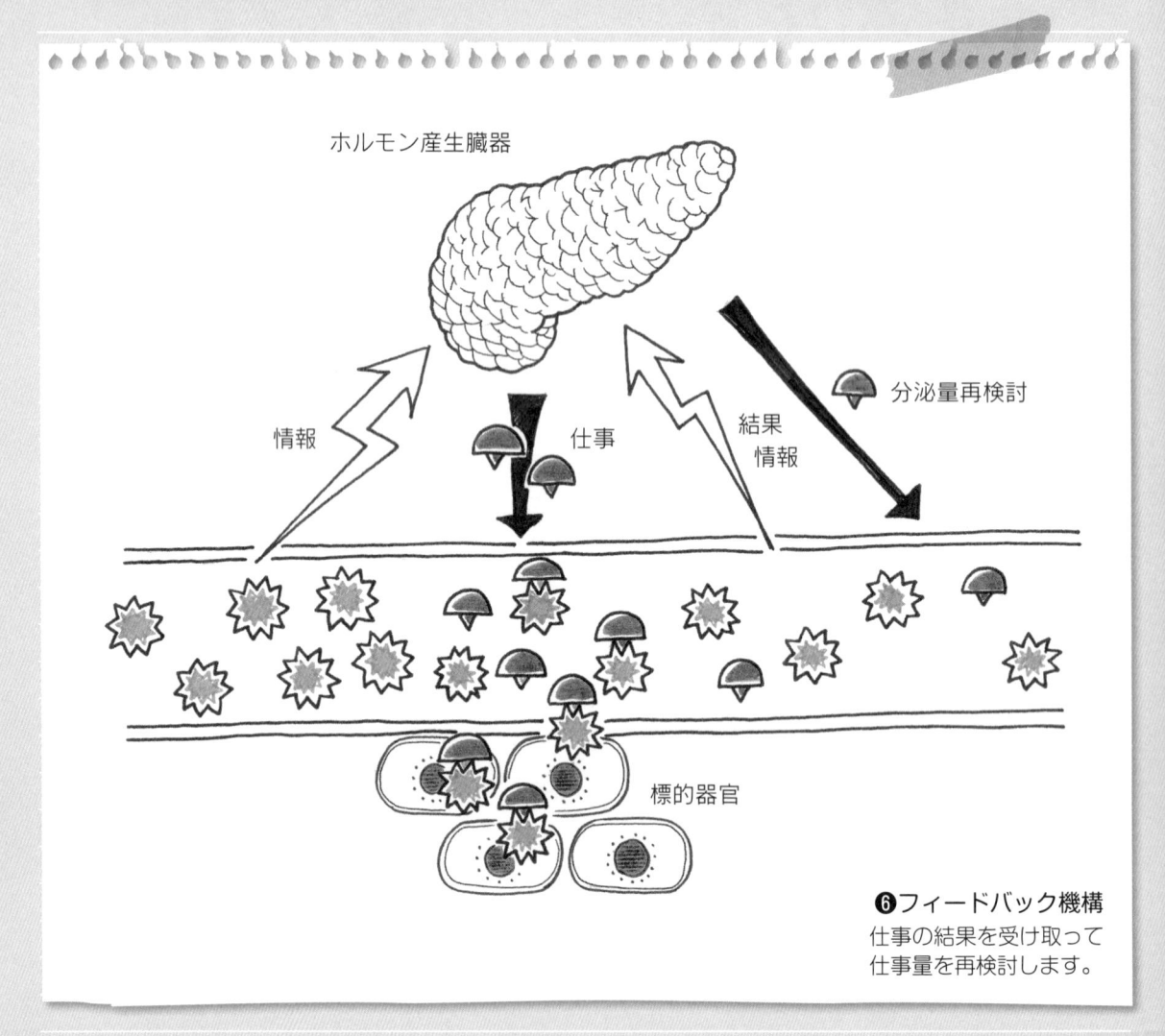

❻フィードバック機構
仕事の結果を受け取って
仕事量を再検討します。

(1) **血糖値**が上がると**インスリン**が分泌され、これにより血糖値が下がるとインスリン分泌も下がります。結果が上がると分泌が下がるので「**ネガティブフィードバック**」といいます（❼）。

(2) 卵巣では**エストロゲン**の分泌が高まると、あるとき脳下垂体（のうかすいたい）から卵胞刺激ホルモン(Follicle Stimulating Hormone,FSH)、黄体形成ホルモン(Luteinizing Hormone,LH)が大量に分泌されます。これによりエストロゲンはさらに分泌され、排卵→妊娠→着床をサポートします。結果が上がり分泌も上がるので「**ポジティブフィードバック**」といいます（❽）。

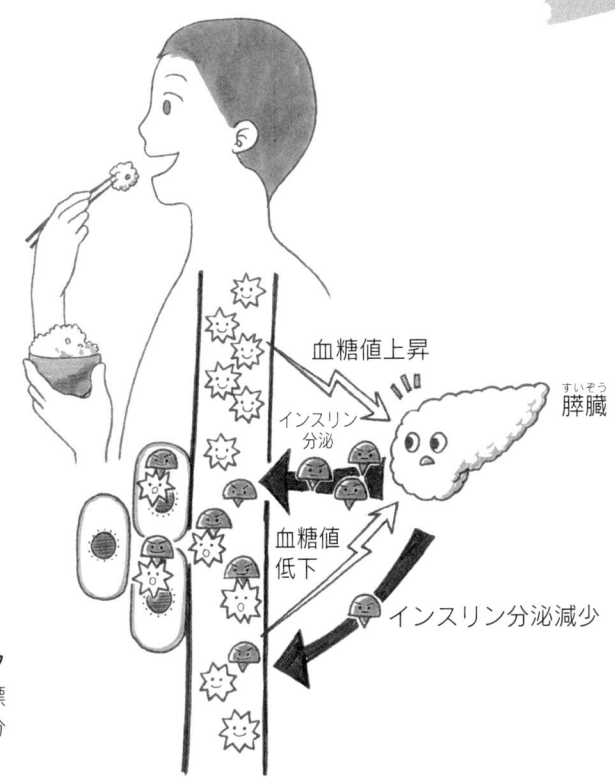

❼ネガティブフィードバック

ホルモンを分泌することで目標物の値が下がり、ホルモンの分泌量も下がります。

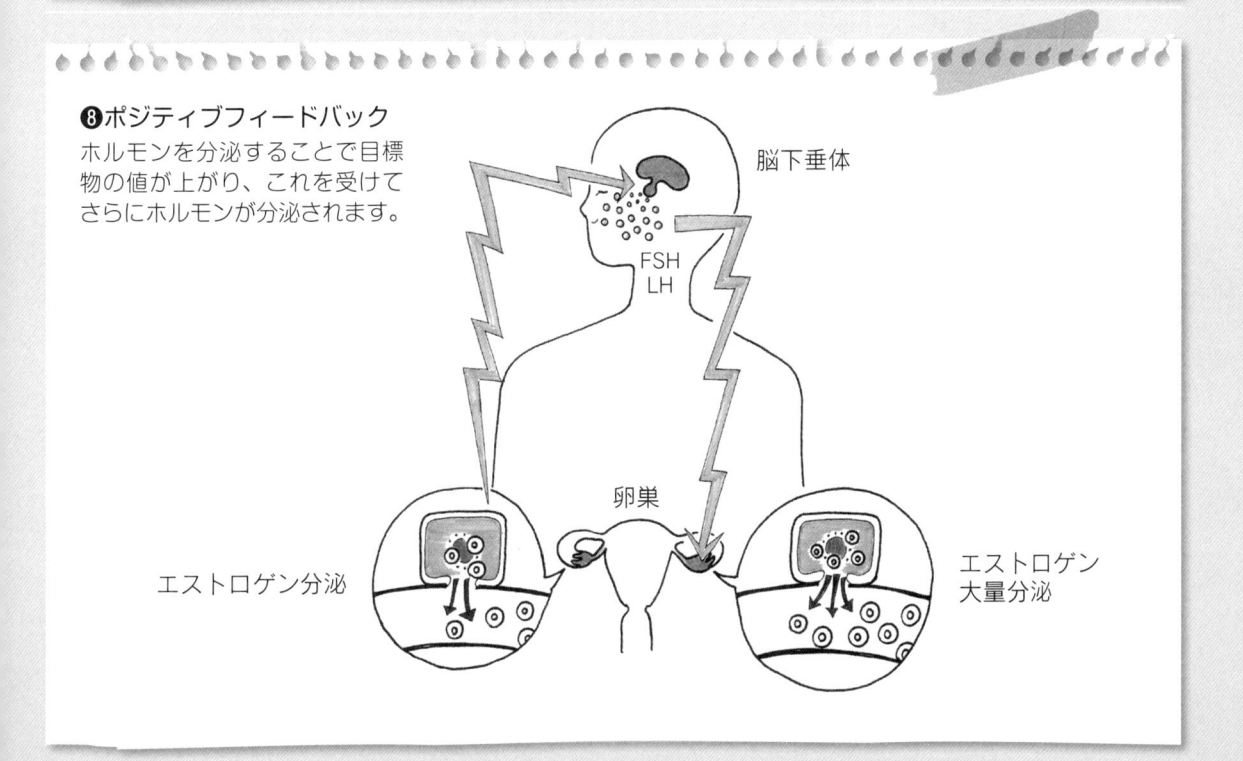

血糖値上昇
インスリン分泌
膵臓
血糖値低下
インスリン分泌減少

❽ポジティブフィードバック

ホルモンを分泌することで目標物の値が上がり、これを受けてさらにホルモンが分泌されます。

脳下垂体
FSH
LH
卵巣
エストロゲン分泌
エストロゲン大量分泌

Ⅷ 内分泌系

C 病　　気

1　糖尿病　▶ 隊p94　p163　救p605

　血液中のブドウ糖を「**血糖**」といい、その濃度を「**血糖値**」といいます。血糖値を上げるホルモンはたくさんありますが、血糖値を下げるホルモンは膵臓から出る**インスリン**しかありません。このインスリンの作用が足りず、血糖値が高い状態となるのが糖尿病です。

　糖尿病には2つの型があります（❾）。

(1)　1型糖尿病（インスリン依存型）

　インスリンを作る**細胞がなくなります**。免疫が関与しているとされ、多くは10代で発症します。

(2)　2型糖尿病（インスリン非依存型）

　インスリンの分泌量が**減ったり反応が悪くなる**ものです。肥満、喫煙、運動不足が危険因子です。

　血糖値が高くなると、血液がドロドロしてくるため動脈硬化が進み、細い血管を詰まらせてしまいます。

❾

1型糖尿病
インスリンを作る細胞がなくなります。

2型糖尿病
インスリンの分泌量が減るのと同時に、インスリンに対する反応が悪くなります。

3大合併症（❿）として、
- 目が見えにくくなる**網膜症**：失明の可能性
- 腎臓の濾過機能が悪くなる**腎症**：腎不全から透析の可能性
- 痛みなどの感覚が悪くなる**神経症**：しびれ、便秘。傷も痛くないので心筋梗塞や熱傷、足の潰瘍が死亡につながる。

があります。

糖尿病では**低血糖発作**も問題となります。これは血糖を下げる薬やインスリンが効きすぎて血糖値が下がりすぎるものです。食事の量が一時的に足りない、薬の過量、発熱などで糖の消費が高まった、などが誘因になります（⓫）。

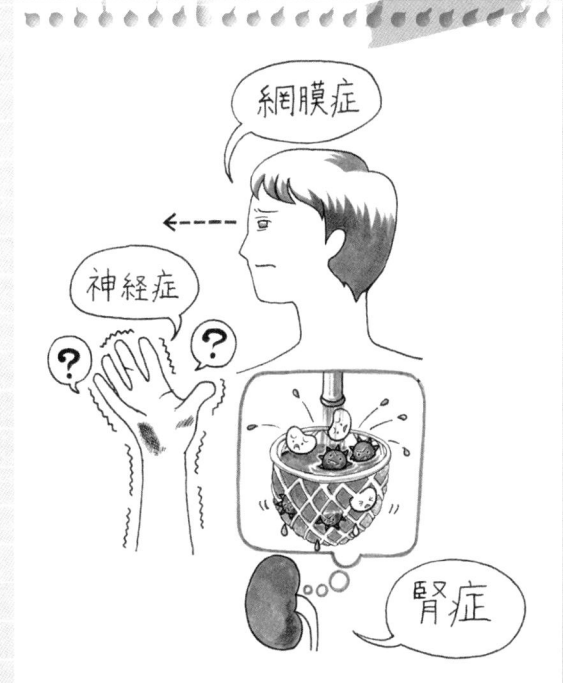

❿糖尿病の3大合併症
いずれも生活に支障を来し、命に関わる病気です。

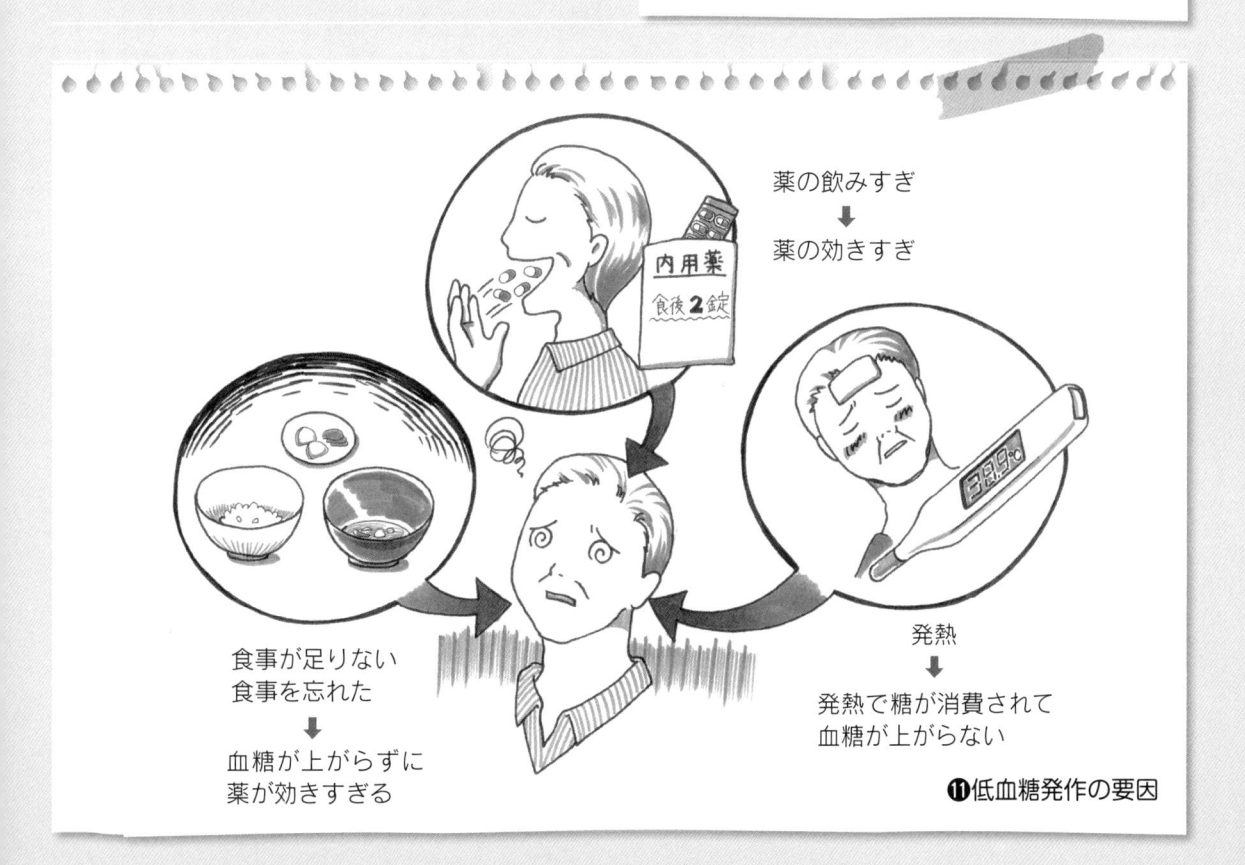

薬の飲みすぎ
↓
薬の効きすぎ

食事が足りない
食事を忘れた
↓
血糖が上がらずに
薬が効きすぎる

発熱
↓
発熱で糖が消費されて
血糖が上がらない

⓫低血糖発作の要因

2 甲状腺機能亢進症・低下症　▶救p614

　甲状腺からホルモンが過剰に分泌される病気を「**バセドウ病**」と呼びます。甲状腺が**腫れ**、**動悸**を訴え、**眼が突出した状態（メルゼブルグ3徴）**のほか、体重が減少し、ふるえ（振戦）、汗かき（多汗）となります（⓬）。

　甲状腺機能低下の幼小児を「**クレチン病**」といいます。成人で機能低下を来す代表的な疾患が「**橋本病**」です。症状として、やる気がなく無力感となり、周りからの刺激がないと眠るようになる（傾眠）、寒がり、髪の毛が抜け、脈拍が遅くなる（徐脈）などが特徴となります（⓭）。

　クレチン病は先天的な病気です。バセドウ病と橋本病は免疫が関係しており、免疫の効果が甲状腺ホルモンを分泌する方向に向かえばバセドウ病に、ホルモンを消失する方向に向かえば橋本病になります。

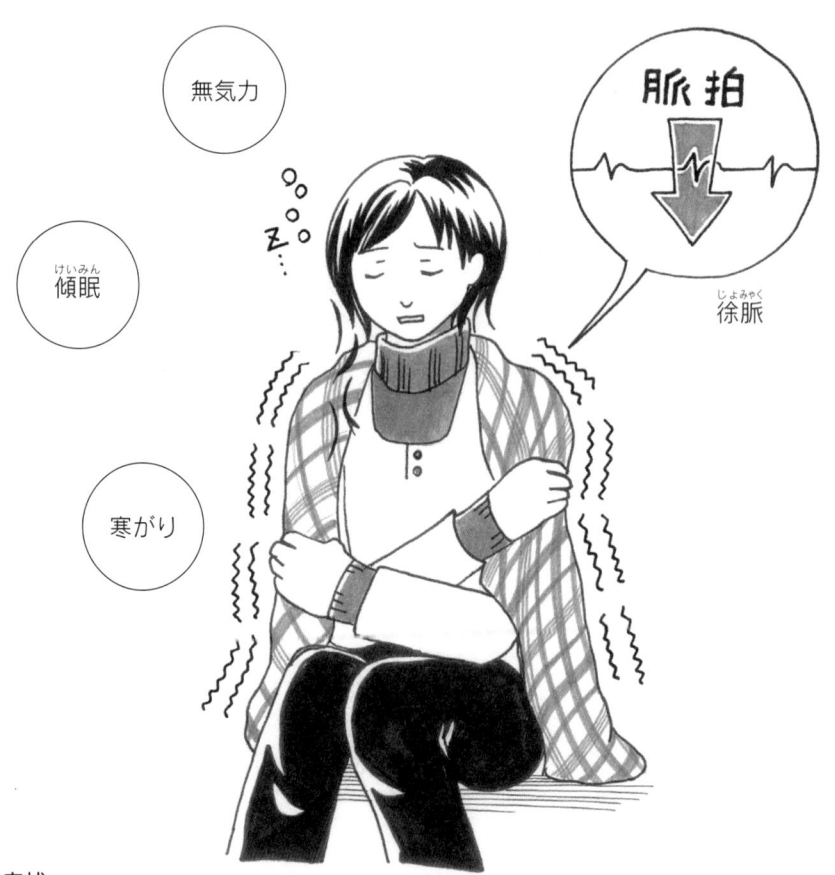

⓭橋本病の症状
橋本病は、甲状腺機能低下症の代表的疾患です。中年以降の女性に多く発症します。

□ = メルゼブルグ3徴

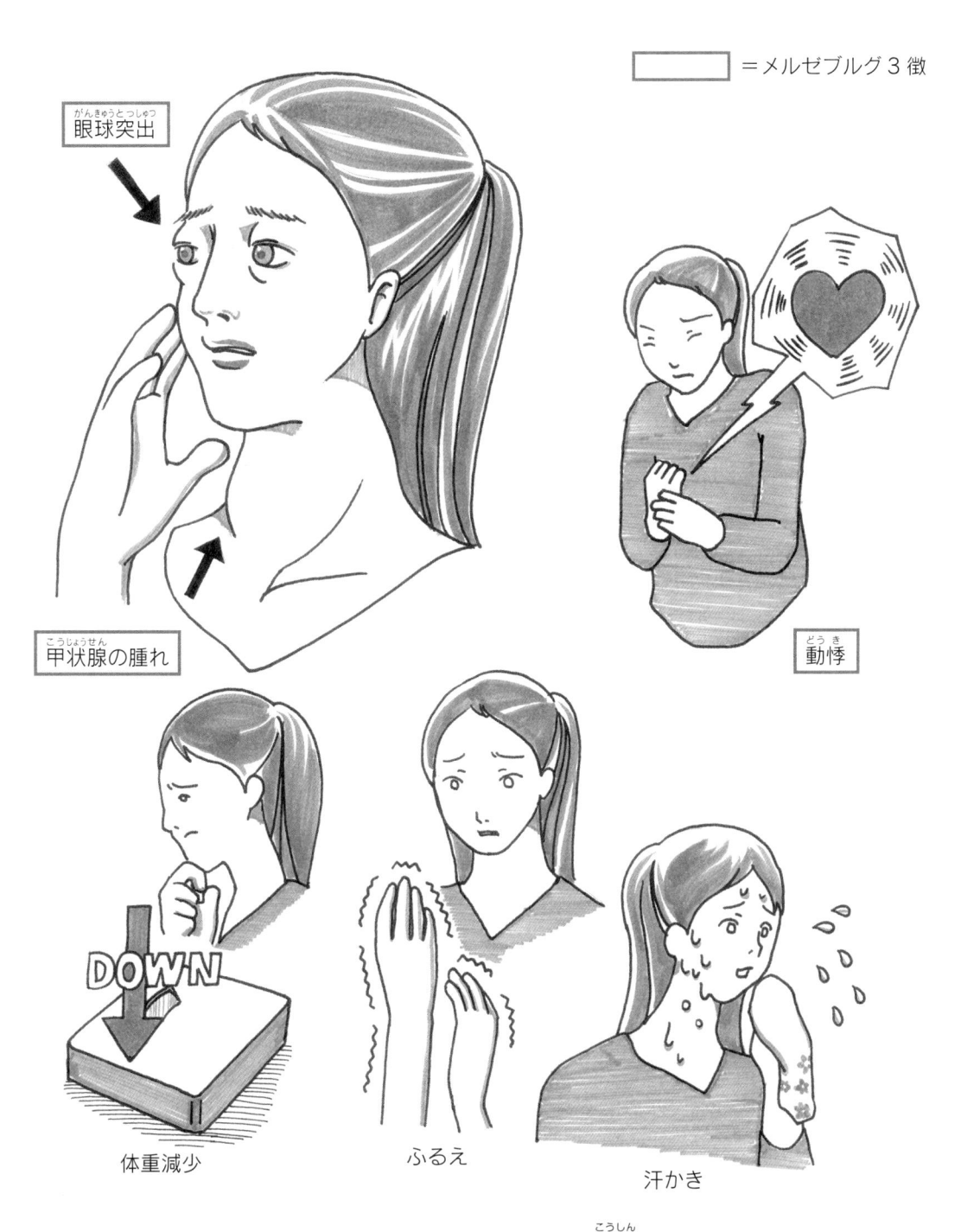

眼球突出

甲状腺の腫れ

動悸

体重減少

ふるえ

汗かき

❷ バセドウ病の症状（甲状腺機能亢進症）

IX 泌尿器系

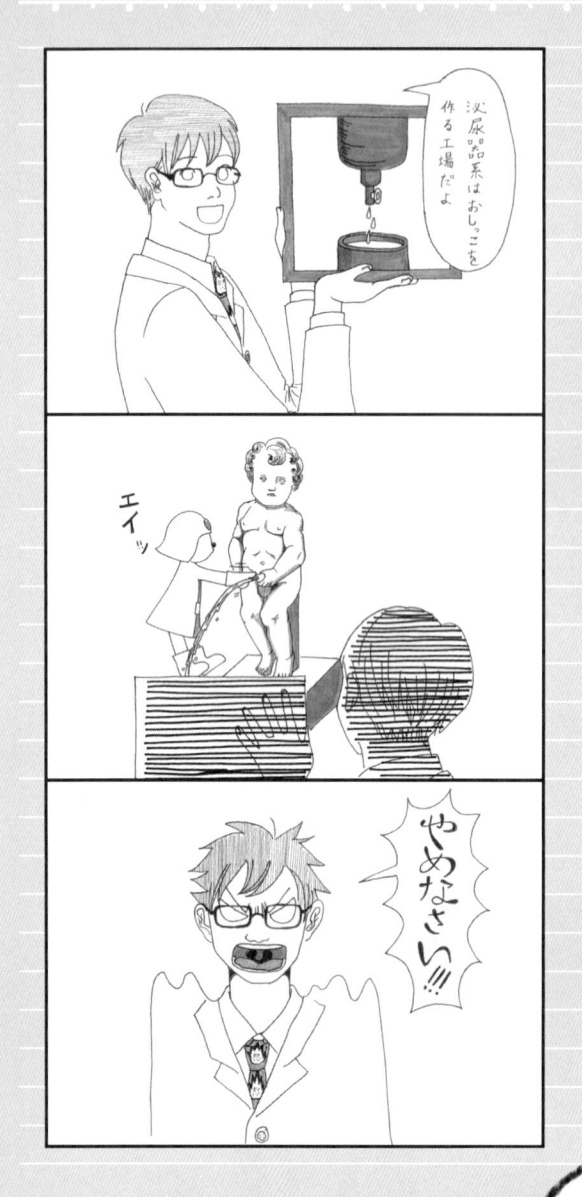

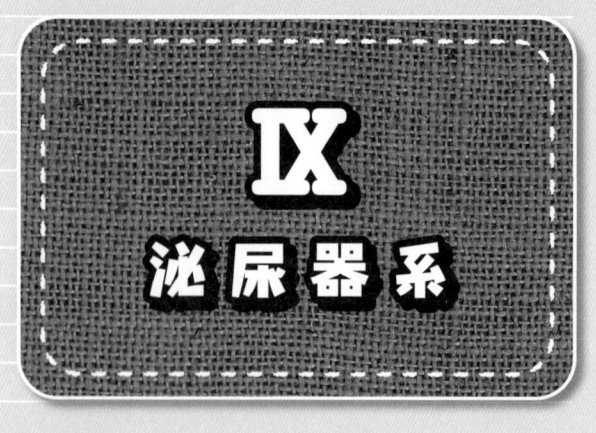

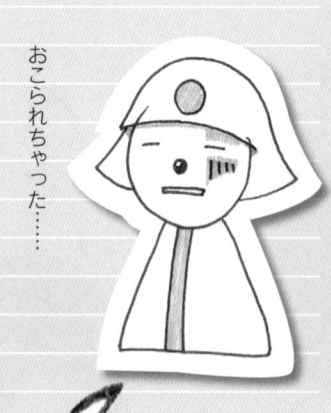

おこられちゃった……

尿管、膀胱、尿道からなり、尿を運び、尿をため、尿を排出する役割があるよ。人体は尿を出すことで、老廃物の排泄、体液量の調節、電解質や浸透圧の調整をしているんだよ（❶）。

❶泌尿器の仕組み

IX 泌尿器系

A 仕組み

1 腎臓（❷） ▶隊p66 救p129

後腹膜腔にある左右1対の臓器で、そらまめの形をしています。右側の腎臓は上に肝臓があるため、左側の腎臓よりやや下にあります。

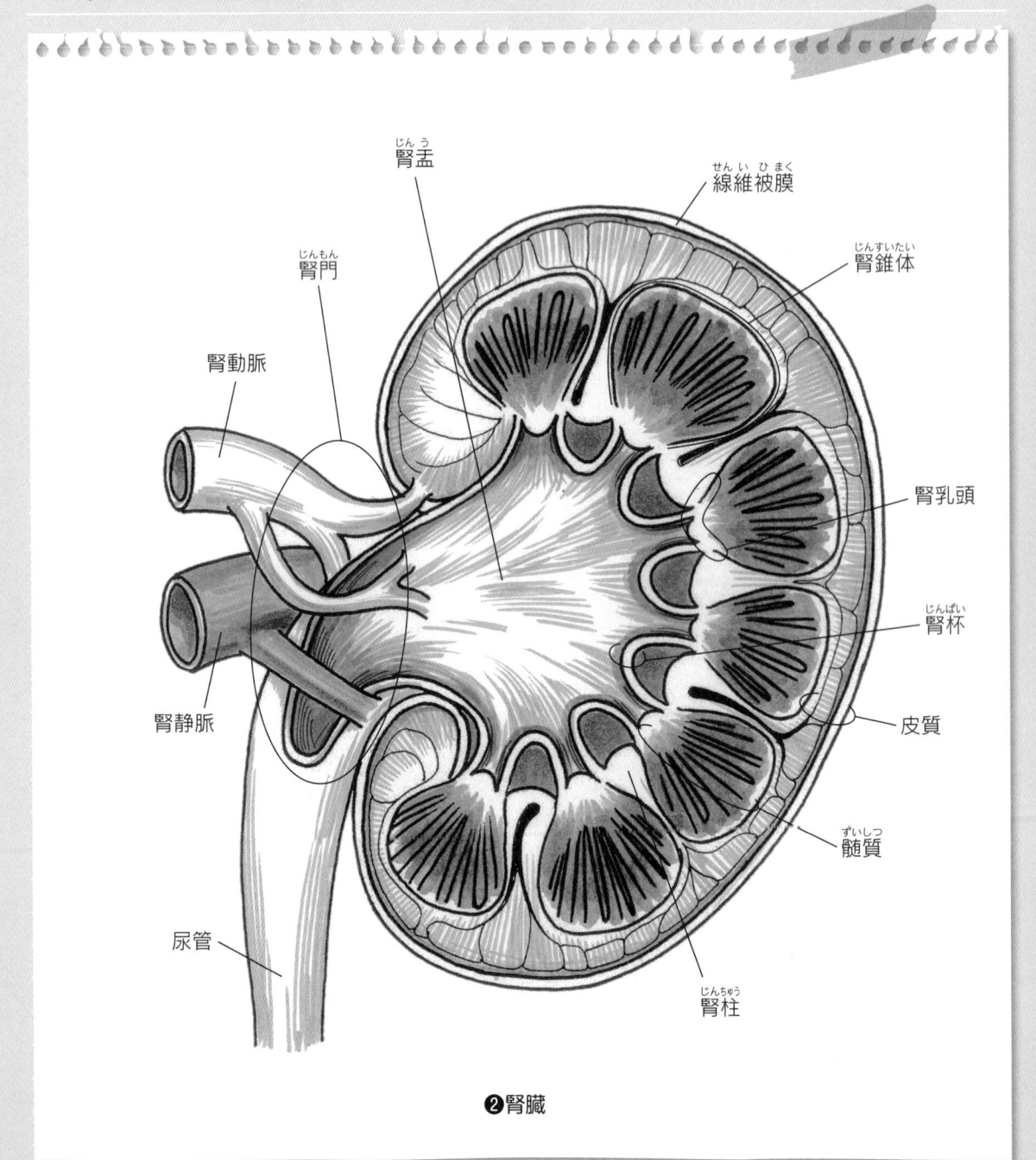

腎盂
線維被膜
腎錐体
腎門
腎動脈
腎乳頭
腎杯
皮質
腎静脈
髄質
尿管
腎柱

❷腎臓

そら豆の凹みの部分は「腎門」と呼ばれ、血管と尿管が付いています。

断面図では、外側から**糸球体**、**近位尿細管**、**遠位尿細管**、**集合管**が連なっており、糸球体から集合体までを**ネフロン**（腎単位）といいます。尿は腎盂に集められて尿管に送られます（❸）。

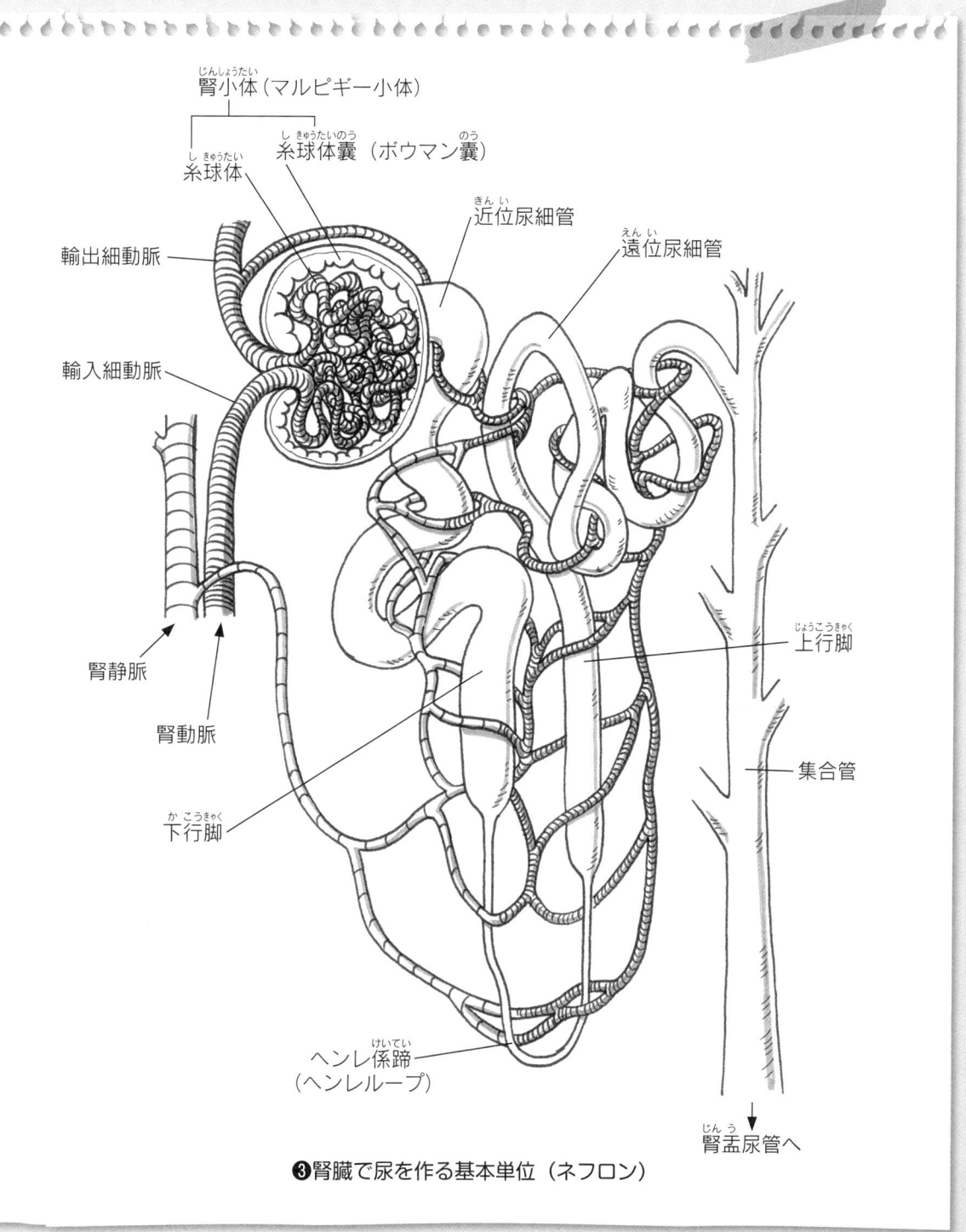

❸腎臓で尿を作る基本単位（ネフロン）

2 尿　　管 ▶隊p67 救p131
腎盂から膀胱までの管です。長さは25〜28cmあります。

3 膀　　胱 ▶隊p67 救p131
尿を一時的に貯蔵する筋肉で覆われた袋です。

4 尿　　道 ▶隊p67 救p131
膀胱にたまった尿を排出するための管です。男性では陰茎があるので約16〜18cm、女性では約3〜4cmです。

B 働　　き

1 尿を作る（❹） ▶隊p67 救p129
腎臓には1分間に1.2Lもの血液が流れ込みます。これは心拍出量の1/4に当たります。尿は次のように作られます。

(1) 糸球体による濾過

　　30〜40mmHgという高い濾過圧で、血液から液体を濾過します。これが「**原尿**」です。原尿にはブドウ糖も含まれます。糸球体濾過量は**毎分120mL**にもなります。

(2) 尿細管での再吸収（❺）

　　糸球体で濾過された原尿から、水として近位尿細管で80〜85%が**再吸収**されます。また、ブドウ糖など体に必要な栄養素もここで再吸収されます。水は、遠位尿細管でさらに再吸収されるので、1日に尿量は1.5〜2Lに収まります。これは原尿の量の1%にすぎません。

(3) 尿細管での分泌

　　濾過はできないけれど尿に溶かして排出したいものとして、カリウム、水素イオン、尿酸、アンモニウムなどがあります。これらは、尿細管から**分泌**されて尿に混じります。

❹腎小体・尿細管の位置
腎小体は皮質にあり、尿細管は一度髄質に下がってから
また皮質に上がり、集合管に接続します。

❺分泌と再吸収

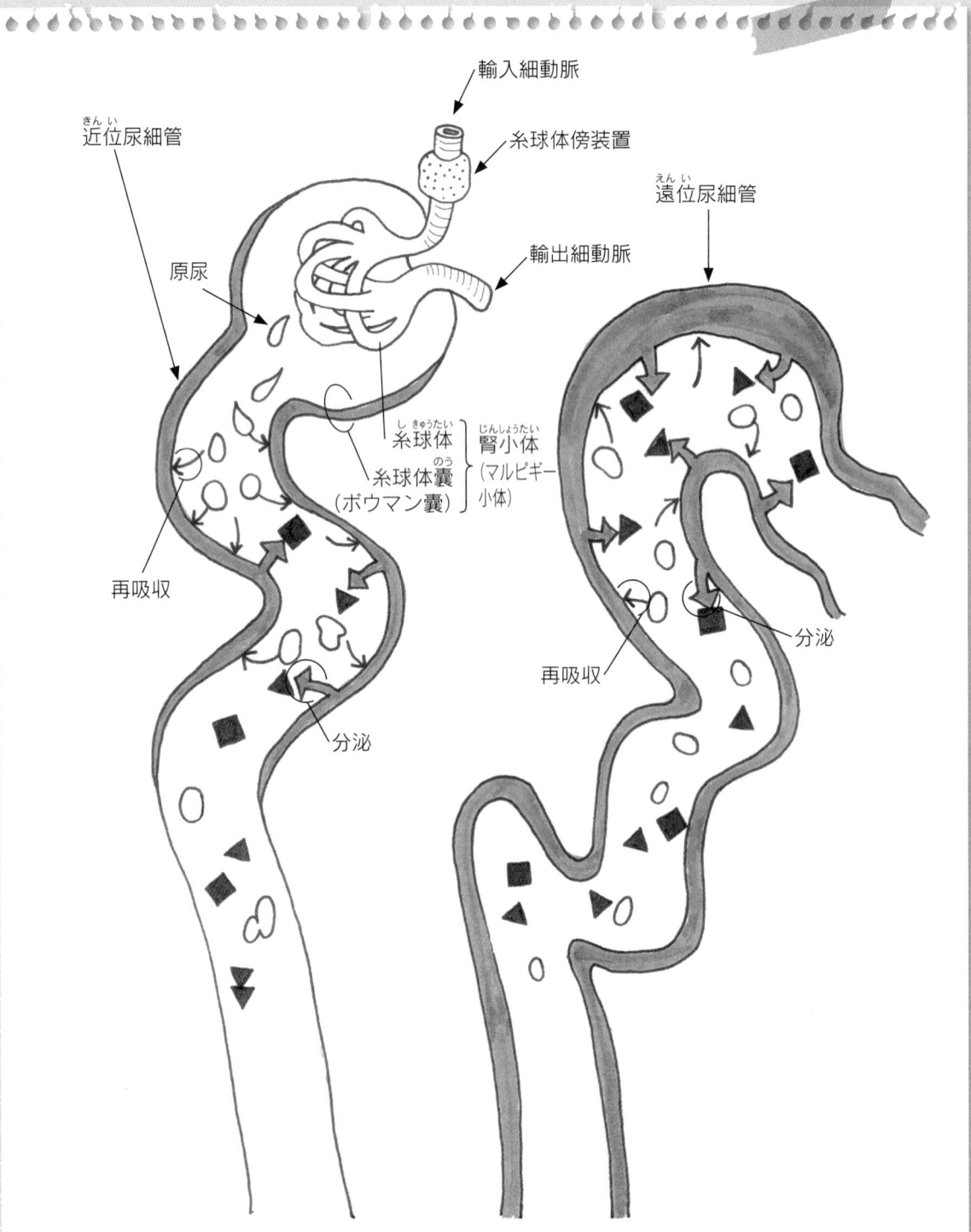

尿細管では、原尿に含まれているものを再吸収するだけでなく、濾過できなかったものを分泌して排出する働きがあります。

2 尿を排泄する ▶隊p67 救p131

　尿は、尿管を通って膀胱にたまります。膀胱がある程度の尿で膨らむと「尿がたまった」と脳に信号が行き、自分の意志で尿を排泄します（❻）。

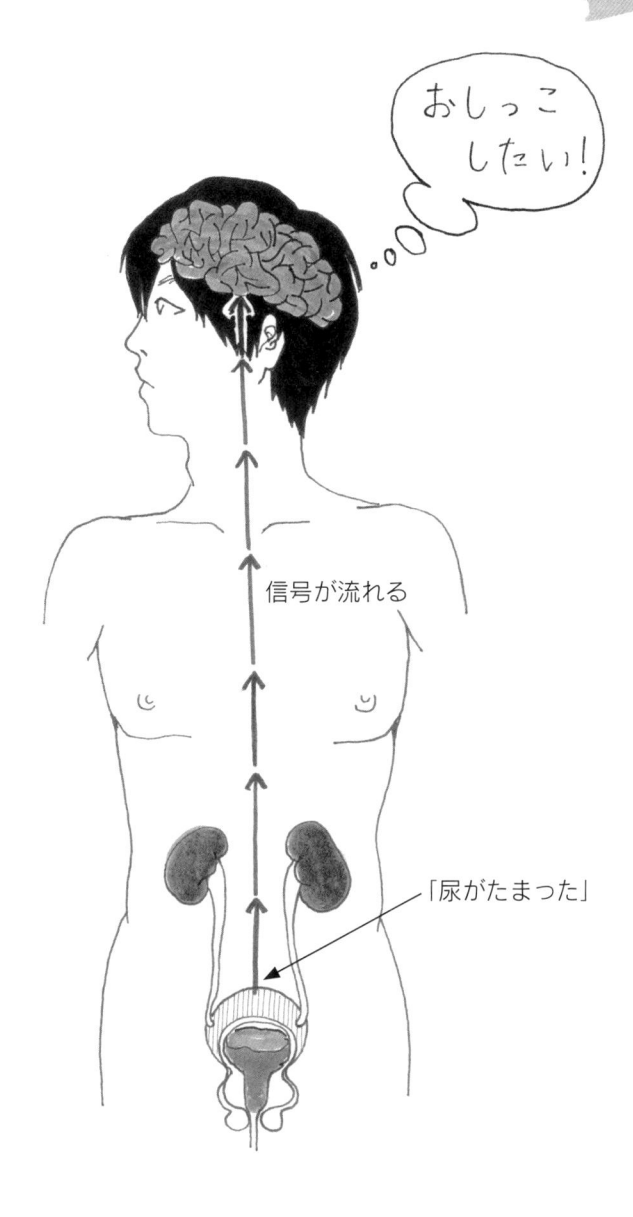

❻尿の排泄

3 その他 ▶隊p67 救p129

(1) 腎臓には、どれくらい血液が流れているかのセンサー（**糸球体傍装置**）があります。腎臓ではセンサーの情報に応じて血圧を上げる酵素（**レニン**）が作られています。レニン分泌は、腎臓に入る血液量を一定に保つ役割を持っています（❼）。

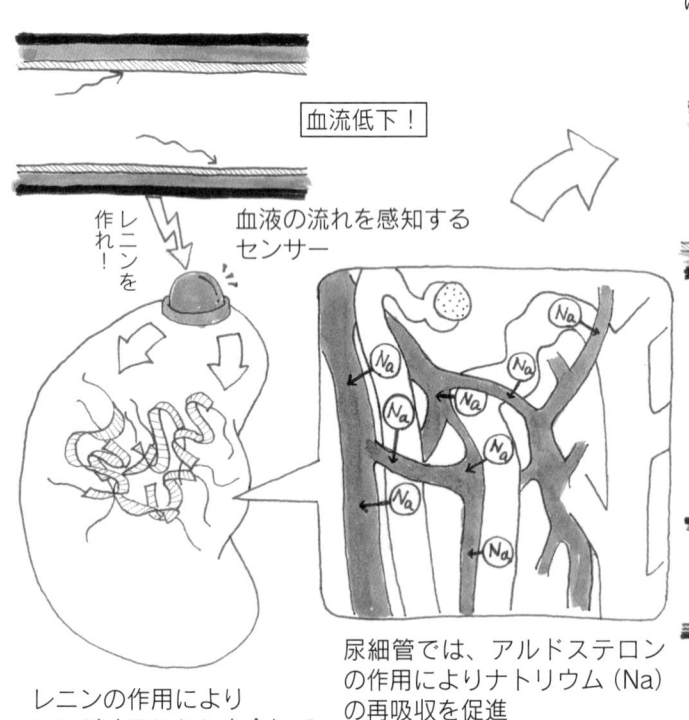

集合管では、アルドステロンの作用により水（H_2O）の再吸収を促進

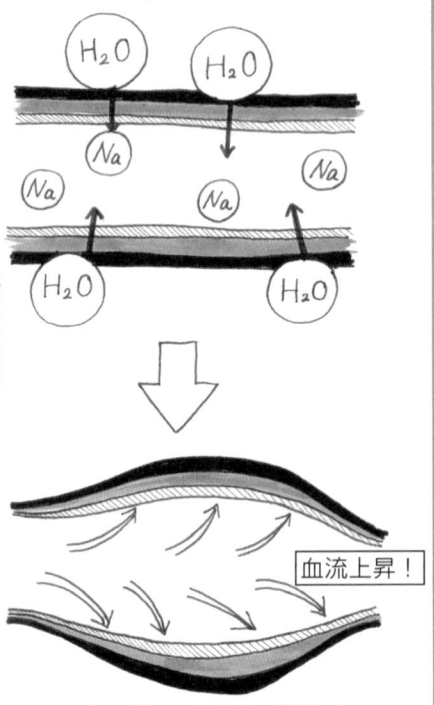

血流低下！

血液の流れを感知するセンサー

レニンを作れ！

尿細管では、アルドステロンの作用によりナトリウム（Na）の再吸収を促進

レニンの作用によりアンジオテンシンを介してアルドステロンの分泌が促進

再吸収の結果、血液量が増加し、血圧が上がる

血流上昇！

❼体内の血流量調整

表1　血液量とレニンと尿量の関係

状　態	血流量増加↑	血流量減少↓
レニン	減　る↓（血圧低下↓）	増える↑（血圧上昇↑）
尿　量	増える↑	減　る↓

❽腎臓が「水が増えた」と誤解

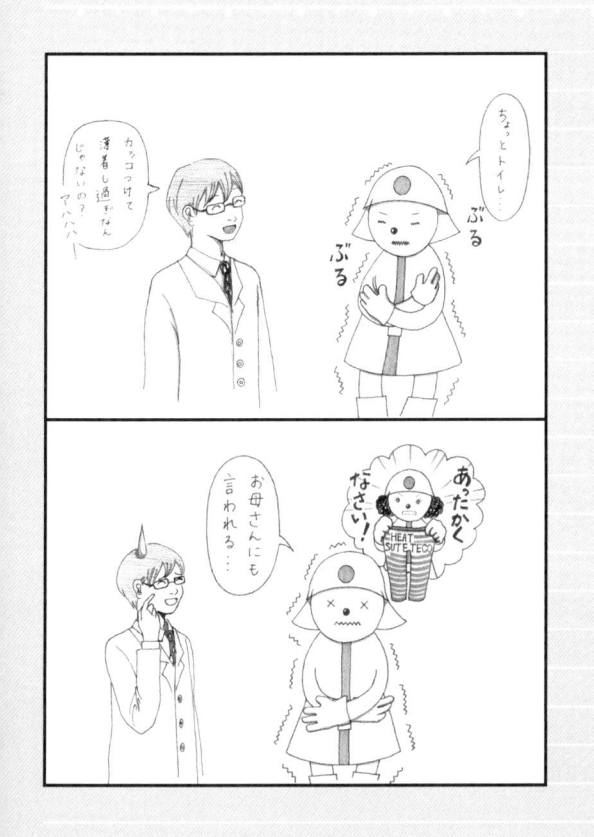

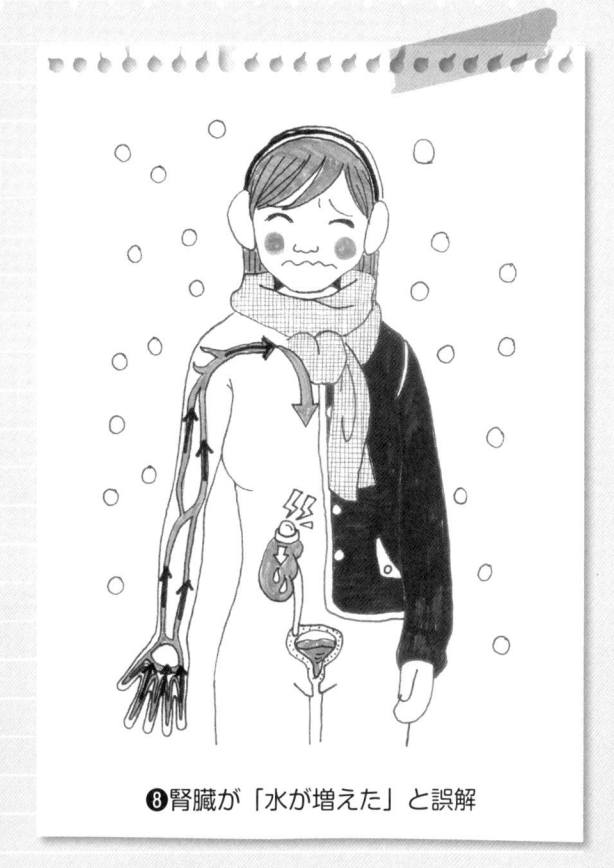

寒いと尿が近くなるのは、手足が凍えて血管が締まることで手足の血液が体幹に移動し、それを腎臓（じんぞう）が「水が増えた」と誤解して尿をたくさん作るためなんだよ（❽）。

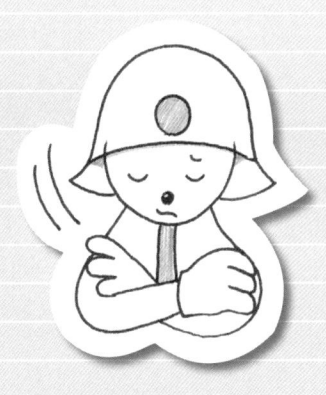

(2) 腎臓は、赤血球を作るホルモン（エリスロポエチン）も作っています（❾）。
(3) ビタミンDを**活性化**して骨を強くしています（❿）。

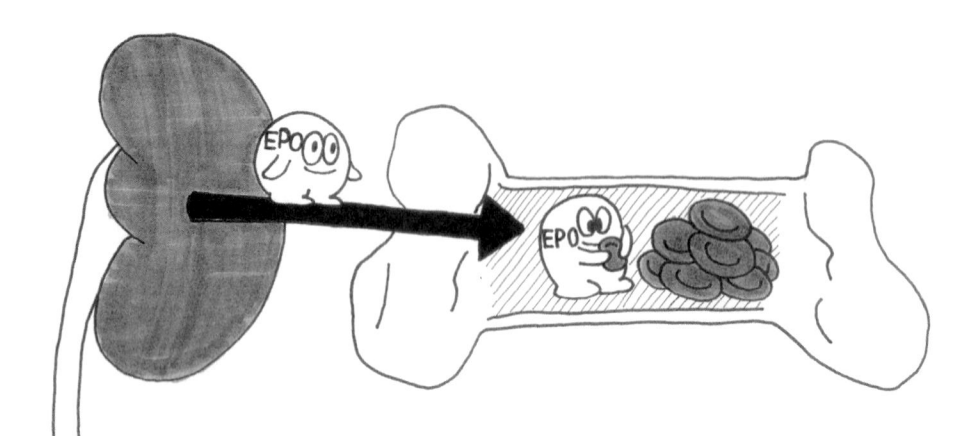

❾赤血球を作るホルモン（エリスロポエチン）も作っています

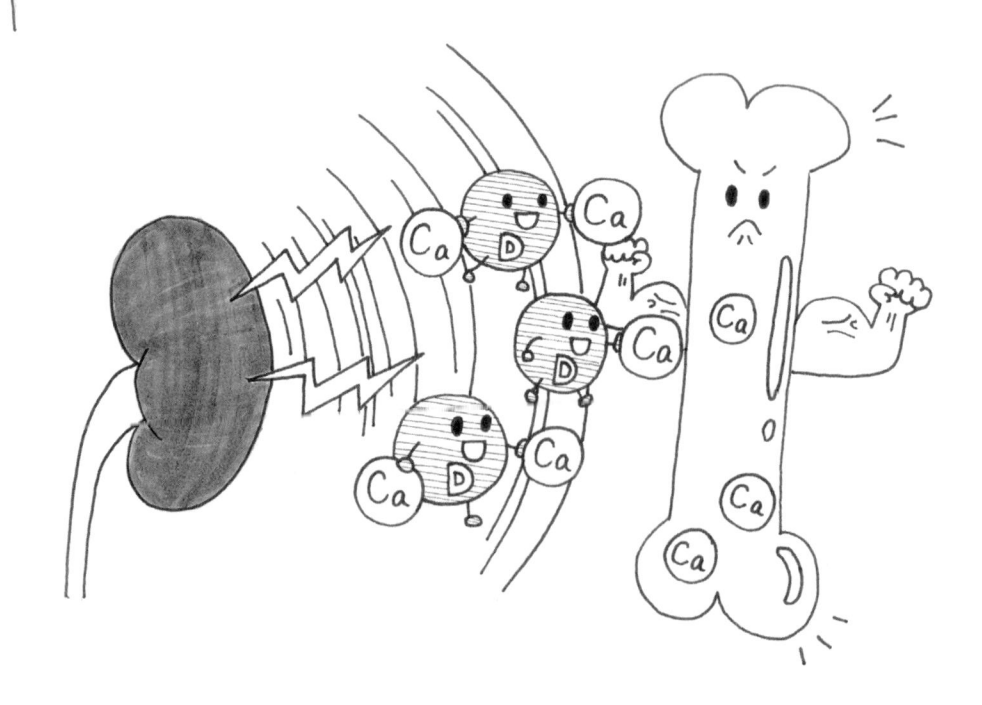

❿ビタミンDを活性化、骨を強くしています

C 病　気

1　腎不全　▶隊p163　救p597

腎臓が働けなくなった状態です。現在、最も多い原因は**糖尿病**です。

(1)　尿として排泄すべき水や老廃物が体にたまるため、体重が増加し、体の不調を訴えるようになります（⓫）。

(2)　老廃物がどんどんたまってくると意識障害も起こります（⓬）。

⓫腎不全の症状〈1〉

⓬腎不全の症状〈2〉

(3) 腎臓が働かないので血流量が減り、レニンが増えるので血圧が上がります（⓭）。

(4) エリスロポエチンが作れなくなるので貧血になります（⓮）。

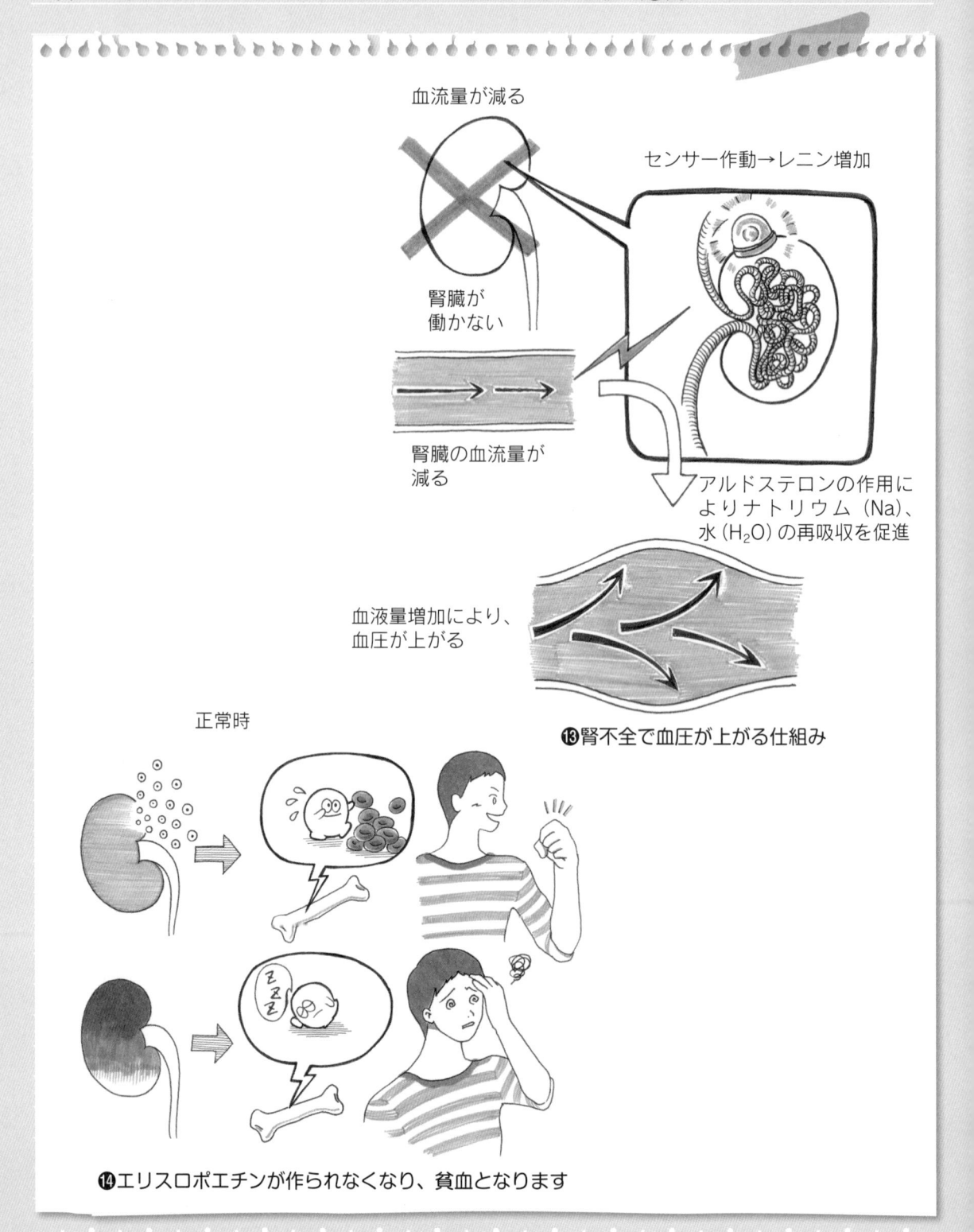

血流量が減る

センサー作動→レニン増加

腎臓が働かない

腎臓の血流量が減る

アルドステロンの作用によりナトリウム（Na）、水（H_2O）の再吸収を促進

血液量増加により、血圧が上がる

⓭腎不全で血圧が上がる仕組み

正常時

⓮エリスロポエチンが作られなくなり、**貧血**となります

(5) ビタミンDを活性化できないので骨がもろくなります（⓯）。

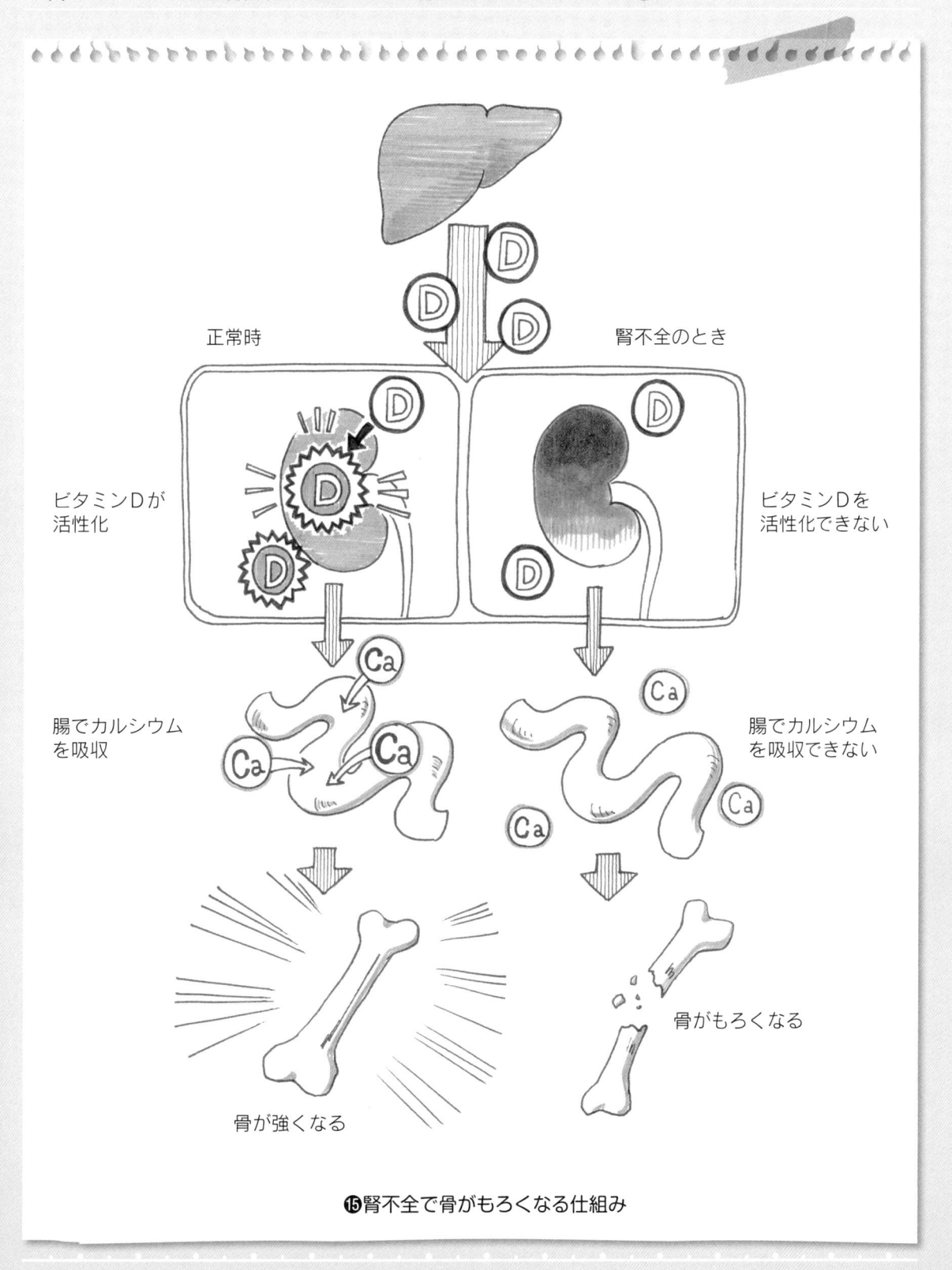

⓯腎不全で骨がもろくなる仕組み

2 尿管結石　▶ 隊p109 救p597 p602 p653

腎臓から膀胱につながる尿管に、腎臓の腎盂、腎杯で作られた石のように硬いもの（結石）が詰まってしまうのが**尿管結石**です。尿管は狭い場所が3か所あり（❻）、そこに石が詰まりやすくなっています。石が詰まると、その上流に尿がたまって尿管が引き伸ばされて痛みを感じます。さらに長時間にわたり石が詰まって尿が流れない状態が続くと、腎臓に尿がたまってしまい（**水腎症**）、最終的には腎臓の機能は**廃絶**します（❼）。

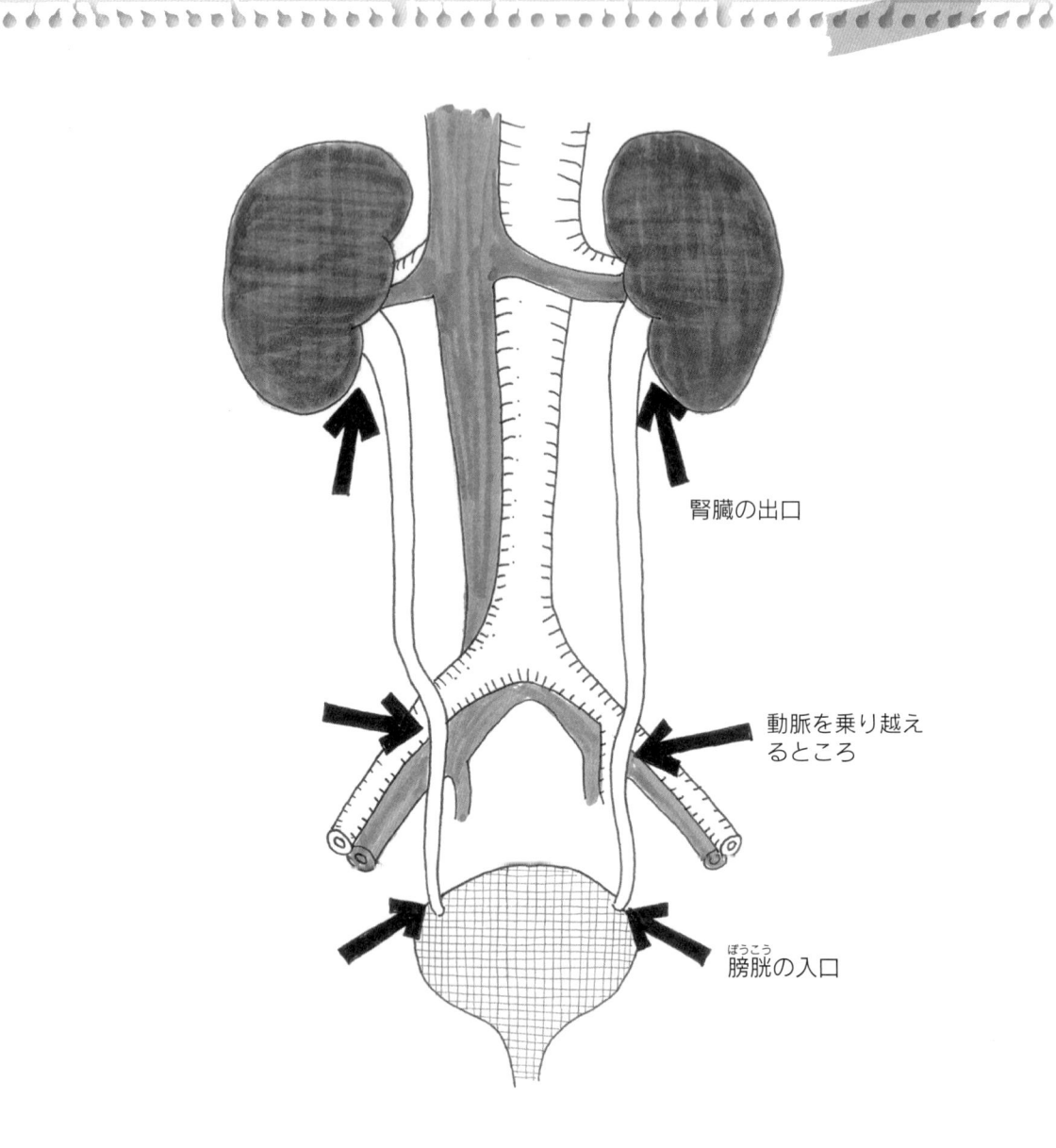

腎臓の出口

動脈を乗り越えるところ

膀胱の入口

❻尿管の狭い場所（結石が詰まりやすいところ）

⓱水腎症(すいじんしょう)

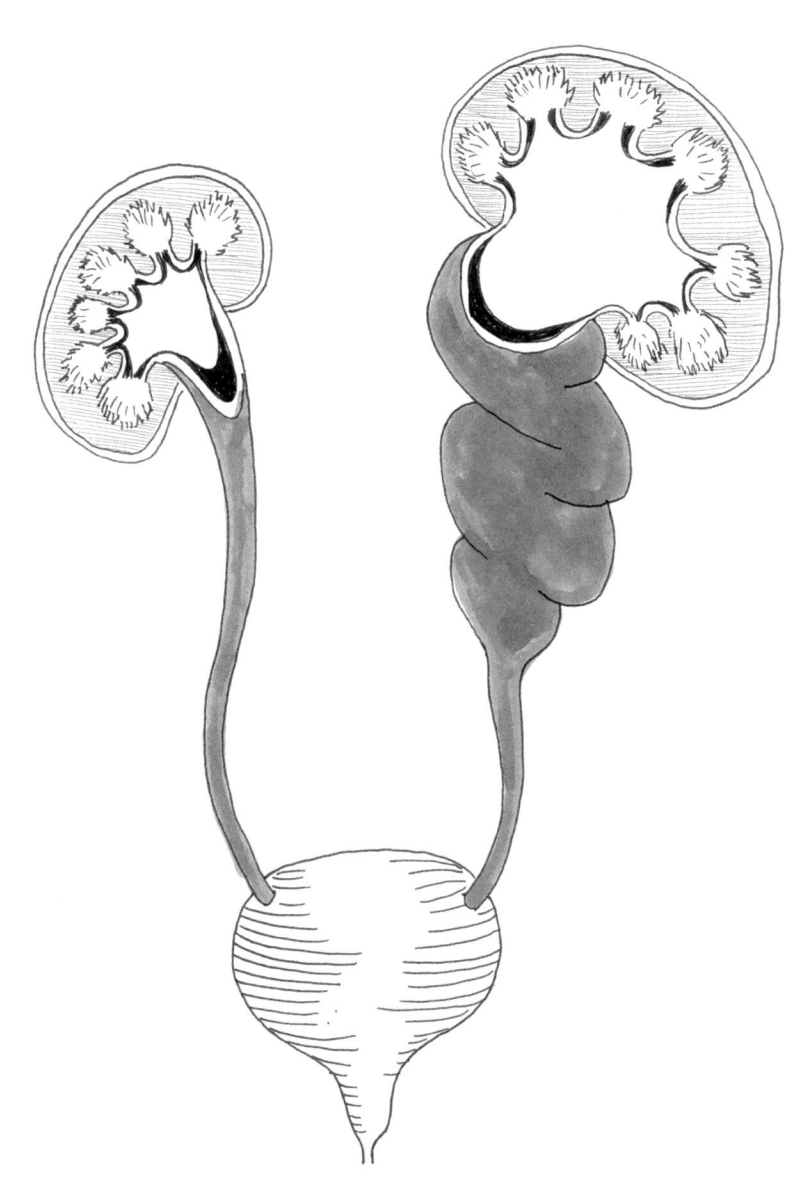

尿が流れず、たまってしまうもので、最終的に腎臓の機能は廃絶します。

IX 泌尿器系 ● 227

尿管結石発作では、腎臓のある背中から脇を通って足の付け根にかけての突き刺すような激しい痛みで七転八倒します。体を曲げた状態でいることが多く、吐き気や嘔吐を伴うこともあります（⑱）。

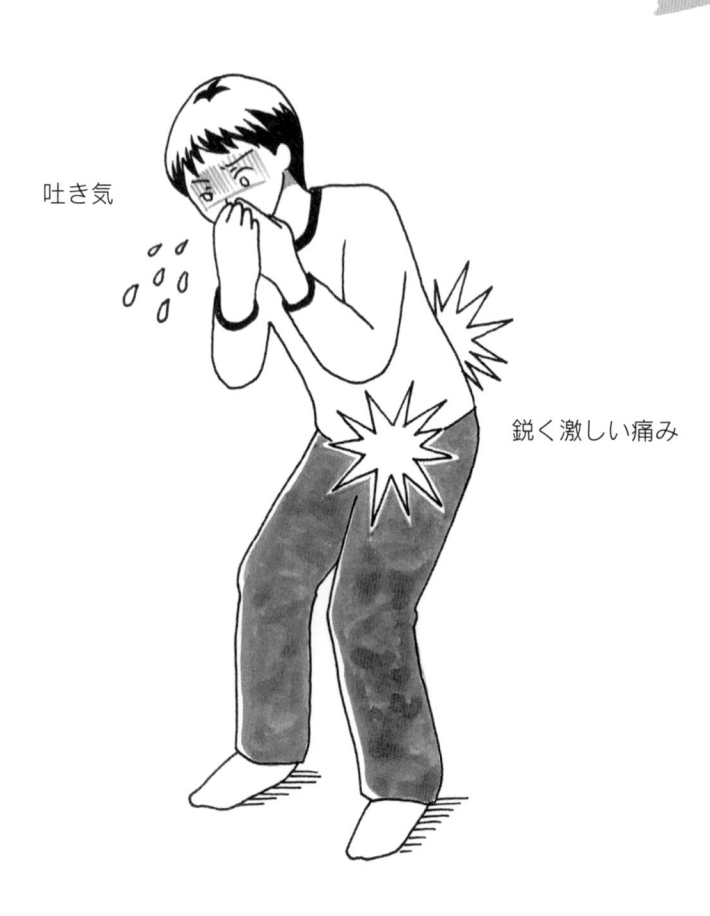

吐き気

鋭く激しい痛み

⑱尿管結石発作の症状
尿管の場所に沿って痛くなります。

X 生殖器系

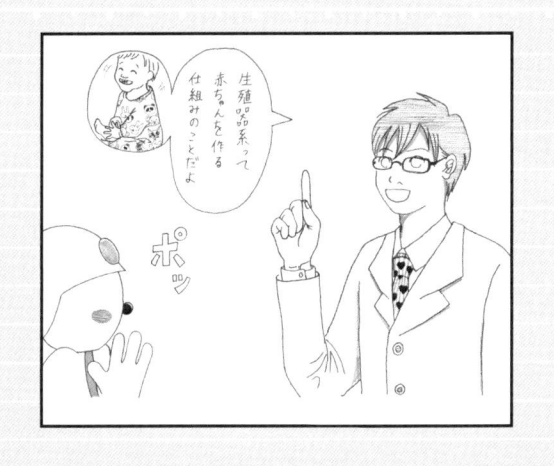

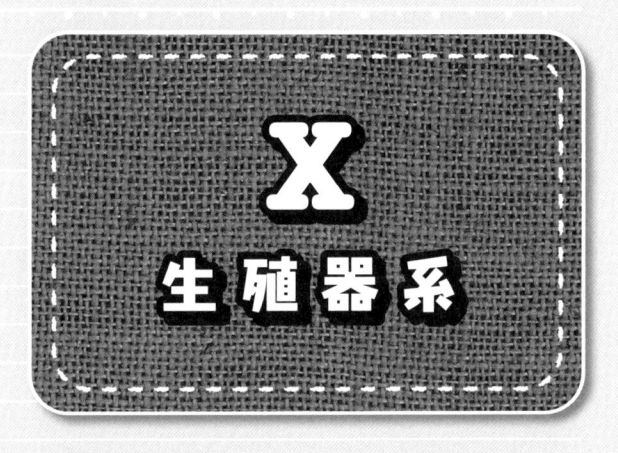

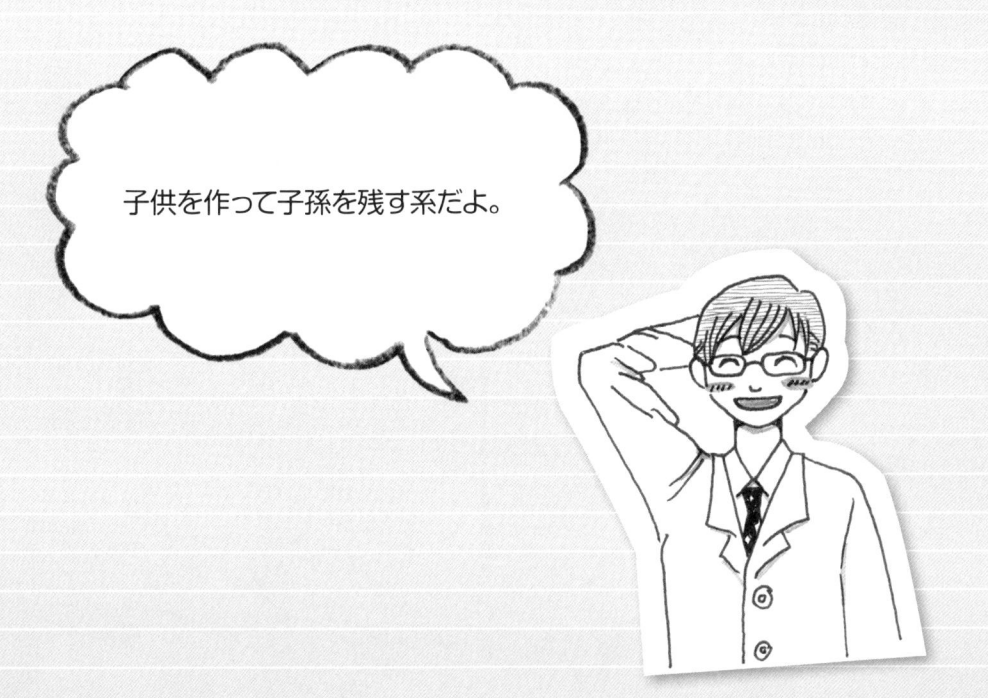

子供を作って子孫を残す系だよ。

A 仕組み

1 男　性（❶❷）　▶隊p67 救p132

精子を作る「精巣」と、精子の通り道の「精路」からなります。

(1) 精巣（睾丸）
陰囊内に左右1対あります。主な機能は、精子形成と男性ホルモンの分泌です。

(2) 精巣上体（副睾丸）
精巣の後外側にあります。主な機能は、精子の輸送と貯蔵で、ここにいる間に精子は成熟します。

(3) 精管、射精管
　　全長約30～35cm、外径2～3mm（内径約0.5mm）の細い管です。精巣上体から出て、鼠径管を通り、前立腺の直前で精嚢の排泄管と合流し射精管となります。

(4) 精嚢
　　膀胱底部に左右1対あります。長さは約4cmで、精子を貯蔵します。

(5) 前立腺
　　尿道の根本にあり、膀胱に接しています。約15gの実質器官です。主な役割は、射精、精子の熟成、細菌の防御です。

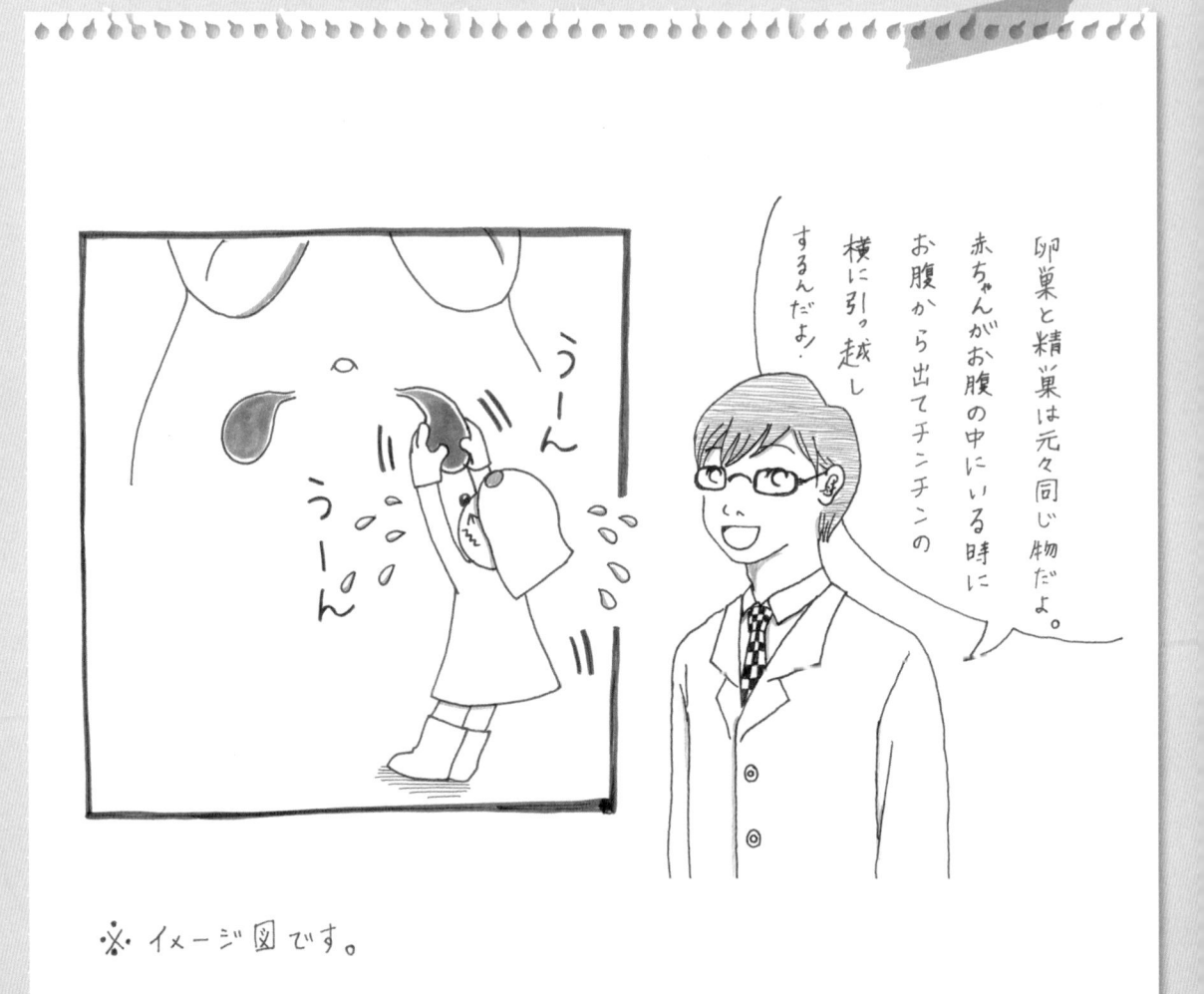

(6) 陰茎
　　中心に尿道、その外側に陰茎海綿体と尿道海綿体があり、それを被膜（白膜）が包んでいます。役割は交接と排尿です。

※イメージ図です。

卵巣と精巣は元々同じ物だよ。赤ちゃんがお腹の中にいる時にお腹から出てチンチンの横に引っ越しするんだよ。

❶男性生殖器〈1〉

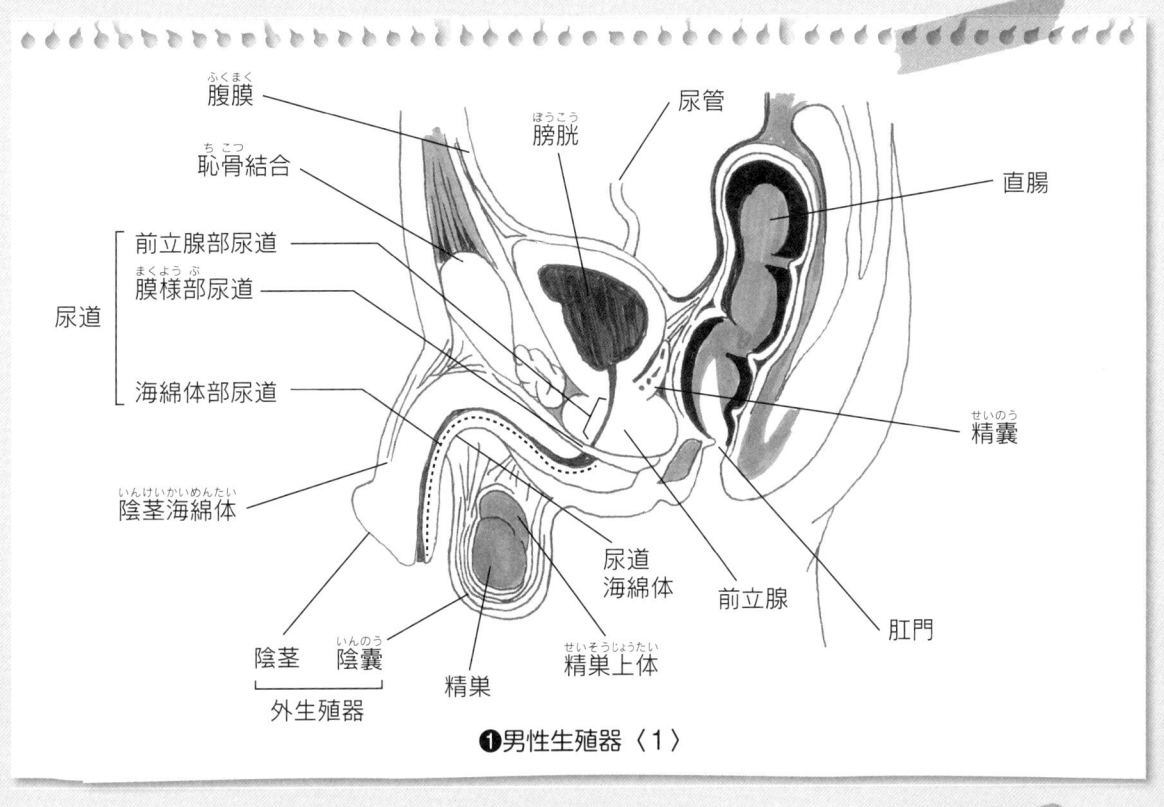

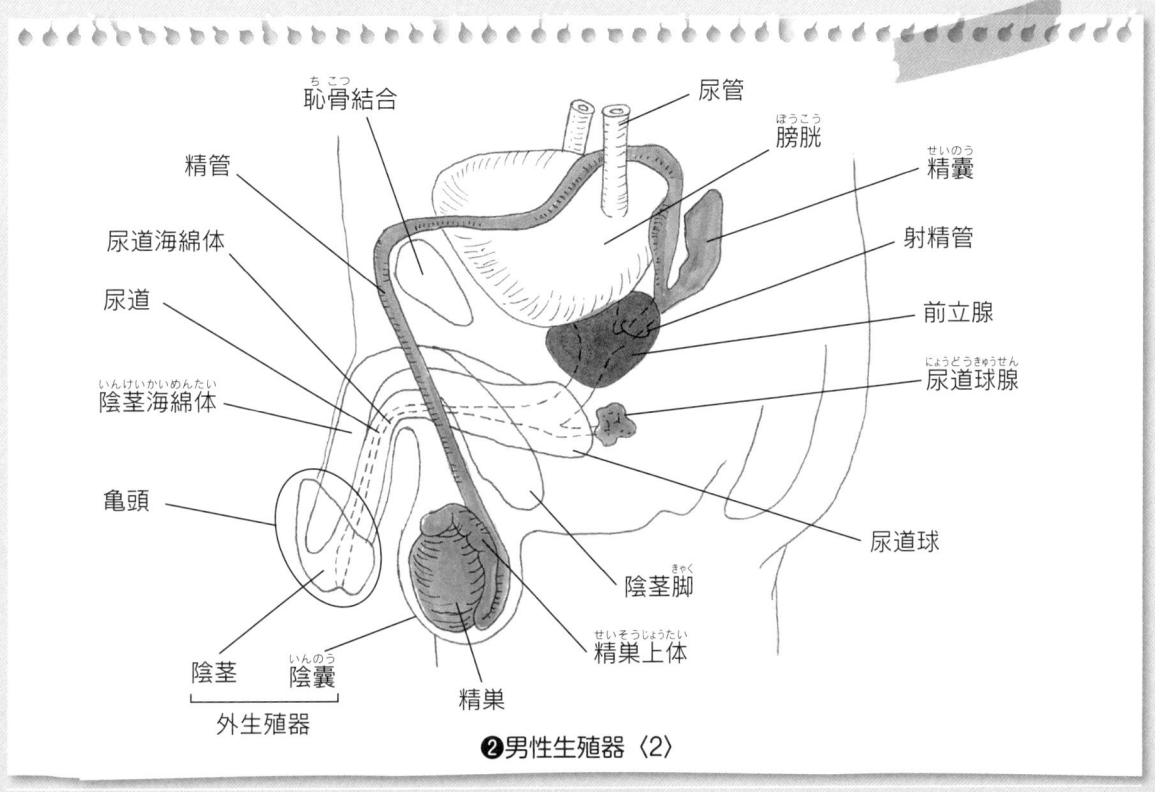

❷男性生殖器〈2〉

X 生殖器系

2 女 性（❸❹❺） ▶隊p67 救p134

(1) 卵巣
左右１対ある母指頭大の器官です。主な機能は、卵細胞の貯蔵、成熟、排卵と、女性ホルモンと呼ばれる**エストロゲン、プロゲステロン**（**黄体ホルモン**）の産生です。

(2) 卵管
左右１対ある、子宮と腹腔内をつなぐ長さ約10cmの管です。卵巣から排卵された卵子を取り込んで子宮内に送り込みます。受精は卵管の真ん中辺りで起こります。受精卵は子宮に移動しますが、移動がうまくいかない場合は卵管妊娠（**異所性（子宮外）妊娠**）となります。

(3) 子宮
長さ約７〜８cm、横幅約４cm、厚さ約３cmのなすのような形をした器官です。そのほとんどが平滑筋で、内腔には受精卵に栄養を与える内膜があります。

(4) 膣
長さ約７〜８cmで、伸縮のある管です。

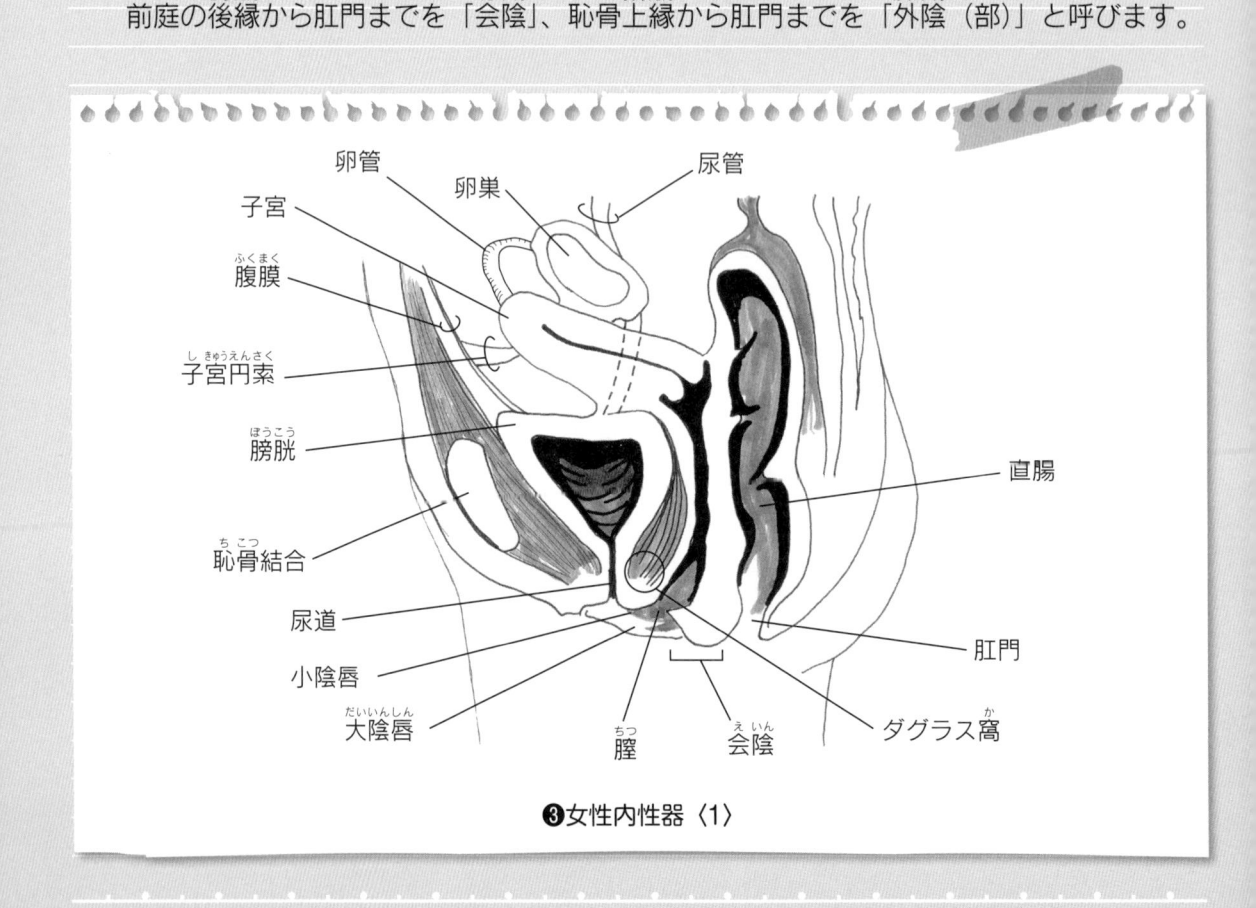

(5) 外性器
恥丘、大陰唇、小陰唇、陰核（クリトリス）、膣前庭、膣口、処女膜からなります。膣前庭の後縁から肛門までを「会陰」、恥骨上縁から肛門までを「外陰（部）」と呼びます。

❸女性内性器〈1〉

❹女性内性器〈2〉

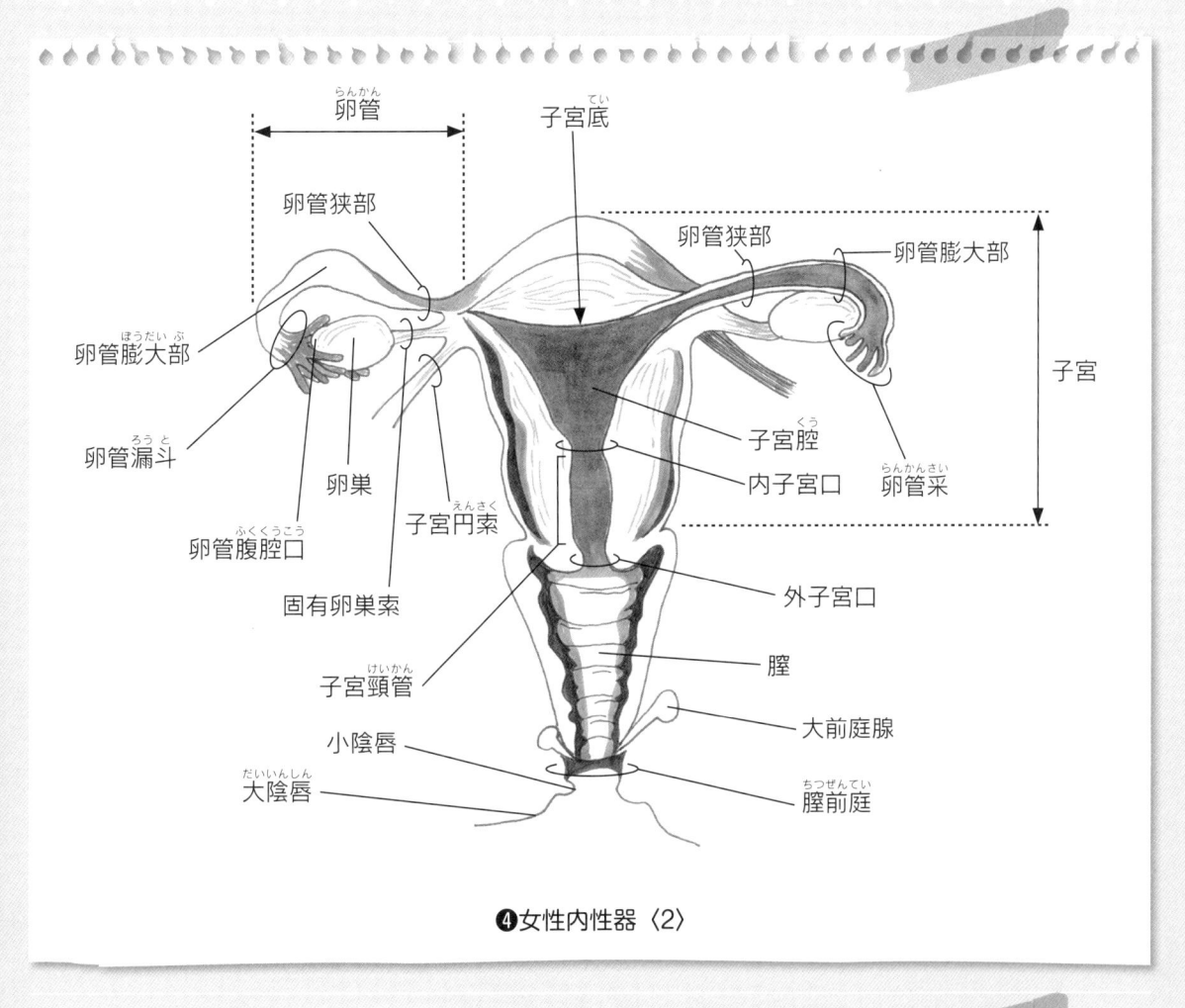

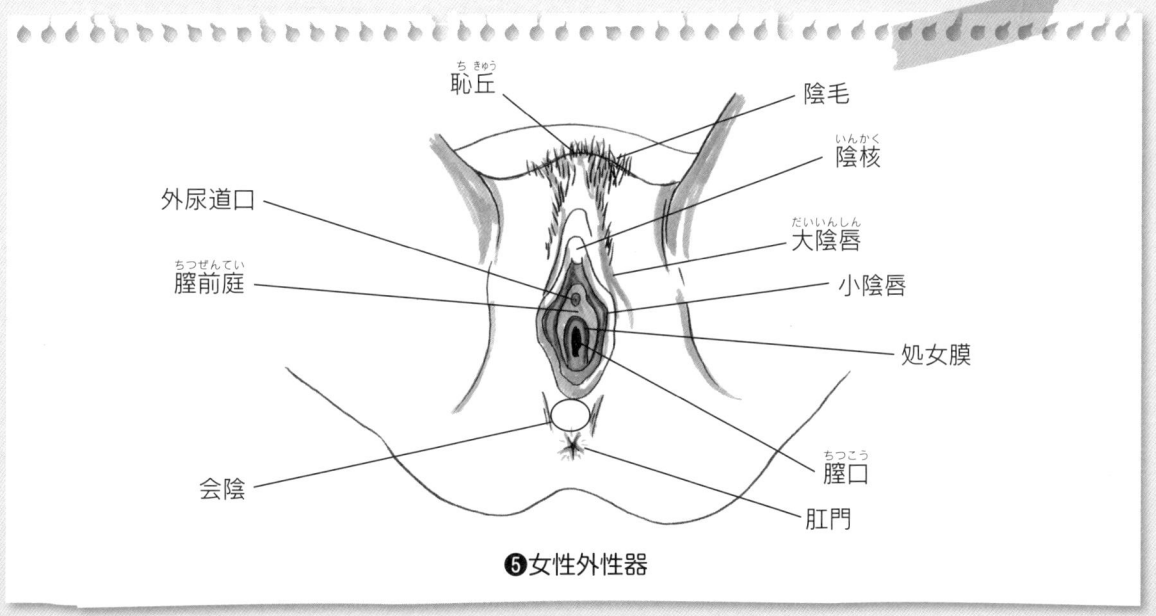

❺女性外性器

B 働き

1 精子形成（❻） ▶隊p67 救p132

　精子はオタマジャクシに似た形です。あたま（頭部）にはDNAが、しっぽの根元（中間部）にはエネルギーを作る**ミトコンドリア**があり、しっぽ（**鞭毛**）を振って進みます。頭には卵子の外壁を溶かす酵素をかぶっています。

　精子は、精巣で作られたあと精巣上体で成熟します。射精のときは精嚢からの分泌液（精嚢液）が混和されて体外に出て行きます（❼）。

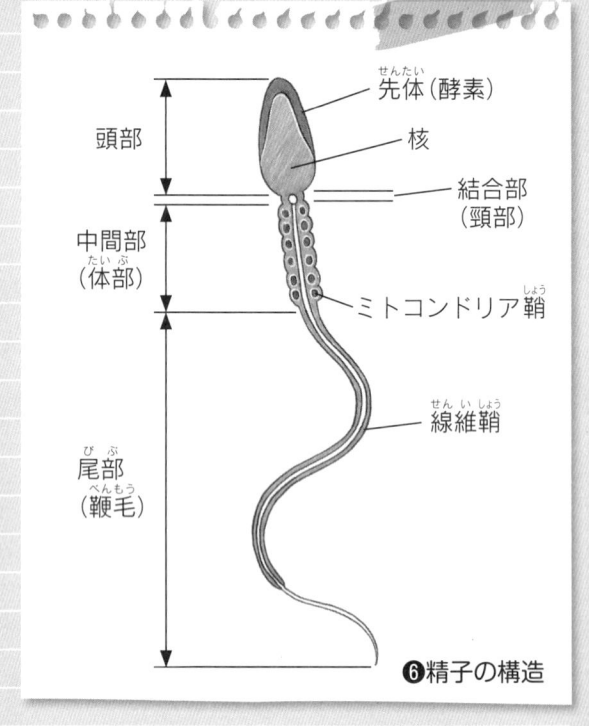

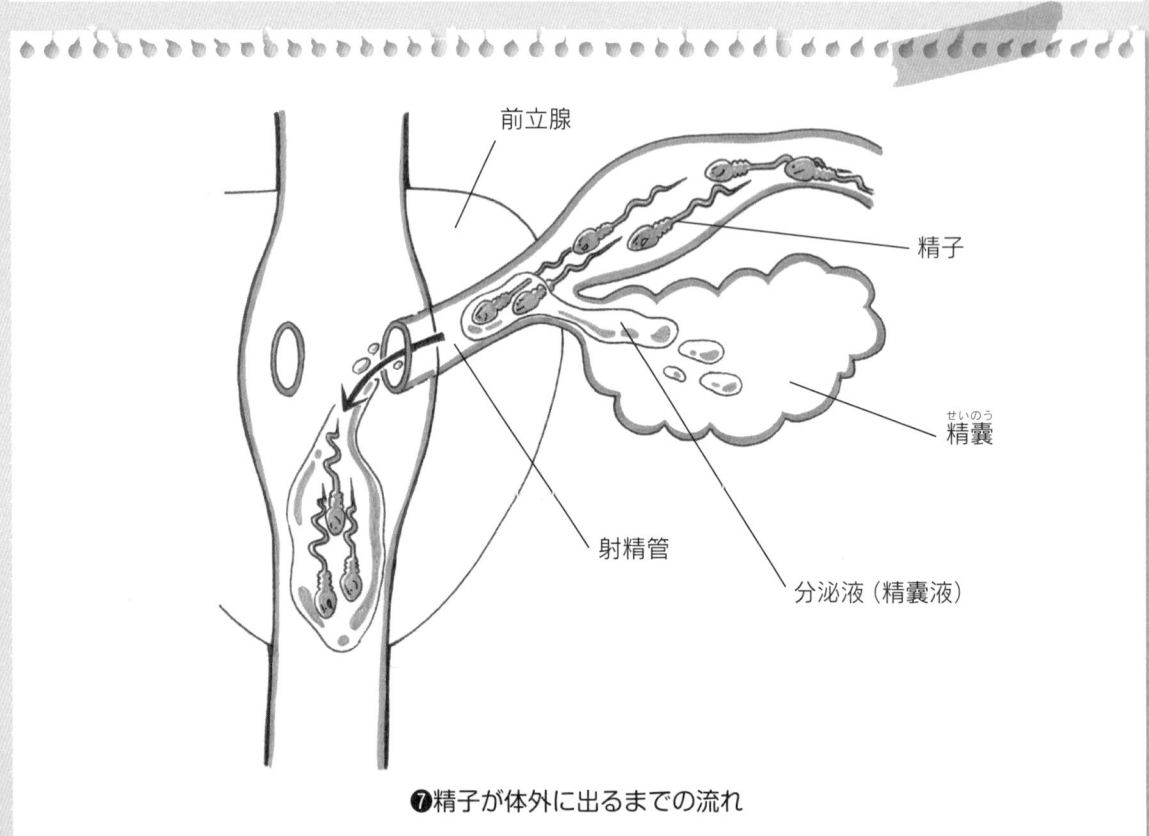

❻精子の構造

❼精子が体外に出るまでの流れ

2 性周期と排卵　▶隊p163 救p136

排卵を中心とした女性器の周期的な変化を「性周期」といいます。

(1) 性周期に関するホルモン
表1のとおりです。

(2) ホルモンの作用
脳から出るホルモンの指令を受けて卵巣が働きます（❽）（表2）。

表1　性周期に関するホルモン

分泌される場所	ホルモン名	略語
視床下部	性腺刺激ホルモン放出ホルモン	GnRH
下垂体	卵胞刺激ホルモン 黄体形成ホルモン	FSH LH
卵巣	エストロゲン プロゲステロン	- -

❽性周期に関するホルモン

表2　ホルモンの作用（❾❿）

1 視床下部からGnRHが放出される。

2 下垂体に働いてFSHとLHを分泌させる。

3 卵巣に働き卵胞を発育、成熟させる。

4 卵胞からエストロゲンが分泌され、子宮内膜が増殖する。

5 エストロゲンは視床下部と下垂体に働いてGnRH、FSH、LHの分泌を抑制する。

6 卵胞が成熟し、エストロゲンが大量分泌される。

7 大量分泌によりGnRH、FSH、LHの分泌が促進される（特にLHが急増）。ここで別の卵胞に対して**3**を促す。

8 LHは排卵を促し（→排卵）、残った卵胞を黄体に変化させる。

9 黄体からエストロゲンとプロゲステロンが大量分泌される。

10 プロゲステロンは子宮内膜の増殖を止め、受精卵が着床しやすいようにする。プロゲステロンは体温上昇作用があるため、排卵後は基礎体温が上昇する（高温期）。

11 妊娠が成立しない場合は黄体は排卵後約14日で寿命となり、エストロゲンとプロゲステロンの分泌が低下する（→月経）。

12 別の卵胞が成熟する。**4**に戻る。

〈下垂体からのホルモン〉

LH（黄体形成ホルモン）

FSH（卵胞刺激ホルモン）

〈卵巣からのホルモン〉

エストロゲン
プロゲステロン

〈基礎体温〉

低温期　高温期

月経　　　　　　　　　　　　　　月経

〈卵巣〉

排卵
卵胞　卵細胞　　卵子　　黄体

〈子宮内膜〉

月経　　　　　　　　　　　　　　月経

❾性周期によるホルモン、基礎体温、卵巣、子宮内膜の変化

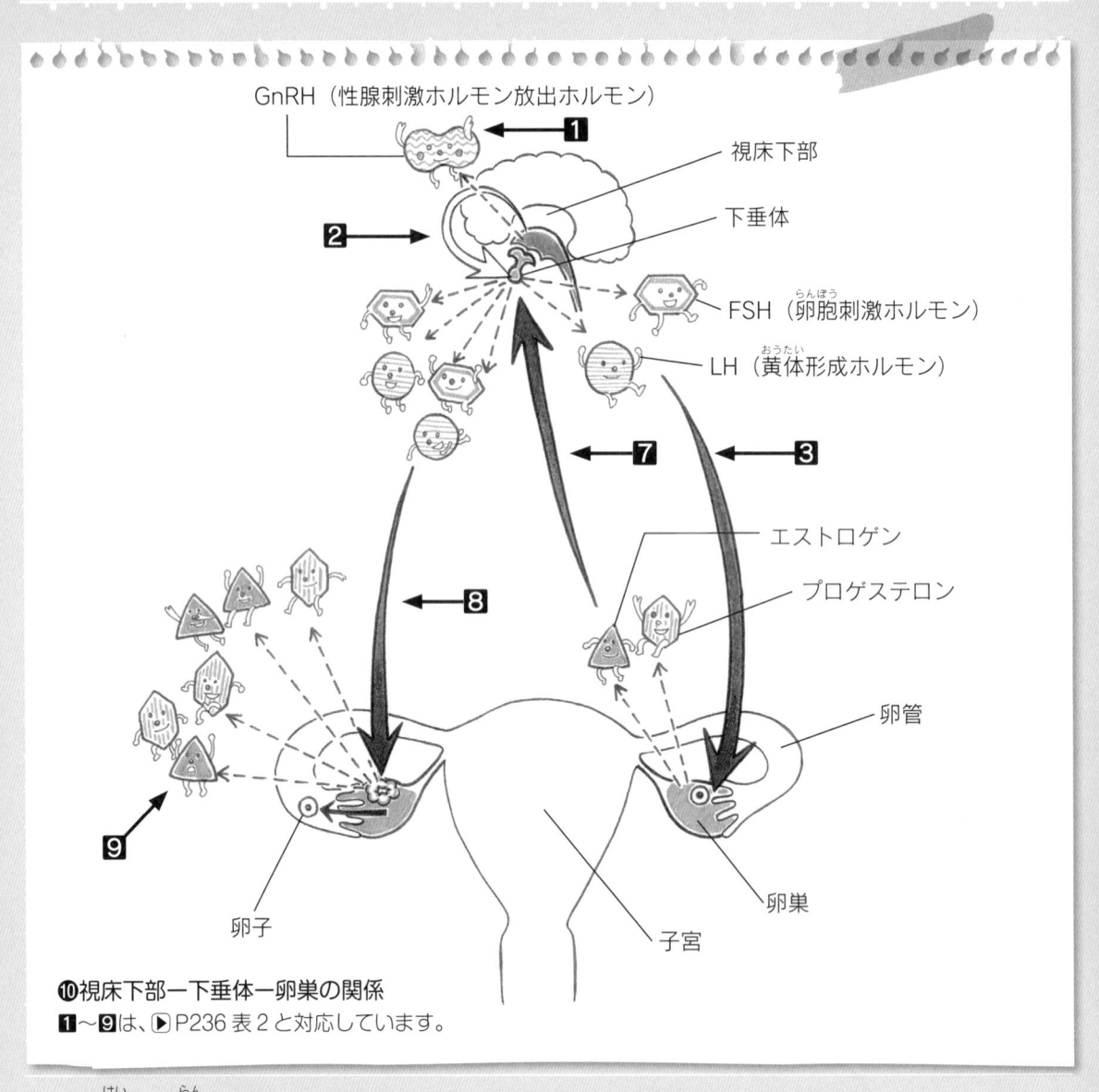

❿視床下部-下垂体-卵巣の関係
❶~❾は、▶P236 表2と対応しています。

(3) 排卵（❾）
FSHとLHの大量分泌により卵胞が裂け、卵子が腹腔内に飛び出します。これが「**排卵**」です。空になった卵胞の壁はLHにより**黄体**となります。

(4) 子宮内膜（❾）
子宮内膜はエストロゲンにより増殖します。排卵後、プロゲステロンにより着床しやすい状態に変化します。妊娠しない場合は、14日でプロゲステロンが減少し、これによって子宮内膜が剝がれて月経になります。

月経周期は28日が多いのですが、正常範囲は25~38日と人によって様々です。周期は月経開始から排卵までの日数で決まり、**排卵後は必ず14日で月経**が起こります。月経は3~7日持続し、経血量は20~140mLです。

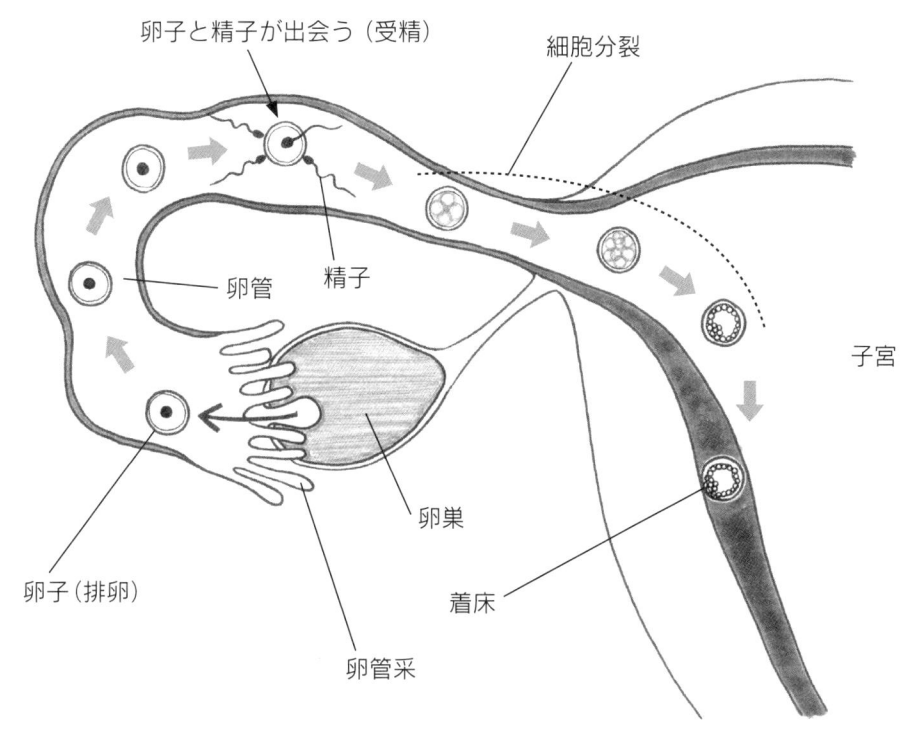

❶排卵→受精→着床の流れ
受精は卵管膨大部で起こり、細胞分裂しながら子宮内へ移動します。

3 妊 娠（⓫⓬） ▶隊p164 救p665

　卵巣で作られた卵子は、腹腔に飛び出して待ち受けていた卵管に吸い込まれ、精子との出会いを待ちます。精子と出会ったとき（受精）は、子宮に移動して子宮内膜に潜り込みます（着床）。精子と出会わなかった場合、卵子は1日で死にます。

　受精卵は、細胞分裂を繰り返して胎児の体を作るとともに、子宮内膜から栄養を吸い取るために胎盤を作ります。

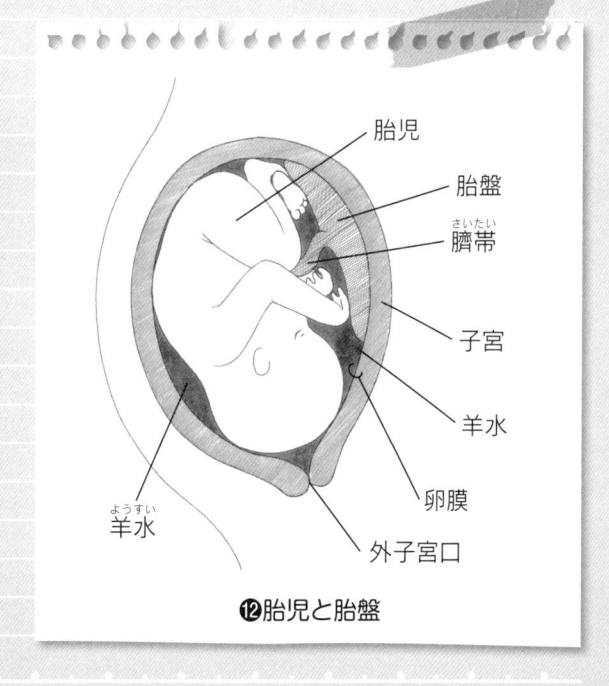

⓬胎児と胎盤

Ⅹ　生殖器系　●　239

4 遺　伝　▶救p164

父親と母親の持っている特徴を、生まれてきた子供が受け継ぐことを「**遺伝**」といいます。

(1) 減数分裂（⓭）

ヒトの染色体は46本で、これは23種類の染色体が２本ずつあるためです。１本は父親からの、もう１本は母親からのものです。

精子と卵子は23本の染色体を持ちます。これは成熟の過程で、２本ずつある染色体の１本を捨てるためです。精子の場合は１つの細胞の染色体２本ずつを均等に分けて２つの精子ができますが、卵子の場合は不要な染色体をゴミとして外に捨てるだけなので、**１つの細胞から１つの卵子**しかできません。

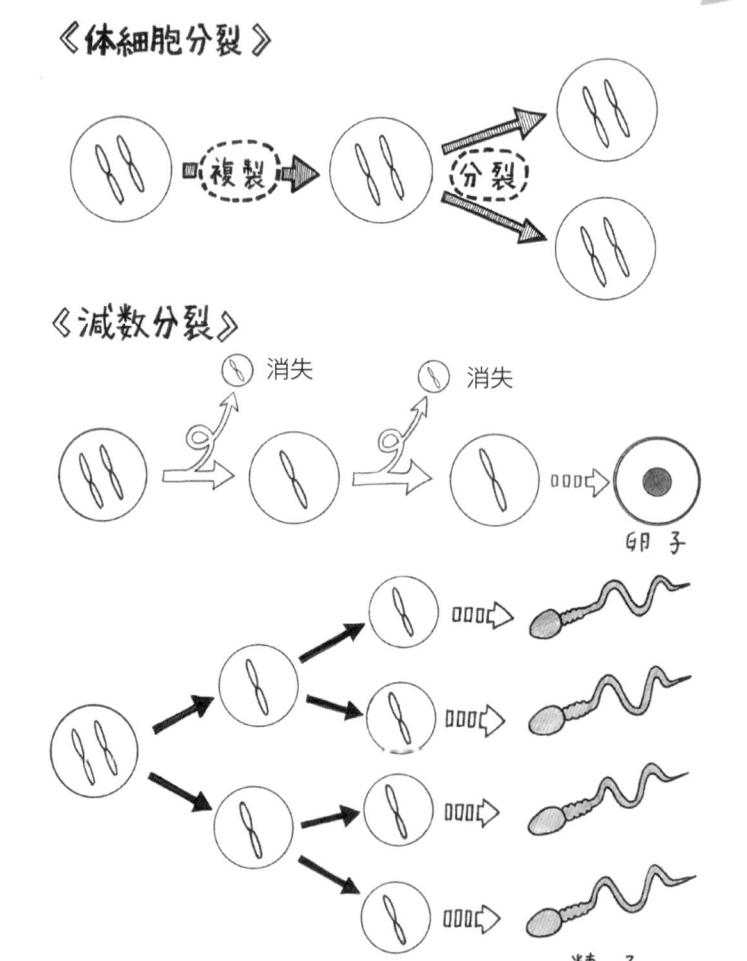

《体細胞分裂》

《減数分裂》

消失　　消失

卵子

精　子

⓭減数分裂の仕組み
体細胞分裂では、46本の染色体がそのままコピーされるため、分裂後も46本のままです。
減数分裂では、染色体が半分に分けられるため、分裂後は23本になります。

(2) 受精と受精卵（⓮）

受精によって父親からの23本の染色体が卵子に加わり、卵子の中は46本の染色体となります。精子と卵子が結合することを「**受精**」、染色体が46本になった卵を「**受精卵**」といいます。

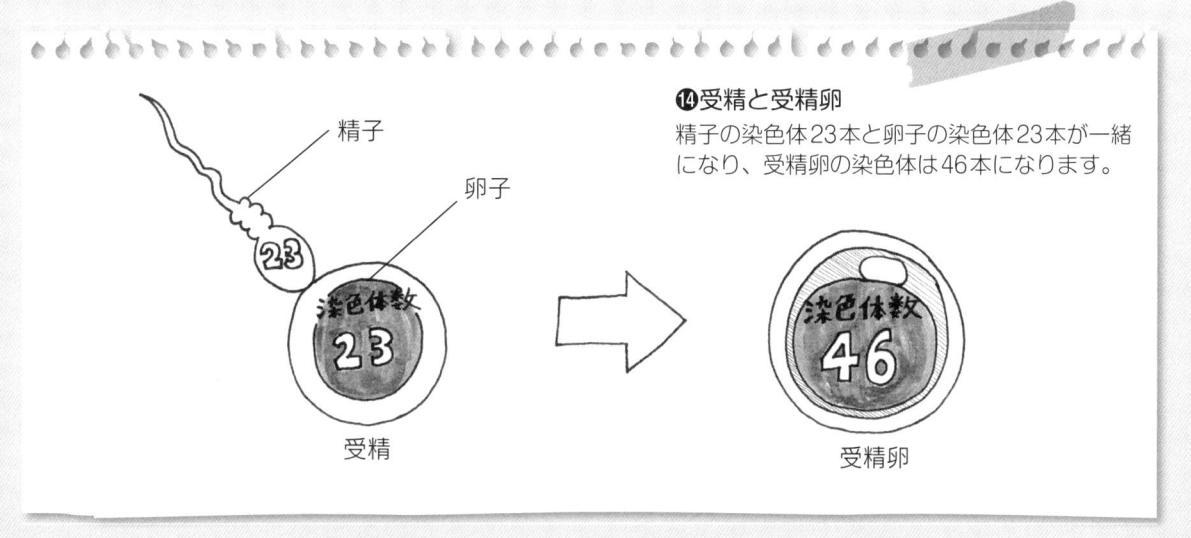

⓮受精と受精卵
精子の染色体23本と卵子の染色体23本が一緒になり、受精卵の染色体は46本になります。

(3) 遺　伝

染色体は同じものが2本あります。同じ染色体の同じ位置にある、ある性質を示す遺伝子を「**対立遺伝子**」といいます。

メンデルの法則を例にとると、エンドウ豆には背丈を高くする(背が高いのは見た目なので「**表現型**」といいます）遺伝子と、背丈を低くする遺伝子があり、この相反する遺伝子が「**対立遺伝子**」です。遺伝子の力には優劣があり、つるの背丈を高くする遺伝子が低くする遺伝子より強いので、背丈を高くする遺伝子がある豆は必ず背が高くなります。このとき高くする遺伝子を「**優性遺伝子**」、低くする遺伝子を「**劣性遺伝子**」といいます（⓯）。

優性遺伝子しか持たない背の高いエンドウ豆と、劣性遺伝子しか持たない背の低い遺伝子を掛け合わせると、取れた豆は必ず背が高くなります（⓰）。この豆を自家受粉させて豆を得て、それをまたまくと今度は背の高い豆と低い豆が3:1で出現します。これがメンデルの法則です（⓱⓲）。

血液型はAとBの対立遺伝子があり、それらに優劣はありませんが、AもBも持たない遺伝子に対しては優勢です。そのためA型とB型の両親から生まれた子供はA、B、AB、Oのいずれも生まれる可能性があります（⓳）。

男女も遺伝によって決まります。性染色体は**男性がXY**、**女性がXX**です。男性になるためにはY染色体が必要なので、受精した精子にY染色体があれば男性に、Y染色体がなければ女性になります（⓴）。

X　生殖器系

僕の遺伝子の方が強いよ!!

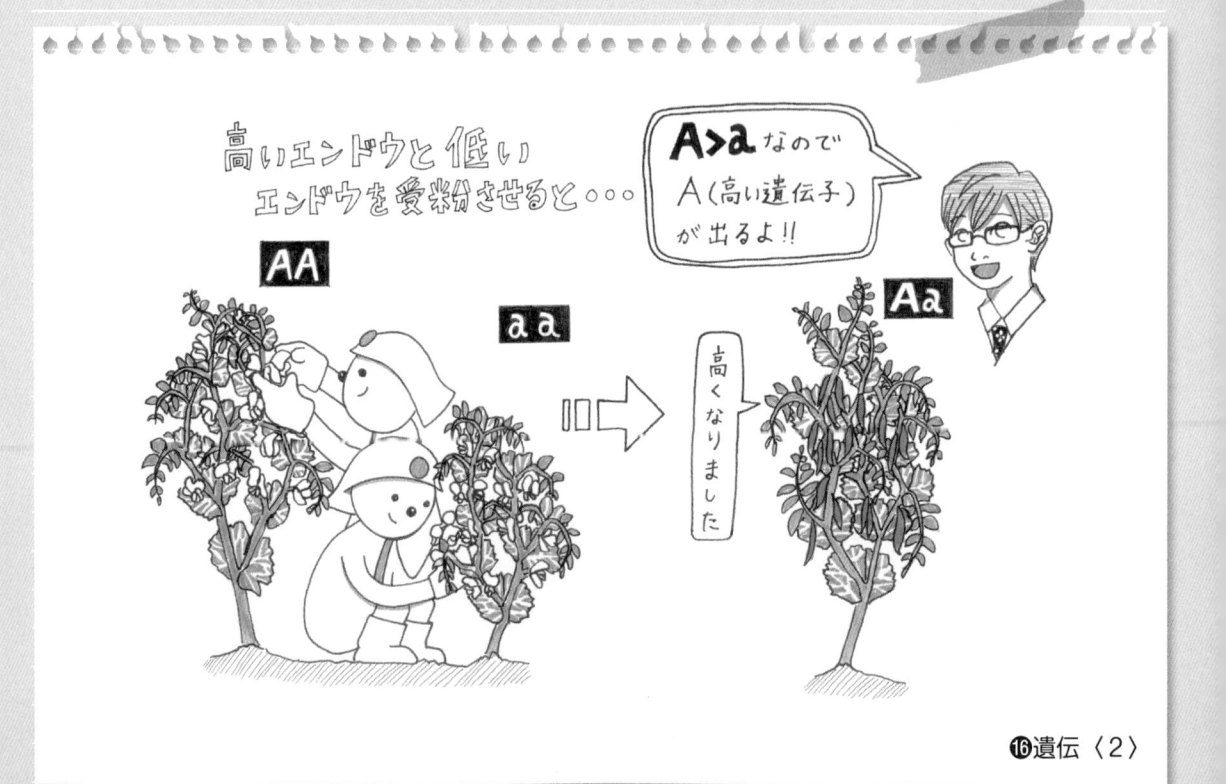

僕は弱い‥‥

AA　　aa

対立遺伝子
←高い　低い→

優性遺伝子　　劣性遺伝子

⓯遺伝〈1〉

高いエンドウと低いエンドウを受粉させると･･･

A>aなのでA（高い遺伝子）が出るよ!!

AA　aa　⇒　Aa

高くなりました

⓰遺伝〈2〉

242　● 第3章　器　官

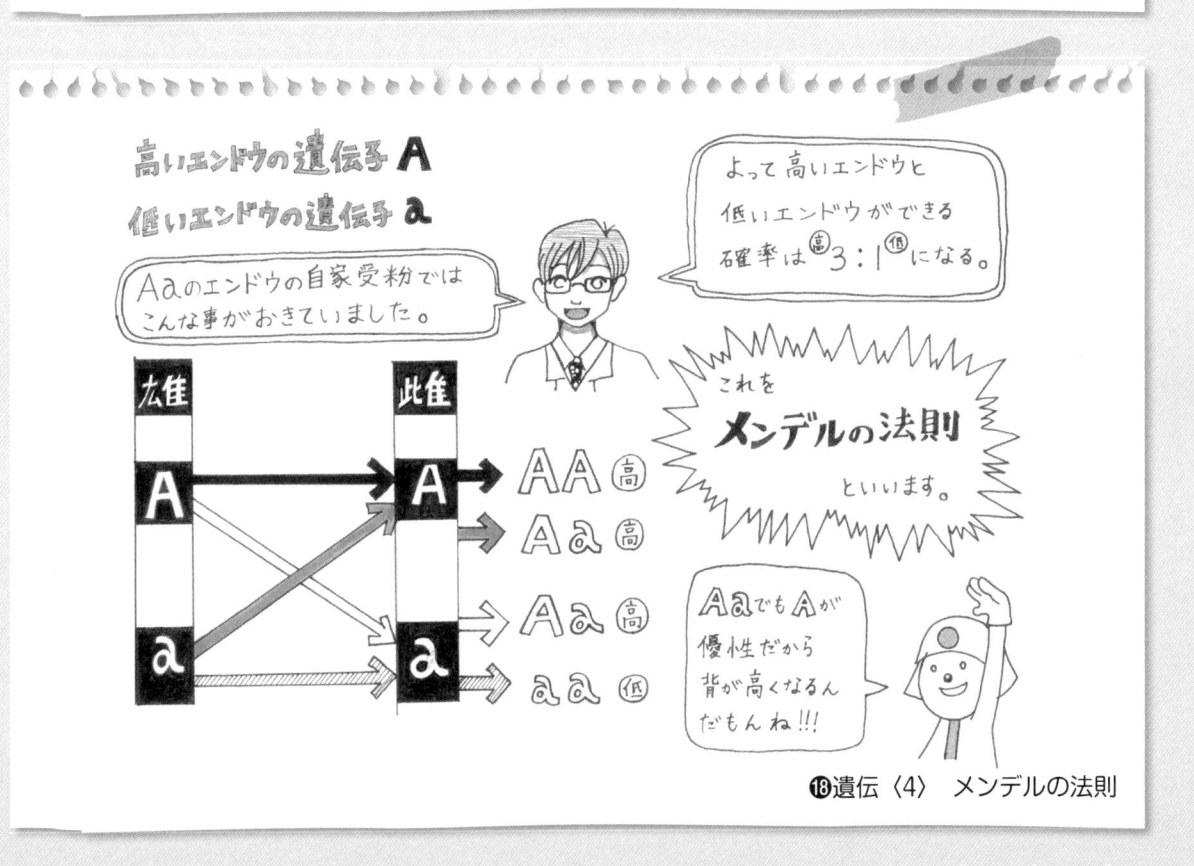

Aa（両方の遺伝子）を持つエンドウを自家受粉させると・・・

> 高いエンドウと低いエンドウの比が 3：1 になったね。なんでこうなったか、次で説明するよ！！！

⑰遺伝〈3〉

高いエンドウの遺伝子 **A**
低いエンドウの遺伝子 **a**

> Aaのエンドウの自家受粉ではこんな事がおきていました。

> よって高いエンドウと低いエンドウができる確率は高3：1低になる。

AA 高
Aa 高
Aa 高
aa 低

これを **メンデルの法則** といいます。

> AaでもAが優性だから背が高くなるんだもんね！！！

⑱遺伝〈4〉 メンデルの法則

Ⅹ 生殖器系 243

⑲ 遺伝〈5〉

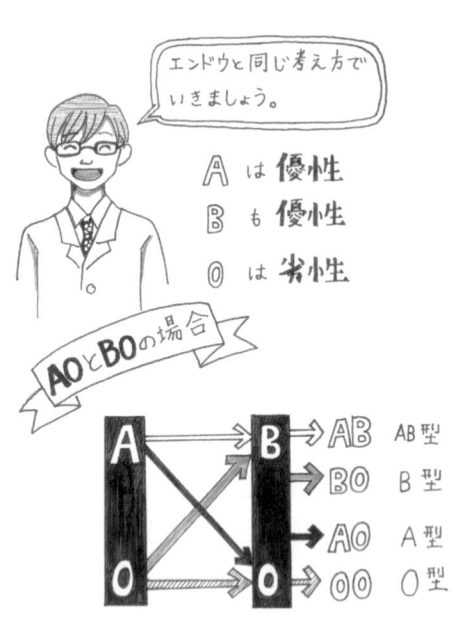

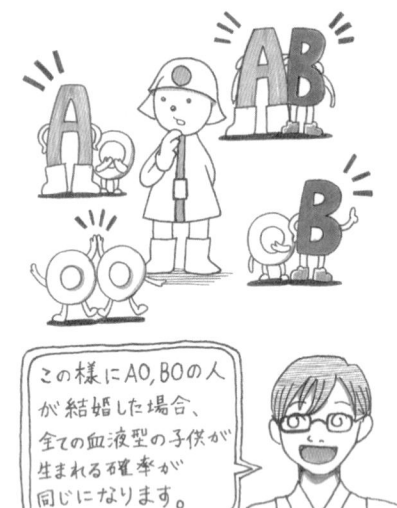

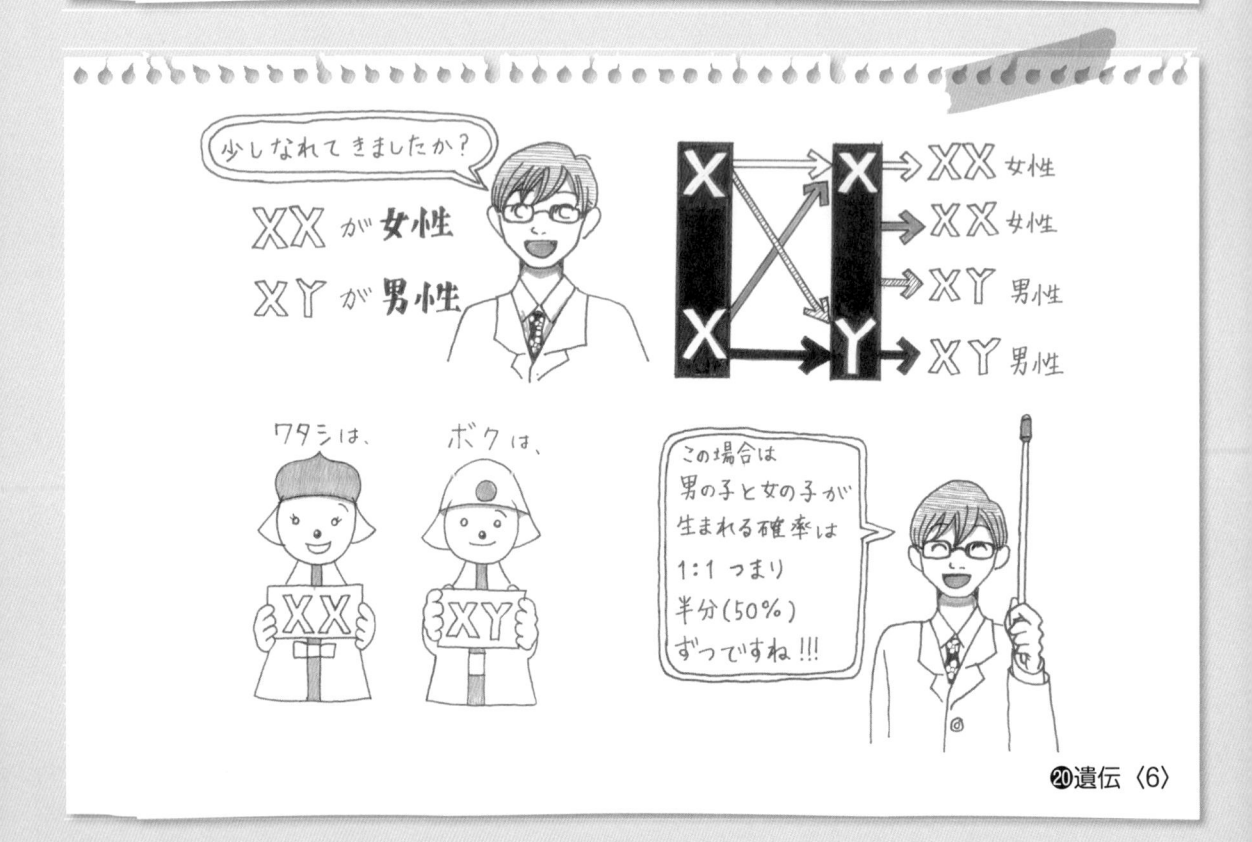

「エンドウと同じ考え方でいきましょう。」

A は **優性**
B も **優性**
O は **劣性**

AOとBOの場合

A → B → AB　AB型
　→ BO　B型
O → A → AO　A型
　→ O → OO　O型

「この様にAO, BOの人が結婚した場合、全ての血液型の子供が生まれる確率が同じになります。」

⑳ 遺伝〈6〉

「少しなれてきましたか？」

XX が **女性**
XY が **男性**

X → X → XX　女性
　→ X → XX　女性
X → Y → XY　男性
　→ Y → XY　男性

ワタシは、XX
ボクは、XY

「この場合は男の子と女の子が生まれる確率は1:1 つまり半分(50%)ずつですね!!!」

C 病気

1 異所性妊娠（子宮外妊娠）(21) ▶隊p166 救p668

受精卵が子宮内以外で着床することをいいます。最も多いのは**卵管**です。

卵管に着床した受精卵は、卵管の壁に潜り込んで大きくなります。子宮と異なり卵管は薄い管なので、大きくなった受精卵に耐えきれずに裂けます。これにより**大出血**を来します。

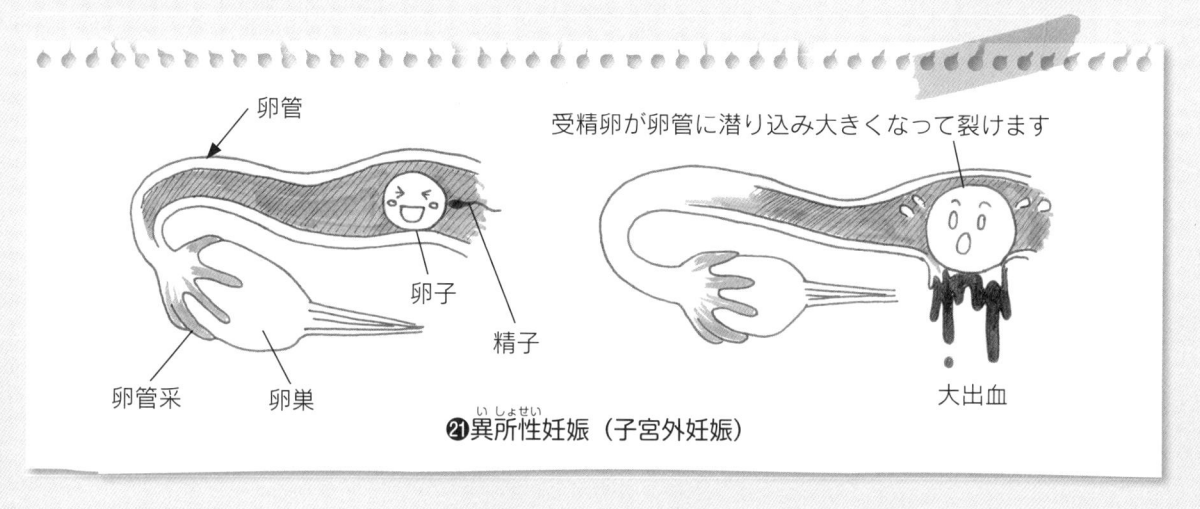

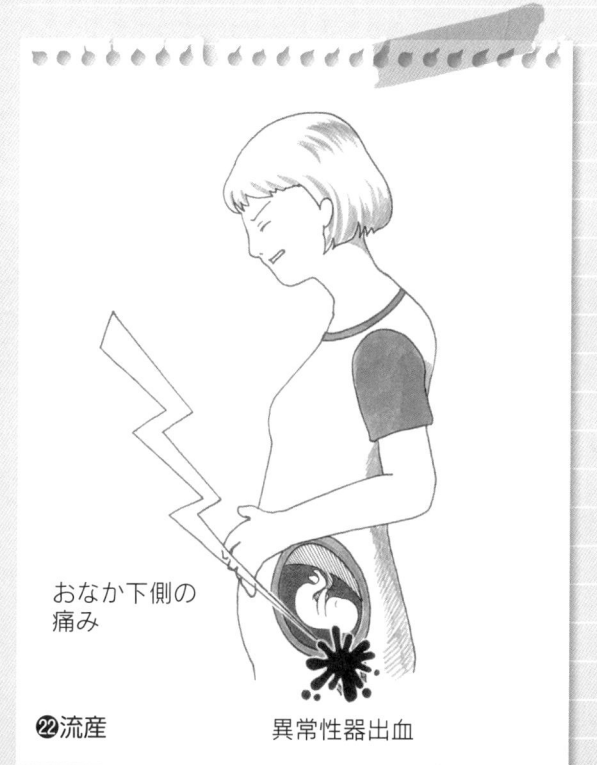

(21) 異所性妊娠（子宮外妊娠）

2 流産 (22) ▶隊p164 救p667

妊娠22週未満での妊娠の中絶を「**流産**」といいます。通常は妊娠12週未満に起こります。異常性器出血とおなかの下側の激しい痛みがあります。

3 胞状奇胎 (23) ▶救p668

胎盤の一部若しくは全部がぶどうの房のようにつぶつぶになることをいいます。多くの場合、胎児はいません。少量の性器出血、ときに突然の大量出血を起こします。また、肺に転移することがあります。

(22) 流産

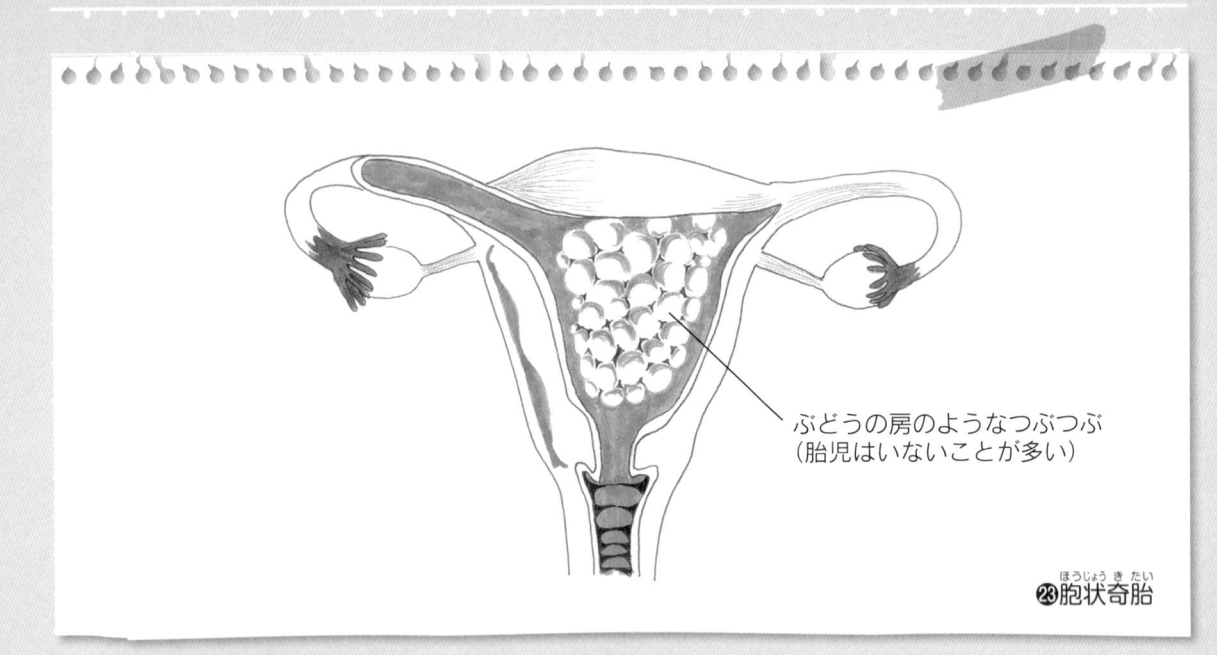

ぶどうの房のようなつぶつぶ
(胎児はいないことが多い)

㉓胞状奇胎

4 前置胎盤（㉔） ▶隊p164 救p669

　妊娠16週以降（妊娠中期）に、胎盤が子宮の出口（子宮口）を塞いでしまう状態を「**前置胎盤**」といいます。子宮口は胎盤の真下になるので、出産で子宮口が開き始めると大出血を来します。おなかの痛みは陣痛以外で通常はありません。

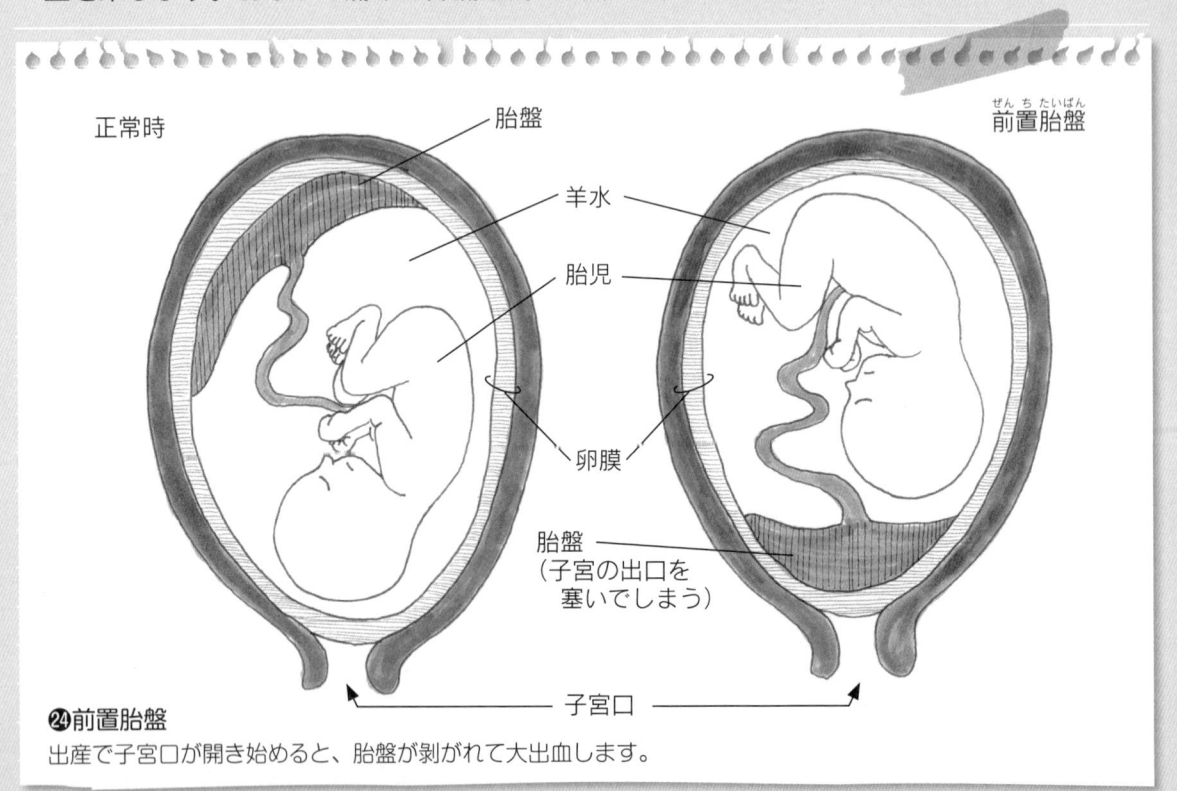

正常時　　　　胎盤　　　前置胎盤
　　　　　　　羊水
　　　　　　　胎児
　　　　　　　卵膜

胎盤
（子宮の出口を
塞いでしまう）

子宮口

㉔前置胎盤
出産で子宮口が開き始めると、胎盤が剥がれて大出血します。

5 常位胎盤早期剥離（㉕）

▶ 隊p166 救p669

通常、分娩で胎児が出てきた後に胎盤が剥がれてきますが、妊娠中や分娩中で胎児が出てくる前に胎盤が剥がれてしまうのを「**常位胎盤早期剥離**」といいます。性器出血がある場合が多いですが、胎盤の場所によっては性器出血がない場合もあります。胎盤はおなかの胎児に酸素や栄養を届けているので、これが剥がれてしまうと胎児は死亡します。

6 弛緩出血（㉖） ▶ 救p672

分娩で胎児が娩出された後、通常であれば子宮が強く収縮することによって子宮の血管が子宮筋で締め付けられて出血が止まります。この子宮の収縮が弱く出血が続く場合を「**弛緩出血**」といいます。おなかを**マッサージ**して治まることが多いですが、大量出血によりショックになることもあります。

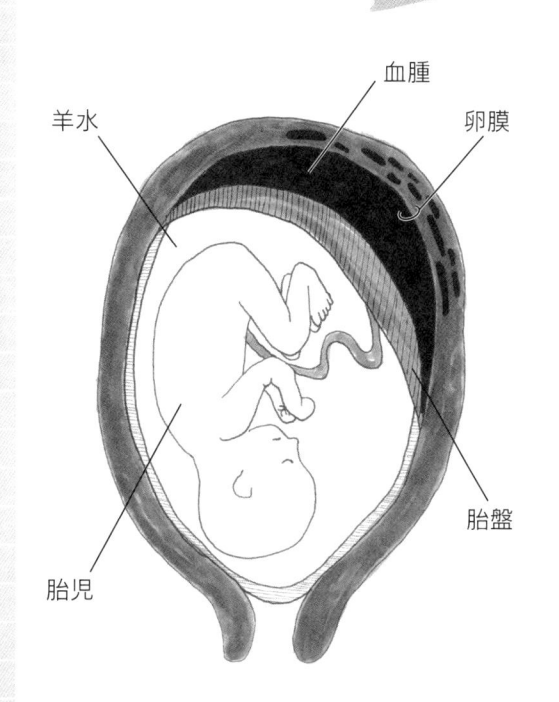

㉕**常位胎盤早期剥離**
胎盤が剥がれてしまうと胎児は死亡してしまいます。

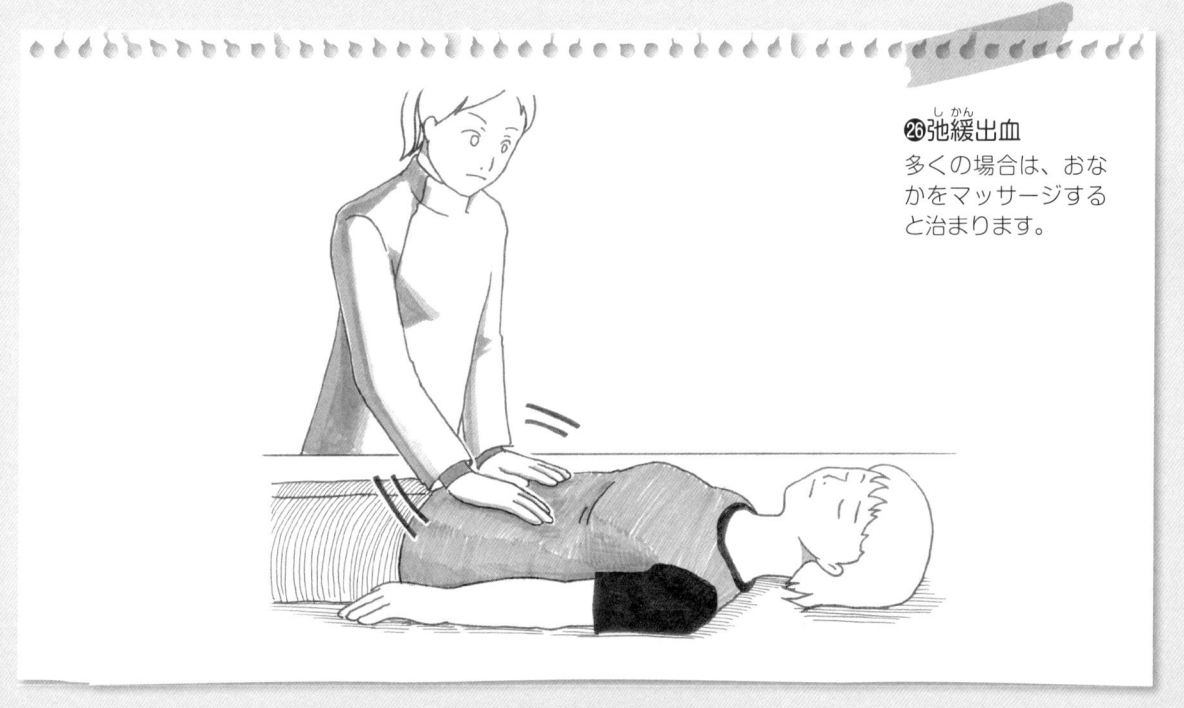

㉖**弛緩出血**
多くの場合は、おなかをマッサージすると治まります。

付　録
〈読みにくい漢字〉

あ
顎	あご

い
異化	いか
閾値	いきち
縊頸	いけい
縊死	いし
溢水	いっすい
咽頭	いんとう
陰嚢	いんのう

え
会陰	えいん
腋窩	えきか
壊死	えし
壊疽	えそ
遠位	えんい
塩基	えんき
嚥下	えんげ

お
嘔気	おうき
黄疸	おうだん
嘔吐	おうと
悪寒	おかん
悪心	おしん
頤	おとがい

か
疥癬	かいせん
回旋枝	かいせんし
咳嗽	がいそう
外転	がいてん
灰白質	かいはくしつ
回盲	かいもう
潰瘍	かいよう
解離	かいり
下顎	かがく
蝸牛	かぎゅう
芽球	がきゅう
覚醒	かくせい
攪拌	かくはん
核膜	かくまく
片麻痺	かたまひ
脚気	かっけ
喀血	かっけつ
括約筋	かつやくきん
痂皮	かひ
粥状	かゆ（じゅく）じょう
顆粒	かりゅう
眼瞼	がんけん
鉗子	かんし
緩衝	かんしょう
汗腺	かんせん
間代性	かんだいせい
環椎	かんつい
嵌頓	かんとん
灌流	かんりゅう

き
吃逆	きつぎゃく
企図	きと
嗅球	きゅうきゅう
嗅索	きゅうさく
嗅神経	きゅうしんけい
窮迫	きゅうはく
仰臥位	ぎょうがい
胸郭	きょうかく
凝固	ぎょうこ
胸骨柄	きょうこつへい
狭窄	きょうさく
胸膜	きょうまく
棘波	きょくは
距骨	きょこつ
近位	きんい

く
軀幹	くかん

け
脛骨	けいこつ
憩室	けいしつ
痙攣	けいれん
結紮	けっさつ
血漿	けっしょう
結節	けっせつ
血餅	けっぺい
眩暈	げんうん（めまい）

倦怠感	けんたいかん		松果体	しょうかたい
犬吠様咳嗽	けんばいようがいそう		踵骨	しょうこつ
こ			硝子体	しょうしたい
口蓋	こうがい		漿膜	しょうまく
睾丸	こうがん		静脈瘤	じょうみゃくりゅう
後弓反張	こうきゅうはんちょう		睫毛	しょうもう
膠原病	こうげんびょう		小彎	しょうわん
虹彩	こうさい		食塊	しょくかい
膠質	こうしつ		褥瘡	じょくそう
恒常性	こうじょうせい		腎盂	じんう
甲状腺	こうじょうせん		呻吟	しんぎん
酵素	こうそ		神経鞘	しんけいしょう
梗塞	こうそく		滲出液	しんしゅつえき
叩打	こうだ		腎臓	じんぞう
喉頭	こうとう		靱帯	じんたい
勾配	こうばい		振盪	しんとう
絞扼	こうやく		心囊	しんのう
誤嚥	ごえん		蕁麻疹	じんましん
枯渇	こかつ		**す**	
骨梁	こつりょう		髄鞘	ずいしょう
さ			膵臓	すいぞう
臍部	さいぶ		錐体路	すいたいろ
鎖骨	さこつ		頭蓋	ずがい
坐骨	ざこつ		**せ**	
嗄声	させい		脆弱	ぜいじゃく
詐病	さびょう		脊髄	せきずい
三叉	さんさ		脊椎	せきつい
産褥	さんじょく		切痕	せっこん
し			楔入圧	せつにゅうあつ
弛緩	しかん		線維	せんい
子癇	しかん		前額	ぜんがく
死腔	しくう		穿孔	せんこう
軸索	じくさく		染色体	せんしょくたい
矢状	しじょう		喘息	ぜんそく
耳朶	じだ		疝痛	せんつう
疾患	しっかん		蠕動	ぜんどう
嗜眠	しみん		喘鳴	ぜんめい
遮蔽	しゃへい		**そ**	
縦隔	じゅうかく		叢	そう
舟状骨	しゅうじょうこつ		造血	ぞうけつ
充塡	じゅうてん		臓側	ぞうそく
絨毛	じゅうもう		蒼白	そうはく
宿主	しゅくしゅ		瘙痒	そうよう
手掌	しゅしょう		塞栓	そくせん
腫脹	しゅちょう		鼠径	そけい
腫瘤	しゅりゅう		阻血	そけつ
漿液	しょうえき		咀嚼	そしゃく
上顎	じょうがく		粗面	そめん

蹲踞	そんきょ

た
唾液	だえき
胆汁	たんじゅう
胆囊	たんのう

ち
痴呆	ちほう
緻密	ちみつ
中枢	ちゅうすう
肘内障	ちゅうないしょう
腸骨稜	ちょうこつりょう
蝶番	ちょうつがい（ちょうばん）
貼付	ちょうふ
陳旧性	ちんきゅうせい

つ
対麻痺	ついまひ

て
啼泣	ていきゅう
溺水	できすい
癲癇	てんかん

と
動悸	どうき
橈骨	とうこつ
疼痛	とうつう
糖尿	とうにょう
兎眼	とがん
貪食	どんしょく
鈍麻	どんま

な
内転	ないてん

に
肉芽	にくげ

ね
捻髪音	ねんぱつおん

の
囊腫	のうしゅ
囊胞	のうほう

は
肺尖	はいせん
肺胞	はいほう
剝離	はくり
跛行	はこう
破骨	はこつ
播種	はしゅ
破綻	はたん
瘢痕	はんこん
半透膜	はんとうまく
半盲	はんもう

ひ
被殻	ひかく
腓骨	ひこつ
鼻尖	びせん
脾臓	ひぞう
飛沫	ひまつ
鼻翼	びよく
日和見	ひよりみ
頻脈	ひんみゃく

ふ
不応期	ふおうき
賦活	ふかつ
不感蒸泄	ふかんじょうせつ
吻合	ふんごう

へ
pH	ぺーはー
扁平	へんぺい

ほ
膀胱	ぼうこう
紡錘形	ぼうすいけい
発赤	ほっせき
頰	ほほ

ま
μm	まいくろめーとる
末梢	まっしょう

み
味蕾	みらい

め
免疫	めんえき

や
野兎病	やとびょう

ゆ
疣贅	ゆうぜい

ら
落屑	らくせつ

り
罹患	りかん
流涎	りゅうぜん
隆椎	りゅうつい

れ
轢音	れきおん
攣縮	れんしゅく

ろ
漏斗	ろうと
濾過	ろか

〈50音さくいん〉

Ⓐ

ATP（Adenosine TriPhosphate）	32
B細胞	179, 186, 188
CO₂ナルコーシス	59, 60
COPD	58
CT面	19, 20
DNA（Deoxyribo Nucleic Acid）	31, 36, 234
FSH（Follicle Stimulating Hormone）	206, 235, 236, 237, 238
GCS（Glasgow Coma Scale）	153
GnRH	235, 236, 238
JCS（Japan Coma Scale）	153
LH（Luteinizing Hormone）	206, 235, 236, 237, 238
ST降下	91
ST上昇	91
S状結腸	16, 17, 113
T細胞	179, 186, 188

あ

アキレス腱	11, 198
アキレス腱断裂	198
悪性腫瘍	130
アクチン	195
圧覚	172
圧痛	130, 131
アデノシン三リン酸（ATP）	32
アドレナリン	202
アナフィラキシー	55, 97
アナフィラキシー型	188
アナフィラキシーショック	100
アブミ骨	169
アマクリン細胞	167
アミノペプチターゼ	116
アミラーゼ	116
アルドステロン	202, 220
アルブミン	123, 180, 185
アレルギー	56, 188
鞍関節	192
アンジオテンシン	220
アンモニア	122

い

胃	15, 16, 17, 105, 108, 109, 116, 129
胃液	116
胃下部	108
意識狭窄	155
意識障害	89, 90, 153
意識消失	86, 87
意識変容	155
異常性器出血	245
胃上部	108
異所性妊娠	232, 245
胃腎静脈シャント	128
胃体部	108
I音	84
I型アレルギー	188
1型糖尿病	208
I度	174
I度熱傷	173
胃中部	108
1回拍出量	81
胃底部	108
遺伝	240, 241, 242, 243, 244
遺伝子	241
異物	54
イレウス	133
陰核	232, 233
陰茎	230, 231
陰茎海綿体	230, 231
陰茎脚	231
インスリン	114, 202, 206, 207, 208
インスリン依存型	208
インスリン非依存型	208
咽頭	44, 46, 105
陰嚢	229, 231
陰毛	233

う

ウイルス動脈輪	142
右脚	78
右腎	18
右心室	66, 67
右腎静脈	71
右腎臓	213
右腎動脈	72
右心房	66, 67
右肺	16, 18
右肺静脈	71
右肺動脈	71
運動神経	144, 147
運動性言語野	138
運動性脳神経	144
運動野	138

え

エアウエイ	54
会陰	232, 233
腋窩	196
腋窩動脈	73
エコノミークラス症候群	58
エストロゲン	122, 202, 206, 207, 232, 235, 236, 237, 238
エラスターゼ	116
エリスロポエチン	222, 224
遠位	21
遠位尿細管	215, 216, 217, 218
嚥下	45, 106
塩酸	116
炎症	54, 55
延髄	51, 137, 139, 143, 147, 156, 169
円柱上皮	39

お

横隔神経	48, 51
横隔膜	48, 51, 107
嘔気	90, 160
横行結腸	16, 17, 113
黄体	236, 237, 238
黄体形成ホルモン（LH）	202, 206, 235, 237, 238
黄体ホルモン	202, 232
黄疸	125, 126
嘔吐	89
横紋筋	193, 194
オキシトシン	202
頤部	8
温覚	172
温痛覚	144
温痛覚伝導路	144

か

外因性	130
外陰（部）	232
回外	24
外眼角	165
外頸静脈	92
外頸静脈の怒張	93
外呼吸	52
外耳	169
外子宮口	233, 239
外耳道	169
外縦筋	109
外出血	96
外傷性気胸	57
外傷性心タンポナーデ	92
外性器	232
外生殖器	231
外旋	24
回旋枝	69
外層	65
外側	21
外側溝	137, 138
外側膝状体	168
外側縦走筋	109
外側直筋	166
外側皮質脊髄路	144
回腸	110, 111, 112, 113
外腸骨静脈	128
外転	23, 25
外転神経	145
回内	24
外尿道口	233

海馬	137	片麻痺	160
灰白質	139, 147	下腸間膜静脈	128
外反	25	下腸間膜動脈	72
外鼻孔	45	下直筋	166
外腹斜筋	10	滑車神経	145
開放性骨折	197	活動電位	148
外膜	72, 74, 107, 165	滑面小胞体	29, 34
界面活性物質	52	下鼻甲介	45, 170
海綿体部尿道	231	カルシトニン	202
回盲部	8	肝右葉	115
回盲弁	112	眼窩	8
潰瘍	130	眼窩隔膜	166
解離	95	眼窩下壁	166
下咽頭	46	感覚神経	144
下横隔動脈	72	感覚性言語野	138
下顎挙上	54	感覚野	138
下顎骨	12	眼窩脂肪体	166
化学損傷	173	眼窩上壁	166
化学物質	188	肝鎌状間膜	114, 115
下気道	44	肝管	115
蝸牛	169	眼球	165, 168
蝸牛神経	169	眼球結膜	166
蝸牛窓	169	眼筋	165
核	28, 29, 31, 234	眼瞼	165
顎下腺	105	肝硬変	124, 125, 126, 127, 185
核小体	29	寛骨	12, 13
拡張期	69, 70, 77, 83	感作	186
拡張期血圧	82, 83	幹細胞	177, 178
獲得免疫	186	肝左葉	115
角膜	165, 166	間質液	181
下行脚	215	冠状動脈	65
下行結腸	16, 17, 113	冠静脈	66
下口唇	45	肝静脈	71
下肢	6, 7	肝小葉	114
卜斜筋	166	肝性脳症	125, 126
下垂体	137, 139, 147, 201, 235, 236, 237, 238	汗腺	172
下垂体後葉	202	肝臓	
下垂体前葉	202		15, 16, 17, 105, 110, 114, 116, 119, 121, 122, 123, 124
加水分解	116, 117		127, 214
ガス交換	52, 75	桿体細胞	167
下腿三頭筋	11	冠動脈	65, 69, 87, 89, 91, 93, 95
下大静脈	71, 128, 213	眼動脈	142, 166
下腿部	8	間脳	137, 147
肩関節	192	眼房水	166

顔面	6
顔面骨	12, 13
顔面神経	145, 171
肝門部	114, 115
眼輪筋	166
冠攣縮	88
冠攣縮性狭心症	87
肝弯曲部	113

き

キーゼルバッハの部位	45
期外収縮	86
器官	5, 16, 17, 42
気管	15, 16, 44, 46, 47, 107
気管支	16, 47
気管分岐部	107
気胸	57
起坐呼吸	59, 95
器質（アテローム（粥状）硬化）性	88
器質的狭心症	87
奇静脈	71, 75, 128
基礎体温	237
亀頭	231
気道	44, 50
気道異物	55
気道熱傷	55, 175, 176
気道閉塞	54
稀突起膠細胞	136
キヌタ骨	169
キモトリプシン	116
球関節	192
嗅球	170
球形嚢	169
嗅索	170
吸収	119
嗅神経	45, 145, 170
嗅神経糸	170
急性心筋梗塞	89, 90, 91
9の法則	175
弓部大動脈	72
橋	137, 139, 147, 156, 169
胸郭	12, 13, 48
胸筋部	8

胸腔	14, 15
胸骨	12, 48
胸骨角	8
狭窄症	81
胸鎖乳突筋	10
胸神経	147
狭心症	87, 91
胸髄	48, 143
胸椎	143
胸痛	87
共同偏視	160, 161
胸部	6
頬部	8
胸部下行大動脈	72
胸部大動脈	15
強膜	165, 166
距腿関節	192
季肋部	8
近位	21
近位尿細管	215, 216, 217, 218
筋小胞体	195
筋性防御	130, 131
筋組織	40
緊張性気胸	57, 97, 100
筋頭	193
筋肉	11, 193, 195
筋尾	193
筋腹	193
筋ポンプ	74

く

空腸	110, 111
口	44
口すぼめ呼吸	59
屈曲	23, 25
クッシング徴候	156, 158
くも膜	140
くも膜下腔	141
くも膜下出血	156, 158
くも膜顆粒	141
グラスゴーコーマスケール（GCS）	153
グリコーゲン	121
クリトリス	232

グルカゴン	202
クレチン病	210
グロブリン	180

け

系	42
脛骨	12, 13
憩室	130
形質性星状膠細胞	136
頸静脈怒張	92
頸神経	147
頸髄	48, 143
頸椎	12, 13, 143
頸動脈	93
頸部	6, 7, 234
傾眠	210
痙攣	87
血圧	82, 83
血圧低下	86, 87, 90
血液	61, 177, 178
血液分布異常性ショック	97, 100, 101
血管	178
血管収縮	97
血管内皮	72, 74
血球	177, 178, 194
月経	236, 237, 238
結合組織	40
結合部	234
血腫	156, 247
血漿	178, 180, 181
血小板	28, 29, 178, 180, 191
血清	177, 178
血栓	89
血栓症	159
血栓性	88
血栓性狭心症	87
血栓溶解療法	160
結腸	112, 113
血糖	208
血糖値	206, 207, 208
結膜	165, 166
下橈尺関節	192
ケルニッヒ徴候	162, 163

腱	193
肩甲骨	12, 13
言語中枢	137
腱索	68
剣状突起	8
減数分裂	240
原尿	216, 217, 218

こ

好塩基球	179
高温期	236, 237
口蓋垂	45, 46
後角	139, 144
後下小脳動脈	142
睾丸	201, 229
交感神経	147, 151, 166
口腔	44, 45, 105, 116, 196
後頭部	9
高血圧	156
抗血清	187
抗原	186
膠原病	189
硬口蓋	45
後口蓋弓	45
後交通動脈	142
後根	143
交叉	168
虹彩	165, 166
好酸球	179
高脂血症	159
鉱質コルチコイド	202
恒常性	151
甲状腺	201, 202, 210
甲状腺機能亢進症	210, 211
甲状腺機能低下	210
甲状腺機能低下症	210
甲状腺刺激ホルモン（TSH）	202
甲状腺刺激ホルモン放出ホルモン（TRH）	202
甲状腺静脈	71
甲状腺ホルモン	202
酵素	234
拘束性ショック	100
抗体	186

後大脳動脈	142		
好中球	179, 186		
後天免疫	186		

さ

後大脳動脈	142	サーファクタント	52
好中球	179, 186	再吸収	216
後天免疫	186	最高血圧	82
喉頭	44, 46, 55	左胃静脈	128
喉頭蓋	46, 106	臍帯	239
喉頭鏡	46	最低血圧	82
後頭部	9	臍部	8
後頭葉	137, 138, 168	細胞	5, 28, 29, 30
広背筋	11	細胞外液	181
後負荷	80, 81	細胞質	28
後腹膜腔	14, 15, 110, 214	細胞傷害型	189
項部硬直	158, 162, 163	臍傍静脈	128
硬膜	140	細胞内液	181
肛門	105, 113, 231, 232, 233	細胞分裂	36, 239
絞扼性イレウス	133	細胞膜	28, 29, 31
後葉	147	サイロキシンＴ４	202
抗利尿ホルモン（ADH）	202	左脚	78
後肋間動脈	72	鎖骨	12
股関節	192	左腎	18
呼吸運動	48, 51	左心室	66, 67, 77
呼吸器系	42, 44	左心室圧	77
呼吸筋	48	左腎静脈	71, 128
呼吸困難	89, 90, 95	左腎臓	213
鼓室	169	左腎動脈	72
個体	5	左心房	66, 67, 77
骨格筋	40, 193	左心房圧	77
骨幹	191	サッカラーゼ	116
骨幹端	191	左肺	16, 18
骨髄	177, 178, 191, 194	左肺静脈	71
骨髄腔	191	左肺動脈	71
骨折	196	左右軸	19
骨端	191	酸塩基平衡	184
骨端線	191	三角筋	10, 11
骨盤腔	14, 15	Ⅲ型アレルギー	189
骨膜	191	残気量	52
5の法則	175	三叉神経	145
鼓膜	169, 196	三尖弁	66, 68, 84
固有筋層	107, 109	酸素	49, 52, 53
固有卵巣索	233	酸素分圧	53
ゴルジ装置	29, 34	Ⅲ度	174
コルチゾール	202	散瞳	166
		Ⅲ度熱傷	173

三半規管	169

し

耳介	169
視覚中枢	168
視覚野	138
耳下腺	105
耳管	169
耳管咽頭口	45, 169
弛緩出血	247
子宮	15, 18, 232, 233, 238, 239, 245, 246, 247
子宮円索	232, 233
子宮外妊娠	232, 245
子宮腔	233
子宮頸管	233
子宮口	246
糸球体	215, 216, 217, 218
糸球体嚢	215, 217, 218
糸球体傍装置	217, 218, 220
糸球体濾過量	216
子宮底	233
子宮内膜	236, 237, 238, 239
軸索	135
刺激伝導系	78, 85, 91
止血	180
視交叉	168
指骨	12, 13
趾骨	12, 13
視細胞	167
視索	168
支持細胞	41
支持組織	40
脂質	31
視床	137, 139, 144, 147, 156
視床下部	137, 139, 147, 196, 201, 202, 235, 236, 238
耳小骨	169
矢状軸	19
視床上部	137
痔静脈	128
矢状面	19, 20
視神経	145, 166, 168
視神経円板	166
視神経節細胞	167
視神経乳頭	166
自然気胸	57
自然免疫	186
耳側	168
舌	45
膝蓋骨	12
膝窩動脈	73
膝窩部	9
室間孔	141
膝関節	192
失語	160
失行	160
実質器官	114, 230
実質臓器	183
失神	89, 90
湿性咳嗽	59
シナプス	150
シナプス間隙	150
シナプス後膜	150
シナプス小胞	150
シナプス前膜	150
篩板	170
視皮質	168
脂肪	172
視放線	168
弱アルカリ性	184
車軸関節	192
射精	234
射精管	230, 231, 234
尺骨	12, 13
尺骨動脈	73
ジャパンコーマスケール（JCS）	153
縦隔	14, 15
集合管	215, 217
収縮期	69, 70, 77, 83
収縮期血圧	82, 83
縦走筋	107
終動脈	69
十二指腸	15, 105, 108, 110, 116
絨毛	111, 119, 120
縮瞳	166
手骨	12, 13
手指間関節	192
手指骨	13

樹状突起	135	上鼻甲介	45, 170
手掌部	8	上皮小体	202
手掌法	175	上皮組織	39
主膵管	110, 114, 115	踵部	8, 9
受精	232, 239, 241	上腹部	8
受精卵	232, 236, 239, 241, 245	漿膜	109
出血	96, 98	漿膜下層	109
出血傾向	125, 126	静脈	71, 74, 177
受動免疫	187	静脈性出血	96
手背部	8, 9	小弯	108
腫瘍	54, 55	上腕骨	12, 13
循環器系	42	上腕三頭筋	11, 193
循環血液量減少性ショック	97, 98, 175, 196	上腕動脈	73
常位胎盤早期剥離	247	上腕二頭筋	10, 193
小陰唇	232, 233	上腕部	8, 9
上咽頭	46	触圧覚	144
消化管穿孔	130, 131, 133	触圧覚伝導路	144
消化器系	42	食道	15, 47, 105, 107, 109, 129
上眼瞼挙筋	166	食道静脈	128, 129
上気道	44	食道静脈瘤	125, 127, 129
上下軸	19	食道裂口	107
上行脚	215	除細動	102, 103
上行結腸	16, 112, 113	処女膜	232, 233
小膠細胞	136	女性ホルモン	232
上口唇	45	触覚	172
上行大動脈	67, 72	ショック	89, 97, 102, 196, 197
上肢	6, 7	ショック状態	97
上矢状静脈洞	141	徐脈	156, 210
硝子体	166	自律神経	82, 145, 147, 151
上室性頻拍	86	シルビウス溝	137, 138
小循環	61, 64	腎盂	214, 215, 216, 226
上小脳動脈	142	腎盂尿管	215
上前腸骨棘	12	心音	77, 85
上大静脈	15, 71	心外閉塞・拘束性ショック	97, 99
小腸	15, 16, 17, 105, 108, 109, 110, 116	心外閉塞性ショック	99
上腸間腸静脈	128	心窩部	8
上腸間膜動脈	72	心筋（中層）	11, 40, 65, 66, 193
上直筋	166	心筋炎	97, 99
小臀筋	11	心筋梗塞	69, 70, 89, 91, 93, 95, 97, 99
上橈尺関節	192	神経	204, 205
小脳	137, 139, 142, 147, 156	神経原性ショック	101
小脳虫部	137, 147	神経膠細胞	135, 136, 139
小脳半球	137, 147	神経細胞	38, 41, 135, 136, 139
小脳扁桃	147	神経細胞体	135

神経軸索	28
神経症	209
神経線維	135, 139
神経組織	41
神経伝達物質	150
心原性ショック	97, 98, 99
心室	65, 67, 68
心室圧	77
心室細動（VF）	86, 91, 102, 103
心室中隔	67
心室頻拍	86, 103
心室容量	77
心周期	77
腎症	209
腎小体	215, 217, 218
心静脈	71
腎静脈	214, 215
腎錐体	214
心静止	102, 103
心臓	15, 16, 17, 65, 66, 77
腎臓	15, 183, 214, 222, 224, 226
心臓壁	66
身体	5
靱帯	199
深達性	173
深達性Ⅱ度	174
腎単位	215
心タンポナーデ	92, 93, 97, 100
腎柱	214
心停止	102
伸展	23, 25
心電図	77, 83, 85, 91
心電図波形	85
浸透圧	180, 185
腎動脈	214, 215
心内膜（内層）	65, 66
腎乳頭	214, 217
心嚢	67, 92
心嚢液	67
腎杯	214, 217, 226
心拍出量	81
心拍数	81, 82, 97
心拍数増加	97
真皮	172

深部感覚	144, 172
深部感覚伝導路	144
心不全	95
腎不全	223, 225
心房	65, 66, 68
心房圧	77
心房細動	86
心膜（外層）	65, 66, 67
心膜腔	67
腎門	214, 215

す

随意筋	193, 194
膵液	116, 118
髄液	141
膵管	110
髄質	214, 217
髄鞘	136, 148
水晶体	166
水腎症	226, 227
膵臓	15, 16, 105, 110, 114, 116, 183, 201, 207
錐体細胞	167
膵体部	114, 115
錐体路	143, 144
垂直軸	19
膵頭部	114, 115
膵尾部	114, 115, 183
水平細胞	167
水平面	19, 20
水疱	173
髄膜炎	162
髄膜刺激症状	162
膵ランゲルハンス島	202
頭蓋骨	12, 13, 140
頭蓋内圧	152

せ

精管	230, 231
性器出血	245, 247
精子	229, 230, 234, 239, 240, 241, 245
性周期	235
正常洞調律	86

性腺刺激ホルモン	202
性腺刺激ホルモン放出ホルモン	202, 235, 238
性染色体	241
精巣	201, 202, 229, 231, 234
精巣上体	229, 230, 231, 234
声帯	46, 55
成長ホルモン（GH）	202
成長ホルモン放出ホルモン（GHRH）	202
精嚢	230, 231, 234
精嚢液	234
精路	229
脊髄	15, 17, 41, 139, 140, 142, 143, 147
脊髄後索	172
脊髄視床路	143, 144, 172
脊髄神経	143, 147
脊髄損傷	97, 101, 164
脊柱	12, 13, 48
脊椎骨折	164
舌咽神経	145, 171
舌下神経	145
舌下腺	105
赤血球	28, 29, 53, 178, 179, 189, 191, 222
舌根沈下	54
接触性皮膚炎	190
線維	124, 193
線維鞘	234
線維性星状膠細胞	136
線維被膜	214
前角	139, 144
前額面	19
前下行枝	69
前下小脳動脈	142
前眼房	166
前脛骨筋	10
前頸部	8
前口蓋弓	45
前交通動脈	142
前後軸	19
仙骨	12, 13, 143
仙骨神経	147
前根	143
前障	139
線条体	139, 147
腺上皮	39

染色体	240, 241
仙髄	143
前頭蓋底	170
前脊髄動脈	142
喘息	56, 95
喘息様呼吸	95
先体	234
前大脳動脈	142
浅達性	173
浅達性Ⅱ度	174
前置胎盤	246
仙腸関節	192
前庭	169
前庭神経	169
前庭神経核	169
前庭窓	169
先天免疫	186
蠕動	107
前頭部	8
前頭面	19
前頭葉	137, 138
前頭葉底面	170
前皮質脊髄路	144
前負荷	80
喘鳴	56, 59
前葉	147
前立腺	17, 230, 231, 234
前立腺部尿道	231
前腕部	8, 9

そ

臓器	5, 16, 17
双極細胞	167
総頸動脈	73
総胆管	110, 114, 115
総腸骨静脈	128
僧帽筋	11
僧帽弁	66, 68, 84
僧帽弁開放	77
僧帽弁閉鎖	77
側頸部	8
足趾骨	13
塞栓症	159

足底部	8	大動脈弁	66, 68, 84, 85
側頭動脈	73	大動脈弁開放	77
側頭部	8	大動脈弁閉鎖	77
側頭葉	137, 138	大動脈瘤破裂	93
側脳室	139, 141	大脳	137, 147
側脳室脈絡叢	141	大脳基底核	139, 147
足背動脈	73	大脳縦裂	139
足背部	8	大脳半球	137
鼠径管	230	大脳半球内側	137
鼠径動脈	73	大脳皮質	139, 144, 172
鼠径部	8	大脳皮質感覚野	144
組織	5	大脳辺縁系	137, 170
組織球	178, 186	胎盤	239, 245, 246, 247
組織呼吸	53	体表	6
咀嚼	45, 106	体部	234
足骨	12, 13	第4脳室	141
粗面小胞体	29, 33	対立	25
それきみこ	102	対立遺伝子	241
		大量出血	245, 247
		大弯	108
		唾液	116

た

大陰唇	232, 233	唾液腺	105
体液	181	楕円関節	192
大胸筋	10	ダグラス窩	232
体細胞分裂	240	縦軸	19
第3脳室	139, 141	短胃静脈	128
胎児	239, 246, 247	胆管	115
大出血	97, 245	単球	179, 186
体循環	61, 63	炭酸水素ナトリウム	116
大循環	61, 63	胆汁	114, 116, 122
帯状回	137, 139, 170	胆汁酸	118
大静脈	66	単純骨折	197
体性神経	145, 147, 151	男性ホルモン	202, 229
大前庭腺	233	淡蒼球	139, 147
大腿骨	12, 13	胆嚢	15, 16, 105, 114, 115, 116
大腿四頭筋	10	たんぱく質	31
大腿二頭筋	11		
大腿部	8, 9		

ち

大腸	15, 105, 109, 112, 113		
大臀筋	11	チアノーゼ	55, 57, 59
大転子	12	チェックバルブ	57
大動脈	65, 77, 107	遅延型	190
大動脈圧	77	知覚神経	147
大動脈解離	93, 94	知覚野	172

恥丘	232, 233	ツチ骨	169
恥骨	12		
恥骨結合	231, 232	**て**	
恥骨上縁	232		
恥骨部	8	低温期	237
膣	232, 233	低血糖発作	209
膣口	232, 233	デオキシリボ核酸（DNA）	31
膣前庭	232, 233	テストステロン	202
窒息	54	電撃傷	173
着床	238, 239, 245	臀部	7, 9
中咽頭	46		
肘関節	192	**と**	
中間部	234		
中耳	169	透過性亢進	175
中心窩	166	動眼神経	145
中心溝	137, 138	動悸	86, 87, 89, 90
中心小体	35	洞結節	78
中心体	29, 35	瞳孔	165
虫垂	16, 105, 112, 113	瞳孔括約筋	166
虫垂炎	132	瞳孔径	166
中枢神経	41, 147, 151	瞳孔散大筋	166
中枢側	21	橈骨	12, 13
中層	65	橈骨手根関節	192
中大脳動脈	142	橈骨動脈	73
中脳	137, 139, 147	糖質コルチコイド	202
中脳水道	141	頭側	21, 22
中鼻甲介	45, 170	頭頂後頭溝	137, 138
中膜	72, 74, 165	頭頂部	8, 9
腸液	116	頭頂葉	137, 138
聴覚野	138	糖尿病	156, 159, 208, 223
腸肝循環	116, 118	頭皮	140
聴神経	145	頭部	6, 7, 234
蝶番関節	192	洞（房）結節	78
腸閉塞	133	動脈	71, 72, 177
腸腰筋	10	動脈硬化	89, 93, 156, 159
チョークサイン	55	動脈性出血	96
直腸	16, 17, 112, 113, 196, 231, 232	動脈瘤	93, 158
		等容弛緩期	77
つ		等容収縮期	77
		特異的免疫	186
椎間関節	192	トライツ靭帯	110, 111
椎骨動脈	142	トリプシン	116
椎柱部	9	トリヨードサイロニンＴ３	202
痛覚	172		

付　録　● 263

な

内因性	130
内頸動脈	142
内呼吸	52, 53
内耳	169
内子宮口	233
内耳神経	145, 169
内出血	96
内旋	24
内層	65
内側	21
内側直筋	166
内側輪走筋	109
内腸骨静脈	128
内転	23, 25
内反	25
内分泌器官	200, 201
内包	144
内包後脚	139
内包前脚	139
内膜	72, 74, 165
内輪筋	109
軟口蓋	45
軟骨	47
軟膜	140

に

Ⅱ音	84
Ⅱ型アレルギー	189
2型糖尿病	208
二酸化炭素	49, 52, 53
二酸化炭素分圧	53
Ⅱ度熱傷	173
乳化	116, 118
乳頭筋	68
乳突蜂巣	169
乳房部	8
ニューロン	135
尿管	213, 214, 215, 216, 219, 226, 231, 232
尿管結石	226
尿管結石発作	228
尿細管	216, 217
尿素	122
尿素サイクル	122
尿道	213, 216, 230, 231, 232
尿道海綿体	230, 231
尿道球	231
尿道球腺	231
妊娠	236, 238, 239, 245, 246, 247

ね

ネガティブフィードバック	206, 207
熱傷	97, 98, 173
ネフロン	215
粘液	116
ねんざ	199
粘膜	107
粘膜下層	107, 109
粘膜筋板	107, 109
粘膜固有層	107, 109
粘膜上皮	109

の

脳	15, 17, 41, 137, 140, 147
脳下垂体	206, 207
脳幹	137, 147, 156
脳幹毛様体	139
脳幹網様体賦活系	153
脳灌流圧	152
脳弓	137, 139
脳血管障害	156
脳血栓症	159
脳梗塞	93, 95, 156, 159
脳出血	156
脳神経	145
脳神経核	144
脳脊髄液	15, 140, 141
脳脊髄腔	14, 15
脳塞栓症	159, 160
脳卒中	156
脳底動脈	142
能動免疫	187
脳ヘルニア	156, 157, 158
脳梁	139

ノルアドレナリン	202

は

歯	45
肺	15, 17, 49
肺活量	52
肺気腫	58
敗血症	97
敗血症性ショック	100
肺梗塞	97
肺呼吸	52
肺循環	61, 64
肺静脈	66, 77
背側	22
肺塞栓	58
肺塞栓症	99
肺動脈	65
肺動脈弁	66, 68
背部	7
肺胞	44, 49
排卵	232, 235, 236, 237, 238, 239
バウヒン弁	112
白質	139, 147
橋本病	210
バセドウ病	210, 211
バゾプレシン	202
パチニ小体	172
白血球	178, 179, 186, 189, 191
鼻	44
パラソルモン	202
半奇静脈	71, 75, 128
半月弁	68
反跳痛	130, 131
半透膜	185
半盲	160

ひ

鼻咽頭	169
被殻	139, 147, 156
皮下組織	172
鼻腔	44, 45, 105
鼻腔嗅部	170
鼻孔	170
脾後腹膜シャント	128
腓骨	12, 13
尾骨	12, 13, 143
尾骨神経	143, 147
皮脂腺	172
皮質	147, 214, 217
皮質下	156
皮質核路	144
皮質脊髄路	144
尾状核	139, 147
脾腎シャント	128
ヒス束	78
鼻前庭	45
脾臓	15, 16, 114, 183
尾側	21, 22
鼻側	168
ビタミンD	222, 225
左腋窩動脈	72
左外腸骨動脈	72
左下腹部	8
左冠動脈	69
左冠動脈回旋枝	69
左冠動脈主幹部	69
左冠動脈前下行枝	69
左気管支	107
左鎖骨下静脈	71
左鎖骨下動脈	72, 95
左主気管支	47
左総頸動脈	72, 95
左総腸骨静脈	71
左内頸静脈	71
左内腸骨動脈	72
左尿管	18
左副腎	18, 213
左卵巣	18
左腕頭静脈	71
非特異的免疫	186
尾部	234
腓腹筋	10, 198
腓腹部	8, 9
被膜	217
表現型	241
標的器官	203, 205, 206

標的臓器	204, 206
表皮	172
ひらめ筋	10
ビリルビン	116
脾弯曲部	113
貧血	224

ふ

ファーター乳頭	110, 114, 115
不安定狭心症	87, 88
フィードバック機構	206
フィブリノゲン	123, 178
不感蒸泄	182
副眼器	165
腹腔	14, 15, 111, 232, 238, 239
腹腔動脈	72
副睾丸	229
副交感神経	147, 151, 152, 166
副甲状腺	201, 202
副甲状腺ホルモン	202
複雑骨折	197
副腎	15, 201
副神経	145
副腎髄質	202
副腎皮質	202
副腎皮質刺激ホルモン（ACTH）	202
副腎皮質刺激ホルモン放出ホルモン	202
腹水	125, 126
腹側	22
腹大動脈	213
腹直筋	10
腹部	6
腹部大動脈	72, 73
腹膜	231, 232
腹膜炎	130, 132, 134
腹膜刺激症状	130
浮腫	95
不随意筋	193, 194
不整脈	86, 87, 89, 91
プルキンエ線維	78
ブルジンスキー徴候	162, 163
プロゲステロン	202, 232, 235, 236, 237, 238
プロトロンビン	123

糞石	132
分娩	247
噴門	108
噴門輪	108

へ

平滑筋	11, 40, 193, 194
平均血圧	82, 83, 152
閉鎖性骨折	197
平面関節	192
ペプシン	116
ヘモグロビン	179
弁	68, 74
娩出	247
扁桃	45
扁桃体	137
鞭毛	234
ヘンレ係蹄	215, 217
ヘンレループ	215, 217

ほ

膀胱	15, 17, 18, 213, 216, 219, 226, 230, 231, 232
縫工筋	10
膀胱底部	230
房室結節	78
房室ブロック	86
房室弁	68, 84, 85
胞状奇胎	245, 246
ボウマン嚢	215, 217, 218
拇指手根中手関節	192
ポジティブフィードバック	206, 207
補体	189
ホルモン	82, 114, 122, 200, 203, 204, 205, 206, 210, 222, 235, 236, 237

ま

マイスネル小体	172
膜様部尿道	231
マクロファージ	178
マジャンディ孔	141

項目	ページ
マッサージ	247
末梢神経	41, 145, 147
末梢側	21
麻痺性イレウス	134
マルターゼ	116
マルピギー小体	215, 217, 218
マロリー・ワイス症候群	130
慢性気管支炎	58
慢性閉塞性肺疾患	58, 59

み

項目	ページ
ミオシン	195
右腋窩動脈	72
右下腹部	8
右冠動脈	69
右気管支	107
右鎖骨下静脈	71
右鎖骨下動脈	72
右主気管支	47
右総頸動脈	72
右総腸骨静脈	71
右総腸骨動脈	72
右内頸静脈	71
右尿管	18
右副腎	18, 213
右卵巣	18
右腕頭静脈	71
ミトコンドリア	29, 32, 234
ミトコンドリア鞘	234
脈圧	82, 83
脈絡叢	141
脈絡膜	165, 166
脈管	71
味蕾	171

む

項目	ページ
無髄線維	136
無脈性心室頻拍（VT）	102
無脈性電気活動（PEA）	102

め

項目	ページ
迷走神経	145, 146
メルゼブルグ3徴	210, 211
免疫	186
免疫複合型	189
メンデルの法則	241, 243

も

項目	ページ
毛根	172
毛細血管	71, 75, 119, 177
毛細血管性出血	96
盲腸	16, 112, 113
網膜	165, 166, 167, 168
網膜症	209
毛様体	166
毛様体小体	166
門脈	114, 119, 127, 128
門脈系	61, 64

ゆ

項目	ページ
有髄線維	136
優性遺伝子	241, 242
誘導	83, 84
幽門	108
幽門前庭部	108
幽門輪	108
輸出細動脈	215, 217, 218
輸入細動脈	215, 217, 218

よ

項目	ページ
溶血性貧血	189
腰神経	147
羊水	239, 246, 247
腰髄	143
腰椎	143
羊皮紙様	173, 174
腰部	9
容量血管	74
横軸	19
Ⅳ型アレルギー	190

ら

ラクターゼ	116
螺旋関節	192
卵管	232, 233, 238, 239, 245
卵管狭部	233
卵管采	233, 239, 245
卵管妊娠	232
卵管腹腔口	233
卵管膨大部	233
卵管漏斗	233
卵形嚢	169
卵細胞	28, 30, 232, 237
卵子	232, 237, 238, 239, 240, 241, 245
卵巣	15, 201, 202, 206, 207, 232, 233, 235, 236, 237, 238, 239, 245
卵胞	236, 237, 238
卵胞刺激ホルモン（FSH）	202, 206, 235, 237, 238
卵胞ホルモン	202
卵膜	239, 246, 247

り

リソソーム	29, 35
立方上皮	39
リパーゼ	116
リボソーム	33
流産	245
輪状筋	107
輪状軟骨	46
輪状ヒダ	111
輪走筋	107
リンパ液	75
リンパ管	71, 75, 76, 119, 120
リンパ球	179, 186, 190
リンパ節	75, 76

る

涙器	165
涙小管	165
涙腺	165
涙点	165
涙嚢	165
涙鼻管	165
ルシュカ孔	141

れ

冷覚	172
劣性遺伝子	241, 242
レニン	220, 224
レンズ核	139, 144, 147

ろ

ローランド溝	137, 138
肋間筋	48
肋間静脈	71
肋間神経	48
肋骨	12, 13, 48
ロングフライト症候群	58

わ

ワクチン	187
腕頭動脈	72

執筆者紹介

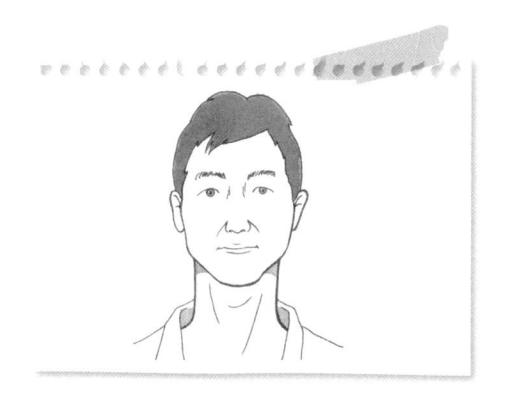

監修　玉川　進／たまかわ　すすむ
1962年　北海道中川郡美深町生まれ
1986年　旭川医科大学卒業
現　在　旭川医療センター病理診断科

　救急救命士だけでなく救急隊員や看護師の方でも役立つ本です。どうぞご覧ください。

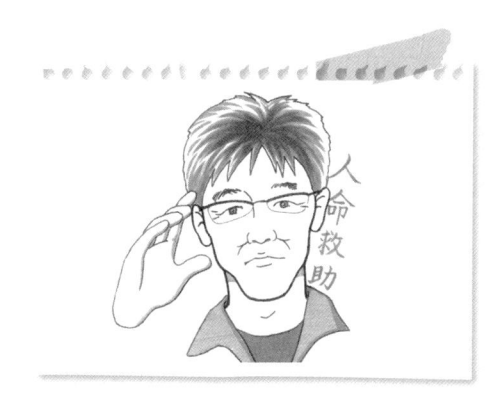

著者　炭谷　貴博／すみや　たかひろ
1970年　北海道枝幸郡枝幸町生まれ
1989年　北海道枝幸高等学校卒業
元南宗谷消防組合中頓別支署

　これから医療関係のお仕事を目指しているあなたに、読んでいただけると幸いです。

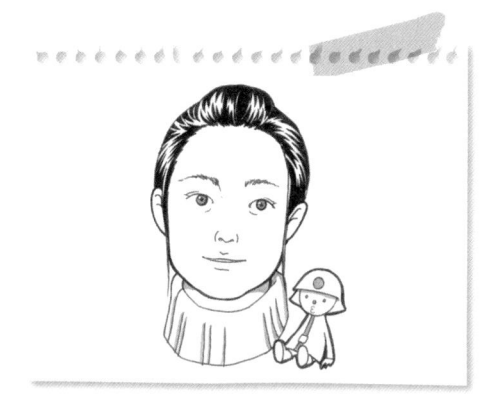

イラスト　下里　美鶴／しもざと　みつる
1984年　北海道旭川市生まれ
2006年　北海道教育大学教育学部芸術文化
　　　　課程美術コース卒業
2008年　北海道教育大学教育学部旭川校大
　　　　学院教育学研究科教科教育専攻美術
　　　　教育専修
現　在　旭川美術研究所　講師

　難しい人体の仕組みなどもありましたが、楽しみながら描きました。特に圭先生とショウくんのやりとりにご注目ください。

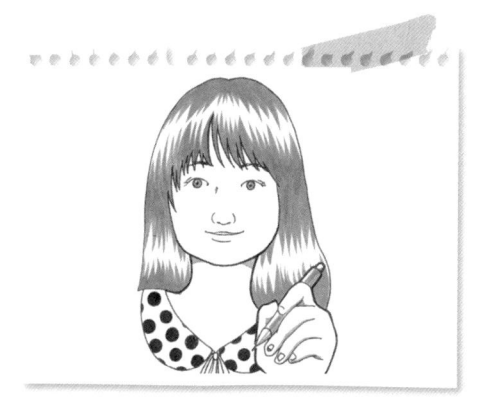

イラスト　平野　瑠唯／ひらの　るい
1985年　北海道上川郡上川町生まれ
2006年　女子美術大学短期大学部造形学科
　　　　デザインコース情報メディア卒業
現　在　旭川美術研究所　講師

　今まで「何となく名前だけは…」という病気も、絵を描くために深く知ると、やはり健康は大切だと痛感しました。いろいろと工夫して描いたので少しだけ楽しんでいただけたらうれしいです。

超カンタン！ 解剖生理

平成25年7月15日　初　版　発　行
令和6年9月20日　初版12刷発行

監　修／玉　川　　進
著　者／炭谷　貴博
発行者／星沢　卓也
発行所／東京法令出版株式会社

112-0002	東京都文京区小石川5丁目17番3号	03(5803)3304
534-0024	大阪市都島区東野田町1丁目17番12号	06(6355)5226
062-0902	札幌市豊平区豊平2条5丁目1番27号	011(822)8811
980-0012	仙台市青葉区錦町1丁目1番10号	022(216)5871
460-0003	名古屋市中区錦1丁目6番34号	052(218)5552
730-0005	広島市中区西白島町11番9号	082(212)0888
810-0011	福岡市中央区高砂2丁目13番22号	092(533)1588
380-8688	長野市南千歳町1005番地	

［営業］TEL026(224)5411　FAX026(224)5419
［編集］TEL026(224)5412　FAX026(224)5439
https://www.tokyo-horei.co.jp/

Ⓒ　Printed in Japan, 2013
本書の全部又は一部の複写、複製及び磁気又は光記録媒体への入力等は、著作権法上での例外を除き禁じられています。これらの許諾については、当社までご照会ください。
落丁本・乱丁本はお取替えいたします。

ISBN978-4-8090-2369-9